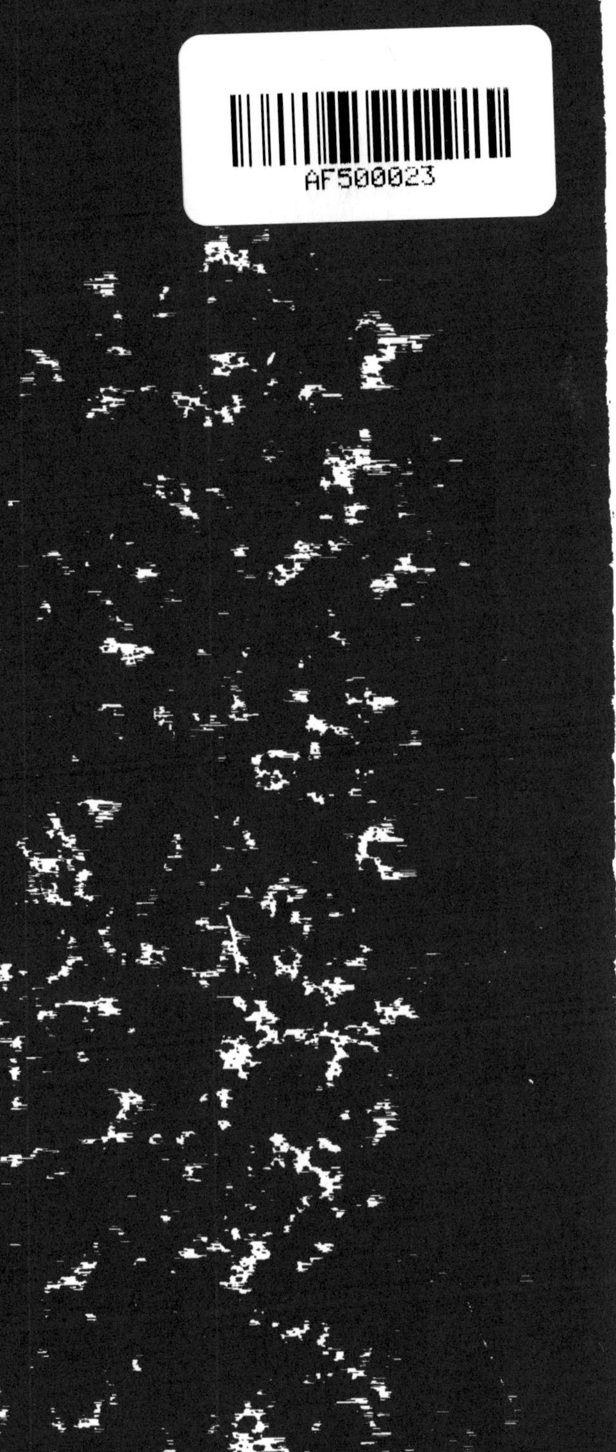

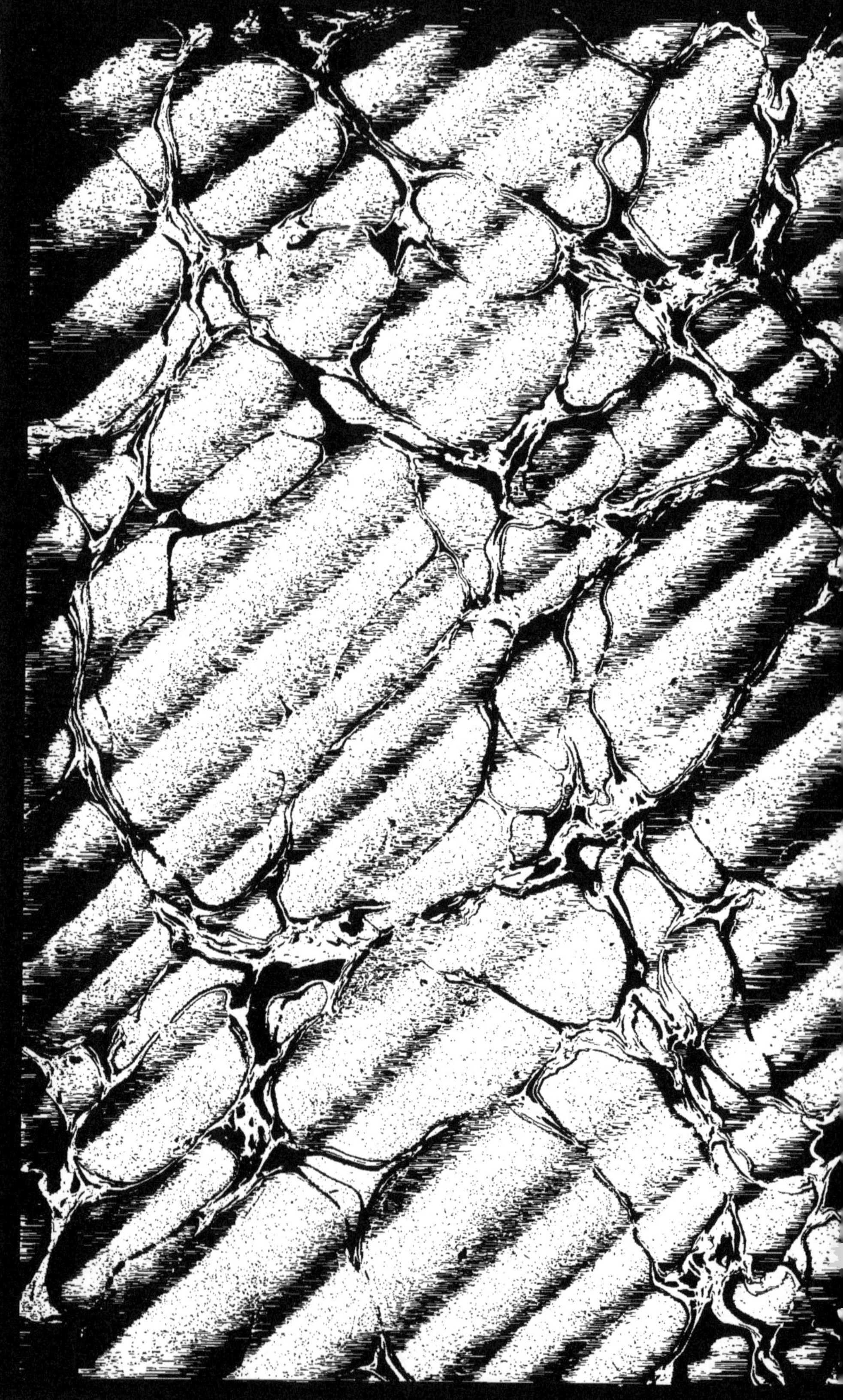

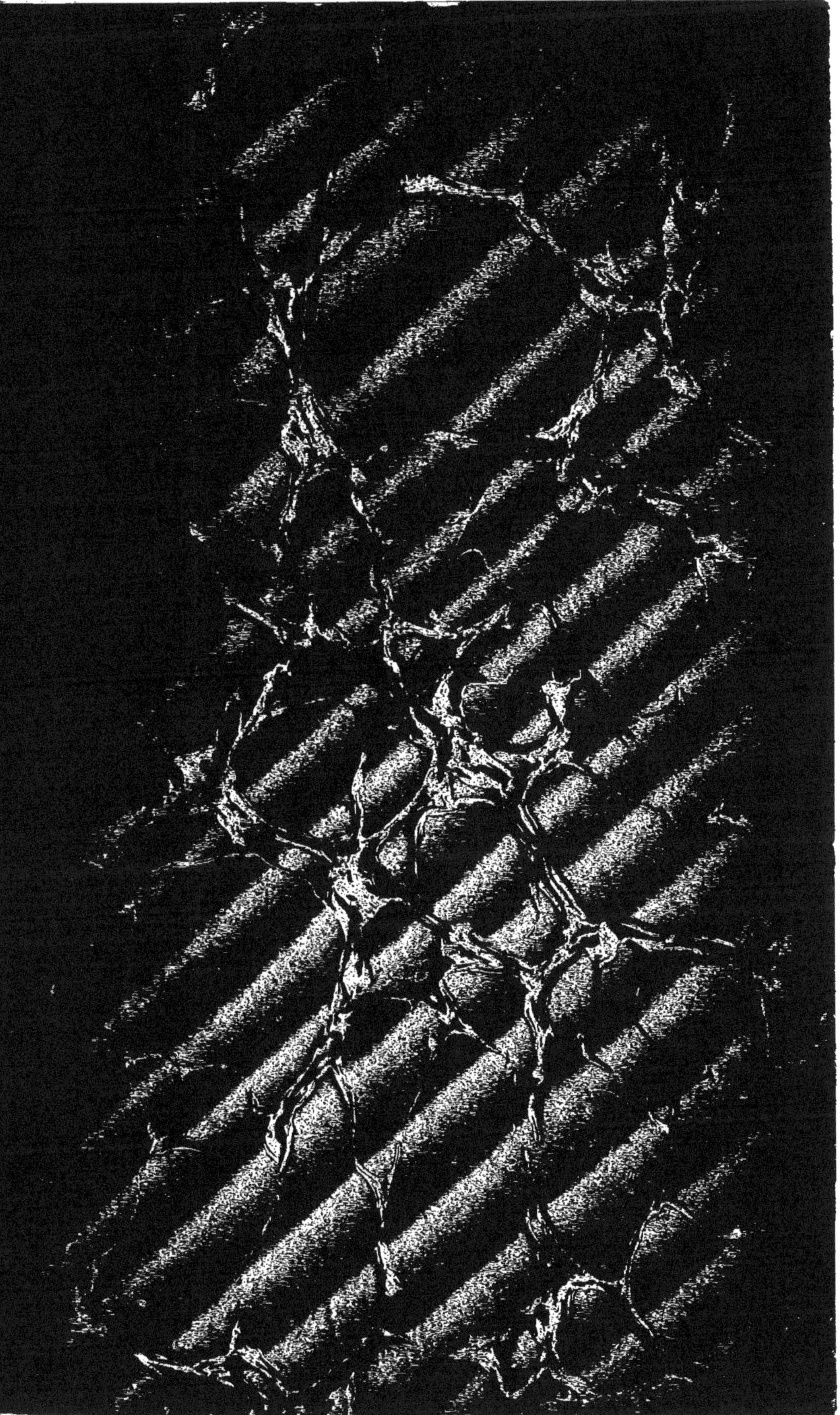

L'allaitement artificiel

des Nourrissons

par le lait stérilisé

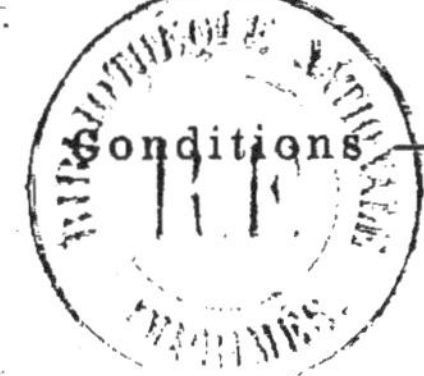

Conditions — Pratique — Résultats — Indications

PAR

Le Dr Émile MAUCHAMP

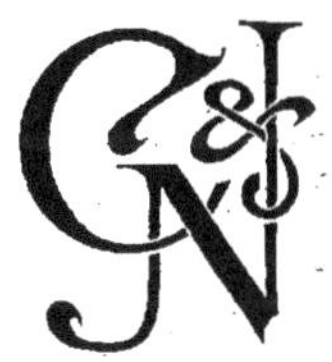

PARIS
Georges CARRÉ et C. NAUD, Éditeurs
3, rue Racine, 3

1899

L'ALLAITEMENT ARTIFICIEL

DES NOURRISSONS

PAR

LE LAIT STÉRILISÉ

L'allaitement artificiel

des Nourrissons

par le lait stérilisé

Conditions — Pratique — Résultats — Indications

PAR

Le Dr Émile MAUCHAMP

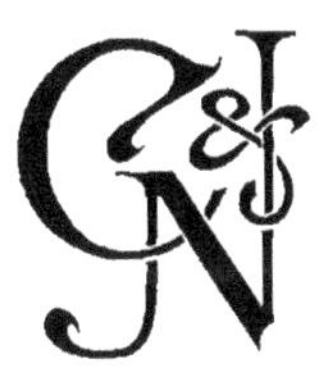

PARIS

GEORGES CARRÉ ET C. NAUD, ÉDITEURS

3, RUE RACINE, 3

—

1899

INTRODUCTION

« La dépopulation de la France s'accroit; le dernier recensement est décourageant. Conservons donc, au moins, les enfants que nous avons; donnons-leur une santé robuste et armons-les pour la lutte contre la maladie; il y va de notre intérêt national ».

Dr Léon Dufour, de Fécamp.

« L'épouse ne doit pas d'abord être ouvrière, commerçante, compagne ou femme du monde; elle doit avant tout être mère ». — J. Bertillon.

Jamais, plus qu'à notre époque, la question de l'allaitement des nouveau-nés n'a fixé l'attention; et c'est à notre siècle de progrès scientifiques et de sollicitude sociale que revient l'honneur de s'être intéressé, dans une large mesure, au sort des petits enfants, d'avoir amélioré leur condition en protégeant officiellement leur fragile existence et d'avoir enfin déterminé scientifiquement les méthodes d'hygiène et d'alimentation qui leur conviennent.

Il faut bien reconnaître, du reste, qu'en ces dernières années, le zèle des hygiénistes et aussi des économistes a reçu une singulière impulsion de l'alarme donnée par les statisticiens à qui des chiffres implacables venaient de révéler que la population de la France allait décroître.

C'est pour toutes ces raisons, — d'un ordre tout à fait généreux et désintéressé d'abord, lorsque la philanthropie de M. Th. Roussel lui fit entreprendre sa fructueuse campagne humanitaire en faveur de la première enfance ; puis, pour des considérations plus intimes, mais pourtant très élevées encore, puisqu'il s'agit des intérêts nationaux, — c'est pour ces raisons que le cadre des questions de protection, d'hygiène et d'alimentation des enfants s'est élargi et que philanthropes, médecins et économistes se sont attachés avec ardeur à résoudre les multiples problèmes que comporte une aussi vaste étude.

Dans l'antiquité, personne, en dehors de la mère, ne se préoccupait des nouveau-nés: philosophes et magistrats trouvaient indigne de leur caractère d'abaisser leur pensée et leurs soins jusqu'à ces petits êtres. Plus près de nous, à partir du siècle de Louis XIV, seuls de charitables particuliers, comme Vincent de Paul, s'émeuvent du sort si souvent lamentable des petits enfants et, pitoyables à leurs misères, s'appliquent à fonder pour eux, sous les auspices de la charité privée, quelques institutions prévoyantes comme l'hospice des Enfants-Trouvés.

Mais ce n'est que dans la seconde moitié de notre siècle que la grande impulsion est donnée et que l'on voit enfin grandir et porter ses fruits ce louable souci de l'Enfance qui, propagé par de nombreuses sociétés protectrices vouées à cette œuvre humanitaire, s'impose ensuite aux gouvernements pour les décider à comprendre le rôle vigilant et tutélaire qui leur revient dans cette question à la fois vitale pour la nation et éminemment philanthropique.

C'est ainsi que fut promulguée cette loi du 23 décembre 1874, bienfaisante et fertile en heureuses conséquences, dont le mérite et l'honneur reviennent à M. Théodore Roussel, ce grand philanthrope dont l'an passé la France célébrait le jubilé.

Mais déjà il ne s'agissait plus seulement de sollicitude généreuse et de pitié ; et, lorsqu'il y a quelques années, les économistes commencèrent à agiter le spectre dès lors obsédant de la dépopulation française, l'on songea enfin à en rechercher les causes et les remèdes.

« *Finis Galliæ* » ! Conclusion navrante que les chiffres irritants semblent nous imposer et que va clamant, avec l'obstination qui convient aux grandes causes, l'*Alliance nationale pour l'accroissement de la population française,* tout récemment fondée.

Ce qu'il nous disent, les statisticiens, n'est en effet pas rassurant et, s'il faut en croire leurs chiffres, l'avenir de notre pays serait compromis. Aussi est-ce avec raison qu'ils s'efforcent de faire pénétrer, dans nos masses éclaircies, cette menace qui leur paraît inévitable, puisque notre pays s'efface de plus en plus tandis que, sans cesse accrues, les populations des autres nations européennes semblent, après avoir épuisé leur sol, devoir s'infiltrer en quelque sorte dans notre société moins dense, parmi les vides laissés par chaque génération et, lentement mais fatalement, absorber notre propre sol que nous semblons vouloir réserver à ces appétits de l'avenir.

J.-J. Rousseau (à qui nous emprunterons de nombreuses citations de l'*Émile* où il a si exactement étudié la condition des nouveau-nés et signalé l'immoralité et l'insécurité de l'allaitement mercenaire) prévoyait déjà cette dépopulation. « Non contentes d'avoir cessé d'allaiter leurs enfants, les femmes cessent d'en vouloir faire ; la conséquence est naturelle. Dès que l'état de mère est onéreux, on trouve bientôt le moyen de s'en délivrer tout à fait : on veut faire un ouvrage inutile, afin de le recommencer toujours, et l'on tourne au préjudice de l'espèce l'attrait donné pour la multiplier. Cet usage, ajouté aux autres causes de dépopulation, nous annonce le sort prochain de l'Europe... »

Nous ne voudrions pas exagérer nous-même les conséquences des constatations que nous signalions tout-à-l'heure et nous associer aux lamentations des pessimistes qui voient peut-être dans les chiffres plus qu'il n'y est enseigné. Il existe des preuves indéniables de notre vitalité nationale et il nous répugne de suivre ceux qui s'acharnent à proclamer la décadence de notre

(1) Courtault.

pays : ne nous discréditons pas nous-mêmes par une entreprise de déconsidération injustifiée.

Mais nous sommes bien obligé de convenir qu'au point de vue du nombre nous tendons plutôt à décroître relativement aux nations voisines.

Il n'y a pas deux siècles, la France figurait dans la proportion des grandes nations européennes à raison de 40 pour 100 ; il y a un siècle, elle était le pays le plus peuplé d'Europe. En 1890, elle ne figure plus que pour 25 pour 100 dans la totalité de la population des grandes puissances d'Europe ; elle est descendue au quatrième rang de ces nations et nous n'occupons plus que le treizième rang au point de vue de l'accroissement de la population, accroissement identique, en 5 ans, à celui de l'Angleterre en 4 mois..... et encore n'est-ce qu'un accroissement fictif dû à l'immigration étrangère. En effet, actuellement le nombre des décès est supérieur en France à celui des naissances, tandis qu'au delà du Rhin l'excédent annuel des naissances dépasse 21 pour 100.

Écoutons donc le cri d'alarme jeté en face de ce danger national : « La France se dépeuple ; » et puisqu'il n'est pas de remède radical possible, mais seulement beaucoup de petits moyens, attachons-nous à appliquer celui qui, à notre sens, est de tous le plus effectif et le plus fertile : nous voulons dire la réduction de la mortalité infantile ; et considérons que, comme on l'a dit pour la tuberculose, ce qui fait la morbidité infantile, cause de cette mortalité, est autre chose qu'une maladie . c'est une question sociale.

Depuis quelques années, ce ne sont que Ligues et Congrès contre la dépopulation française, étudiant les moyens d'enrayer cette déchéance entrevue, s'ingéniant à obtenir, en quelque sorte, le mariage et la reproduction obligatoires et à augmenter, par tels

---

(1) Bertillon, Levasseur, Courtault.

encouragements à la propagation de la race, le nombre volontairement limité des naissances en France.

Le problème est devenu une actualité passionnante et il n'est pas de mots assez énergiques, de tableaux assez sombres, qui n'aient été dits et tracés pour traduire et exposer la gravité du fléau et les conséquences terribles qu'il doit entraîner s'il n'est pas combattu vite et vigoureusement. C'est une question vitale qui préoccupe d'ailleurs légitimement nos économistes, nos hygiénistes et tous les hommes soucieux de la richesse et de la prospérité nationales : tous s'emploient à rechercher contre ces maux grandissants les remèdes les plus efficaces.

Nous ignorons quel sera le sort des nombreux moyens proposés, mesures fiscales ou autres, pour conjurer le péril qui nous menace du fait de l'affaiblissement de la natalité et pour composer cette panacée sociale facile peut-être à formuler, mais difficile à faire accepter. Laissons à l'*Alliance nationale* le soin de trouver les textes de lois capables de faire multiplier nos familles par des primes à la fécondité et par un impôt sur la stérilité. Bien sincèrement souhaitons que ces moyens aboutissent et que chacun de son côté prenne à cœur de ne plus appliquer, aussitôt marié, le « *moral restraint* » de Malthus !

Mais, pour la solution de ces graves et difficiles problèmes, nous ne pouvons, quant à nous médecins, que formuler des souhaits et exprimer des désirs. Aussi, en attendant que d'autres arrivent à exciter la natalité, à entraver le malthusianisme et à concilier les intérêts des individus avec ceux de la collectivité, nous devons nous efforcer au moins de conserver les enfants qui naissent et de diminuer autant que possible le tribut véritablement effroyable que la première enfance paie à la mort. C'est le seul moyen vraiment pratique et sûr, bien que les économistes semblent se soucier peu de son efficacité, pour relever les chiffres de la démographie française.

En effet, et bien que l'idée hautement philanthropique que représente ce moyen suffise largement à le mettre en valeur, n'exprime-t-on pas une vérité en disant que, si la grandeur d'un peuple se mesure au nombre de ses enfants, il ne suffit pas qu'ils naissent, il faut encore qu'ils vivent.

La principale cause de la dépopulation française c'est, après la faible natalité, l'excessive léthalité des enfants en bas-âge, et il a été établi par devant l'Académie de médecine que, chaque année, il mourait en France plus de 100,000 enfants qu'on pouvait empêcher de mourir !

Il est vrai que cela se disait en 1866, avant la loi Roussel, dont la mise en pratique demanda du reste tant d'années, dont l'application laisse tellement à désirer et dont les résultats répondent trop peu à ce qu'on était en droit d'en attendre. Mais actuellement cette mortalité est encore beaucoup trop considérable ; elle peut être beaucoup réduite. Les grandes villes surtout sont de grands tombeaux d'enfants; les campagnes elles-mêmes fournissent un contingent énorme encore aux chiffres de la mortalité du premier âge.

« Pour que l'espèce ne dépérisse pas nécessairement, écrit J.-J. Rousseau, pour qu'elle se conserve, il faut, tout compensé, que chaque femme fasse à peu près quatre enfants : car des enfants qui naissent il en meurt près de la moitié avant qu'ils puissent en avoir d'autres, et il en faut deux restants pour représenter le père et la mère. Voyez si les villes vous fournissent cette population-là. » Et combien plus vraie encore, de nos jours, cette constatation !

D'autre part, M. de Foville disait que, pour nous ramener en fait de population, au taux de progression d'il y a 50 ans, il suffirait que, par commune, il naquît annuellement 2 enfants de plus et qu'il mourût par an 2 enfants de moins. Ces chiffres, fournis par la statistique, concordent étrangement, remarquons-le en passant, avec ceux donnés par J.-J. Rousseau qui lui, pourtant, ne s'appuyait que sur des apparences !

La population ne peut que décroître dans un pays où il n'y a pas au moins 3 enfants par famille, car le calcul des probabilités, en prenant les tables de mortalité des Compagnies d'assurances, démontre que sur 3 enfants, il y en a en moyenne un qui mourra avant de s'être reproduit.

En attendant qu'on ait trouvé le moyen de faire naître 2 enfants de plus, essayons d'en arracher 4 à la mort et la condition indiquée sera remplie. Or c'est une chose possible que de réduire à ce point cette effrayante mortalité infantile, nous n'hésitons pas à le déclarer après les constatations qu'il nous a été possible de faire et en nous basant sur les résultats des expériences cliniques que nous verrons plus loin.

Mais où donc trouver le remède pratique, la véritable prophylaxie de ce fléau ? Eh bien, la plupart de ces malheureux petits êtres succombent avant même d'avoir accompli leurs premiers mois de vie, parce qu'ils ne sont pas convenablement alimentés et soignés, parce que les nécessités de la vie ont forcé leurs mères à les confier à des nourrices, à des gardes mercenaires, ignorantes, imbues de préjugés, ou parce qu'elles-mêmes, les privant du lait de leur sein, leur donnent dans un biberon meurtrier un lait corrompu, falsifié, sans observer aucune des règles qui font la diététique de l'allaitement.

Tous les facteurs isolés peuvent être en effet ramenés à deux grandes causes qui, comme l'a reconnu M. Bertillon, dominent la mortalité infantile : l'industrie nourricière par le biberon et la funeste habitude d'envoyer les enfants en nourrice, ce qui revient à dire : l'absence de l'allaitement et des soins maternels.

La prophylaxie se compose donc de l'hygiène de l'alimentation dans la première enfance : elle n'est que cela ; elle est tout cela. Mais dans cette question, de nombreux problèmes s'imposent à l'examen et méritent la plus sérieuse attention : l'allaitement mercenaire, l'allaitement artificiel ; puis l'hygiène de l'alimentation des nourrissons dans les différentes classes sociales et bien d'autres points de détail qui, tous, sont depuis plusieurs années examinés consciencieusement par tant de philanthropes et de médecins.

De tous ces points, celui qui s'impose le plus à l'esprit du médecin et de l'hygiéniste, c'est la question de l'allaitement artificiel, ce mal nécessaire, depuis longtemps proclamé la cause de tous les désordres ; mais c'est aussi la question brûlante du droit de l'enfant à sa mère.

Il est hors de doute que la seule vraie prophylaxie des maux de l'enfance, c'est l'allaitement au sein. Mais pour que l'allaitement au sein soit vraiment et *toujours* profitable, il faut qu'il soit maternel. Du reste, si l'on généralise cette idée, quel profit pour la société, si un enfant riche est élevé aux dépens de la santé et de la vie d'un enfant pauvre ? Il est évident que, dans ce cas, la mortalité ne sera que déplacée et non réduite (1).

Il est donc logique de souhaiter à tous points de vue la disparition de cette institution injuste, immorale à la fois et nuisible, des nourrices mercenaires, ces prostituées d'un ordre particulier que les Romains méprisaient et que nous supportons complaisamment pour la commodité qu'elles nous vendent — plus cher que nous ne la payons, — en nous déchargeant du soin de nos enfants dans la saison de leur vie où précisément si faibles, si fragiles, ces petits êtres qui naissent dépourvus de tout ont le plus besoin de soins délicats et attentifs, de toute la tendresse, en un mot, dont la nature a départi les charges, comme les joies, à leurs seules mères. C'est une complicité mauvaise que nous payons ainsi à ces femmes qui, pour de l'argent, privent leurs propres enfants du lait et des soins qui leur reviennent de droit, pour les prodiguer à des enfants plus fortunés.

Et cependant la mère ne devrait-elle pas s'oublier elle-même pour ne s'occuper que de son enfant ? C'est, pour celles qui remettent à une étrangère cette douce charge dans laquelle elles ne voient qu'embarras et contrainte, c'est éluder un devoir sacré et inaliénable ; c'est enfreindre les lois les plus formelles

(1) Dluski.

de la nature, fouler aux pieds les exigences les plus impérieuses de l'instinct. Cette désertion de leurs devoirs de mère est absolue chez celles qui envoient leurs enfants en nourrice au loin ; et, si elle s'atténue, chez celles qui font venir chez elles la mercenaire, du fait de la surveillance qu'elles exercent sur elle, elle s'aggrave alors de la négation la plus évidente de leur délicatesse et de leur pitié de femmes, puisqu'elles commettent ce crime de faire oublier à une autre mère, par la tentation de leur argent, ses propres devoirs à l'égard de son enfant.

En privant ce dernier de sa nourrice, de sa protectrice naturelle, vous l'exposez à tous les dangers dont vous voulez garantir le vôtre sans qu'il vous en coûte ni peine, ni obligations ; pour vous affranchir de la sollicitude que vous devez à celui-ci, vous faites de l'autre un orphelin, délibérément, sans remords, parce que c'est une coutume admise, une lâcheté tolérée et que le monde n'y trouve rien à reprendre, sans vous rendre compte que cet acte dont votre conscience, dont votre cœur de femme ne crie pas, va à l'encontre de la justice immanente et de la morale la plus stricte.

Or, ce n'est pas une raison parce que cet abus est passé dans les mœurs, au point qu'il semble à la plupart presque ridicule d'y trouver à redire, pour ne pas lui déclarer la guerre. Nous voulons précisément, dans le cours de ce travail, mettre à nu cette plaie sociale et, condamnant la complaisance coupable de notre siècle, généreux pourtant, qui la tolère, en montrer toute l'injustice, toute l'immoralité et tout le danger.

C'est faire œuvre moralisatrice que de rappeler aux femmes un devoir qui doit être personnel et dont les coutumes, les usages, les mœurs leur ont fait perdre de vue le caractère d'obligation. Nous ne prétendons pas vouloir marcher ici sur les brisées des philosophes et nous ne sortons pas du cadre de nos attributions, en considérant cette question à un point de vue humain, social et utile.

En effet, nul autre que le médecin n'est mieux désigné pour

apporter à cette œuvre son concours effectif, car nul autre que lui n'a auprès des femmes un accès aussi éclairé et fait d'autant de confiance et d'autorité. Lui seul a qualité pour intervenir dans la direction si délicate de l'allaitement, puisque c'est à lui qu'on demande de conserver l'enfant après avoir délivré la mère. Les raisons qu'il donnera pour imposer l'allaitement maternel triompheront des hésitations et même du mauvais vouloir de la mère et de son entourage, s'il a la conscience nette de sa responsabilité et de la grandeur de sa mission, car il saura y trouver les arguments nécessaires. De même, si cet allaitement maternel est vraiment reconnu impossible, il faut qu'il sache bien qu'il doit quand même laisser à la mère son enfant, puisqu'il a, comme nous le montrerons, à sa disposition un allaitement artificiel désormais salutaire, grâce aux progrès accomplis dans ce sens, et qui, bien dirigé, sera de beaucoup préférable à une nourrice à distance et même, à bien des égards, à une nourrice sur lieu. Mais sa conviction sur ce point exige la plus grande sécurité ; c'est donc à la lui donner que nous viserons en étudiant cet allaitement artificiel et en recherchant quel parti on en peut tirer.

C'est là en effet une sérieuse considération de déontologie médicale et il faut que le médecin soit bien pénétré de la portée morale comme des conséquences utilitaires de son intervention dans cette grave question chaque jour posée par les familles du choix d'une méthode d'allaitement.

Il ne faut plus qu'on lui reproche, comme on a pu le faire trop souvent, d'être la dupe consciente et complaisante du « petit manège » des jeunes femmes qui feignent de vouloir nourrir leurs enfants, mais qui savent si bien se faire presser de renoncer à cette « fantaisie ». Il ne doit plus être par faiblesse ou par indifférence le complice de parents coupables. Il doit renoncer à faire des concessions à son intérêt, à transiger avec son propre devoir : il doit songer que souvent, si la mère n'accomplit pas le sien, c'est parce qu'elle ignore ce devoir, parce que tout conspire à le lui faire méconnaître et il suffira au médecin honnête et convaincu de toucher la corde sensible toujours prête à vibrer dans le cœur d'une mère, de ranimer d'un mot le sentiment instinctif qui n'est pas éteint mais seulement assoupi par la complicité des choses, pour ramener cette femme égarée par des conseils perfides à une juste compréhension de ses devoirs, la dérober à l'influence de gens ignorants et superficiels et la déterminer à exercer intégralement et jusqu'au bout une fonction pour laquelle elle seule est naturellement désignée : si elle n'y voit d'abord qu'une charge, un long assujettissement, elle sera reconnaissante plus tard à celui qui la lui aura fait accepter, car elle sera heureuse et fière de l'avoir accomplie.

Si nous avons voulu bien déterminer ici et faire ressortir tout ce qu'il y a d'utile et de moral dans une meilleure interprétation du devoir maternel, c'est que nous ne saurions demeurer étranger à ces préoccupations, puisqu'une des plus nobles attributions du médecin est l'action morale qu'il peut et doit exercer sur la société.

L'esprit du médecin doit donc se dégager des entraves qu'apportent à son indépendance les considérations mondaines et les conventions de la mode ; il doit dominer le brouhaha sceptique des foules, cette rumeur de doutes, de négations et d'ironies. Méprisant les préventions, détruisant les préjugés, il doit réveiller les sentiments maternels, les orienter dans le sens du devoir et peut-être, s'il peut obtenir un pareil retour aux mœurs simples et naturelles, n'est-ce pas tant que cela une chimère que de penser qu'il aura ainsi contribué à reconstituer en quelque sorte la Famille dont les liens et l'intimité tendent tellement à se relâcher...

Bref, nous avons voulu montrer combien est monstrueuse l'institution des nourrices, aussi bien si l'on considère celle qui abandonne son enfant que la nourrice à distance qui, plus instinctive que la mère qui la paie, réservera au sien, qu'elle conserve, le meilleur de ses soins, pour faire au petit intrus, que ses entrailles n'ont pas connu, la charité de son excès d'affection — s'il en reste — et pour lui accorder, industrielle honnête, le strict nécessaire d'attention, au prorata de la somme qu'elle aura reçue pour cela.

Nous associant de toutes nos forces à la doctrine inlassablement proclamée par M. le Pr Pinard et ses élèves, nous affirmerons avec eux que le droit de l'enfant à sa mère est sacré ! Et c'est précisément cette idée qui domine l'ensemble de notre travail, en dépit de l'apparente contradiction qu'il y a à avoir pris comme sujet l'*allaitement artificiel*.

La contradiction, on le verra, n'est en effet qu'apparente, car dans l'état actuel de nos connaissances et de nos progrès en matière d'allaitement artificiel, nous trouverons précisément le moyen de concilier le droit de l'enfant à sa mère avec l'allaitement artificiel et l'allaitement mixte, puisque nous dirons aux mères : S'il est reconnu qu'il vous est impossible d'allaiter vous-même votre enfant intégralement ou en partie, vous n'avez plus besoin de vous séparer de lui ou de prendre chez vous une nourrice mauvaise mère, puisque nous vous offrons le moyen de le conserver sans danger auprès de vous et de lui donner au moins vos soins et votre dévouement, tout en lui réservant une alimentation mixte ou artificielle désormais saine et toujours meilleure, si elle est bien dirigée, que l'allaitement par une nourrice indifférente qui vous trompera.

Il faut à la nourrice, pour élever son enfant, de la patience et de la douceur, un zèle, une affection que rien ne rebute. Cette tendresse et ces soins, les exigerez-vous de cette étrangère à qui vous confiez un petit être insignifiant, pendant les premières semaines, cette frêle ébauche d'humanité, dont presque tout l'intérêt qu'on lui porte réside précisément dans la fragilité, qui ne manifeste sa personnalité que par quelques fonctions végétatives dont les moins fâcheuses sont les cris, duquel on ne peut attendre à cet âge que du désagrément et du tracas ?

Seule une mère a des yeux pour le voir beau, un cœur pour le chérir, malgré son indifférence, ses exigences instinctives et ses manifestations organiques peu engageantes : mais il est sa chair, son sang ; elle possède à son égard des sens spéciaux et, du seul fait de l'avoir mis au monde, une tendresse attentive qui ne s'acquiert pas.

Quant à la nourrice mercenaire, en dépit des apparences que vous tenez trop facilement pour une réalité, votre enfant ne lui est rien ; et cette *femme-laitière*, lorsque vous le lui remettrez, ne cherchera le plus souvent qu'à s'épargner de la peine pourvu qu'il n'y ait pas de preuve trop visible de sa négligence.

Tant de vertu ne peut être que l'apanage d'une mère et, puisque même à défaut de son sein celle-ci pourra désormais nourrir son enfant sans le secours d'une autre femme, il lui sera toujours possible d'exercer en sa faveur les devoirs qui lui incombent, difficiles il est vrai, mais d'autant plus sacrés.

Mères dévouées, il faut que vous le sachiez, vous pouvez, en tous cas, remplir tout votre rôle et, si vous n'avez pas la chance d'être mères tout entières et de pouvoir faire prendre à votre enfant le lait de votre sein, vous aurez au moins la consolation de lui prodiguer les trésors de votre amour et de votre dévouement attentif. Et ce ne sera pas trop de toute votre sollicitude maternelle pour le conduire, en écartant de lui les dangers semés à chaque instant sur sa route, jusqu'à la seconde enfance ! Vous pourrez alors être vraiment orgueilleuses de votre œuvre qui sera bien vôtre ; les peines que vous aurez eues deviendront autant de liens plus étroits qui vous attacheront à votre cher petit et vous jouirez en toute sécurité et avec une fierté légitime des premières manifestations de son intelligence et des joies que vous donnera son véritable éveil à la vie !

Ce que nous venons de dire nous dispense d'insister sur la valeur que nous attachons à ce principe qu'il suffit de fixer une fois pour toutes, à savoir que l'allaitement *maternel*, lorsqu'il est possible, est incomparablement le meilleur mode d'alimentation pour le petit enfant. C'est l'alimentation naturelle et normale du nouveau-né, et tout le monde est d'accord sur ce point. Physiquement, comme moralement, c'est l'idéal de l'allaitement et rien, ni personne, ne saurait le remplacer.

Mais, si nous insistons tant sur l'emploi des nourrices, c'est précisément que nous avons voulu mettre en opposition ces deux idées dont on a trop de tendance à confondre la valeur : l'allaitement par le sein maternel, d'une part ; l'allaitement au sein par une femme mercenaire, d'autre part. Nous avons voulu montrer que la nourrice est un produit très anormal et très immoral de la civilisation et nous voudrions posséder le pouvoir de jeter sur cette institution le discrédit le plus complet ! Seulement, pour qu'elle disparaisse, il faudrait qu'elle devienne inutile et que toutes les mères consentent à nourrir leurs enfants, ou puissent le faire.

Malheureusement, il faut reconnaître que, dans bien des circonstances, l'allaitement maternel est véritablement impossible et, sur ce point, nous voulons encore donner ici déjà rapidement notre opinion, pour que cette Indroduction réflète fidèlement toute la pensée dominante et directrice de notre travail.

Il est toute une école de médecins qui prétend que cet idéal de l'enfant allaité par sa mère est toujours, à de très rares exceptions près, réalisable. Ceux qui ont entrepris cette croisade en faveur de l'allaitement maternel n'ont égard qu'à la physiologie intégrale, nous voulons le croire, par conséquent se placent à un point de vue trop spéculatif. Nous nous associons de toutes nos forces à leurs protestations contre la défection des mères ; mais nous sommes bien forcé de considérer aussi le point de vue pratique et de reconnaître que si le rêve est beau : toutes les mères nourrissant leurs enfants, — la réalité s'en éloigne beaucoup, et qu'à la réalisation de cette généreuse utopie s'opposent non seulement de nombreuses circonstances pathologiques, mais surtout toutes les conditions de l'existence : la mode, la loi mondaine, d'un côté, pour les femmes riches et pour celles qui les copient; les nécessités actuelles de la vie, d'autre part, pour les femmes non seulement besogneuses, mais aussi pour les mères peu aisées que le commerce ou l'administration absorbe.

En effet, tous nos usages ne sont qu'assujettissements, gêne et contrainte ; à notre époque la femme est, comme l'homme, enchaînée par nos institutions sociales. A quelque classe misérable ou élevée de la société qu'elle appartienne, elle est submergée par notre civilisation à outrance qui tend de plus en plus à étouffer en elle la nature. Que la femme soit riche, elle est la proie des exigences mondaines ! qu'elle soit pauvre, il faut qu'elle gagne son pain quotidien ! Les lois, pas plus que les usages, n'ont prévu cette nécessité naturelle à laquelle devrait obéir la mère d'allaiter son enfant. Aussi, tant que le *monde*, avec ses préjugés, n'admettra pas qu'une femme se retire de lui pour devenir nourrice ; tant que l'État ne fera pas des mères nécessiteuses les nourrices de leurs propres enfants, — toutes les récriminations ne pourront faire que ce qui est ne soit plus, et nous devrons seulement chercher, faute de mieux, à adoucir le mal.

Nous verrons, en temps utile, quelles sont les conditions qui s'opposent à ce que toutes les mères allaitent elles-mêmes et, après les avoir passées en revue, nous examinerons les moyens de les concilier précisément avec ce droit quand même imprescriptible de l'enfant à sa mère.

C'est ainsi que cette phrase de M. Bertillon : « L'épouse ne doit pas être d'abord ouvrière, commerçante, compagne ou femme du monde, elle doit avant tout être mère ! » qui, malgré l'élévation de la pensée qui l'inspire et la connaissance du droit instinctif qui la justifie, semble tout d'abord une spéculation de penseur et une satisfaction littéraire d'écrivain, — cette phrase deviendra pour nous l'expression, non seulement d'une vérité incontestable, mais d'une possibilité matérielle réalisable, sans que rien soit changé à la nature humaine, comme cette pensée semble d'abord l'exiger : c'est-à-dire que devoirs maternels et obligations sociales ou mondaines se pourront concilier et se pourront faire de réciproques concessions, sans que l'enfant en souffre et tout en respectant le principe qui nous dirige et que nous avons énoncé plus haut déjà : l'enfant inséparable de sa mère.

Les irréductibles pensent que le bien ne peut être qu'absolu et ne souffre pas de demi-mesures. Ce sont là des vues de philosophes. Pour nous qui devons considérer l'application facile des idées, l'exécution possible des principes, nous ne devons proposer que ce qui est faisable ; aussi estimons-nous qu'il est déjà bien beau de trouver quelque bien qui s'allie au mal existant. Comme nous tenons pour chimère la réforme instantanée ou même l'évolution rapide des mœurs, des institutions, des usages, nous pensons devoir nous accommoder au mieux des nécessités qu'ils nous imposent. Dans l'impossibilité où nous sommes de faire tout le bien, il faut faire le possible.

C'est ainsi que l'allaitement par la mère n'étant pas toujours réalisable dans l'état de notre société, faisons du moins que l'allaitement puisse être mixte aussi souvent qu'il sera possible ou que, s'il doit être artificiel complètement, il soit encore salutaire — et en tous cas toujours aussi bon, sinon meilleur, qu'une nourrice étrangère. De cette façon la mère qui ne craindra plus pour la vie de son enfant, s'il ne suce pas du lait de femme, pourra le garder avec elle et le nourrir sans danger avec du lait qui ne sera pas le sien. La mondaine ou l'*épouse* qui ne peut allaiter son bébé pour des raisons légères, il est vrai, mais tellement impérieuses pour elle que toutes nos objurgations seraient inutiles, pourra garder chez elle son enfant et, sans avoir à se plier aux exigences, aux caprices et à l'embarras d'une nourrice, diriger elle-même directement ou indirectement son allaitement; la commerçante, l'employée, l'ouvrière, la femme occupée hors du logis pourra également conserver son enfant et conduire avec profit son allaitement si elle a chez elle une parente sûre, sinon le confier à une *bonne* crèche, à une garde éclairée et dévouée, pendant son absence, soit qu'elle lui donne le sein aux heures où elle rejoint son foyer, soit que, trop fatiguée pour pratiquer même cet allaitement mixte, elle ne le nourrisse qu'artificiellement.

Mais, dira-t-on, même donné par la mère, cet allaitement artificiel que vous préférez aux nourrices mercenaires et que vous voudriez substituer à elles, mais c'est le biberon ! cet engin redoutable qui, comme l'a dit Garellot, « a tué plus d'enfants que la poudre à canon n'a tué d'adultes ! » N'est-il point, en effet, avec l'alimentation prématurée, la première cause de ces désordres gastro-intestinaux qui constituent plus des deux tiers de la mortalité infantile ? N'est-ce pas dans sa funeste pratique qu'il faut rechercher l'origine de ces redoutables diarrhées d'été auxquelles on peut attribuer cette mortalité des enfants de moins d'un an qui comporte encore la moitié à peu près du nombre total des décès de ce genre pour tous les âges de la vie ?

Toutes les statistiques, en vérité, s'accordent à le reconnaître.... ou plutôt, si l'on doit le déplorer encore aujourd'hui, c'est que, bien que l'emploi du lait stérilisé soit désormais, semble-t-il, une chose connue et acceptée de tous, il n'en est pas moins vrai que ses applications sont encore trop restreintes.

Pourtant, cette question de l'allaitement artificiel et celle de la stérilisation du lait sont, depuis 6 à 7 ans, le principal, sinon l'exclusif sujet des recherches et des travaux relatifs à la clinique infantile du premier âge, travaux et recherches qui ont amené une véritable révolution dans cette alimentation artificielle qui, de tous temps, a fait tellement de victimes parmi les nouveau-nés.

Jusqu'alors si meurtrier, l'allaitement artificiel a été en effet, on peut le dire, rendu désormais inoffensif et, — puisque ce but idéal de l'allaitement au sein maternel pour *tous* les enfants est si loin de nous, malgré tous les efforts de ceux qui s'attachent à sa poursuite, mais qu'aussi bien nous possédons à cette heure un moyen d'éviter quand même les désordres nutritifs chez les nourrissons privés de lait de femme, une ressource assurée pour conserver malgré tout leur précieuse et si frêle existence, — ne devons-nous pas, tout en nous associant de toutes nos forces au principe de l'allaitement maternel, répandre la connaissance des avantages que donne, lorsqu'il faut l'employer, l'allaitement artificiel depuis les progrès réalisés dans cet ordre d'idées par la stérilisation du lait?

Il faut bien le reconnaître, le principe même de la stérilisation du lait n'est pas encore admis par tous les médecins ; et, bien qu'il ait été mis en pratique avec succès depuis plusieurs années déjà à l'étranger comme en France, beaucoup se refusent à lui reconnaître les droits qu'il a pourtant acquis et lui adressent d'injustes critiques. Nous verrons qu'il en est même qui, pour s'en être mal servis, ont cru pouvoir lui attribuer les plus graves méfaits. — Nous nous en expliquerons plus tard.

Pour nous, dès maintenant, nous disons qu'aujourd'hui, on peut l'affirmer hautement, l'allaitement artificiel, sans pouvoir bien entendu être mis en parallèle avec l'allaitement maternel, a été rendu salutaire par la stérilisation du lait : et le temps n'est plus où tout nouveau-né alimenté au biberon pouvait être considéré, surtout dans les grandes agglomérations urbaines, comme voué à une mort certaine.

C'est même là, assurément, un des plus beaux titres de gloire des doctrines pastoriennes à qui nous devons ce progrès encore.

L'allaitement artificiel par le lait stérilisé a fait ses preuves désormais et les résultats fournis sont concluants.

Si nous avons insisté, dans cette longue introduction, sur les conditions mauvaises des nourrissons éloignés de leurs mères, qu'ils soient au sein ou au biberon, et sur la mortalité qu'entraîne cette institution contre-nature, bien qu'admise par tous, des nourrices mercenaires, c'est que précisément, en présence des excellents résultats que donne, dans les crèches et dans les dispensaires aussi bien que dans les familles, la stérilisation du lait, nous prévoyons qu'il est aujourd'hui possible, grâce à cette mesure, de réaliser sans danger cet idéal instinctif de l'enfant nourri et soigné par sa mère, même si celle-ci ne peut lui donner le lait de son sein.

C'est ainsi qu'après nous être attaché, dans ce travail, à examiner les progrès réalisés dans la stérilisation du lait et l'état actuel de nos connaissances à ce sujet, nous montrerons quel bénéfice on en peut tirer, en nous appuyant sur les résultats obtenus un peu partout aussi bien par la stérilisation industrielle que par celle faite à domicile. Puis, discutant avec les adversaires de la méthode, nous pèserons consciencieusement la valeur des objections qui lui sont faites et nous y répondrons par les arguments que la clinique, aussi bien que la chimie et la bactériologie, nous ont apportés aujourd'hui.

Pour cela nous aurons bien soin de faire ressortir que la stérilisation n'ajoute rien à la qualité du lait et que l'hygiène alimentaire des enfants est une question de bon lait, donné à dose convenable, dans des conditions d'asepsie et de propreté méticuleuses. D'autre part, pour ne rien enlever de sa valeur toute primordiale à l'allaitement au sein maternel, pour bien lui laisser la première place qui lui revient si justement, nous nous inclinerons devant l'affirmation de Guéniot : « Elever avec succès des enfants sans le secours du sein est un art véritable pour l'exercice duquel les bons artistes font trop généralement défaut ».

Seulement nous nous permettrons de faire remarquer ensuite que cette phrase lapidaire de J.-J. Rousseau : « Tout est bien, sortant des mains de l'auteur des choses ; tout dégénère entre les mains de l'homme », doit souffrir de nos jours, sinon une restriction, du moins une atténuation dont tout le mérite revient à la Science — cette superbe calomniée que ceux seuls qui l'ignorent peuvent accuser de faillite — et aussi à l'usage judicieux et prudent que l'on sait faire de ses bienfaits.

Combien, en effet, pour reprendre les termes de Guéniot, n'a-t-on pas vu d'arts dont l'exercice n'était autrefois accessible qu'à une élite, devenus aujourd'hui des métiers faciles, avec le progrès qui multiplie les rouages, mais simplifie la main-d'œuvre ! Il n'est pas excessif de dire qu'il en est ainsi de l'allaitement artificiel, cet art de jadis, qui n'est plus, grâce aux découvertes récentes jointes à une plus exacte connaissance des principes de l'hygiène, qu'un métier pour lequel il ne faut que des ouvriers éclairés et pleins d'attention.

Il est vrai qu'ici la sécurité n'existe qu'au prix d'une certaine complexité de conditions et que les progrès réalisés sont faits de plus nombreuses précautions. C'est pourquoi nous sommes amenés à nous occuper d'abord de la qualité et de la provenance du lait employé dans l'alimentation artificielle des nourrissons, à montrer ensuite combien la pratique de cet allaitement exige de surveillance et de soins pour qu'elle soit salutaire, et à indiquer ce que doit être cette pratique difficile, cette direction de l'hygiène de l'allaitement.

Enfin, comme nous l'avons dit plus haut, nous tâcherons de déterminer comment cette action bienfaisante du lait stérilisé place désormais l'allaitement artificiel au premier rang après l'allaitement maternel et comment plus que jamais se trouve justifiée la classification de M. Rouvier, qui range ainsi les différentes méthodes d'élevage, d'après leur valeur décroissante et leur rôle croissant dans la mortalité infantile :

1° Allaitement maternel ;

2° Allaitement mixte par la mère :

3° Allaitement artificiel par la mère, suivant les principes de la science ;

4° Nourrice sur lieu :

5° Nourrice sèche sur lieu (allaitement artificiel) :

6° Nourrice à distance :

7° Allaitement artificiel à distance.

Pour terminer, nous justifierons ces prétentions en montrant quel parti on peut désormais tirer des crèches, dispensaires, bureaux de distribution de lait, pouponnats, etc., lorsque l'allaitement maternel intégral sera impossible, afin de favoriser l'allaitement mixte et de rendre inoffensif l'allaitement artificiel; — mais, avant tout, pour atténuer les inégalités et les injustices sociales, en donnant au moins à tous les enfants riches et pauvres du bon lait, tout en respectant le droit imprescriptible qu'ils ont à leur mère.

AVANT-PROPOS

« Il n'y a plus le moindre doute aujourd'hui sur la possibilité de la transmission par le lait de certaines maladies contagieuses, la fièvre typhoïde, la scarlatine, la diphtérie, la tuberculose ; non seulement le lait impur contribue à grossir le contingent funèbre des affections *évitables*, mais encore il est le principal facteur de la mortalité du 1er âge.

« Sur les 60,000 enfants qui naissent à Paris en une année, sur les 40,000 qui sont élevés dans leur famille, 7 à 8,000 meurent avant d'avoir atteint la 1re année, en grande partie décimés par la diarrhée et l'athrepsie.

« Cette situation grave a de quoi émouvoir les médecins, les philanthropes et les administrateurs ; elle commande une intervention énergique, une sollicitude passionnée.

« En ce moment, grâce aux merveilleuses découvertes de Pasteur et de son école, l'heure est particulièrement propice pour entreprendre cette tâche ; la prophylaxie vétérinaire s'est élargie, la stérilisation du lait a fait ses preuves.

« Le problème de l'alimentation du premier âge a reçu une lumière nouvelle, chaque jour plus éclatante ; depuis l'époque où la Société de Médecine publique discutait la communication de M. le Dr Vallin, les rapports de M. Charles Girard et de M. Buron ; depuis le jour où M. le Dr Pierre Budin communiquait à l'Académie de médecine ses premiers résultats sur l'alimentation des nouveau-nés par le lait stérilisé, les idées ont marché, l'expérience a prononcé et la protection de l'enfance y a puisé un surcroît de garanties et d'espérances.

« Il s'en faut sans doute que des solutions définitives aient été promulguées ; l'expérimentation n'a pas dit son dernier mot et l'avenir nous ménage suivant toute apparence d'autres surprises. Mais, même en s'en tenant modestement aux résultats acquis, tant du côté de la prophylaxie vétérinaire que sur le domaine de la stérilisation et de la conservation du lait, un progrès si énorme a été réalisé que le moment est venu de rechercher dans quelle mesure les pouvoirs publics, et notamment les municipalités, peuvent coopérer à l'extension et à la vulgarisation de ces garanties et de ces conquêtes de la science.

« Si les vacheries de Paris et de la Seine, dont l'apport est si considérable sur le marché parisien, sont étroitement surveillées, en est-il de même pour toutes les étables du département?

« Comment et par quel moyen sera-t-il possible d'instituer ou de renforcer la surveillance à son lieu d'origine et en cours de transport du lait importé à Paris?

« Y a-t-il lieu de recourir à des procédés de pasteurisation, de stérilisation ou de conservation préalable, ou bien ces opérations microbicides seront-elles pratiquées ultérieurement et à domicile?

« Par quels moyens favoriser, et au besoin susciter la production ou l'adduction, la distribution et la vente d'un lait à la fois salubre et économique? Convient-il d'agrandir la zone d'approvisionnement de Paris en raison des procédés de conservation du lait? »

Ces paroles sont tirées de l'allocution prononcée par M. Paul Strauss, président de la 5e commission, le 21 décembre 1896, dans la séance d'installation de la *Commission d'étude de l'alimentation par le lait*, instituée par le Conseil municipal de Paris, et composée de médecins, d'hygiénistes, de chimistes, de philanthropes et de représentants de l'administration.

Nous avons tenu à les rapporter ici, parce qu'elles mettent au point, d'une façon officielle en quelque sorte, les questions qui nous occupent, « questions, ajoute M. Strauss, d'un intérêt vital pour la population, pour la démocratie parisienne », et parce qu'elles montrent bien combien il est devenu nécessaire aujourd'hui d'étudier à fond ce sujet et d'apporter des réformes, de rechercher et « d'élaborer des moyens pratiques propres à assurer aux ménages pauvres comme aux familles riches un lait pur et bon marché, de travailler à sauver des milliers d'existences chétives et précieuses. C'est accomplir là un devoir humanitaire et patriotique. »

Ces paroles de M. le sénateur Strauss justifient également le cadre un peu élargi que nous avons donné au problème de la stérilisation du lait dans l'allaitement, en étudiant, à côté de cette stérilisation elle-même et des résultats acquis, la question du lait destiné à supporter la stérilisation et la diététique de l'allaitement artificiel.

Nous avons été heureux de voir que M. le Dr Rousseau Saint-Philippe, de Bordeaux, dont la compétence lorsqu'il s'agit d'enfants, dont l'expérience dans la pratique de l'allaitement et l'emploi du lait stérilisé, sont bien connues, tenait, comme nous, le problème pour plus complexe qu'on ne l'a présenté jusqu'alors. Dans une très intéressante lettre qu'il voulut bien nous adresser, M. le Dr Rousseau Saint-Philippe nous fournit de précieuses indications et des conseils excellents. Entre autres, il écrit : « Ce qu'il faut dire aussi, c'est que la stérilisation du lait n'est la solution que d'une moitié du problème. A quoi sert-elle si *primitivement* le lait est de qualité inférieure ou mauvaise? Il faut donc répandre la doctrine que c'est à la *formation* du lait, à sa cueillette qu'il faut s'attacher aussi. Les soins à donner aux vaches, la surveillance de leur santé, de leur nourriture, des étables, des épizooties, etc., importent tout autant que l'opération pratiquée sur le lait après sa sortie du pis. Cela on ne l'a pas assez écrit — et cela a été et est encore la cause de nombreux insuccès.

« L'*administration* du lait stérilisé mérite encore d'être faite avec le plus grand soin..... Que d'insuccès sont encore dus à ces fautes de diététique! »

Puis, à cette nécessité de bien étudier la question de l'hygiène alimentaire qui joue un rôle considérable dans les résultats qu'on peut attendre de l'allaitement artificiel, il ajoute celle qu'il y a à voir les pouvoirs publics, les municipalités, s'occuper d'une façon plus sérieuse, plus active, plus efficace, de l'origine du lait, de sa production et de la surveillance de sa répartition dans les villes, puisque « le lait est aussi important, sinon plus, pour la santé publique, que l'eau..... La santé, l'avenir des générations y sont tellement intéressés qu'on se demande avec stupéfaction comment les choses, à notre époque de lumière et de progrès, peuvent encore se passer comme elles se passent! Le Conseil municipal de Paris, ajoute M. Rousseau Saint-Philippe, l'a enfin compris et il a mis le *Lait* à l'étude...

« Voilà tout ce qu'il faut dire, si vous voulez traiter complètement la question du lait stérilisé. »

Après ces différentes citations d'une origine aussi autorisée, nous sommes à notre aise pour établir la justification de notre titre, du développement donné à notre travail, des différents points dont il comporte l'étude et de l'ordre didactique dans lequel il a été conçu.

Si l'on nous y voit aborder des questions qui paraissent d'abord imprévues, on s'en expliquera la présence après avoir lu le long exposé qui précède et l'on verra que certains chapitres, qui semblent à première vue déplacés sous le titre auquel nous nous sommes arrêté, sont bien à leur place: soit qu'ils fassent partie intégrante du problème de l'allaitement artificiel par le lait stérilisé; soit qu'ils traitent de ses *conditions*, de ses *applications* et de ses *conséquences*.

C'est ainsi que, par *Pratique* de l'allaitement artificiel, nous entendrons tout ce que comporte la question, depuis l'exposé des dangers du lait cru et l'origine, la provenance du lait, jusqu'à la diététique de l'allaitement, en passant par l'étude des méthodes de stérilisation et l'examen rapide des différentes modifications apportées au lait stérilisé par des procédés nouveaux qui n'ont pas encore suffisamment fait leurs preuves, insuffisants, compliqués ou coûteux, comme les laits conservés, pasteurisés, humanisés, maternisés, décaséinifiés ou diversement modifiés.

Aux *résultats*, nous étudierons ceux qu'il nous a été donné de constater par nous-mêmes, comme ceux publiés par d'autres, qu'il s'agisse de stérilisation industrielle ou de stérilisation à domicile. Nous y ajouterons les résultats de l'enquête à laquelle nous nous sommes livré auprès des savants et des médecins compétents.

Par *Conséquences* enfin, nous entendrons aussi bien les indications respectives de l'emploi de deux grandes méthodes de stérilisation industrielle et privée, résultant des constatations fournies par l'expérience, — que le parti avantageux qu'on peut et qu'on doit tirer de cet allaitement artificiel rendu salutaire désormais, au point de vue humanitaire et social que nous avons exposé plus haut. Aussi, pour terminer nous devrons aborder la question de savoir comment, grâce à ces progrès, la condition des nourrissons peut être améliorée dans les différentes classes de la société, lorsque l'enfant ne peut être nourri par le sein maternel ou qu'il ne peut être allaité que d'une façon mixte ; et c'est à ce point que nous examinerons la question des nourrices et celles des crèches, dispensaires, pouponnières, distributions de lait et autres organisations bienfaisantes que nous avons déjà signalées.

Nous en avons fini avec ce préambule dont les longueurs nous ont paru nécessaires. Mais avant d'entrer dans notre sujet, nous avons une explication loyale à donner et un devoir impérieux à remplir.

S'il est dans ce travail quelques pages personnelles, — et encore nous ont-elles pour la plupart été inspirées par nos maîtres — nous devons reconnaître que les éléments de la plus grande partie de cet ouvrage ont été puisés dans les nombreux travaux déjà parus sur les questions d'allaitement, de stérilisation, d'hygiène, de production du lait et que les résultats déjà publiés des essais d'allaitement artificiel ainsi réalisés, avec les réflexions, commentaires et observations de leurs auteurs, ont été mis par nous à contribution dans une large mesure.

En effet, sans vouloir prétendre à être complet dans une question aussi complexe, nous nous sommes attaché à réunir une documentation aussi abondante et aussi éclectique que possible. Nous ignorons si la tâche que nous nous sommes imposée — en compulsant une vaste bibliographie, en amassant, dans la mesure du possible et de facon à éviter l'exagération, autant d'observations et de preuves cliniques qu'en peut comporter notre cadre — sera de quelque utilité à ceux qu'intéressent ces délicates questions; mais nous tenons à déclarer toutefois que nous avons voulu avant tout faire un travail consciencieux, appuyé sur des éléments exacts et d'un contrôle scrupuleux, inspiré par les vues les plus larges, en évitant pardessus tout de céder à un entraînement de parti pris ou à une prévention quelconque de notre esprit. Si ce devait être là le seul mérite reconnu de notre effort, nous serons heureux qu'il lui soit du moins acquis.

Non content de puiser dans les travaux publiés, notamment dans ceux de MM. Variot, Budin, Chavane, Marfan, Courtault, Drouet..., nous nous sommes adressé directement, aussi bien en France qu'à l'étranger, à des hommes compétents, à ceux qui sont voués à l'étude de la physiologie et de la pathologie des nourrissons, aux auteurs de recherches sur l'allaitement, à des médecins dévoués qui ont pris à cœur la protection des petits enfants et qui s'efforcent à améliorer leur condition. Peut-être avons-nous accordé une certaine préférence à l'opinion des praticiens de quartier, de petite ville ou de campagne, lesquels du moins sont à l'abri des influences d'école ou de parti, sur lesquels les spéculations théoriques n'ont pas de prise, pour lesquels enfin les convictions et les idées ne se fondent que sur l'expérience la plus clinique et sur les résultats décisifs de la *pratique quotidienne* où se rencontrent tous les aléas, toutes les difficultés d'application, et qui est certes la plus autorisée pour conclure.

Nous avons pu ainsi, grâce au bon vouloir de presque tous, à l'empressement et à la prévenance de la plupart, réaliser une sorte d'enquête médicale, internationale, dont nous donnerons les résultats plus loin.

Nous adressons ici à tous ceux qui, de près comme de loin, nous ont si gracieusement guidé et aidé de leurs conseils et de leur expérience les plus sincères remerciements,

Mais il en est quelques-uns qui ont tout particulièrement droit à notre reconnaissance.

M. le Dr Variot, médecin de l'hôpital Trousseau, fut presque notre premier maître en médecine. Nous osons dire qu'il est resté pour nous plus que cela, car nous avons toujours rencontré auprès de lui une sympathie et une bienveillance qui ne se sont jamais démenties : il nous a sans cesse témoigné un intérêt et une attention dont nous sommes profondément touché. C'est lui enfin qui nous a donné la première idée de ce travail sur l'allaitement, qui nous a permis de recueillir les plus intéressants documents à ce Dispensaire de Belleville — qu'il a fondé de toutes pièces et qui rend de si merveilleux services à ce quartier populeux — et d'y suivre la consultation de nourrissons qu'il y a récemment installée.

Grâce à M. le Dr Chavane, nous avons pu également assister pendant quelque temps à la consultation de nourrissons indigents que le Conseil général lui a si heureusement confiée dans le local de la rue du Chemin-Vert, ainsi qu'à la consultation externe de nouveau-nés à la Maternité. Nous le remercions bien sincèrement de l'appui qu'il nous a donné lui aussi et de tous les documents qu'il a bien voulu nous communiquer.

Parmi nos correspondants, certains nous ont apporté un tel appoint de documents, une telle contribution à notre tâche et se sont mis avec un si obligeant empressement à notre disposition que nous leur sommes redevable également de la plus grande reconnaissance; nous en adressons l'expression très sincère à MM. les Drs DRAPIER, de Rethel; ROUSSEAU-SAINT-PHILIPPE, de Bordeaux: RODET, professeur à la Faculté de Montpellier; SUTILS, de la Chapelle-la-Reine; DUFOUR, de Fécamp; COURTAULT, de Royat; DUFESTEL, de Paris: BÉZY, professeur à la Faculté de Toulouse; POIRIER, de Boulogne-sur-Seine: BERLIOZ, professeur à l'École de Grenoble; LARDIER, de Rambervillers; POMMAGEOT, de Bains-les-Bains: DHOOGHE, de Lierre (Belgique); RUDOLF FISCHL, de Prague (Autriche); ESCHERICH, de Graz (Autriche); O. HEUBNER, de Berlin; W.-P. CARR, de Washington: DE SCHWEINITZ, de Washington.

Nous adressons également l'hommage de notre respectueuse reconnaissance à Mmes Manuel et Charpentier, qui contribuent par leur infatigable dévouement à la prospérité de l'œuvre si intéressante de la Pouponnière de Versailles, et à qui nous devons la connaissance détaillée de son organisation, de son fonctionnement et des résultats bienfaisants qu'elle donne.

Notre ami Georges RŒDER a droit, lui aussi, à toute notre gratitude. Nous ne pouvons que nous féliciter de nous être adressé en lui, autant au polyglotte convaincu et éclairé qu'au camarade dévoué qui nous a rendu facile la lecture de la bibliographie étrangère et a bien voulu se charger de notre correspondance avec les pays dont les langues lui sont familières.

PREMIÈRE PARTIE

LES DANGERS DU LAIT

La première question qui se pose, lorsqu'on étudie l'allaitement artificiel, c'est celle de la nature même du lait. Ce n'est qu'à la condition d'avoir de bon lait que l'on peut songer à formuler les règles destinées à guider la pratique de cet allaitement pour le rendre salutaire.

Laissant de côté, pour le moment, la question de la nature même du lait, de sa valeur nutritive, de sa teneur en principes alimentaires, nous ne nous attacherons ici qu'à rechercher quel danger le lait peut présenter comme véhicule de germes.

M. Chavane, en particulier, a fort bien montré dans sa thèse que l'objection la plus grave que l'on puisse faire au lait de vache cru, c'est d'être le véhicule des microbes et la cause primordiale des maladies que le nouveau-né suce avec le lait.

Il est en effet acquis aujourd'hui que, quelle que soit sa prove-

---

(1) Nous ne nous occuperons dans cette étude que du lait de vache, comme étant celui qu'on emploie le plus communément dans l'allaitement artificiel et dont il importe de connaître bien toutes les conditions.

nance, le lait est toujours souillé par la présence de micro-organismes qui y pullulent plus ou moins rapidement (Marfan). Si les conséquences de cette souillure sont généralement peu appréciables en pratique pour les adultes, il n'en est pas de même pour les nouveau-nés dont l'organisme est si fragile et dont le tube digestif, — où se résume toute la vitalité de ces petits êtres, — particulièrement sensible, réagit si facilement, si promptement et, presque toujours, si gravement.

C'est pourquoi nous devons longuement insister sur les causes de la nocivité du lait : « Quand on veut détruire un ennemi, il est essentiel de connaître cet ennemi ».

Nous considérerons donc d'abord le lait comme agent d'infection ou d'intoxication, que les germes proviennent de l'organisme même de l'animal malade à travers la glande mammaire ou que, bien plus souvent, le lait ait été contaminé secondairement, c'est-à-dire d'une façon indépendante de la sécrétion glandulaire : soit avant la traite, dans les portions les plus extérieures des canaux galactophores ; soit pendant les premières manipulations de la traite elle-même, par des microbes apportés de l'extérieur ; soit postérieurement à la traite, dans les différentes manipulations qui la suivent, par les poussières adhérentes aux vases que le lait traverse, par l'eau qui sert à les laver ou même par le simple dépôt des poussières si riches en germes de l'air atmosphérique ; ou bien enfin que ce lait ait été souillé par l'eau, d'une propreté souvent douteuse, qui sert au *baptême* de ce liquide, dont les producteurs et les intermédiaires laitiers se montrent si généreusement prodigues.

Il s'agit alors le plus souvent de microbes saprophytes, très répandus dans la nature. Ils ne sont point pathogènes, mais ils corrompent le lait qui devient ainsi, secondairement, plus ou moins toxique. Parfois une souillure accidentelle peut introduire dans le lait des microbes pathogènes, ce qui rentre dans la catégorie des contaminations secondaires et extrinsèques. Quant aux microbes qui proviennent d'une maladie de la femelle laitière, ce sont presque toujours des microbes pathogènes pour l'homme et le lait devient alors un agent de transmission des maladies infectieuses.

Le lait contient donc de nombreux micro-organismes qui, selon la catégorie à laquelle ils appartiennent, pathogènes ou saprogènes, peuvent le rendre virulent et propagateur de contages. Comment ces microbes arrivent-ils au lait, quelle est leur origine ? Nous venons de le dire sommairement ; nous le verrons en détail au fur et à mesure que nous allons étudier spécialement ces différentes propagations.

Dans ces pages qui seront comme la légitimation du principe de la stérilisation, nous pourrions nous contenter de résumer les idées acquises sur la contamination du lait, d'autres ayant avant nous et depuis longtemps définitivement démontré la réalité de ce danger et le bien fondé de ces précautions. Mais il nous semble que l'on s'est, dans ces dernières années, beaucoup trop détaché de la question, surtout en ce qui concerne la tuberculose. C'est pourquoi nous insisterons sur les faits de propagation, en nous appesantissant particulièrement sur celles du bacille de Koch et de ses toxines. Il y a là, croyons-nous, une réaction nécessaire à produire contre la fausse sécurité qui a paru s'emparer trop entièrement des hygiénistes, à la suite des terreurs exagérées qui avaient d'abord été provoquées par les tableaux trop assombris présentés par quelques auteurs.

Du reste, nous ne saurions mieux faire que de rapporter ici, aussi brièvement que possible, des faits puisés dans les auteurs les plus divers auxquels on pourra se reporter et, pour la plupart, rapportés par MM. Marfan (1), Chavane, Baudoin et Gillet.

Nous nous occuperons tout d'abord des microbes pathogènes qui peuvent passer directement de l'organisme des animaux dans leur lait et, de là, dans l'organisme humain. Après quoi,

---

(1) Marfan. De l'allaitement artificiel.

nous passerons en revue les différentes causes de contamination extrinsèque, accidentelle, du lait : son infection indirecte, ses adultérations ; les modifications que lui font subir ces influences extérieures et les accidents auxquels est exposé l'enfant qui boit un tel lait. Ce qui nous conduira tout naturellement à étudier ensuite les moyens de se garantir contre tous ces périls, d'une part par la récolte d'un bon lait, d'autre part par la stérilisation de ce bon lait.

CHAPITRE PREMIER

ORIGINE DIRECTE DE L'INFECTION

Microbes pathogènes.

Les faits de cet ordre, pour n'être pas aussi communs que ceux de la contamination extrinsèque du lait, n'en sont pas moins très intéressants et leur portée n'en est pas moins considérable. En effet l'on peut dire, en généralisant, que si les seconds provoquent de véritables accidents, des empoisonnements, contre lesquels la réaction immédiate de l'organisme vient mettre en garde dans l'avenir, il n'en est pas de même pour les premiers : il s'agit là, en effet, d'une lente intoxication par des poisons microbiens qui ne provoquent aucune réaction brusque de l'organisme et dont rien, dès l'abord, ne vient révéler la présence dans le lait. Mais pour être lent, l'empoisonnement n'en est pas moins sûr et ce n'est que lorsqu'il n'y a plus d'espoir de sauver cet organisme imprégné que les premiers accidents apparaissent et permettent de mesurer la gravité du mal. Cela n'est-il pas bien vrai surtout pour ce qui a trait à la tuberculose ? et nous ne connaissons pas d'exemple plus frappant de tuberculisation impitoyable autant que lente que l'observation, rapportée par Ollivier, puis par le Pr Brouardel, de cette *épidémie de phtisie* qui commença, il y a une douzaine d'années, dans un couvent de Chartres et qui continue peut-être encore à l'heure qu'il est de faire des victimes.

Les germes infectieux, pathogènes, peuvent en effet arriver dans le lait par le fait même des affections aiguës ou chroniques aussi bien des femelles laitières que de la femme. Ces microbes, et plus souvent leurs toxines, passent directement du sang dans le lait, de même que celui-ci s'imprègne facilement des matières odorantes et des médicaments ingérés par les femelles.

Et, tandis que les saprophytes accidentels du lait provoquent bien vite dans ce liquide des fermentations qui le rendent *visiblement* impropre à la consommation, au contraire pour les mi-crobes pathogènes, aucun changement appréciable ne vient révéler leur présence dans le lait que l'on consomme sans soupçonner qu'il puisse recéler, dans sa trompeuse blancheur, l'origine des plus dangereuses maladies.

Nous verrons autre part les affections qui ont pu se transmettre par du lait souillé accidentellement au moment de la traite ou après la traite, comme la fièvre typhoïde, la diphtérie, le choléra asiatique, la scarlatine, l'érysipèle, l'entérite hémorragique de la vache, etc.

Nous n'avons à nous occuper pour le moment que des maladies infectieuses des bovidés transmissibles directement à l'homme par le lait, telles que la fièvre aphteuse (cocotte), la péripneumonie, le charbon, la rage, le cow-pox, la tuberculose, les microbes pyogènes virulents de la suppuration (streptocoques et staphylocoques), etc.

Fièvre aphteuse. — C'est une maladie contagieuse des bovidés, grave surtout chez les jeunes veaux qui, lorsqu'ils tettent le lait des vaches atteintes de *cocotte*, meurent, d'après Le Gendre, dans la proportion de 50 pour 100.

On a avancé que cette maladie est identique à la stomatite aphteuse des enfants et que le lait peut la transmettre à l'espèce humaine.

Cette identité est démontrée dans la thèse de F. Baudoin (1895), que l'on consultera avec fruit sur toutes ces questions de contagion et d'infection par le lait.

Dès 1765, Sagar avait observé chez les moines d'un couvent

dont les vaches étaient atteintes de *cocotte*, une épidémie caractérisée par de la fièvre et une éruption confluente d'aphtes sur la muqueuse buccale (H. Gillet).

Les cas rapportés par MM. David, Proust, Weissenberg, Chauveau : les deux observations très nettes de Renaud (Pithiviers) ; les cas de Niven et de R. Boxall en Angleterre, paraissent démontrer suffisamment la transmissibilité de cette affection par le lait, à condition toutefois, pour Delest et Nocard, que les ulcérations siègent sur les trayons : ce serait donc pendant la mulsion que le virus serait mélangé au lait.

Dans le *Deutsche Medicin. Wochenschr.* des 27 février et 5 mars 1896, le Pr W. Ebstein, de Gœttinge, insiste sur les maladies humaines causées par les toxines de l'épizootie aphteuse et cite des observations. Il conclut que la cause des aphtes et du *piétin* des animaux est inconnue et que par conséquent le diagnostic de l'intoxication chez l'homme par les toxines est bien difficile. En effet, le *staphylococcus pyogenes citreus de Passet* et le *staphylocoque de Rosenbach*, trouvés par Fraenkel, ne sont pas spécifiques.

En Allemagne et en Italie, la vente du lait des animaux atteints de fièvre aphteuse est interdite. Toutefois il est établi que l'ébullition lui enlève sûrement sa virulence.

Péripneumonie. — Wiedenmann, Dupré et Lécuyer ont rapporté des exemples de transmission, par le lait, du microbe de la péri-pneumonie contagieuse des bovidés qui aurait provoqué chez de jeunes enfants des pneumonies infectieuses. Foa et Bordone-Unfreduzzi également.

Pœls et Nolen affirment l'identité de ce microbe avec le pneumocoque.

Schuppel, Jurgensen, Arloing et Cornil nient cette identité.

Il est en tous cas incontestable que le micro-organisme passe dans le lait. Qu'il puisse développer chez l'enfant une broncho-pneumonie, on ne peut l'affirmer, à cause du doute qui règne encore. Toutefois, en présence des cas cités par les auteurs, il est prudent de se méfier de cette cause de contagion.

Rage. — Bien que les observations récentes de Bollinger et de Buder fassent plutôt pencher vers la négation de la transmissibilité à l'homme du virus rabique par le lait, les expériences de Bardach, Nocard, Pasteur et Roux prouvent que cette transmissibilité est possible. Aussi serait-il légitime d'interdire en France, comme en Italie et en Allemagne, la vente du lait des femelles atteintes de rage.

Charbon. — Bouisson, dans sa thèse (Paris, 1888) sur le charbon intestinal, n'a pas indiqué le lait comme moyen fréquent de transmission ; mais Bollinger, Feser, Petersen, Klebs, Harms, Günther, Koubassof, Chambrelent, Moussons, Nocard, ont noté la présence de la bactéridie charbonneuse dans le lait des femelles malades. Actuellement la question du lait comme véhicule de cette infection est encore très obscure.

Pyohémie. — En dehors des faits connus et fréquents de contamination indirecte du lait contenu dans la portion la plus superficielle des canaux galactophores, souillés par les microbes de la suppuratian venant de la litière, il existe des cas assez fréquents où streptocoques et staphylocoques proviennent d'un état morbide de la femelle, et ils sont alors dans le lait autrement nombreux et virulents que lorsqu'il s'agit de contagion secondaire. Le fait est bien démontré pour la femme (septicémie puerpérale, galactophorite, mammites suppurées : le lait des femmes atteintes d'érysipèle ne provoquerait aucun trouble chez les nourrissons) et pour les femelles laitières dans les cas de *mammite suppurée contagieuse* de la vache, où Nocard et Mollereau ont trouvé un streptocoque assez analogue à celui de la pyohémie humaine. Du reste, pour Kruger, dans les cas de mammite chez les vaches, ce sont les microbes pyogènes : *staphylocoques albus* et *aureus* mêmes qui passent dans le lait.

Escherich et Bumm ont constaté cliniquement et expérimentalement le passage de ces microbes de l'organisme de la vache dans le lait.

La *mammite gangréneuse* de la brebis (*araignée*) est également une maladie contagieuse très grave.

Il est toujours indiqué de rejeter de l'alimentation, lorsqu'on s'en aperçoit, le lait des animaux atteints de ces affections purulentes.

Cow-pox. — Gautrez rapporte, en 1894, des cas qui démontrent la possibilité de la contagion du cow-pox par le lait.

Typhus contagieux des vaches. — D'après Husson, cette affection ne serait pas transmissible à l'homme par le lait. Pourtant il est incontestable que le lait des vaches atteintes subit des transformations qui le rendent dangereux pour l'alimentation.

Scarlatine(?). — Nous verrons plus loin qu'assez souvent on a pu observer des épidémies de scarlatine provoquées par un lait véhiculant le contage de cette affection : mais nous rangeons ces faits parmi ceux de contamination extrinsèque.

Pourtant l'origine bovine de la scarlatine est possible, pour les Anglais, et serait due à un parasite de l'épiderme muqueux et cutané.

Dans l'épidémie de la ferme de Hendon, il s'agissait de la transmission à l'homme d'une affection de la vache, la *fièvre pourprée*, analogue à la scarlatine.

Quelques auteurs ont pensé qu'il ne s'agissait chez ces animaux que du cow-pox.

Ajoutons à cette énumération la *maladie innominée* décrite par Klein et qui se manifesta sous forme épidémique dans une école d'Edimbourg : on reconnut qu'elle avait été provoquée par le lait d'une vache dont les pis étaient malades.

Enfin la *maladie des Herbivores*, affection mal déterminée

également, sur laquelle J.-A. Kimmel fit, en 1890, au Congrès de Berlin, un rapport intéressant. On l'a appelée *maladie lactée* (milk sickness), *maladie nauséeuse tremblante* (trembles). Elle sévit notamment sur le bétail en pâture dans les plaines du Missisipi nouvellement défrichées, et elle serait également transmissible à l'homme par le lait cru. Fait remarquable : tandis que la plupart des animaux succombent à cette affection, les femelles en lactation sont indemnes de l'intoxication dont l'élément est éliminé par le lait. Chez l'homme la maladie dure de 5 à 20 jours et a le plus souvent une terminaison fatale.

Tuberculose. — Nous avons réservé, pour la fin de cette revue rapide des faits de transmissibilité directe des virus de la vache malade à l'homme, la question de la contagion directe par le lait des vaches pommelières ; nous voulons y insister davantage, car elle est des plus intéressantes à cause de sa fréquence. L'identité de cette tuberculose bovine avec la tuberculose humaine est depuis longtemps déjà admise et démontrée par l'anatomie et la pathologie ; la bactériologie est venue depuis confirmer ces données.

Mais où le désaccord existe actuellement, c'est sur la *fréquence* même de la pommelière chez les vaches laitières et sur la question de savoir si le lait de toute vache tuberculeuse est capable de transmettre les germes, ou bien s'il est nécessaire, pour que le lait renferme le bacille de Koch, qu'il existe chez l'animal des lésions tuberculeuses localisées à la mamelle.

Comme la solution du problème de la contagion est grosse de conséquences lorsqu'il s'agit de lait et de tuberculose, cela offre un intérêt de premier ordre et vaut bien quelque développement, d'autant plus que c'est aussi la question de contagion la plus discutée.

Dès 1879, Gerlach, le premier, puis Klebs, dénonçaient le danger de l'ingestion du lait de vaches tuberculeuses. Une Commission allemande de contrôle, avec Virchow en tête, reconnut le bien fondé de ces affirmations.

Au Congrès international de Paris pour l'*étude de la tuberculose chez l'homme et chez les animaux*, en 1888, on discuta à fond sur les dangers de l'usage du lait provenant de bêtes tuberculeuses. C'est qu'en effet les expériences de Peuch et Toussaint, de Toulouse, contrôlées ensuite par Chauveau. Villemin et Parrot, Arloing, Koch, Bollinger, Galtier, et plus récemment par Bang et Nocard, venaient de démontrer :

1° L'identité de la pommelière et de la tuberculose humaine ;

2° La transmission expérimentale de la tuberculose à des cobayes par injection de lait de vaches tuberculeuses et aussi, plus rarement, par ingestion de ce lait.

Ces données scientifiques causèrent en France une aussi vive émotion que celle qu'avaient provoquée, 9 ans auparavant en Allemagne, les assertions de Gerlach et de Klebs. Le Congrès proclama alors la supériorité du lait bouilli sur le lait cru, et l'Académie de médecine prescrivit, le 29 octobre 1889, à la suite du remarquable rapport de Villemin, la *nécessité* de l'ébullition du lait.

Cette tuberculose de l'espèce bovine jeta tellement l'inquiétude dans tous les esprits qu'il en résulta un véritable affolement, au moment où ces données furent révélées. Puis, comme toujours, on en arriva ensuite à réagir contre cette terreur, en reconnaissant les exagérations et les erreurs de certains observateurs. On ne s'attacha qu'à rechercher des faits contradictoires, en négligeant les faits positifs et, par un contre-coup très humain mais peu scientifique, on en vint à mépriser beaucoup trop cette cause de contagion. D'autres préoccupations s'emparèrent du monde des hygiénistes et l'on n'y pensa presque plus.

Il faut revenir de cet optimisme dangereux : les faits de contamination directe sont moins rares qu'on ne le croit, et nous pensons que la première place revient sans conteste à la tuberculose parmi les affections transmissibles par le lait.

Aux chiffres rassurants donnés par MM. Veyssière et Philippe, de Rouen, Baillet, de Bordeaux, Villain et Robin, de Paris; aux statistiques de Montauban et de Grenoble qui n'indiquaient qu'une moyenne maxima de 1 pour 100 d'animaux tuberculeux abattus dans les villes, — à ces chiffres il faut malheureusement en opposer d'autres qui nous mènent bien loin des affirmations de Chavane en 1892 et de bien d'autres qui pensent à l'heure actuelle que la tuberculose est rare dans l'espèce bovine.

Les faits cliniques positifs abondent aujourd'hui aussi bien que les faits expérimentaux il y a quelques années. Les expériences et les constatations des auteurs cités plus haut, ceux de Virchow, Conheim, Anfrecht, H. Martin, Imbach, May, Johne, Ernst, Lenhnert, Stein, Hirschberger, Dobrolowsky, Gebhardt, Semmer, Ebstein, Crooschank, Flemming, Orth, Boulet, tous ceux rapportés par Gautrez, et bien d'autres encore, ne laissent aucun doute au sujet de cette proposition que personne ne devrait plus songer à contester: *le lait d'animaux tuberculeux peut transmettre la tuberculose.* « Cette conclusion, dit M. Vallin, n'est-elle pas effrayante, quand on songe à la fréquence extrême de la phtisie chez l'homme (un décès par phtisie sur trois décès généraux, au-dessous de 30 ans) et à la fréquence du *carreau,* c'est-à-dire de la tuberculose abdominale chez les enfants soumis à l'allaitement artificiel par le lait de vaches ». Elle est bien plus effrayante encore si l'on songe au nombre considérable de vaches phtisiques, — ou plutôt seulement tuberculeuses sans phtisie, sans symptômes, ce qui est bien plus dangereux, — dont la proportion toujours croissante varie dans les étables, d'après Viseur, Arloing, Nocard, Duclaux, etc., de 10 à 15 pour 100 et même plus, comme nous le verrons. Ce qui faisait dire à Brush que plus il y a de vaches laitières dans un pays, plus il y a de personnes phtisiques.

En effet, si M. Robin montrait en 1889 qu'il n'y avait que 169 bêtes tuberculeuses sur les 16,122 animaux abattus à la Villette, soit une moyenne de 0,06 pour 100; si M. Philippe constatait à la même époque, aux abattoirs de Rouen, seulement 2 à 3 animaux tuberculeux sur 1,000 ; nous voyons, d'autre part, qu'en même temps on relevait à Berlin 4,57 pour 100, à Mulhouse 3,34 pour 100, à Rotterdam 2,57 pour 100, chiffres bien plus élevés que ceux des statistiques françaises..... et peut-être aussi plus conformes à la réalité, comme nous aurons l'occasion de le dire ailleurs.

Suivant Ritter, le lait des villes contient 5 fois sur 100 le bacille de Koch.

En janvier 1891, on peut voir dans les *Annales de l'Institut Pasteur* que M. Duclaux, qui ne se lassait pas de signaler le danger, répondait, à ceux qui l'accusaient de l'exagérer, par des chiffres inquiétants : dans les abattoirs de Berlin, Munich, Augsbourg et dans ceux de la Haute-Silésie, on trouve de 1 à 10 pour 100 de bovidés tuberculeux parmi ceux qui sont abattus pour la consommation ; or, comme on ne conduit dans les abattoirs que les animaux qui n'ont aucun signe extérieur de tuberculose, il est facile de conclure que le chiffre de 10 pour 100 n'est pas exagéré. Il est probable qu'en France on y regarde de moins près qu'en Allemagne.

M. Duclaux pense que si une enquête sur l'extension de la tuberculose bovine était faite et bien faite, elle donnerait des résultats navrants. Combien, en effet, y a-t-il de paysans et de fermiers qui ne s'inquiètent pas de la *maladie des glandes* chez leurs animaux, ignorant que c'est de la tuberculose ?

De ces différentes données, rapportées par Legendre (*Rev. d'obstétrique*, février 1891), nous pourrions rapprocher des faits et des chiffres très éloquents.

Des faits ? Ils sont innombrables, depuis qu'on sait les saisir, et indiscutables, tels ceux de Demne, à Berne ; de Lydtin, au Congrès de Bruxelles en 1883 ; de Siegmund, à Bâle ; de Leonhard, de Legroux, de Johne ; de Bang, au Congrès de Copenhague en 1884 ; de Klebs, à Berne ; de Klenke, Zippelius, Hergard, Félizet, Ebstein ; et tous ceux de Nocard, d'Ollivier, de Landouzy ; et les chiffres des thèses de Combes (Paris, 1888), de Dreyfus (Nancy, 1891) ; ceux de Creyhton, d'Uffelmann, de Schœgen, de Meyerhof : et les observations des thèses d'Avi-ragnet et de Queyrat ; et les déclarations des Prs Landouzy, Lannelongue, Hayem, frappés de la proportion énorme des décès d'enfants par la tuberculose !

Des chiffres ? mais ils prouveraient que notre pays n'est pas plus privilégié que l'Allemagne et le Danemark, comme sembleraient le faire croire pourtant les chiffres donnés par certains, il y a quelques années. En effet, M. H. Martin, inoculant du lait acheté à Paris sous les portes cochères, a obtenu des résultats positifs 3 fois sur 6 ; Früs, à Copenhague, avait obtenu de semblables résultats 4 fois sur 28 : et Ernst, à Boston, 3 fois sur 33.

D'autre part, M. Nocard a reconnu qu'il existe en moyenne 15 pour 100 des bovidés tuberculeux en France ; en 1891, il y en avait 12 pour 100 de tuberculeux parmi ceux dont on fit l'autopsie ; à Leipzig on notait une proportion de 20,4 pour 100 de tuberculeux pour tous les bovidés et 26 pour 100 pour les seules vaches ; à Copenhague, la moyenne est de 16 pour 100 ; en Angleterre il y avait, en 1891, 12 pour 100 des bovidés atteints de tuberculose et 22 pour 100 en 1892.

M. Besnard trouve 50 animaux tuberculeux sur les 56 qui constituent l'effectif de la ferme de la colonie pénitentiaire et agricole de Saint-Hilaire, près de Loudun : 25 l'étaient manifestement ; les autres furent révélés par la tuberculine.

M. Nocard nous montre que dans une exploitation récente de la banlieue parisienne, très bien tenue du reste, 9 vaches sur 10, du plus beau type de la race de Jersey, furent reconnues par lui tuberculeuses, avec contrôle de l'autopsie.

Sur 61 bêtes d'une ferme de Champagne, la tuberculine révèle la pommelière chez 41 bêtes ; une seule avait été reconnue malade à l'abattoir.

A l'École de Grignon, M. Nocard trouve 12 vaches malades

sur 23 dans la même étable : une seule présentait des symptômes. Celles de l'étable voisine étaient parfaitement saines.

Ainsi 60, 80, 90 pour 100 ! Voilà la moyenne des animaux tuberculeux dans certaines fermes. Et pour qu'on s'en aperçoive, pour qu'on ait l'idée de les examiner, il faut qu'une des bêtes de la ferme tombe malade ou meure !

D'après le Pr Spillmann, de Nancy, la proportion d'animaux tucerculeux atteindrait 30 et 40 pour 100 dans les Hautes-Vosges et cette fréquence se retrouve dans les montagnes du Voralberg, du Tyrol, du Forez, partout où les conditions de stabulation sont déplorables et où bêtes et gens vivent dans une promiscuité complète pendant les mois d'hiver.

M. Sonnenberger, cité par M. Duclaux, affirme qu'il connaît dans son pays des régions où les étables renferment 40 et 60 pour 100 d'animaux tuberculeux.

Et quels chiffres n'atteindrait-on pas dans toutes nos contrées, si la pratique des injections de tuberculine devenait obligatoire chez tous les nourrisseurs qui livrent du lait à la consommation publique !

Il suffit, du reste, qu'une inspection plus sévère et plus minutieuse soit établie pour voir augmenter dans des proportions considérables le nombre connu des animaux tuberculeux. C'est ainsi que, d'après Riesch, on ne trouvait à Dresde, en 1889, que 2,6 pour 100 de bovidés tuberculeux et 3,2 pour 100 en 1890 : mais depuis que l'inspection est régulière la proportion s'est élevée à 14,4 pour 100.

De même à Bromberg qui était autrefois signalée pour la rareté des cas de tuberculose bovine, la proportion de ces animaux s'est élevée au chiffre énorme de 26 pour 100, depuis que le service est fait par des vétérinaires habiles.

En France, l'inspection des abattoirs laisse beaucoup à désirer dans un grand nombre de villes et il est surprenant de voir varier la moyenne des animaux tuberculeux de moins de 1 pour 100 à 8 et 10 pour 100 dans des villes voisines et placées dans des conditions hygiéniques identiques..... mais avec un service d'inspection bien différent.

Nous voyons que l'on aurait grandement tort de nier la fréquence de la tuberculose chez les vaches laitières, Nous allons voir qu'on aurait tort aussi bien de ne pas reconnaître le danger du lait provenant de ces animaux.

Il est quelques faits particuliers connus déjà depuis longtemps, mais que nous trouvons si éloquents par eux-mêmes que nous croyons bon de les rapporter ici.

A la séance du 24 février 1891, M. A. Ollivier présentait à l'Académie de médecine une longue note sur un fait particulièrement douloureux. Il s'agissait de 6 jeunes pensionnaires d'un couvent de Chartres qui étaient mortes de tuberculose pulmonaire ou méningée pour avoir pendant longtemps été alimentées avec le lait cru d'une vache appartenant au pensionnat. Cette vache *qui était en très bon état* fut abattue en novembre 1889 pour être livrée à la consommation ; mais on découvrit qu'elle présentait des lésions déjà anciennes et profondes de tuberculose.

L'autopsie en fut faite complètement et le maire de Chartres, M. Boutet, fit sur cette autopsie un long rapport au Préfet d'Eure-et-Loir.

13 jeunes filles avaient été atteintes de tuberculose en quelques années dans ce pensionnat. « On comptait, dit Ollivier, 4 victimes il y a 4 mois ; il faut en compter 6 aujourd'hui. » Parmi les deux dernières victimes, Ollivier en avait observé une atteinte de méningite tuberculeuse à marche quasi foudroyante, qui mourut à l'âge de 20 ans, 4 ans après avoir quitté le couvent et sans qu'aucun antécédent personnel ou héréditaire, aucune condition hygiénique ait pu faire prévoir un pareil accident chez cette jeune fille qui avait été toujours très bien portante.

Et Ollivier conclut que l'enseignement à tirer de ces faits, c'est que les dangers de l'infection tuberculeuse par voie d'alimentation sont plus imminents qu'on ne serait tenté de le croire et qu'on ne doit pas toujours mettre hors de cause cette origine digestive, lors même qu'on n'a pas de renseignements précis qui permettent de l'affirmer. « La jeune fille en question est-elle la dernière victime ? Il y a là un terrible inconnu ! »

A cette même séance M. Nocard citait le cas d'un éleveur qui lui soumit les pièces anatomiques d'un veau tuberculeux : l'autopsie de la *vache (primée dans tous les concours)* qui avait mis bas ce veau et l'avait allaité prouva que, malgré sa superbe apparence, cette bête était tuberculeuse. « Personne, ajoutait le professeur de l'école d'Alfort, n'aurait assurément soupçonné le lait de cette magnifique bête et n'aurait voulu se résigner à le faire bouillir ».

D'autre part, Courmont communique en 1889 à la *Société de biologie* plusieurs notes sur des expériences, faites au Laboratoire de médecine expérimentale et comparée de Lyon, sur un nouveau bacille tuberculeux trouvé chez le bœuf. Ce bacille, qui n'est probablement qu'une forme temporairement atténuée du bacille de Koch, peut passer longtemps inaperçu dans l'organisme d'un animal, au point de vue de la genèse de la tuberculose, et ne se révéler en fabriquant de la tuberculose qu'à l'occasion d'un facteur déterminant quelconque.

Rapportons encore le cas récent de tuberculose par ingestion de lait de vache phtisique chez une fillette de 16 mois, observée par M. Marfan, et dont l'autopsie révéla une tuberculose de la bouche, des ganglions du cou et de l'intestin. M. Marfan ajoute même qu'il est convaincu que sur 100 cas de tuberculose observée avant 7 ans, 8 fois il s'agit d'une tuberculose par ingestion.

Récemment encore, Pruemers (cité par Marfan) voit dans une famille 3 enfants mourir tuberculeux à l'âge de 3 ans, sans qu'aucune tare puisse être révélée dans la famille ou dans le milieu. Ces enfants avaient été nourris avec le lait d'une même vache absolument saine en apparence, mais qui fut reconnue, après l'*abatage*, profondément tuberculeuse.

Demme, F. Stangen, et tant d'autres, ont montré la fréquence de la tuberculose intestinale chez les enfants nourris avec du lait de vache cru.

Les chiffres tout récents extraits de l'intéressante étude de H. Gillet sur l'allaitement artificiel (*Annales de la policlinique de Paris*, juillet à octobre 1896) viennent confirmer cette fréquence de la tuberculose chez la vache. D'après le Dr Ostertag, le lait des abattoirs constitue un aliment dangereux ; 30 à 40 pour 100 des vaches abattues sont tuberculeuses et même parmi les vieilles vaches de certaines étables on en compte jusqu'à 70 pour 100. Avec le lait de ces animaux Johne a obtenu expérimentalement 30 pour 100 d'inoculations positives, Bollinger 55 pour 100 et Bang 15 pour 100.

Et H. Gillet ajoute : la fréquence de la pommelière bovine chez les animaux menés à l'abattoir, même *chez les sujets les plus primés*, se passe aujourd'hui de démonstration. C'est un minimum de 2 à 5 pour 100 qu'il faut compter (Siedamgrotzky).

Depuis que la médecine vétérinaire applique les injections de tuberculine au diagnostic de la pommelière, on obtient parfois la réaction typique chez des bêtes d'aspect florissant, comme l'a constaté Nocard sur un certain nombre de vaches d'une des fermes les mieux tenues qui envoient leur lait à Paris. Ce qui vient à l'encontre des affirmations de ceux qui disent que le danger du lait tuberculeux n'existe pas à Paris notamment, parce que les vaches malades ne produisent que peu de lait et que par suite les nourrisseurs ont tout intérêt à ne pas les garder, puisqu'elles leur coûtent sans leur rapporter. On ne saurait trop insister par conséquent sur cet enseignement des nombreux faits connus, à savoir que la vache supporte fort bien sa tuberculose pendant longtemps et que le danger résulte surtout de cette particularité,

L'argument optimiste présenté tout à l'heure n'a donc de valeur que lorsque l'animal est arrivé à la période de cachexie, à la phtisie, ce qui n'est que la phase ultime et *visible* de la maladie : elle était malade déjà lorsqu'elle fournissait du lait comme les vaches saines, ses voisines d'étable, — souvent même *plus que ces dernières*.

Du reste, n'y aurait-il qu'une seule vache tuberculeuse dans une ferme, que le mélange du lait de cette bête avec celui des bêtes saines contamine la masse du lait destiné à la consommation. C'est ainsi que Früss obtint avec le lait mêlé de 30 bêtes une inoculation très marquée : une seule vache avait de la tuberculose mammaire.

Dans son rapport au Conseil de Salubrité de la Seine, le 18 décembre 1896, sur les résultats obtenus par l'examen bactériologique des laits consommés à Paris, M. Girard, directeur du Laboratoire municipal, dit que les analyses pratiquées sur 30 échantillons de lait, prélevés au moment de la traite dans différentes étables de Paris, de la banlieue et de la province, ont permis de diagnostiquer avec certitude le bacille de la tuberculose dans 6 échantillons. Ce pourcentage énorme a de quoi effrayer. Aussi M. Girard propose-t-il de soumettre à l'épreuve de la tuberculine tous les animaux d'étables des fermiers et nourrisseurs qui mettent leur lait en vente et de prendre des mesures rigoureuses contre tout animal suspect, car, ajoute-t-il, si la stérilisation de ces laits tue les bacilles, on ne peut affirmer que les toxines sécrétées soient également détruites.

Ce passage dans le lait, des microbes ou de leurs toxines, nous conduit précisément à insister encore sur un point spécial de la question de l'infection tuberculeuse du lait : il s'agit de savoir si, seul, le lait d'une bête atteinte de tuberculose mammaire est nuisible ou s'il faut rejeter également le lait provenant d'animaux tuberculeux dont les mamelles sont indemnes de lésions ?

C'est là un point très discuté. Rassemblons les faits et les opinions concernant cette discussion et essayons d'en tirer une conclusion conforme à la réalité.

Il est aujourd'hui définitivement acquis que, lorsque la vache pommelière porte au niveau de la mamelle des lésions tuberculeuses, l'infection du lait s'ensuit fatalement. Or, en ces dernières années, beaucoup d'auteurs s'attachèrent à démontrer que, seul, était dangereux le lait des bêtes à mamelles malades, tandis que le lait provenant de vaches exemptes de lésions mammaires était inoffensif.

Nous pensons que les certitudes apportées à cet égard n'étaient pas assises sur des observations assez précises et que les affirmations de ceux qui nient l'infection du lait dans ce cas étaient au moins prématurées. De nombreux faits semblent en effet devoir mettre en doute ces rassurantes affirmations.

D'une part Gédéolst, professeur à l'École de médecine vétérinaire de Belgique, conclut en 1896 que le seul lait des vaches à localisation tuberculeuse mammaire est nuisible : il fait ressortir que cette opinion est celle adoptée en 1885 par le Congrès des Vétérinaires français et, en 1891, par le Congrès international d'Hygiène de Londres.

Mais si, à l'instar du Pr Gédéolst, des auteurs comme MM. Nocard, Bang et May, pensent d'abord que le lait de vache ne court la chance de la contamination tuberculeuse que dans le cas où l'animal producteur est atteint de mammite bacillaire, — nous voyons plus tard ces derniers revenir, à la suite de recherches et d'expériences plus minutieuses, sur leur opinion première et reconnaître que l'intégrité du lait d'une mamelle saine n'est rien moins qu'absolue, lorsque l'animal est tuberculeux.

C'est ainsi que Bollinger et Ernst, May et Bang, se livrant à des expériences très précises à la suite desquelles ils durent reconnaître que le lait des vaches peut renfermer des bacilles tuberculeux, bien qu'en très petit nombre, quand la tuberculose n'est pas généralisée et que la mamelle est indemne. constatèrent que le lait produit par une moitié saine de la mamelle contient le bacille de Koch et qu'injecté à des cobayes, ce lait provoque aussi bien de la tuberculose que celui provenant des parties manifestement malades de la même mamelle. En outre, ils reconnurent que, sur 48 lapins inoculés par voie sous-péritonéale avec du lait de 2 vaches tuberculeuses *sans manifestations mammaires*, deux sujets devinrent tuberculeux.

Dans des recherches plus récentes, Bang inocula 40 cobayes avec le lait nom mélangé de 4 vaches pommelières avérées, mais sans tuberculose mammaire : 4 cobayes furent trouvés tuberculeux après 25 jours. Il est vrai qu'un examen très minutieux fit découvrir ensuite chez 3 de ces vaches, au niveau de la glande, des lésions très minimes passées inaperçues au premier examen qui avait été fait pourtant avec beaucoup d'attention. Du reste, dans le lait des 4 vaches on avait décelé le bacille de Koch.

Les circonstances de cette dernière observation sont fort instructives et nous voulons montrer tout de suite que de ce fait il faut retenir que la tuberculose mammaire, non seulement à son début, mais encore pendant un assez long temps, peut rester d'un diagnostic très difficile, tout au moins problématique. Il serait donc dangereux de tenir pour une sécurité le fait qu'aucune lésion du pis n'a été constatée. Cette lésion est souvent à peu près impossible à déceler, malgré toute l'habileté et la bonne volonté des observateurs; d'autre part, comme le fait remarquer Gillet, il faut toujours compter avec l'inexpérience, l'ignorance et même l'intérêt de l'éleveur.

Au reste, on peut voir, dans ce fait de Bang, qu'une vache absolument indemne de localisation mammaire a cependant fourni du lait capable d'infecter un cobaye par injection. A supposer même chez cette dernière bête une mammite bacillaire au début et impossible à diagnostiquer, *même à l'autopsie*, le danger que peut courir le consommateur ne diminue en rien, puisqu'il n'existe matériellement aucune raison pour interdire la vente de ce lait.

Nous pourrions passer en revue des faits assez nombreux de contagion du lait sans localisation mammaire ou, ce qui revient au même en pratique, à localisation mammaire d'un diagnostic impossible. Nombreux en effet sont les auteurs qui, observant dans des milieux bien différents, déclarent que le lait des mamelles indemnes des vaches pommelières contient des bacilles ou des toxines. Nous nous contenterons de signaler rapidement quelques exemples qui nous suffiront à montrer ce qu'il faut penser du « filtre très exact contre les microbes » que constituerait, d'après le Pr Arnould, la mamelle saine.

En admettant que ce filtre soit effectif quelquefois, son rôle ne peut être considéré que comme relatif et même pratiquement négligeable, si l'on considère les opinions, les expériences et les chiffres rapportés par des auteurs tels que Csokor en Autriche, H.-B. Ernst en Amérique, Bollinger, de Zurich, Hirschberger, Mousson et Chambrelent, Feser (1879), Emler (1880), Koubassof, Crooschank et bien d'autres, qui ont trouvé très souvent infectieux le lait des vaches tuberculeuses chez lesquelles aucune trace de lésion mammaire n'avait pu être révélée.

C'est ainsi que Bollinger admet, à la suite de ses expériences, que le lait des vaches pommelières sans tuberculose du pis est virulent dans une proportion de 55 pour 100. — Hirschberger rend tuberculeux tous les cobayes qu'il injecte avec les laits séparés de 20 vaches tuberculeuses sans apparence de mammite. Cet auteur fait du reste observer qu'il n'a pu qu'une seule fois constater dans le lait le bacille au microscope : cette observation comporte aussi un enseignement particulier d'une portée considérable, car elle montre que les toxines peuvent passer seules à travers la glande. D'où il faut conclure que l'examen bactériologique n'est en rien décisif lorsqu'il s'agit de révéler l'infection tuberculeuse du lait.

Ernst Harold, examinant 114 échantillons de lait provenant de 36 vaches pommelières *sans lésion mammaire*, put constater la présence du bacille dans 17 échantillons fournis par 10 vaches; soit une proportion de 27,77 pour 100. — Dans une autre expérience portant sur du lait de 14 vaches atteintes de lésions absolument localisées aux poumons, cet auteur obtint 37,5 pour 100 d'inoculations suivies d'infection chez des cobayes et 15,15 pour 100 chez des lapins. Des animaux en expérience, 7 vaches, c'est-à-dire la moitié, fournissaient un lait infectieux.

Ces exemples suffisent à montrer que, contrairement à l'opinion restrictive des auteurs qui n'admettent l'infection du lait que chez les seules vaches pommelières à localisation mammaire, il faut bien reconnaître que souvent, en l'absence de toute lésion de la mamelle, on a pu constater l'infection bacillaire du lait fourni par des vaches tuberculeuses.

Opposera-t-on aux faits qui justifient cette opinion le manque de rigueur du diagnostic? Si nous pouvons l'admettre pour quelques-uns, il n'en reste pas moins un certain nombre de faits rigoureusement contrôlés par l'autopsie et dont la portée ne comporte aucune restriction.

Et précisément le danger ne s'accroît-il pas des difficultés inhérentes au diagnostic précoce des accidents tuberculeux, diagnostic encore plus ardu chez les animaux que chez l'homme? de l'impossibilité même très souvent de ce diagnostic au début? comme le fait remarquer M. Terrier.

En effet, n'aurions-nous pas, pour fonder nos craintes, les affirmations des observateurs rapportées plus haut, et la mammite tuberculeuse serait-elle plus rare dans notre pays qu'ailleurs (1), — peut-être parce qu'on la recherche moins, — que notre devoir serait de bien nous pénétrer de cette déclaration du Pr Nocard qui fait, on le sait, autorité en la matière, à savoir que la tuberculose même assez avancée est d'un diagnostic

---

(1) MM. Degive, Van Hersten, Bang, tiennent du reste la tuberculose mammaire pour très fréquente.

extrêmement délicat chez les bovidés : « La tuberculose, comme la morve, et plus encore que la morve, peut *être sans paraître*. Tel animal tuberculeux peut conserver, pendant de long mois, pendant des années parfois, tous les signes de la santé la plus parfaite et néanmoins semer, chaque jour, autour de lui les germes du contage ». Récemment, M. Nocard déclarait à l'Académie de médecine qu'il était incapable, même après l'examen le plus minutieux, d'affirmer qu'une vache quelconque n'est pas tuberculeuse et qu'il ne croyait pas qu'aucun vétérinaire fût plus osé que lui.

Heureusement la tuberculine de Koch est venue nous fournir un moyen merveilleux de diagnostic, d'une sûreté incomparable(1). C'est grâce à elle que nous sommes en mesure de pouvoir reprendre aujourd'hui une question trop négligée en ces dernières années. Le danger qu'on avait cru exagéré existe bien et c'est un devoir que de le signaler à nouveau.

Les révélations apportées dernièrement par la tuberculine et accusant dans les grandes fermes, comme dans les petites, des proportions de 60, 80 et même 90 pour 100 de vaches tuberculeuses, nous montrent quel cas il faut faire de la sécurité de ce lait des campagnes, proclamée par les inséressés et admise par les ignorants. Tant qu'on ne possédait aucun réactif sûr de la tuberculose latente des bovidés, on pouvait céder, par apathie, par fatigue et par indécision, devant les protestations ironiques du public, encouragées par les industriels et les éleveurs, contre ce qu'on appelait les terreurs exagérées des hygiénistes. Mais, aujourd'hui que la science prouve que ces craintes étaient bien justifiées, toute négligence serait coupable et, en présence de

---

(1) Si certains vétérinaires n'ont point dans ce réactif la même confiance que M. Nocard, cela tient, comme l'a montré le savant Pr d'Alfort, à ce que la réaction peut manquer et fait même habituellement défaut chez les bovidés arrivés au terme de la consomption tuberculeuse. Mais chez ceux-ci l'exploration chimique ordinaire suffit à déceler l'affection.

chiffres qui ne sont plus de vains épouvantails mais l'expression de réalités effrayantes, il faut aborder sans hésiter les difficultés qui se dressent. C'est une question de responsabilité pour ceux à qui incombe la charge lourde de veiller sur la santé et l'hygiène publiques. Aussi bien la lutte contre la tuberculose est-elle plus que jamais à l'ordre du jour et aucune considération d'ordre mesquin ne saurait entraver le développement des mesures nouvelles prises chaque jour contre ce fléau envahissant.

La vigilance la plus grande s'impose donc et il faut que l'épreuve de la tuberculine se vulgarise et permette de dévoiler toute tuberculose latente chez les femelles laitières. L'avenir est là. Mais, en attendant que les injections d'épreuve soient devenues d'une application systématique et obligatoire ; en attendant que des règlements soient édictés qui imposent cette mesure aux éleveurs et aux fermiers, — la question d'hygiène demeure tout entière et nous estimons que, dans les établissements qui fournissent le lait à la consommation publique, tout sujet douteux doit être éliminé, toute vache convaincue de tuberculose doit être abattue.

N'est-on pas d'ailleurs en droit de penser, lorsqu'on médite les chiffres et les statistiques, que, dans le développement chaque jour constaté de la tuberculose humaine, le lait entre pour une assez grosse part? Puisque seul le terrain est héréditaire et que la tuberculose n'est qu'acquise, comment se fait-il que tant d'enfants en bas-âge deviennent tuberculeux?

Certes, dans la pratique, on réalise rarement les ingestions intensives que représentent les conditions expérimentales ; et pourtant le nourrisson dont l'unique aliment est le lait ne réalise-t-il pas en quelque sorte une ingestion continue et intensive des microbes et des toxines que peut renfermer ce liquide? Mais enfin, si l'infection suivait aussi fatalement l'ingestion d'un lait malsain, le tableau serait vraiment trop sombre. On ne peut contredire également que l'intestin n'offre au bacille de Koch un terrain et un milieu de culture bien inférieurs au poumon, bien que, comme le fait remarquer M. Marfan, la clinique montre tous les jours que le phtisique qui déglutit ses crachats peut tuberculiser son intestin.

Toutefois, R. Demme, F. Stangen et tant d'autres ont montré la fréquence de la tuberculose intestinale chez les enfants nourris avec du lait de vacherie : et, dans les Instructions rédigées par le Comité de permanence du Congrès de la tuberculose en 1891, on lit au paragraphe IV : « ... Le lait, dont la provenance est le plus généralement inconnue, doit attirer spécialement l'attention des mères et des nourrices, en raison de l'aptitude des jeunes enfants à contracter la tuberculose... » — Il meurt en effet annuellement à Paris plus de 2,000 tuberculeux âgés de moins de 2 ans, et M. Marfan, d'accord avec Fadycan et Woodhead, trouve que la tuberculose par ingestion comprend environ 8 pour 100 des cas de tuberculose observée de 1 à 7 ans.

D'autre part, dans la séance du 15 janvier 1897 de la Commission du Lait, le Pr Brouardel conteste l'assertion du Dr Comby qui estime que les enfants ont rarement des lésions tuberculeuses de l'intestin ; M. Brouardel fait remarquer que, dans le très grand nombre d'autopsies d'enfants au-dessous de 2 ans qu'il a pratiquées à la Morgue, il a toujours constaté des lésions tuberculeuses des ganglions intestinaux, alors que les ganglions péritrachéaux étaient également envahis ; et que même, le plus souvent, chez les tout jeunes enfants, les ganglions bronchiques ne présentent rien à l'œil nu, alors que ceux du mésentère sont très manifestement pris.

Quoi qu'il en soit, même en tenant compte d'une restriction à faire pour une certaine part à une coïncidence possible dans les faits de tuberculose intestinale et mésentérique chez les très jeunes sujets, on ne peut s'empêcher de constater la grandeur du mal. Du reste, les affirmations des auteurs qui, en opposition avec ceux que nous venons de citer, ont vu des quantités de nourrissons rester sains, bien qu'élevés avec du lait cru de vaches tuberculeuses, tels : Demme, Nocard, Stang et Brouardel eux-mêmes. Bollinger, Imlach, Wurzbourg, Léonhardt, Epstein, Law, Uffelmann, Johne, Meyerhoff, Hermsdorff, Gallavardin, etc., qui ont rapporté des faits de ce genre, — ces affirmations et, comme dit M. Labat, « ces faits de non-contagion, si nombreux soient-ils, n'infirment pas ceux où la contagion est montrée ; ils indiquent qu'il est des conditions dans lesquelles la contagion ne s'est pas exercée, rien de plus » et peut-être, pourrions-nous ajouter, ne s'est *pas encore* révélée !

Il est probable que dans certains cas l'on pourrait expliquer le défaut de nocivité de certains microbes par la concurrence vitale qui doit s'exercer entre différentes espèces microbiennes mélangées dans la même culture, dans le même lait et se nuisant assez les unes aux autres pour établir un équilibre dans une certaine mesure et n'avoir plus alors aucune action sur l'économie. C'est la pensée qu'exprime M. Duclaux quand il insiste sur la nécessité, pour apprécier bien les faits contradictoires, de tenir compte des variations dans la virulence du bacille.

Peut-être pourrait-on compter encore, pour la défense de l'organisme contre l'infection tuberculeuse par voie digestive, sur l'action bacillicide ou au moins atténuante du suc gastrique normal. C'est ainsi que Wesener, Bollinger, Hirschberger expliquaient la rareté relative de la contagion tuberculeuse par ingestion. Mais les expériences de Straus et Wurtz, de Falk, Baumgarten, Fischer, Zagari, de Cadéac et Bournay démontrent qu'il est impossible d'accepter sérieusement l'idée de cette action destructive du suc gastrique sur la virulence du bacille.

On sait en effet que l'acidité du liquide stomacal est très faible pendant les premiers mois de la vie (1). Il ne faut pas

(1) Tout récemment, en 1897, MM. H. et M. Labbé, dans leurs recherches sur le chimisme gastrique des nourrissons, ont constaté que le suc gastrique normal des enfants au-dessous de 2 ans est toujours dépourvu d'acide chlorhydrique libre pendant la digestion ; que l'acidité totale, faible chez le nouveau-né, augmente

compter davantage sur la sécurité qui pourrait résider dans l'intégrité de la muqueuse intestinale, puisque Cornet et Debroklonski ont démontré que le bacille peut traverser une muqueuse saine et aller caséifier les ganglions mésentériques des enfants, sans laisser de traces sur l'intestin.

La véritable raison de la rareté relative de la tuberculose, par ingestion de lait, tient à l'état réfractaire d'un certain nombre d'organismes et, comme nous le disions tout à l'heure, à la qualité variable de la virulence et à la quantité des bacilles du lait.

Du reste, nous tenons à faire remarquer à cette place, pour expliquer notre insistance sur le danger de la tuberculisation du lait, que la stérilisation, indiquée plus loin pour détruire les bacilles, ne peut suffire à abolir le danger. Si le microbe est tué, le lait peut rester nuisible par le fait des toxines qu'il renferme et que la chaleur ne peut prétendre à détruire.

En effet P. de Michele a fait pour le lait ce que le Pr Bouchard a fait le premier pour l'élimination des poisons dans l'urine, en partant de ce principe connu que la mamelle possède à l'égard des substances chimiques une grande puissance éliminatrice. Les recherches de cet auteur au laboratoire de Maffucci (*La Pediatria*, août 1894) semblent montrer définitivement que les toxines peuvent en réalité être éliminées par la mamelle, *en l'absence de tout microbe*, et créer chez les sujets nourris de ce lait une cachexie toxique, sans infection bacillaire.

On sait d'ailleurs que, comme l'ont montré Brieger et Ehrlich, les toxines du tétanos, de la fièvre typhoïde, de la diphtérie, les antitoxines du tétanos, du choléra, de la diphtérie, peut-être de la coqueluche, s'éliminent par le lait. C'est au-

---

pendant les premiers mois, grâce aux fermentations stomacales : que cette augmentation de l'acidité totale est bien plus rapide chez les rachitiques ; que chez ces derniers HCl libre apparaît précocement, ainsi que chez les enfants atteints de diarrhée.

jourd'hui un fait bien établi pour ces différentes maladies infectieuses et qui semble devoir le devenir également pour la tuberculose.

Le danger, ainsi que nous le disions plus haut, est donc d'autant plus grand qu'il est impossible de le déceler au microscope, et rien ne peut révéler le passage dans le lait, qui n'en est point troublé, des toxines sécrétées par les microbes retenus parfois par le filtre glandulaire.

C'est pourquoi il ne suffit pas, pour avoir du lait inoffensif, de le faire bouillir ou de le stériliser afin de détruire les microbes, il faut encore éviter qu'il renferme les toxines qui proviennent d'une bête tuberculeuse. C'est à la tuberculine de nous fixer sur la santé des bêtes productrices de lait, puisque la clinique vétérinaire est incapable de nous renseigner à coup sûr sur leur état de santé.

Nous avons donc insisté sur la contagion directe par le lait et en particulier sur la transmission de la tuberculose, parce qu'à notre avis l'on s'est en ces dernières années trop détaché de la question, en se reposant sur cette illusion rassurante que seule la mammite bacillaire peut être incriminée. Les chiffres nous montrent qu'il faut attacher à cette question une bien plus grande importance et que l'usage du lait cru constitue un péril toujours menaçant.

Lors même que le danger ne serait que signalé, nous devons être attentifs à le prévenir : or, tout relatif qu'on veuille bien le faire, il n'en est pas moins avéré, et nous devons employer tous nos efforts à le conjurer. La science nous offre le moyen de le supprimer, d'une part grâce à l'épreuve de la tuberculine rendue obligatoire par les pouvoirs publics, d'autre part au moyen de la stérilisation du lait. Sachant d'où vient le péril, ayant à notre service ce qu'il faut pour le prévenir, nous n'avons pas le droit de le laisser subsister : nous devons le faire disparaître.

En résumé, et sans vouloir faire le lait plus dangereux qu'il n'est en réalité; nous voyons qu'il existe des exemples bien convaincants de contagion directe par le lait dans l'espèce humaine, aussi bien pour un certain nombre d'affections spéciales à l'espèce bovine que pour la tuberculose et d'autres maladies communes à l'homme et aux animaux. Ces faits sont assez nombreux et, en tous cas, l'expérimentation est, on l'a vu, assez riche en faits démonstratifs, pour qu'ils imposent une prophylaxie sévère de ce côté déjà.

CHAPITRE II

ORIGINE INDIRECTE DE L'INFECTION

Lorsque Soxhlet imagina sa méthode de stérilisation du lait, il prit comme point de départ le principe établi par Lister, repris ensuite par Escherich, à savoir que le lait est stérile dans les glandes qui servent à sa sécrétion. Ce principe fait partie de la loi générale de Pasteur : les tissus et les humeurs d'un être vivant *sain*, lorsqu'ils ne sont pas en contact direct avec le milieu extérieur, sont dépourvus de germes.

Si, par conséquent, le lait sécrété subit des fermentations, c'est que les micro-organismes qui les déterminent y pénètrent du dehors.

Bien que contestée à plusieurs reprises, cette loi n'a pas jusqu'ici été sérieusement entamée. Pourtant Schulz et Lehmann affirmèrent, à la suite de leurs recherches, que le lait provenant de vaches saines et recueilli très proprement renferme 19 fois sur 20 environ des micro-organismes représentés le plus souvent par le staphylococcus albus et quelquefois aureus.

De leur côté, Salleske, Honigmann, Knochenstiern, Cohn, Neumann, Genoud, Charrin trouvèrent normalement des microbes dans le lait des animaux aussi bien que dans le lait de femme.

Mais si l'on examine les conditions dans lesquelles ces résul-

(1) Marfan.

tats furent obtenus, on peut conclure, avec Genoud, qu'ils n'infirment en aucune façon la loi de Pasteur. En effet, tous les observateurs s'accordent à reconnaître que les premiers centimètres cubes du lait recueilli renferment seuls des germes, tandis que le reste de la traite est d'ordinaire stérile. Les bactéries trouvées dans ces conditions ne peuvent provenir que de l'orifice des canaux galactophores et des portions terminales de ces conduits balayés par le premier jet; elles ne peuvent altérer le lait renfermé dans la glande elle-même; elles viennent de l'extérieur et leur présence est indépendante de la sécrétion lactée. C'est déjà là une première cause de souillure extrinsèque, démontrée en particulier par T. Ringel et Honigmann, et c'est pourquoi nous insisterons, lorsque nous étudierons la prophylaxie de ces souillures, sur la nécessité de ne pas recueillir le premier jet du lait de la traite pour chaque trayon.

En réalité, le lait est bien normalement stérile et, sauf le cas de contamination par les microbes pathogènes de l'organisme malade de la femelle laitière, il est excrété pur de tous microbes.

Nous allons donc passer en revue les différents micro-organismes qui sont apportés au lait par les souillures extérieures, pour voir ensuite quels inconvénients en résultent et, dans la 2e partie de ce travail, examiner les conditions de contamination intrinsèque ou extrinsèque et les précautions à prendre pour les éviter.

Les microbes qui provoquent la souillure extrinsèque du lait sont apportés par la traite ou par les manipulations ultérieures. Ce sont d'ordinaire des saprophytes et quelquefois des microbes pathogènes accidentels. — Enfin, quelques maladies du lait et quelques modifications chimiques de ce liquide de cause extérieure seront également signalées à la fin de ce chapitre.

Étudions successivement :

1° Les microbes pathogènes accidentels ;

2° Les microbes saprophytes ;

3° Les modifications chimiques accidentelles du lait.

1° Microbes pathogènes.

Les microbes pathogènes peuvent ne pas avoir seulement pour origine une maladie infectieuse de la femelle laitière : ils peuvent encore provenir d'une souillure accidentelle du lait.

Tandis que les saprophytes que nous verrons tout à l'heure, extrêmement répandus et généralement inoffensifs par eux-mêmes, ne sont dangereux que par les modifications, la fermentation qu'ils font subir au lait, — au contraire, ceux que nous avons en vue sont dangereux par leur seule présence. Comme ceux que nous avons étudiés au chapitre précédent, ce sont des organismes directement pathogènes dont rien ne révèle la présence et qui agissent, nous le savons, aussi bien par leurs toxines que par eux-mêmes.

Ces microbes sont en partie les mêmes que ceux des infections directes, avec en plus un certain nombre de bacilles pathogènes qui ne se rencontrent que chez l'homme et qui sont apportés accidentellement dans le lait, le plus souvent par l'eau des récipients, les mains de l'opérateur de la traite, le pis des vaches souillé par la litière.

Le lait se trouve donc être encore dans ce cas un agent de transmission de certaines maladies infectieuses ; mais les microbes qu'il recèle sont absolument indépendants de l'organisme de l'animal qui a produit un lait sain.

Ces microbes sont, outre les microbes déjà examinés qui peuvent se rencontrer aussi secondairement dans le lait, les germes de la fièvre typhoïde, de la scarlatine, de la diphtérie, du choléra, les agents de la suppuration, de l'entérite et d'autres encore que nous allons énumérer.

Fièvre typhoïde. — Jaccoud en France, Ernst Hart en Angleterre ont montré que la propagation de la dothiénentérie par le lait n'est pas rare. Le bacille typhique se cultive très bien dans le lait qu'il vient à souiller accidentellement et les faits de contagion sont maintenant innombrables. Citons entre autres :

L'épidémie de l'infirmerie de Leicester, rapportée par Edgar Buck, où 12 pensionnaires furent atteints pour avoir bu du lait souillé par l'eau de lavage provenant d'un puits creusé dans le voisinage d'une fosse d'aisance non étanche : le fermier était mort récemment de dothiénentérie.

L'épidémie, rapportée dans la *Statistique de l'armée française* en 1890, qui frappa 17 hommes d'un régiment de cavalerie. Ces hommes avaient bu le lait d'un fermier qui s'étaient déjà vu interdire l'entrée de la caserne pour cause de mouillage : l'eau du puits de sa ferme était polluée par le bacille d'Eberth.

L'épidémie d'Islington (1870) où Ballard vit 168 cas de dothiénenthérie se produire dans la clientèle d'un laitier malade.

A Leed (1873), 107 personnes furent atteintes dans les mêmes conditions.

L'épidémie d'Aïre, près de Genève (1890), rapportée par Vincent : en 4 mois 36 personnes furent atteintes après avoir consommé le lait fourni par le laitier P., dont les bidons de transport étaient nettoyés avec l'eau d'un bassin où l'on avait lavé le linge d'un garçon de ferme mort de la fièvre typhoïde.

Dans une longue étude de M. Gautrez sur l'Hygiène des Vacheries (1894), cet auteur prend comme point de départ une épidémie de typhoïde qui survint à Clermont-Ferrand : 18 clients d'un laitier furent atteints ; 6 moururent. Le lait avait été contaminé par l'eau des coupages et des lavages des vases et ustensiles de laiterie provenant d'un puits voisin d'un fumier sur lequel on avait jeté les déjections d'un typhique.

Nous pourrions encore citer les cas de Penkert à Édimbourg, de Janssen à Nimègue, de Murchinson dans le quartier Saint-Georges à Londres, de Taylor et surtout les épidémies locales si démonstratives de Croyden, d'Ascott, de Cologne : celles citées par Tripe et par Booth, par Armstrong, Brown, Spottiswoode ;

les épidémies de l'établissement pénitentiaire de Horsen, rapportées par Gœdeker, des prisons de Strasbourg relatées par von Mering : les faits analogues publiés par Lennartz, de Leipzig, Mac Fadyen, Dougall, de Pietra-Santa... et une foule d'autres.

En Angleterre surtout, E. Hart cite 51 épidémies de dothiénentérie attribuées au lait jusqu'en 1881, avec un nombre de 3,500 malades. Depuis 1881 jusqu'en 1890, Russel en compte 69 cas avec 3,900 malades.

En Suède, Ernst Alinquist rapporte 6 épidémies du même genre.

Nous pourrions continuer cette longue énumération pour la Norvège, le Danemark, l'Allemagne, la Hollande, la Suisse, l'Amérique, l'Australie ; partout nous trouverions en abondance des faits de contamination typhoïdique du lait par l'eau des lavages ou des coupages, la main souillée du vacher, le pis de la vache traîné sur une litière riche en microbes, ou simplement par les émanations d'une fosse ou d'un fumier voisin de la laiterie.

Le danger est d'autant plus grand, quand il s'agit du bacille d'Eberth, que ce microbe se propage surtout avec les ingesta et que lorsque le lait sert de véhicule, il est un milieu de culture excellent pour ce bacille.

On en peut dire autant pour le typhus,

Les infections qui suivent se rencontrent moins souvent que celle que nous venons de voir.

Diphtérie. — C'est surtout en Angleterre que l'on a observé des épidémies de diphtérie dues au lait souillé accidentellement par le bacille de Klebs-Lœffler qui se développe et pullule facilement dans le lait. Telles sont les épidémies signalées par Hart, celle d'Addlestone, rapportée par Power ; celles de York Town, de Camberley, d'Enfield, décrites par Klein qui fit des expériences fort probantes à ce sujet.

Thorne-Thorne, Lœffler et bien d'autres avaient du reste affirmé depuis longtemps la possibilité de la transmission de la diphtérie par le lait.

Power avait même admis, dans les cas de Parking (1888) et de Croydon (1890), l'infection directe du lait, car il avait reconnu, sur la mamelle des vaches dont le lait était incriminé, les signes d'une affection éruptive.

Récemment, on a rencontré le bacille dans du fromage (État de New-York, 1894).

Choléra asiatique. — Comme pour le bacille d'Eberth, c'est encore par l'eau de lavage souillée des déjections de cholériques, ainsi que l'a prouvé Gaffky, que le bacille virgule arrive à contaminer le lait où il se cultive bien, mais succombe rapidement par le fait de l'acidification rapide.

Le fait le plus intéressant est celui de Simpson qui raconte comment l'équipage du navire *Ardenclutha*, de Hambourg, fut à Calcutta victime d'une épidémie de choléra, pour avoir bu du lait mélangé d'eau puisée dans un *tank* voisin où l'on avait jeté des déjections de cholériques.

Scarlatine. — Les médecins et les vétérinaires anglais admettent l'origine bovine directe de la scarlatine et cette question de la transmission par le lait des germes de cette affection a provoqué en Angleterre de nombreux travaux, d'autant plus que les statistiques de ce pays indiquent que la scarlatine aurait fait de 1860 à 1890 plus de 540,000 victimes.

Bien que Klein, Power, Stikler affirment que les vaches sont sujettes à la scarlatine sous différentes formes, bien que Klein ait décrit un streptocoque spécifique (qui n'est autre, du reste, que le streptococcus pyogenes), nous n'avons pas signalé cette affection parmi celles transmises directement par la femelle laitière malade, car les assertions des auteurs cités plus haut ont été combattues et, semble-t-il, victorieusement, par Crookshank qui nie l'identité entre la scarlatine humaine et la scarlatine bovine. Quand bien même il s'agirait d'une affection locale de l'épiderme, sans aucune réaction générale du reste, se manifestant par des papules et des ulcérations consécutives sur les pis, comme la commission de contrôle des laiteries de Cannes l'a établi en 1888, nous pourrions encore faire entrer la scarlatine parmi les affections dont les germes arrivent au lait indirectement. En effet, dans ce cas, ce serait la manœuvre de la traite qui détacherait les squames de l'épiderme du pis et les ferait tomber dans le lait.

On peut affirmer que la cause de beaucoup la plus fréquente de l'infection du lait par les germes scarlatineux, c'est la contamination absolument indépendante de la vache, le lait étant souillé accidentellement pendant ou après la mulsion, par des poussières, des squames desséchées renfermant le virus, lorsqu'il existe dans la ferme un individu atteint de scarlatine.

Quelque soit le mode de transmission, il est incontestable que dans de très nombreux cas, la scarlatine a frappé uniquement la clientèle de certaines laiteries, comme Power l'a le premier établi, et comme il ressort des faits de L. H. Müller, de Klein, de l'observation envoyée à l'Académie des sciences par Picheney, de Besançon. Il en est de même pour le cas de R. Boxall à Londres (*The Lancet*, 1895) et surtout les épidémies de Saint-Andrews, étudiée par Bell et de Fallowfield en 1870, de South-Kensington décrite par Buchanam en 1878 et rapportée par Saunders la même année. C'est encore la même constatation qui ressort de la relation des épidémies de Manchester en 1880 (Airy) ; de Weybridge et Addleston en 1879 ; de New-Barnett et de Child's Hill, en 1882 (Power) ; de Marylebone, de Londres et de Hendon en 1885, étudiées par Power, Cameron, Blyth et Klein ; des faubourgs de Winbledon et de Merton, rapportées par C. H. Cooper en 1888.

L'étude de tous ces faits est suffisamment démonstrative en ce qui concerne la contamination accidentelle du lait par le virus scarlatineux.

Ajoutons que Busez et Kober ont pu recueillir les relations de 74 épidémies de scarlatine imputables au lait de vache.

Ces mêmes auteurs ont noté 138 épidémies de fièvre typhoïde et 28 de diphtérie reconnaissant la même origine.

Tétanos. — Le lait peut également renfermer la toxine du tétanos. Brieger et Ehrlich ont en effet pu rendre des souris réfractaires à cette maladie en leur inoculant du lait de chèvre rendue elle-même réfractaire.

Microbes de la suppuration. — En dehors des cas de mammite suppurée et de différentes affections septiques de la vache, les microbes pyogènes peuvent contaminer accidentellement le lait qui devient alors une source d'accidents plus ou moins graves pour les nourrissons qui l'ingèrent.

Comment se fait cette contamination? le plus souvent par les souillures de litière qui couvrent les pis des vaches qui se couchent. Les staphylocoques albus et aureus, ainsi que le streptocoque, peuvent même alors, comme nous l'avons dit déjà, pénétrer dans les portions les plus superficielles des canaux galactophores, chez des femelles parfaitement saines du reste, et par suite les premières gouttes de l'excrétion lactée sont contaminées.

Goocle a même publié la relation d'une épidémie d'amygdalite transmise par le lait et qui atteignit 40 personnes. L'auteur l'attribue à l'eau absorbée par les vaches qui ne furent pas malades du reste ; il pense que les germes pathogènes avaient traversé l'organisme des femelles laitières pour s'éliminer par le lait.

A propos de la contamination à la fois directe et indirecte du lait par les microbes pyogènes, voici un fait rapporté par Brown au congrès international d'hygiène de Londres, en 1891, et consigné dans la thèse de Chavane, qui donne une idée de la façon quelquefois singulière dont le lait peut être contagionné. Un fermier possédait, entre autres, une vache dont le pis malade ne donnait que du pus ; il fut très surpris lorsqu'on le força à ne plus la traire, d'autant plus qu'il regardait la couleur jaune foncé comme une preuve de la richesse de ce lait, lequel, mélangé avec le lait des autres bêtes, devait améliorer la quantité totale !

Coli-bacille. — Le bacille d'Escherich doit être incriminé très souvent comme une cause d'infection pour le lait de vache. De même que tous les germes qui habitent généralement le tube intestinal, il se rencontre dans les laits provenant d'étables sales et mal tenues.

C'est surtout, dit M. Girard, dans les laits venus de la province qu'on trouve ces différents germes qui sont l'indice certain de la malpropreté de l'étable, des animaux, des récipients et des trayeurs. « Sans attacher une importance exagérée, ajoute M. Girard dans son rapport au conseil du salubrité de la Seine, au pouvoir pathogène de bacille d'Escherich, il ne paraît pas démontré que sa présence dans le lait ne puisse devenir à un moment donné une des causes de l'athrepsie ».

Il peut se faire aussi que la contamination se produise, comme l'ont montré A. Lesage et Macaigne, par le séjour du lait dans une atmosphère d'hôpital, de service d'enfants, de crèche, atmosphère qui contient en permanence le coli-bacille.

Alba déclare même qu'il a constamment trouvé dans le lait de vache le *bacterium coli commune* d'Escherich qui est du reste un agent de la fermentation lactique. En inoculant, en 1892, du lait de vache sous la peau d'animaux en expérience, il obtint chaque fois des abcès peuplés exclusivement de ce bacille.

Gaffky relate en 1892 un cas d'entérite infectieuse, cholériforme, extrêmement grave qui frappa à la fois trois personnes ayant bu, non bouilli, du lait d'une ferme des environs de Giessen. L'enquête montra que dans la ferme se trouvait une vache atteinte d'entérite hémorragique : dans les déjections des malades et de l'animal on trouva le *bact. coli commune*, doué d'une virulence extrême, et c'est la matière fécale de la vache qui avait souillé le lait au moment de la traite, car le lait trait proprement ne contenait aucune trace de coli-bacille.

Une foule d'affections intestinales de l'enfant ont pour principale origine le coli-bacille auquel le lait a servi de véhicule. On le retrouve, parmi d'autres, dans la diarrhée verte ; et Vinay estime, comme Alba, que ce bacille est une des principales causes des fermentations qui se produisent si rapidement dans le lait.

G. M. Kober signale, avec les entérites aiguës, la fièvre puerpérale et les autres fièvres septiques de la vache, la maladie des pattes et du museau, le cow-pox, l'anthrax, la pneumonie, la rage, le tétanos, toutes affections dont les germes peuvent corrompre accidentellement le lait, en y arrivant grâce au manque de soins de ceux qui pratiquent la traite.

Enfin Gaffky fait remarquer que le bacille de Koch peut encore pénétrer indirectement dans le lait pendant la traite des vaches atteintes d'entérite tuberculeuse.

Nous en avons fini avec les microbes pathogènes. Mais nous devons ajouter à cette énumération plusieurs micro-organismes considérés jusqu'à ces dernières années comme de simples saprophytes, absolument inoffensifs pour l'homme, et que l'on a reconnus capables de provoquer parfois des maladies plus ou moins graves. C'est ainsi que la thèse de Ch. Ardoin (1897) nous révèle que le rôle pathogène du bacille pyocyanique ou bacille du pus bleu, est aujourd'hui hors de doute : de même, depuis peu de temps, on a pu constater des cas d'infection par le *proteus vulgaris* et même par le *bacillus mesentericus*. — Les qualités pathogènes de ces espèces microbiennes ont été particulièrement étudiées par M. Lesage.

2° Microbes saprogènes.

Nous avons vu comment le lait provenant d'une vache saine peut être accidentellement souillé par des microbes pathogènes ; mais le plus souvent les souillures du lait, par la traite ou par les manipulations consécutives, proviennent des microbes saprophytes si répandus dans la nature.

Ces micro-organismes ne sont point pathogènes pour la plupart à l'égard de l'homme (exception faite pour les espèces signalées dans la thèse de Ch. Ardoin) ; mais, en se développant dans le lait, ils le corrompent et sont les agents de la fermentation et de la putréfaction de ce liquide.

Ce lait, ainsi altéré, possède des propriétés plus ou moins toxiques surtout pour l'enfant et, si on l'introduit dans le tube digestif, il détermine parfois l'apparition d'accidents très graves, tels que les diarrhées des nourrissons et le choléra infantile. On peut dire que ces causes de contamination sont infinies et que la souillure est presque inévitable dans les conditions ordinaires : et, bien que le lait, par sa composition chimique, par le fait de l'oxygène qu'il contient, subisse, au contact de l'air, des modifications incessantes, ce sont surtout les espèces microbiennes très nombreuses qu'il renferme qui sont les éléments les plus actifs de ces transformations continuelles.

Comme le dit très bien M. Rodet, « le lait est en somme une partie de l'organisme animal rejetée dans le monde extérieur qui, si elle n'est pas utilisée de suite par un autre organisme ou recueillie et protégée par une intervention toute spéciale, doit faire retour au monde minéral par la série des mutations chimiques qui constituent la fermentation et la putréfaction. C'est le plan de la nature : et, pour y satisfaire, les agents de ces opérations chimiques sont répandus partout, prêts à attaquer le lait, comme toute matière organisée privée de vie ».

Le lait est du reste un merveilleux bouillon de culture, grâce à sa légère alcalinité, à sa richesse en principes azotés et en sels, ce qui réalise, à une température suffisante, des conditions essentiellement favorables pour le développement rapide des colonies. Chavane, qui fait cette remarque, rappelle que Bitter constata, dans le lait pris au hasard pour ses expériences, la présence de 2,500 à 250,000 germes par millimètre cube.

(1) Marfan.

En 1890, Ed. de Freudenreich, de Berne, montre, dans les *Annales de micrographie,* que le lait contient, aussitôt après la traite faite dans les conditions ordinaires, 19 à 320 germes par centimètre cube ; de 1 heure à 2 heures 30 après la traite, c'est-à-dire au moment de l'arrivée du lait en ville, il en renferme 900 à 23,000 ; 24 à 25 heures après la traite, on y décèle de 3,000,000 à 6,350,000 germes et, si l'on porte le lait à la température de 15° C., de 200 à 577 millions.

M. Marfan dit en effet que, quelle que soit sa provenance, le lait est toujours souillé par les microbes qui y pullulent avec une extrême activité, ce qui est prouvé par les résultats de l'expérience de M. Miquel, dont les chiffres ont une concordance remarquable avec ceux de E. de Freudenreich ; du lait trait à 6 heures du matin contient 9,000 bactéries par centimètre cube 2 heures après, et 5,600,000, 25 heures après.

Enfin, les chiffres de M. Rodet donnent également une idée de l'abondance dans le lait de ces microbes *saprophytes* qui en dépit de leur dénomination ne sont pas moins les agents de fermentations, causes des accidents digestifs des nourrissons. Cet auteur a trouvé, par centimètre cube, de 330,000 à 2,000,000 de germes cultivables sur gélatine, dans un lait de bonne provenance, examiné à domicile. D'autre part, en ce qui concerne la rapidité de la pullulation des microbes dans ce liquide, il a vu qu'un flacon de lait stérilisé qui ne donnait aucune culture sur gélatine, partiellement consommé par un nourrisson, puis conservé à la température de la chambre, sans avoir subi aucun contact autre que celui de la tétine et de la bouche de l'enfant, donna à l'analyse, 12 heures après, 200,000 germes par centimètre cube cultivables sur gélatine.

Ces microbes qui existent normalement, pour la plupart, dans l'atmosphère et sur toutes les parties des corps vivants ou

---

(1) MARFAN.

inertes en contact avec l'air, sont, nous l'avons dit, généralement inoffensifs même en traversant le tube digestif ou en pénétrant dans les voies respiratoires : mais, par leur action sur les humeurs détachées des organismes vivants, et en particulier sur le lait, ils provoquent des modifications profondes et font varier aussi bien les propriétés physiques, chimiques et physiologiques de ce liquide.

Il est vrai que certaines modifications, certaines altérations, pourrait-on dire, du lait par les microbes, peuvent présenter aussi un certain avantage au point de vue de la digestion ; par exemple la transformation de la caséine en caséone qu'opèrent les *Tyrothrix*, surtout le *Tenuis*. Cette peptonisation de la caséine vaut sans doute celle qu'on a tenté d'introduire dans la pratique, par l'adjonction de pancréatine dans les laits dits *peptonisés !* — En outre, chez les peuplades africaines et même en Bretagne, le lait aigri fait partie de la consommation journalière.

Mais toutes les altérations du lait n'appartiennent pas à cette catégorie. Elles aboutissent au contraire le plus souvent à la formation de substances nuisibles et même toxiques ; tout au moins la vie de cette multitude d'organismes inférieurs, en altérant la composition du lait, le rendent assez rapidement impropre à la consommation, surtout en ce qui concerne les nourrissons, En effet il faut remarquer que ces derniers sont bien loin d'être à ce point de vue dans le même état de défense que les adultes. Même, à ne pas considérer la susceptibilité toute spéciale de leur frêle organisme, nous savons que l'acidité du liquide stomacal est très faible dans les premiers mois de la vie, ce qui entretient la vitalité et favorise le développement des bactéries, même pendant le passage du lait dans les voies digestives. Van Puteren a vu, dans 8 analyses, que la proportion d'acide chlorhydrique ne s'élève qu'à 0,6 et 0,8 pour 1000 dans le suc digestif des nouveau-nés, alors que, d'après Miller, il faut, pour que l'acide chlorhydrique empêche les fermentations, qu'il soit dans la proportion de 1,6 pour 1000 au minimum.

Enfin remarquons que Flügge, examinant divers laits, rechercha quels étaient les micro-organismes qu'ils renfermaient en ne tenant compte que des plus dangereux au point de vue pratique, c'est-à-dire des bactéries qui, cultivant aux environs de 30°, n'altèrent pas profondément les caractères du lait et permettent par conséquent de l'administrer aux enfants avec la conviction qu'il s'agit d'un aliment de bonne qualité. D'après lui, ils se rapportent à 2 catégories.

I. Bacilles anaérobies, au nombre de 4, dont le plus habituel est le *B. butyricus* de Botkin qu'il rencontre dans presque tous les échantillons. Le lait dans lequel ces espèces microbiennes se sont développées est toxique pour les cobayes et leur rôle pathogène pour l'homme n'est pas négligeable, d'après Flügge.

II. Bacilles aérobies, peptonisant le lait. Ce sont ces microbes à spores très résistantes qui abondent dans le lait, surtout en été. Flügge en décrit 12 espèces différentes.

Mais nous devons reconnaître que précisément presque tous les saprophytes en sont là, c'est-à-dire ne manifestent leur présence dans le lait par aucun signe extérieur pendant un temps plus ou moins long. Ce n'est que lorsqu'ils ont profondément modifié les propriétés de ce liquide, après de nombreuses heures, quelquefois seulement après des jours, que la présence de ces bactéries se trahit aux sens. Or, il faut bien considérer que le lait, même avant que l'action des saprophytes ne se soit révélée, est déjà dangereux pour l'organisme infantile surtout, et ce serait un grand tort de tenir pour justifiée cette opinion de quelques auteurs qui prétendent que seuls les microbes pathogènes sont à redouter. parce qu'ils ne modifient pas les caractères extérieurs du lait, tandis que les saprophytes ne doivent pas nous inquiéter puisqu'ils rendent le lait imbuvable. C'est là un point de vue erroné qui expose aux plus graves mécomptes. Nous avons tenu à le déclarer déjà, en abordant cette courte étude des saprophytes du lait dont le rôle dans la pathologie infantile, bien loin d'être négligeable, est au contraire considérable : l'expérience clinique quotidienne ne le prouve que trop.

Les modifications que ces micro-organismes font subir au lait portent notamment sur les substances organiques qui entrent dans la composition de ce liquide : caséine et sucre de lait surtout, et beurre.

Nous allons donc passer en revue :

I. — Les saprophytes qui transforment le sucre de lait en acide lactique : ce sont les ferments qui coagulent le lait en l'acidifiant, *ferments lactiques*, auxquels on peut ajouter les éléments de différentes *fermentations secondaires* à la précédente.

II. — Les *ferments de la caséine* : ce sont les saprophytes qui, sans modifier la réaction du lait, ou même en l'alcalinisant, le coagulent en sécrétant des diastases analogues à la présure.

A l'exemple de M. Marfan, nous n'adoptons que pour la forme cette division qui ne s'appuie en réalité que sur une action prédominante des saprophytes à l'égard soit de la caséine soit du lactose, car le résultat de cette action n'en est pas moins toujours la coagulation de la caséine.

Nous signalerons ensuite certaines maladies du lait causées par des microbes spéciaux : enfin, nous indiquerons, pour mémoire, différentes modifications chimiques du lait dues à la présence, dans les ingesta, de certaines plantes ou médicaments.

I. — Saprophytes du lactose. — Le microbe de la fermentation lactique se rencontre fréquemment dans la nature et cette fermentation est une des plus communes du lait.

La démonstration de ce ferment compte parmi les plus belles découvertes de Pasteur.

L'agent du *lait aigri* est un organisme particulier du genre bactérium que Pasteur appela simplement *ferment lactique* et que Hueppe dénomma *Bacillus acidi lactici*. Il agit sur le sucre de lait qu'il décompose en donnant naissance à de l'acide lactique par simple dédoublement moléculaire. Le lait est d'abord rendu acide et d'une saveur aigrelette. Dès que le taux d'acide produit atteint 7 à 8 pour 100, au bout d'un temps variable, la caséine du lait se coagule, comme elle le fait en présence de tous les acides, et le petit-lait se sépare. Le lait a *tourné*.

En outre, si on chauffe le lait, il suffit d'une moins grande quantité d'acide lactique pour provoquer cette coagulation, le taux d'acide nécessaire étant en raison inverse de l'élévation de la température. C'est ainsi que souvent les ménagères sont fort surprises de voir un lait, qu'elles croyaient bon et qui avait un bel aspect, *tourner* lorsqu'elles le font chauffer. Mais c'est ainsi également que lorsqu'on donne à un enfant un pareil lait sans élever sa température, c'est-à-dire sans que rien dans les caractères physiques du liquide puisse faire soupçonner le danger latent qu'il recèle, la réaction chimique se produira dans le tube digestif ; — soit que le lait *tourne sur l'estomac*, selon l'expression populaire, lorsque l'acide élaboré était presque arrivé au taux de réaction : ce sera le cas le plus heureux puisque l'enfant vomira aussitôt le poison ingéré ; — soit que les modifications se produisent lentement et tardivement dans le lait ingéré, sans aucun tumulte, sans symptôme d'expulsion immédiate, ce qui est le cas le plus fréquent : alors le poison sera absorbé en totalité par l'organisme de l'enfant et l'on conçoit quels graves désordres en devront résulter.

Le *bacterium lactis aerogenes* d'Escherich et le *bacterium coli commune* du même auteur provoquent également la fermentation lactique ; ce sont des espèces très voisines du ferment de Pasteur, sinon identiques comme R. Leudet et Wurtz l'ont voulu montrer. Ces différentes variétés habitent toutefois normalement l'intestin — c'est du moins très probable — et se rencontrent dans les matières fécales qui souillent la litière et le pis des vaches. Ces saprophytes peuvent même à l'occasion devenir pathogènes pour l'homme, comme nous l'avons vu au chapitre précédent.

Outre les bacilles ordinaires de l'intestin, d'autres sont capables de provoquer, plus rarement du reste, la fermentation lactique. Tels sont : les vibrions cités par Ed. de Freudenreich ; le *bact. acidi lactici* et le *streptoc. acidi lactici* de Grotenfelt : le *micrococcus lactis* I et II de Hueppe ; le *microc. acidi lactici* et le *streptoc.* de Marpmann ; le *bacillus prodigiosus* ; et aussi certaines bactéries pathogènes accidentelles qui coagulent le lait en l'acidifiant, comme le staphylocoque, le pneumocoque, le bacille virgule et bien d'autres.

M. Duclaux a décrit une levure qui fait fermenter le lactose non seulement en dégageant de l'acide carbonique, mais encore en provoquant une formation d'alcool : c'est le *saccharomyces lactis*, dans le groupe duquel rentrent le *bacillus caucasicus* du Képhyr et du Koumys, et aussi un certain nombre d'autres levures à effets analogues.

— Enfin, nous devons signaler ici quelques fermentations secondaires à la fermentation lactique, c'est-à-dire qui s'établissent à la faveur de l'acide lactique formé, dans un lait déjà aigri.

Ce sont généralement les variétés, nommées tout à l'heure, du *bacterium coli commune* qui donnent naissance à des races nouvelles, suivant leur mode d'action sur le lactose. Les fermentations secondaires ainsi engendrées par des micro-organismes développés aux dépens de l'acide lactique, donnent naissance soit à de l'acide formique, acétique ou acétonique, soit surtout à de l'acide butyrique.

La *fermentation butyrique*, la plus fréquente, a pour agent un ferment anaérobie spécial, le vibrion butyrique ou *bacillus butyricus* de Pasteur, qui vient agir sur l'acide lactique du lait aigri et le transforme en acide butyrique. Le lait prend alors une odeur de beurre rance.

Du reste, ces différentes fermentations secondaires, butyrique, *acétique*, *formique*, ou *acétonique* n'ont pour le médecin qu'un intérêt purement scientifique car, si elles existent quelquefois dans le lait après la traite, elles n'agissent généralement que sur un lait déjà tellement modifié que personne ne serait tenté de le consommer,

II. ***Saprophytes de la caséine.*** — Les saprophytes du lactose que nous venons de voir seraient les moins importants en pratique, puisque ce sont ceux qui modifient le plus vite et le plus complètement les caractères extérieurs du lait. Et pourtant nous avons dit qu'ils n'en présentent pas moins un sérieux danger tant que leur réaction chimique n'a pu réussir à se révéler physiquement, car le lait n'en est pas moins altéré dans ses propriétés physiologiques, sans qu'il y paraisse.

Les saprophytes de la caséine agissent moins directement et par suite moins rapidement sur les caractères physiques du lait. Ils sont donc redoutables encore, puisque leur présence passe plus longtemps inaperçue.

De même que les ferments du sucre de lait semblent être des variétés d'une seule espèce, le coli-bacille, — de même ceux de la caséine sont des saprophytes qui, pour la plupart, se rattachent d'une part, au groupe du *Bacillus subtilis* et de son voisin le *Bacillus mesentericus vulgatus* ; d'autre part au groupe important des *Tyrothrix,* autres microbes qui semblent du reste représenter des races extrêmement variées de la tribu du *subtilis.*

Quelle est l'action de ces organismes ? Sous leur influence, ni le sucre, ni les matières grasses du lait ne sont attaquées ; ils manifestent une action élective sur la caséine, comme l'ont démontré les recherches de M. Duclaux, sans acidifier le lait. En effet avec ces agents, la caséine est encore coagulée alors que le lait maintient sa réaction naturelle alcaline. Ce résultat est dû à un produit de sécrétion microbienne, un ferment soluble, le *lab-ferment* qui a, comme la présure, la propriété de précipiter les matières albuminoïdes du lait.

Mais M. Duclaux a décrit en détail les phénomènes chimiques qui se passent dans le lait sous l'influence de ces saprophytes ;

ils consistent essentiellement en ceci : dans un premier stade les microbes agents de cette fermentation sécrètent, comme nous l'avons dit, un ferment, le lab-ferment qui coagule la caséine : puis, continuant leur action, ils sécrètent un autre ferment qui peptonise le coagulum de caséine précipitée et le digère : ce second ferment est une diastase que M. Duclaux a révélée, la *caséase*, à peu près analogue à la pepsine et à la trypsine pancréatiques : enfin, dans un troisième stade, les peptones sont à leur tour décomposées en divers corps.

Ces deux ferments successifs, lab-ferment et caséase, donnent au lait la réaction alcaline.

Quant aux microbes qui occasionnent ce genre de fermentation ils sont très résistants, surtout leurs spores, à l'action des températures élevées : les spores ne meurent qu'au-dessus de 100°.

Le premier d'entre eux, le *Bacillus subtilis* ou bacille du foin, est extrêmement répandu dans l'atmosphère. Comme les autres bactéries aérobies, il peptonise la caséine sans la coaguler préalablement ; de plus il brunit le lait.

Le *Bacillus mesentericus vulgatus* ou bacille de la pomme de terre, que l'on rencontre aussi très souvent dans le lait, est une bactérie aérobie également très répandue et dont, comme pour le précédent du reste, les spores se trouvent très abondantes dans les excréments des herbivores surtout. Il coagule le lait, puis en peptonise le coagulum en le liquéfiant.

Un certain nombre d'autres saprogènes agissent comme le subtilis : le *Bacterium termo*, le *Leptothrix buccalis* et le *Spirillum rugula*, ces hôtes habituels de la cavité buccale, ainsi que le *Bacillus fluorescens liquefaciens*.

Mais il est, avons-nous dit, un groupe de saprophytes, qui se distingue entre tous par son nombre, sa variété et l'importance de son action, c'est le groupe des *Tyrothrix*, décrits par M. Duclaux comme agents de la maturation (fermentation et putréfaction qui s'opèrent dans le caillé) des fromages.

Sous l'influence de ces microbes, la caséine, comme tout à l'heure, est coagulée par le lab-ferment, puis la caséase est sécrétée qui redissout le caillot, de sorte que la caséine se trouve transformée en caséone soluble. Mais il se développe en même temps des amibes de produits ammoniacaux et aromatiques variables avec les espèces de tyrothrix : valérianate, acétate, butyrate d'ammoniaque ; leucine, tyrosine, urée, glycocolle, indol, scatol, butylamine, acides gras, acide carbonique, eau, hydrogène, azote, etc., isolés ou associés. Partout du reste où, comme dans le lait, des microbes détruisent de la matière albuminoïde, on retrouve ces produits variés qui sont le résultat de l'action de ces ferments sur la caséine devenue assimilable et qui enlèvent à la peptonisation soluble de la caséine son rôle bienfaisant d'auxiliaire de la digestion.

Cette classe très importante des Tyrothrix manifeste donc, tant aérobies qu'anaérobies, une action élective sur la caséine du lait. Ce sont :

Tyrothrix aérobies : le *T. tenuis,* le chef de file de la série, décrit par M. Duclaux. C'est, d'après cet auteur, l'espèce microbienne qui produit la caséase la plus abondante et la plus pure. C'est ce microbe qui lui a servi pour ses expériences.

Les autres T. aérobies isolés par M. Duclaux sont distingués par les épithètes de *filiformis, geniculatus, distortus, turgidus, scaber, virgula.*

Tyrothrix anaérobies : nous signalerons, — après le *T. urocephalum,* à la fois anaérobie et aérobie, qui rend le lait acide et lui donne une odeur infecte d'hydrogène sulfuré, — les anaérobies purs tels que : le *T. claviformis* dont le développement s'accompagne également d'un dégagement de H et de CO^2 ; le *T. catenula* qui dégage aussi des gaz abondants, mais ne fournit pas de diastase.

D'après M. Duclaux les aérobies sont de plus puissants producteurs de présure que les anaérobies. Ces derniers sont par excellence les ferments de la putréfaction laquelle, dès qu'elle apparaît, communique au liquide une odeur repoussante qui le fait rejeter sans hésiter de la consommation.

Enfin, P. Langlois fait remarquer, toujours d'après M. Duclaux, que tous ces ferments aérobies et anaérobies forment une véritable *société de secours mutuels*. A la surface du lait pullulent naturellement les aérobies qui absorbent l'oxygène et sécrètent les diastases chargées de transformer la caséine. Dans la profondeur se développent, surtout quand l'oxygène a été consommé par les aérobies, les anaérobies qui produisent peu de diastase, mais disloquent la molécule albuminoïde ou hydrocarbonée et donnent naissance, comme nous venons de le voir, à de véritables fermentations avec dégagement de produits volatils odorants.

Il existe encore de nombreux ferments de la caséine qui presque tous la rendent bien assimilable en lui faisant subir un commencement de digestion, mais l'utilisent ensuite eux-mêmes et la transforment pour les besoins de leur existence en produits variables, suivant les espèces.

On rencontre même quelques microbes pathogènes capables eux aussi de coaguler la caséine du lait, à la façon des Tyrothrix; tels : la bactéridie charbonneuse et le streptocoque pyogène.

Flügge serait le premier, d'après Lubbert (*Zeitschr. für Hyg.*, Bd. XXII, 1896), qui ait démontré que le lait contient, surtout en été, les gros bacilles et les spores causes de troubles gastro-intestinaux. Dans l'article que nous citons, Lubbert étudie en détail certain micro-organisme en bâtonnets peptonisant le lait. Il a constaté dans ses expériences qu'un pareil lait, conservé à l'étuve pendant 24 heures à T. 35°, est extrêmement toxique pour les jeunes animaux, tandis que les animaux adultes résistent à son action.

Ce n'est pas une infection pour les jeunes; c'est un véritable empoisonnement.

Il aurait enfin découvert que la substance toxique serait contenue dans le corps même de ces bactéries et que, si ces dernières sont détruites par la chaleur, leur pouvoir toxique disparaît complètement. — Mais il est probable qu'il s'agit là de microbes spéciaux et que les transformations qu'ils font subir au lait pourraient rentrer plus exactement parmi les modifications désignées plus loin sous le titre de *laits toxiques*.

III. **Maladies du lait.** — Nous rangeons sous cette rubrique quelques modifications très particulières et assez rares du lait, portant sur la consistance, la saveur, la coloration, etc., et provenant de l'incorporation directe ou accidentelle à ce liquide de différents produits animaux, végétaux ou minéraux.

Laits visqueux ou filants. — On n'est pas fixé encore au point de vue chimique sur la nature des produits sécrétés par les microbes pour faire subir au lait cette transformation.

Cette maladie du lait visqueux peut être du reste produite, dans certains conditions, par des variétés bien différentes de bactéries, telle que : *Bacillus actinobater* (Duclaux), *B. lactis pituitosi* (Loëffler), *B. lactis viscosus* (Adametz), *Streptococcus hollandicus* ou *Rollandius* (Weigmann), le micrococque de Schmidt Mühlheim, le micrococque de Freudenreich, le bacille de Grullebeau. *Bacterium Hessii* et d'autres encore.

Laits amers. — Cette maladie peut être causée, d'après M. de Freudenreich, par le *bacille du lait amer* de Weigmann, le *micrococque du lait amer* de Conn, le *tyrothrix geniculatus* de Duclaux.

Levures et moisissures du lait. — Certaines levures, que nous avons signalées déjà, agissent sur le lait en faisant fermenter le lactose, comme la levure de bière fait fermenter le sucre de l'orge. Cette fermentation alcoolique est provoquée par le *saccharomyces lactis* surtout.

L'*oïdium lactis* édifie à la surface du lait caillé une peau épaisse, quand on abandonne ce liquide à lui-même.

De même à la surface du lait aigri on voit souvent se développer la moisissure du pain, *penicillium glaucum*, parasite qui est l'agent des stries verdâtres du fromage de Roquefort.

Laits colorés: microbes chromogènes. — Le lait peut subir aussi des altérations dans sa couleur, et ces maladies des laits colorés sont transmissibles d'un lait à l'autre, ce qui implique la nature parasitaire de ces transformations. Toutefois les matières colorantes en sont encore chimiquement indéterminées.

Pour le *lait rouge*, divers parasites chromogènes ont été incriminés. Goesta Grotenfeldt a signalé le *bacterium lactis erythogenes;* Karl Menge attribue le développement de la matière colorante rouge à une sarcine, *sarcina rosea,* ou à de gros micrococques accouplés, *micrococcus prodigiosus*; R. Demme pense que cette coloration est due à la présence d'une levure rouge, le *saccharomyces ruber* qui ne ferait pas fermenter le sucre. Enfin un facteur possible de cette modification serait le *bacterium mycoïdes* de Scholl.

Pour le *lait bleu,* la coloration provient, d'après Steinhoff, Mossler, Uffelmann, de l'action du *bacillus cyanogenus* ou syncyane, et le pigment exige pour se révéler un lait déjà acide.

Le lait peut encore être coloré en *jaune,* par la présence du *Bact. synxanthum* d'Ehrenberg.

M. Marfan fait remarquer que lorsqu'une de ces espèces chromogènes a pénétré dans une laiterie, il faut prendre des mesures sérieuses de désinfection pour s'en débarrasser. Ces microbes provoquent aussi pour la plupart la caséification, et Mossler et de Zundel ont montré que l'ingestion des laits colorés peut provoquer des gastro-entérites et des phénomènes d'intoxication.

Les microbes des laits colorés, amers et visqueux sont bien moins à craindre que les saprophytes du lactose et de la caséine, d'abord parce qu'ils sont assez rares, ensuite parce qu'ils déterminent des modifications grossières qui font écarter de l'alimentation les laits atteints par eux.

Laits modifiés par les végétaux, gaz et médicaments: saveur, odeur et couleur. — Le lait se laisse imprégner facilement par les matières odorantes volatiles, par les médicaments et, on le sait, par les plantes fourragères à saveur accentuée qui ont pu être ingérés par la femelle laitière. Il faut citer surtout les alliacées, les labiées, les crucifères.

Tandis que l'asphodèle donne au lait de vache une saveur spéciale agréable et que le trèfle des Alpes le rend plus sucré, — l'absinthe, les marrons d'Inde, les pousses de sureau, le laitron des Alpes lui donnent au contraire un goût amer.

Le tithymale rend le lait âcre et purgatif; la varaise lui donne un goût de fumier.

Nous pourrions multiplier ces exemples qui sont nombreux; mais ce sont là des faits trop connus pour que nous insistions.

On sait également que les femelles laitières qui ont ingéré de la garance, du safran, du sainfoin, donnent un lait rouge, jaune ou bleu qu'il ne faut pas confondre avec les maladies parasitaires des laits colorés.

Nous n'insisterons pas davantage sur le passage dans le lait de certains médicaments; il n'y a rien là qui soit particulier au lait de vache. Du reste ces différents principes végétaux et médicamenteux absorbés par la femelle passent dans le lait de la même façon que les microbes et leurs excréta, les toxines. — Nous devons rapprocher cette élimination des alcaloïdes végétaux pour le lait, des intoxications produites par le passage des poisons chimiques sécrétés par les organismes inférieurs et qui sont la cause de presque toute la série des maladies des organes digestifs du nourrisson.

Enfin, signalons le pouvoir d'absorption considérable que présente le lait pour les odeurs et les substances volatiles. Cette particularité se trouve étudiée dans un article des *Annales d'hygiène* (1894) intitulé: « Le lait et les substances toxiques ». Cette absorption se fait, pour certaines substances, avec une facilité singulière et elle a été mise en valeur par une expérience qui consistait à placer, à la portée de jarres de lait, des pots renfermant des substances odorantes. Huit heures après on goûta ou l'on sentit ces laits et l'on trouva que: le gaz de houille donne une odeur très distincte; la térébenthine, les oignons, la fumée de tabac, l'huile de parafine donnent une odeur très forte; le musc et le camphre une odeur légère; le poisson pourri une odeur très mauvaise, etc.

Ces différents échantillons conservaient leur odeur pendant 15 heures environ.

Nous devons conclure de ces constatations que l'on doit, étant données ces propriétés absorbantes, tenir le lait éloigné de toutes substances volatiles; de même il sera toujours bon d'éloigner le lait des chambres de malade et, bien entendu, on ne devra jamais boire le lait qui a séjourné auprès d'une personne atteinte de maladie microbienne.

IV. *Laits toxiques.* — Sous l'influence d'agents dont la nature est encore mal déterminée, le lait peut encore renfermer des substances éminemment *toxiques*, comme celle, découverte par Vaughan, dans une fabrique de fromages de l'Ohio, qu'il appela le *Tyrotoxicon* et dont le microbe sécréteur est inconnu.

Ce corps que l'on a identifié avec le diazobenzol est à la fois un corps explosible et un véritable poison. Il produit les accidents caractéristiques du choléra infantile, comme Newton et et Wallau l'ont montré en 1886, lors des empoisonnements de Long-Branch. Camman rapporte 23 cas d'empoisonnements semblables à New-York en 1889, et Martin en cite quelques cas à la même époque.

Brieger a signalé un autre poison du lait putréfié, la *spasmotoxine*, qui provoque des convulsions graves.

Pour terminer cette longue énumération, disons que Baudoin cite dans sa thèse un certain nombre d'empoisonnements dus au lait, relatés par divers auteurs, et dont la cause fut le plus souvent difficilement et mal déterminée. Il est probable que ces altérations du lait étaient dues à des plantes ingérées par la femelle ou à des affections de l'animal passées inaperçues. Tels sont les empoisonnements de Montrieux avec du lait de vache; d'Aurillac et de Herefort (Westphalie) avec du lait de chèvre; le fait rapporté par Oglesby, etc.

Que les produits septiques aient été élaborés directement par suite de l'alimentation particulière des animaux, qu'il aient été mélangés indirectement au lait, l'emploi de ce liquide n'en fut pas moins nocif dans tous ces faits, d'autant plus que rien ne venait révéler, dans les caractères physiques du lait, l'empoisonnement qu'il avait subi, — de même que, lors de la contamination par les saprophytes, les ferments du sucre de lait et de la caséine sont toujours présents, sans que rien ne vienne les trahir, tant que le lait n'est pas franchement aigri ou coagulé.

Du reste, à ce propos, nous devons encore faire remarquer que le *bacterium coli,* de même que les ferments lactiques qui en sont des variétés, pour être souvent inoffensifs, peuvent devenir très virulents dans certaines circonstances. On sait aussi, comme le fait remarquer M. Marfan, qu'à virulence égale, les microbes d'une même espèce sont d'autant plus nuisibles qu'ils sont plus nombreux. Il est donc juste de penser que parfois ces ferments deviennent très dangereux par leur rapide multiplication et à une température favorable ; la fréquence et la gravité des diarrhées estivales des nourrissons tiennent sans doute à ces circonstances.

Enfin, nous l'avons vu également, c'est le plus souvent aux produits de la vie de ces organismes que le lait corrompu doit sa nocivité, par l'altération de ses principes constituants, la production d'acides tous nuisibles à la digestion et qui, pour la plupart, sont pour les nourrissons de véritables poisons (acides lactique, butyrique, valérique, propionique), et par la transformation de sa matière azotée, d'abord utilement peptonisée, en produits secondaires nuisibles (leucine, tyrosine, acides gras, composés ammoniacaux, etc.).

Peut-être serait-il intéressant de rechercher et de consigner ici quel est le taux de vitalité des divers microbes dans le lait,

(1) Marfan.

mais rien de précis n'en ressortirait, notamment en ce qui concerne les saprophytes, comme nous l'avons déjà montré, et même lorsqu'il s'agit des microbes pathogènes. En effet, même pour ces derniers qui ne modifient pas, comme les précédents, ce tissu si fragile qui est le lait, aucun résultat de recherche n'aurait de valeur réelle, car le degré d'acidité du milieu et la concurrence vitale des microbes font varier constamment les résultats au point d'amener entre les chiffres obtenus des différences considérables. Il faudrait, pour que les résultats ne soient pas entachés d'erreurs, supprimer les influences complexes qui les modifient et opérer, comme l'a fait M. Heim, sur du lait stérilisé ; mais alors on ne se tient plus sur le terrain de la pratique, et l'intérêt fait défaut.

Après avoir noté, d'après M. Honigmann, que le lait ne possède aucun pouvoir bactéricide en général, inscrivons seulement ici quelques chiffres de M. Heim qui ont trait à certains bacilles intéressants.

Cet auteur a trouvé que la durée *maxima* de vitalité dans le lait non stérilisé était de 10 jours pour la tuberculose : de 35 jours pour la fièvre typhoïde : de 6 jours pour le choléra.

Mais, dans le lait stérilisé, M. Heim a vu que le bacille de la fièvre typhoïde conserve sa vitalité pendant 4 mois, et le bacille du choléra plus de 4 semaines.

D'autre part, Gasperini ayant fait du beurre avec du lait auquel il avait incorporé le virus tuberculeux, retrouva le bacille de Koch dans ce beurre qui se montrait encore virulent après 100 à 120 jours.

Au point de vue pratique, nous n'avons donc rien de précis à consigner en ce qui concerne la durée de vitalité des microbes dans le lait(1).

---

(1) V. *Annales de l'Institut Pasteur*, 1890, p. 185. — DUCLAUX. De la vitalité des microbes pathogènes dans le lait.

Nous venons d'examiner les dangers du lait, que les germes nuisibles aient passé de l'organisme de l'animal malade dans son lait directement ou qu'ils soient venus accidentellement souiller le lait d'une bête saine.

Nous sommes tout naturellement conduit à étudier maintenant les moyens d'éviter ces dangers et de nous garantir sûrement contre eux. Pour cela, deux conditions se présentent :

1° Récolte d'un bon lait, aussi pur que possible, en évitant les sources intrinsèques ou extrinsèques de contamination ;

2° Conservation de ce bon lait.

Ce sont ces questions, complexes et difficiles, qui vont faire le sujet des deux *Parties* qui suivent.

DEUXIÈME PARTIE

CONDITIONS DE PRODUCTION ET DE DISTRIBUTION D'UN LAIT SALUBRE

CHAPITRE PREMIER

L'ORIGINE DU LAIT

Il est possible de ramener au minimum les inconvénients de l'allaitement artificiel en pratiquant la prophylaxie rationnelle des maladies digestives du nourrisson. Mais, nous l'avons dit, en poursuivant ce but, on ne devra pas avoir pour seul objectif la stérilisation du lait qui ne détruit que les microbes et ne peut en rien améliorer un mauvais lait ; il faudra d'abord s'assurer de la production et de la distribution d'un lait auquel on évitera toutes les chances possibles de contamination et dans lequel il n'existera pas de substances chimiques nuisibles sur lesquelles les procédés de stérilisatiou n'ont aucune prise.

Ce premier point a une telle importance que M. Duclaux en arrivait à se demander si, avant de marcher toujours plus avant dans cette voie de la stérilisation par la chaleur, il ne faudrait pas tout d'abord prévenir autant que possible l'introduction de germes nuisibles dans le lait. Déjà en 1889, dans une conférence qu'il fit au Trocadéro, M. Duclaux disait que « du lait, proprement recueilli, dans une étable bien tenue, et dans un vase bien nettoyé, par un vacher qui aurait bien lavé ses mains et les trayons de ses vaches, ne se coagulerait pas plus vite que du lait recueilli sans soin et additionné de carbonate de soude pour masquer son défaut de propreté ». Il avait, en effet, été frappé de la résistance extraordinaire présentée par le lait recueilli ainsi sous ses yeux dans des conditions très grandes de propreté. « C'est de ce côté surtout qu'est le progrès, au moins pour les laits destinés à être rapidement consommés ». Et il ajoutait :

« Il est vrai qu'une amélioration dans ce sens impliquerait l'introduction d'une propreté absolue dans les fermes et chez les fermiers, et on crée plus vite un outillage industriel qu'on ne réforme des habitudes traditionnelles. Mais les producteurs pourraient vite, si les consommateurs *voulaient bien*. Quand ceux-ci voudront du lait propre, ils l'auront..... ce qui n'empêchera pas de le faire bouillir avant de l'employer. Mais la question n'en aura pas moins fait un grand pas quand laitiers et laitières sauront ce que c'est que la propreté ».

Or la difficulté est que précisément laitiers et laitières, en dépit des apparences quelquefois, ignorent ou méprisent totalement la propreté !

C'est pourquoi, convaincu que cette question de la bonne installation des vacheries et de la pureté du lait est capitale, nous voudrions montrer ici ce qui se fait dans les fermes, ce qui se passe chez les intermédiaires et indiquer ensuite ce qu'il faudrait obtenir des éleveurs et des marchands, dans le sens de l'hygiène et de la propreté ; en un mot, dénoncer, après bien d'autres, du reste, la saleté du lait et les conditions mauvaises de distribution aux consommateurs : puis enregistrer les progrès à accomplir, les réformes à poursuivre et proclamer les précautions et les soins à imposer aux dispensateurs de cet élément indispensable à la vie des nourrissons, afin d'éviter en partie ces

---

(1) Legendre.

intoxications lactées, ces véritables empoisonnements qui déciment nos enfants.

Nous l'avons déjà dit et nous ne saurions trop le répéter avec M. Variot : « La question de l'alimentation par le lait dans le jeune âge a une véritable portée sociale. Si l'on veut fermement réduire cette mortalité prématurée, si redoutable pour la repopulation française, le meilleur moyen est de distribuer du bon lait. »

Ce problème de la production et de la distribution du bon lait est fort complexe ; il comporte de nombreuses questions très importantes qui toutes mériteraient d'être minutieusement étudiées. Malgré tout leur intérêt, nous ne pourrons que les examiner sommairement, en leur donnant d'ailleurs un cadre assez large pour le mettre en valeur.

Nous aurons donc à passer en revue ce qui concerne le choix des bêtes laitières, leur alimentation, leur hygiène et leur stabulation, les précautions de la traite, la conservation du lait après la traite, pour arriver à sa distribution qui comporte les questions de transport, d'intermédiaires, de vente, les fraudes et les qualités du lait *marchand*.

Et l'on se rendra facilement compte qu'il nous est impossible de passer sous silence toute cette longue partie hygiénique de notre sujet, que ce serait une faute impardonnable que d'éluder la difficulté d'un chapitre aussi essentiel et aussi inévitable, si l'on veut bien considérer que la santé de la vache étant en relation étroite avec celle des personnes et surtout des enfants qui boivent son lait, il est nécessaire d'examiner soigneusement son hygiène qui est la base de sa santé.

Il est vrai qu'on fera difficilement accepter au public et surtout au campagnard cette idée exprimée par J. Campbell, de Londres : « la vache laitière doit être traitée avec les mêmes soins que la nourrice ». Mais ce n'est pas une raison pour abandonner la poursuite de l'œuvre salutaire, commencée déjà et non sans succès par d'autres qui depuis longtemps sollicitent l'attention des pouvoirs publics vers l'application des mesures d'hygiène et la répression de la fraude. Le public lui-même doit, en attendant, être éclairé sur ces différents problèmes afin de pouvoir au besoin exiger par lui-même ce que l'autorité ne saurait tarder à imposer bientôt.

C'est pourquoi nous aurons à dire un mot, en passant, des mesures de surveillance et de contrôle prises en d'autres pays et des règlements administratifs sur la protection de la santé publique, des grandes réformes sanitaires dont l'urgence ne saurait être plus longtemps méconnue et l'élaboration davantage ajournée, sans qu'on soit en droit d'accuser les pouvoirs publics d'une coupable indifférence.

Dans une revue critique publiée en octobre 1896 (*Rev. d'hygiène*) sur le *Contrôle de la saleté du lait*, M. E. Vallin écrit : « Quand on veut boire un verre d'eau, la limpidité du liquide nous donne la mesure relative de sa pureté ; c'est un moyen de contrôle qui est à la portée d'un sauvage ! Avec le lait nous n'avons plus cette garantie ; son opacité, l'intensité de sa couleur blanche masquent les signes sensibles de la souillure et, l'habitude aidant, nous buvons de confiance. Et cependant, que de causes d'impureté nous avons à redouter ! La vache laitière se couche la nuit sur une litière salie et humide ; l'alimentation relâchante, composée de farines délayées, de drêches, de *barbotages*, détermine presque constamment des selles demi-liquides inondant la partie de la litière où reposent les mamelles. Les matières diarrhéiques, l'urine, les sécrétions vaginales descendent des orifices naturels jusque sur le pis. Sans doute, dans les vacheries très bien tenues, on fait le pansage journalier des vaches comme on fait celui des chevaux ; trop souvent on se contente d'essuyer le pis, quand il est trop sale, avec une poignée de paille ou de foin ramassée sur la litière ; on pourrait aisément compter les vacheries où l'on prend soin de laver ces parties avec de l'eau et du savon.

« Presque partout on trait la vache dans l'étable même : la

bête, piquée par les mouches, bat ses flancs sordides de sa queue qui ne l'est pas moins, et chaque effort de flagellation détache du poils et des incrustations fécales qui ont beaucoup de chances de tomber dans le récipient placé entre les jambes. L'homme ou la femme qui procède à l'opération ne prend que bien rarement le soin de se laver au préalable les mains — et quelles mains! — avec de l'eau et du savon; dans certains pays même, l'homme commence par cracher sur ses doigts pour faire glisser le trayon. Le premier lait extrait du pis sert parfois à laver celui-ci et les mains qui l'expriment.

« On frémirait d'horreur à la pensée de boire de l'eau dans laquelle un vacher vient de se laver les mains; mais le lait couvre tout de sa blancheur perfide, et nous buvons de confiance, parfois avec délices, le lait chaud encore du pis qui l'a fourni ».

Et l'auteur fait remarquer qu'il ne parle ni de la malpropreté accidentelle des vases successifs qui reçoivent le lait; ni des poussières de fumier ou de basse-cour que le vent y entraîne soit pendant la traite, soit dans la chambre où l'on laisse refroidir le lait; ni de l'eau puisée n'importe où que les fraudeurs y ajoutent pendant le transport; ni des manipulations et du transvasement que le lait subit avant d'arriver dans la tasse du consommateur ou le biberon du nourrisson!

Ce tableau, que nous n'aurions pas voulu tracer nous-même de peur d'être taxé d'exagération, n'est pourtant pas forcé, malgré le réalisme de ses traits; les détails observés que nous aurons l'occasion de consigner au cours de ce chapitre montreront qu'il est exact en tous points et que la vérité gagnerait même à ce qu'il soit plus accentué. Du reste, tous ceux — et ils sont nombreux — qui se sont occupés depuis plusieurs années, et en toute connaissance de cause, de la production du lait, sont unanimes à signaler les mêmes conditions déplorables dans lesquelles se trouve notamment le nombre immense des fermiers ruraux à qui nous devons les deux tiers du lait consommé dans notre pays.

En présence des dangers de la mauvaise installation des laiteries et des vacheries, de cette menace incessante de contamination du lait par tous les modes possibles d'imprégnation, en face en un mot de tous les inconvénients qui s'attachent aux conditions déplorables des exploitations rurales en ce qui concerne la production du lait, il est indispensable de poursuivre la transformation des mœurs, de faire cesser, par l'éducation et aussi par la contrainte de mesures administratives, l'insouciance ignorante et l'incurie obstinée des petits éleveurs et des laitiers de la campagne.

Quant aux grandes exploitations laitières de notre pays et aux vacheries modèles établies depuis quelque temps à l'instar de celles d'Angleterre, d'Italie, de Hollande, de Suisse, de Danemark et de Suède et où une propreté scrupuleuse préside à l'opération de la traite et aux manipulations qui la suivent, elles sont l'exception et cette exception deviendrait la règle si notre indifférence en cette matière le cédait en quelque chose à celle des éleveurs, et si les particuliers, instruits eux-mêmes de ce que doivent être ces soins, ajoutaient le poids de leurs exigences à la contrainte de mesures administratives générales et locales mieux entendues et plus effectives.

Que pourrait en effet cette routine indéracinable des paysans qui trouvent que tout est pour le mieux dans leurs habitudes traditionnelles, qu'on a toujours fait ainsi et qu'il n'y a qu'à continuer, que les craintes des hygiénistes sont chimériques, leurs précautions excessives... et les soins de propreté ridicules? Que deviendraient leur entêtement et leur belle confiance si désormais chaque consommateur, convaincu de la nécessité de l'hygiène de la laiterie, pouvait, par exemple, consulter à son aise dans chaque commune les rapports affichés des vétérinaires inspecteurs des vacheries et laiteries, rapports fréquents sur les visites souvent faites dans chaque établissement, lorsqu'une semblale inspection aura été autorisée par une loi que nous attendons encore, affichage prescrit par un arrêté préfectoral ou municipal? Il arriverait naturellement que les consommateurs choisiraient pour s'y fournir les étables les mieux tenues, les éleveurs les plus consciencieux et déserteraient les conservateurs de la saleté. Si, à de semblables mesures l'administration ajoutait la distribution d'un livret d'hygiène à chaque éleveur, livret rédigé par un comité spécial, afin qu'il ne puisse arguer de son ignorance, chacun, désormais intéressé à observer les règlements, voudrait faire mieux que son concurrent afin d'être l'objet d'un rapport plus favorable, — et aussi pour éviter les onéreuses contraventions que les Inspecteurs auraient charge de distribuer largement à tous les nourrisseurs qui s'écarteraient du règlement sévère... que nous attendons toujours !

En France en effet, nous sommes obligés de le reconnaître, malgré les tentatives faites par les hygiénistes, nous sommes en retard sur les autres pays, pour ce qui concerne les questions dont nous nous occupons. A l'étranger, la question des vacheries et de leur salubrité a été l'objet de nombreux travaux — qui ont porté leurs fruits —, et des progrès considérables ont été réalisés dans cet ordre d'idée en Angleterre, en Allemagne, en Belgique, en Italie, en Suisse, dans les pays scandinaves, partout, en un mot, où, comme l'écrit M. Gautrez, l'hygiène est en grand honneur, où les pouvoirs publics se montrent moins étrangers que chez nous aux questions sanitaires, et où la santé publique possède, depuis longtemps déjà, des lois bien comprises et une précieuse organisation pour la protéger.

Ce qu'il y a de règlements en France, concernant ces matières, est éludé chaque jour avec la plus grande facilité ; les termes en sont méconnus, les obligations esquivées, les prescriptions violées (par exemple en ce qui concerne la déclaration des vacheries dans les villes autres que Paris) ; et cela par inertie administrative, parce que les inspections insuffisantes sont généralement désarmées pour sévir ou même limitées et impuissantes pour enquêter et rechercher les contrevenants.

Eh bien, nous estimons qu'il est profondément attristant

qu'en France nous restions ainsi en arrière sur les pays voisins dont les gouvernements ont établi des règlements complets et précis sur la vigilance hygiénique des aliments et des boissons, surveillance des vacheries et commerce du lait ; règlements dont la portée n'est pas fictive, comme trop souvent cela se voit chez nous ; règlements qu'il est onéreux d'enfreindre et auxquels les intéressés ont bien été contraints de se soumettre.

Nous ne devons pas retarder, surtout lorsqu'il s'agit d'une question aussi essentielle que celle du lait, plus importante encore que celle de l'eau, puisqu'il s'agit surtout des enfants, c'est-à-dire de l'avenir de la nation !

Nous l'avons dit, il faut, en attendant que des mesures officielles soient arrêtées, que le public soit instruit de tout ce que comporte cette grande question, afin qu'il cesse lui-même de s'en désintéresser. Il faut qu'il sache bien à quels dangers il expose ses enfants avec le lait que lui livrent, sous des apparences trompeusement saines, les fermiers et les laitiers avares autant qu'avisés qui tous ont, bien entendu, le meilleur lait du canton. — Mais, puisque ce public ne peut se rendre compte par lui-même des conditions hygiéniques des étables d'où provient le lait qu'il consomme, il est à souhaiter que par le moyen que nous proposons plus haut, il puisse être constamment avisé de ces conditions par les soins de l'administration locale.

D'autre part, il est nécessaire que les laitiers sachent bien tout ce qu'on exige d'eux et que, s'ils sont en défaut, ils n'aient point d'excuses. C'est à cette condition qu'il sera possible d'attacher des sanctions sévères et réelles aux règlements qui seront établis — et appliqués. Nous examinerons en temps utile — nous en avons déjà parlé à propos des livrets d'hygiène — comment on pourra faire l'éducation laitière des intéressés.

Il faut, enfin, qu'aucune vacherie ou étable ne soit autorisée à vendre du lait, si elle ne remplit pas au moins le minimum — à fixer — des exigences de l'hygiène publique.

C'est au prix de toutes ces conditions que le *bon lait de la campagne* ne sera plus, comme le dit M. Badet, « un mythe et une superstition », et que citadins et ruraux pourront donner du lait à leurs enfants, sans la crainte obsédante et justifiée qu'ils ont aujourd'hui de verser à ces petits êtres si frêles, avec le blanc liquide, la source des pires empoisonnements.

Voyons quelles sont, d'après MM. E. Gautrez surtout qui a si bien et si complètement étudié la question, Vallin, Drouet, Icard, Langlois, Nocard, Robin, Saint-Yves Ménard, Girard, Gillet, etc., ainsi que d'après les données récentes fournies par la Commission municipale du lait à Paris, les conditions multiples à observer pour avoir un bon lait, propre et salubre.

Mais voyons d'abord, par des preuves palpables, à quel point il est nécessaire de prendre des mesures nouvelles et combien peu est exagérée l'affirmation de la saleté générale du lait.

Un des premiers, M. Soxhlet, de Munich, a attiré l'attention, en 1886, sur le dépôt noir qui se forme au fond d'une grande éprouvette où l'on a laissé reposer pendant 2 heures du lait vendu sur le marché. La différence de couleur entre les couches superposées est très appréciable à l'œil. Mais à l'examen microscopique du dépôt, on trouve qu'il est formé de débris de graines en partie digérées et de matières colorantes de la bile qui ne laissent aucun doute sur leur origine fécale ; on y trouve, outre un nombre considérable de microbes, au milieu desquels le bactérium coli, des particules organiques et inorganiques, des débris végétaux, de la paille, des poils, des débris d'excréments insolubles, des poussières de toute sorte.

Soxhlet rendit ces constatations plus évidentes encore en 1891, en employant la centrifugation ; il isola par ce moyen de nombreuses bactéries, parmi lesquelles les unes provoquaient la formation d'acide lactique et d'acides gras, d'autres la formation de ptomaïnes, de toxines, de gaz : et cet auteur dit : « Si l'on mettait sous les yeux du consommateur les impuretés séparées du lait par le système de la centrifugation, il ne voudrait jamais plus toucher au lait! »

Ce contrôle positif de la saleté du lait par l'examen des dépôts a été renouvelé avec un pareil succès par le Pr Hurd qui trouva, à Washington, dans du lait pris au hasard, environ 180 milligrammes de résidu d'origine fécale par *pinte* ou quart de litre ; encore en Amérique par Reed, par Gray, par Kober qui dit que la présence du dépôt d'excréments, tombés au moment de la traite, dans le fond des vases à lait est chose si habituelle que la curiosité du consommateur n'en est plus piquée. Le même fait est constaté à Halle, à Leipzig, à Munich, à Berlin où pourtant le lait est *passé* avant d'être porté au marché ; et des observateurs comme Renk, Eug. Gernhard, de Freudenreich, C. Mazza et R. Gavelli, Alhl, de Giessen, et tant d'autres vérifient cette malpropreté universelle du lait.

Mais, encore une fois, il n'y a pas lieu de s'étonner d'une pareille saleté si l'on considère la manière de traire, l'état de la vache, de l'écurie et si l'on observe qu'en hiver les bêtes sont traites dans l'obscurité. Le contraire seul serait surprenant.

Enfin, si à ces impuretés tangibles, macroscopiques, dont chacun peut se rendre compte, on ajoute l'inévitable contamination invisible, microscopique, par les bacilles, qui en est la conséquence nécessaire, on comprendra quels risques l'admitration d'un pareil lait fait courir aux enfants. H. Ashly, de Manchester, estime avec raison que le lait le plus mauvais que l'on puisse donner à un nourrisson est celui qui est « on the turn », *en train de tourner* : et c'est la condition ordinaire du lait apporté dans nos villes. Il est distribué assez tôt pour n'avoir pas tourné encore — il ne serait plus dangereux alors, car on serait prévenu de sa mauvaise qualité, — mais sous une apparence trompeuse de pureté, il recèle tous les germes nuisibles.

Et il n'y a pas à dire qu'on puisse se passer de l'emploi du lait ou le remplacer par autre chose, afin d'éviter les écueils de ses impuretés ! Ce liquide est aussi indispensable à la vie des enfants que l'air respirable lui-même et l'on peut dire de ce liquide fragile ce que l'on a dit de l'eau : il en est un peu de lui comme de la langue dont le vieil Esope disait qu'elle était à la fois la meilleure et la pire des choses. De ce qu'il est nécessaire, il n'en est que plus dangereux lorsqu'il est mauvais, puisque même tel on ne saurait s'en passer.

Ce sont ces conséquences d'une portée si générale qui ont engagé tous les hygiénistes à signaler les dangers du lait et à essayer de les combattre. Ce sont ces constatations qui doivent inquiéter tout le monde et que chacun doit connaître. Et puisque la qualité du lait dépend de sa *naissance* (car c'est un liquide vivant), de son origine, des soins dont sa cueillette et sa conservation sont entourées, des vicissitudes qu'il est exposé à subir, ce sont ces conditions si diverses que nous allons étudier, comme l'a déjà fait si scrupuleusement M. Gautrez dans son *Etude sur l'hygiène des vacheries et la réglementation du commerce du lait*, où nous puiserons bien des documents et bien des idées sur les conditions de production du lait qui devraient désormais être observées. Avec M. Saint-Yves Ménard nous partons de ce principe : de même qu'on choisit une nourrice de bonne constitution, qu'on règle le mieux possible son hygiène et particulièrement son alimentation, de même il y a lieu de se préoccuper des conditions hygiéniques de la production du lait de vache dont la valeur originelle dépend de 3 circonstances principales :

1° Race des animaux et dispositions individuelles ;
2° Régime alimentaire :
3° Conditions de stabulation.

CHAPITRE II

MESURES RELATIVES AUX FEMELLES LAITIÈRES

Choix des vaches laitières: Race et dispositions individuelles. — Il n'est pas indifférent, lorsqu'on peuple une étable de vaches laitières, de porter son choix sur des animaux de telle ou telle provenance. La sélection judicieuse et raisonnée des espèces est d'une importance capitale pour la production du lait et l'influence de la race mérite d'être étudiée en première ligne, en raison des aptitudes laitières si diverses qui distinguent chaque race et aussi de la teneur relative en principes nutritifs qui caractérise le lait tiré de chacune.

Si telle race se recommande par l'abondance et la longue durée de sa lactation, la richesse de son lait désigne plutôt telle autre au choix de l'éleveur-laitier consciencieux.

En effet il est bon qu'on sache qu'en thèse générale la qualité est en raison inverse de la quantité du lait sécrété et qu'il est presque impossible de réunir ensemble ces deux avantages : un lait très abondant ne peut être un lait *riche* et il en est un peu pour les vaches comme pour les femmes. On sait bien dans le public que les nourrices opulentes, intarissables, dont le lait « coule tout seul », ont souvent un lait « clair », peu nourrissant : tandis que celles que de loin on accuse d'être mauvaises nourrices, parce que « ça ne se voit pas », sont parfois en réalité les meilleures : leur lait est plus rare, mais plus « fort ».

C'est d'ailleurs ainsi que le lait des vaches *hollandaises*, dont la lactation est si abondante et si prolongée, est, par une fâcheuse compensation, un liquide aqueux, très peu crémeux, sensiblement au-dessous de la moyenne comme richesse. Il est vrai que M. Girard fait remarquer que si le lait de ces animaux est tellement pauvre en beurre dans nos régions, c'est parce qu'ils sont privés des pâturages salés de leur pays d'origine. Quoi qu'il en soit, et bien que l'on aie coutume de dire que la hollandaise occupe le premier rang comme race laitière, il est incontestable qu'elle fournit aussi le lait le plus pauvre, si bien qu'à en croire M. Robin, on commencerait à la délaisser, même à Paris. Néanmoins, à l'heure actuelle, ce sont encore les représentants de cette race qui constituent la grande majorité des troupeaux dans les vacheries *intra muros* où l'on exagère même par une alimentation appropriée l'abondance de leur sécrétion lactée : Girard et Duprès estiment que les hollandaises forment le cinquième des étables des producteurs de lait, de ceux qui ont plus souci de la quantité que de la qualité.

Même placées dans de bonnes conditions d'alimentation, les vaches hollandaises fournissent un lait dont la teneur est bien inférieure aux chiffres du Laboratoire municipal et que l'on peut considérer comme coupé. A plus forte raison, si la production est encore forcée par une alimentation spéciale, le liquide produit en si grande abondance, par suite d'une sorte de *polylactie morbide*, sera d'une pauvreté telle que son emploi chez les nourrissons ne pourra être que nuisible.

En effet, qu'une mère se fiant à une sécurité trompeuse donne à son enfant du lait d'une vache hollandaise qui renferme 900 grammes d'eau par litre et un cinquième en moins qu'il ne faudrait de principes nutritifs ; que même, comme c'est encore malheureusement l'usage, elle ajoute à ce liquide un quart ou un tiers de son volume d'eau : il arrivera que l'enfant aura beau prendre une quantité ordinaire et même un peu plus, dans les limites de sa capacité stomacale, il ne prospèrera pas, ne fera que dilater inutilement son estomac, tout en étant insuffisamment alimenté, et deviendra athrepsique.

On voit par cet exemple que la connaissance des qualités spécifiques des races laitières n'est pas superflue.

Dans nos pays et notamment à Paris, outre les Hollandaises qui forment l'appoint principal des vacheries, on rencontre en plus ou moins grand nombre les races de Normandie, de Jersey, du Charolais, du Morvan, de Bretagne, d'Auvergne, d'Alsace, de Suisse, ainsi que les Flamandes, les Picardes, les Danoises, les Nivernaises, les Comtoises, pures ou croisées. A conditions d'habitat et de nourriture identiques, les Jerseyennes et les Normandes sont les bêtes qui fournissent le lait le plus riche en beurre, avec les Flamandes et les Suisses; puis viennent les Cotentines, les Bretonnes, les Danoises, etc.

Mais pour l'alimentation des enfants, il est nécessaire de tenir compte, comme nous le verrons plus tard, de la quantité de caséine contenue dans le lait et, à ce point de vue, il faudra chercher à se rapprocher autant que possible de la composition du lait de femme. C'est pourquoi les Suisses, les Bretonnes, les Morvandaises qui donnent un lait riche en beurre à la fois et un peu plus pauvre en caséine que les Normandes, les Jerseyennes et les Charollaises, seront tout particulièrement désignées à la préférence des éleveurs ayant en vue l'alimentation des nourrissons.

Comme, d'autre part, il est nécessaire, dans une exploitation laitière, d'obtenir par jour une quantité raisonnable de lait et de tenir compte de la durée de la lactation, il faudra bien convenir que les Normandes, par exemple, ont le défaut de perdre leur lait rapidement, tandis que les Flamandes au contraire le gardent longtemps et que les Suisses donnent un lait abondant : il est vrai que ces dernières ou bien consomment beaucoup ou bien sont délicates.

En somme, on peut voir, d'après ces quelques indications très sommaires, que chaque race possède au point de vue de la production du lait, sa manière d'être avec des avantages et des inconvénients qui lui sont spéciaux et qui se compensent d'une race à l'autre. En tenant compte des qualités distinctives de chaque catégorie, on peut arriver, avec des éléments choisis judicieusement, à constituer une étable qui donnera un lait de composition moyenne, assez riche en beurre, assez pauvre en caséine, pour être à la fois très suffisamment nourrissant pour les adultes et mis à la portée du pouvoir digestif des enfants, sans que pourtant ce lait, pourrions-nous dire, sélectionné habilement, soit d'un revenu onéreux.

C'est ainsi que, d'après les indications tirées de la classification fournie par la statistique agricole officielle, les tables de Vernois et Becquerel, de Gautrelet, de Saint-Yves Ménard, on pourrait par exemple, dans la constitution d'une grande étable, rechercher la production d'un lait provenant du mélange des races Suisses, Bretonnes, Morvandaises, avec, en moins grand nombre, des Flamandes, des Normandes, des Jerseyennes ou autres analogues, et même quelques-unes de ces Hollandaises qui produisent par jour 25 litres de lait à 6 mois de vélage, tandis que les Normandes ou les Flamandes ne donnent, dans les mêmes conditions, que 10 ou 12 litres.

Les éleveurs connaissent enfin certains croisements avantageux qui peuvent être préférés aux races pures et il sera dans leur intérêt de les rechercher pour les faire entrer dans la composition de leurs étables. Mais ce qu'il importe surtout, c'est d'éviter la prédominance des Hollandaises qui, pour donner toute satisfaction aux intérêts des laitiers, ne laissent pas d'être un danger permanent pour la santé des enfants condamnés à boire leur lait.

Si la race est le principal facteur qui détermine l'abondance, la richesse et la durée de la sécrétion lactée, il n'est pas le seul. Les qualités individuelles des animaux et, comme nous le verrons, l'alimentation, entrent aussi en ligne de compte pour modifier l'aptitude laitière. De plus il faut également considérer certaines conditions particulières comme l'âge de la vache, sa castration, ainsi que l'époque du vélage, la saison, l'hygiène observée et différentes autres influences encore que nous aurons l'occasion d'examiner plus tard à propos de la composition du lait.

L'influence des dispositions individuelles des sujets est bien connue des paysans qui s'en préoccupent fort. En effet, entre des animaux de même race on constate généralement des différences assez notables portant principalement sur les proportions relatives de la matière grasse : telle vache est excellente beurrière, telle autre n'est que médiocre ; c'est de connaissance vulgaire (1).

La sécrétion lactée étant un acte physiologique, sous la dépendance de celui de la reproduction, l'on comprend aussi pourquoi il est préférable de rechercher les vaches au moment de leur vie où l'activité mammaire est la plus grande, ce qui arrive environ après le troisième veau, vers l'âge de 5 ou 6 ans.

On sait également que la période du rut a chez la vache un retentissement fâcheux sur la qualité du lait. Aussi, pour éviter cet inconvénient, dans certaines grandes exploitations laitières où les bêtes sont destinées à la boucherie après épuisement de leur sécrétion lactée, on les fait castrer dès qu'elles présentent des signes de « chaleur » ou même préalablement. Elles ne s'en portent du reste pas plus mal et on y gagne une lactation régulière et une activité mammaire sans troubles. On a même

(1) Comme le fait remarquer M. Ch.-J. Martin, directeur de l'Ecole laitière de Mamirolle, lorsque la ration des vaches est normalement comprise, qu'elle renferme les éléments nutritifs en quantité suffisante et dans le rapport voulu, quels que soient les aliments qui composent cette ration, les principes constituants de l'extrait sec du lait sont peu influencés et leur proportion dépend surtout de l'individualité. On a pu le constater à la ferme de Chevillotte où tous les animaux de même race sont soumis au même régime (foin et tourteau d'arachides) et où l'on a analysé le lait des vaches arrivées à la même période de lactation : les différences de la richesse en graisse sont considérables et constantes pour les mêmes individus. De plus, la forte richesse en matière grasse peut se rencontrer chez les meilleures laitières au point de vue de la quantité. — Enfin, Fleischmann a montré que cette aptitude individuelle à produire des laits riches est transmissible aux descendants. Ces importantes observations montrent l'utilité qu'il y a pour les éleveurs à se rendre compte de la qualité des laits afin de faire une sélection judicieuse et profitable.

constaté que cette mesure présente encore d'autres avantages : les bêtes fournissent un lait plus riche, peut-être plus abondant en même temps et la durée de la lactation est sensiblement prolongée.

Il sera donc bon de faire pratiquer l'ovariotomie chez les vaches laitières qu'on ne destine pas à une nouvelle saillie.

Santé des vaches laitières. Mesures prophylactiques. — Une des précautions les plus élémentaires, pour avoir du lait sain, consiste à s'assurer d'abord que les bêtes qui le produisent sont saines. Il est fréquent, nous l'avons dit, de voir le lait déjà nuisible au sortir de la mamelle, en raison d'une maladie de la vache laitière. C'est ce qu'il faut avant tout éviter et pour cela nous pensons que la première de toutes les mesures prophylactiques à prendre serait de n'autoriser l'entrée d'une vache, dans une étable destinée à la vente du lait, que si elle est reconnue d'abord parfaitement saine et indemne de l'une quelconque des affections contagieuses prévues par la loi du 21 juillet 1881, complétée, en ce qui concerne la tuberculose, par le décret du 28 juillet.

Cette disposition, aidée par une inspection régulière et périodique des vacheries faite sévèrement et consciencieusement, ne contribuerait pas peu à provoquer la diminution, voire l'extinction progressive de ces épizooties qui frappent parfois si rigoureusement l'espèce bovine et retentissent gravement sur la santé des consommateurs de lait, notamment des nourrissons.

Mais il faut bien reconnaître que nous sommes loin en France d'avoir réalisé cet idéal. Tandis qu'à l'étranger, en Italie (loi du 15 août 1890), en Angleterre, en Allemagne, en Danemark, en Suède, aux États-Unis, des lois et des règlements sévères régissent l'exploitation de l'industrie laitière, que les laitiers sont astreints à la déclaration et à l'inscription, que la surveillance des vacheries est une chose légale qui ne comporte pas de restrictions ; tandis que partout il existe au moins des règlements locaux autorisés par décrets spéciaux et un contrôle sanitaire effectif; — en France il règne une véritable indifférence pour les questions d'hygiène et de salubrité publique. Ce n'est pas qu'il nous manque des décrets et des édits, mais les sanctions qu'ils comportent sont insuffisantes et même on ne s'inquiète pas de les faire observer. C'est ainsi que dans les villes où la déclaration des vacheries est obligatoire et où les tenanciers doivent obtenir une autorisation d'ouverture, rien n'est plus facile que de se dispenser — et impunément — de ces formalités. Gautrez rapporte qu'à Clermont-Ferrand, sur 97 vacheries soumises à la déclaration, 3 seulement avaient été autorisées.

Quant à la déclaration obligatoire des épizooties, prescrite par la loi de police sanitaire de 1881, le propriétaire cherche à s'y soustraire parce que, malgré les indemnités espérées, c'est presque toujours pour lui une obligation onéreuse. Comme, lorsqu'il s'agit de cas isolés, le vétérinaire, astreint à la même déclaration, n'est pas appelé, le danger de contamination reste entier pour toute l'étable. La loi, qui laisse aux propriétaires le soin de faire la déclaration, est impuissante et inutile trop souvent, parce qu'en imposant à l'intéressé d'aller au devant d'un sacrifice souvent considérable, elle n'a prévu qu'une sanction pénale le plus souvent inférieure à la perte que le propriétaire ferait du fait de sa déclaration, lorsque la maladie comporte l'abatage. Il est vrai que chaque année le Parlement tend à grossir la somme allouée au budget de l'Agriculture pour indemnités aux éleveurs victimes d'épizooties : en 1898, cette somme a atteint un million. Mais cette part de l'État est encore bien faible si l'on songe à tous les sacrifices d'animaux qu'entraînerait du jour au lendemain une application rigoureuse des règlements en vigueur (1).

(1) La Chambre des députés a voté, au commencement de cette année, un crédit spécial de 1 million pour donner des indemnités aux propriétaires d'animaux *tuberculeux* auxquels l'abatage est imposé.

Du reste cette dernière loi comporte une sérieuse lacune, en ce sens qu'elle n'a pas prévu qu'il est des cas fort nombreux — la tuberculose surtout — où la maladie passe inaperçue pour le propriétaire et reste longtemps latente, sans que les chances de contagion en soient écartées.

Ainsi, d'un côté règlements incomplets et sanctions insuffisantes; d'un autre côté contrôle mal organisé et inspections désarmées.

En effet, même dans les villes, à Paris par exemple où les vacheries sont des établissements classés, on peut dire que la surveillance des étables n'est pas prévue par la loi, puisque tout propriétaire a le droit de refuser l'examen de ses animaux par le service sanitaire vétérinaire s'il n'y a pas eu déclaration d'épizootie. Dans le département de la Seine, le nourrisseur laissera visiter l'étable, puisqu'il y est tenu par le décret de 1810, au point de vue des *nuisances* pour le voisinage, mais le service des établissements classés n'aura rien à voir à la santé des animaux.

La surveillance préventive de la santé des vaches n'a donc pas été établie. C'est une grande faute.

En Angleterre, dès 1878, le gouvernement, sur la réclamation des hygiénistes, prit dans ce sens des mesures très sérieuses, par la promulgation du *Contagions diseases (animals) act*, qui plaça sans restriction toutes les laiteries et étables sous la surveillance administrative.

Dans les villes étrangères où la loi n'intervient pas suffisamment pour cette protection, à Copenhague, à Stockolm, à Carlsruhe notamment, le conseil d'hygiène passe des conventions avec les propriétaires qui se laissent inspecter.

Mais en France, à défaut de règlements généraux suffisants ou d'initiative des comités d'hygiène, et en attendant que nos législateurs reprennent le mouvement qu'ils accentuèrent en 1888 dans la voie du progrès, en attendant que l'obligation légale de l'inspection des vacheries soit acquise, les municipalités ne pourraient-elles pas prendre en main la cause de la santé publique et se servir, pour la protection de l'hygiène locale, des armes que la loi du 5 avril 1884 leur a données et organiser pour leur propre compte cette *inspection périodique* des étables qui fournissent du lait à la consommation publique, avec en plus l'inspection sanitaire obligatoire de toutes les vaches qui entrent à l'étable, au point de vue des maladies contagieuses et particulièrement de la tuberculose?

Cette visite de chaque animal avant qu'il ne soit introduit dans un troupeau serait du reste facilitée par l'article 39 de la loi sur la police sanitaire, qui oblige les communes à avoir, dans toutes les foires et marchés, un vétérinaire chargé d'examiner la santé des bêtes amenées. Si cet examen était fait sérieusement, on pourrait convenir que, comme cela se fait en Italie depuis 1890, tout animal reconnu apte à faire une bonne vache laitière serait marqué d'un signe distinctif. Ce serait en outre, pour les acheteurs, une sérieuse garantie qui leur permettrait de n'acquérir une bête qu'à bon escient.

Pour la tuberculose, la loi n'autorise jusqu'à présent que l'isolement, ce qui est insuffisant, surtout s'il n'existe pas d'étable isolée dans l'exploitation et si le laitier peu consciencieux trafique du lait des vaches incriminées. Or l'abatage, jusqu'alors réservé aux phtisiques seulement, doit être rendu obligatoire avec la saisie, chaque fois qu'un animal a réagi à la tuberculine. Une indemnité raisonnable doit être fournie aux propriétaires, une partie étant prise sur la somme allouée à la commune par l'État, l'autre partie étant prélevée sur les fonds communaux : puisque c'est la généralité du public qui tire profit de ces mesures de préservation, il est juste qu'elle en accepte en partie les charges.

La tuberculine d'épreuve est une nécessité qui s'impose désormais ; c'est une ressource nouvelle, fertile en conséquences heureuses qu'il serait coupable de négliger : elle doit être *gratuite et obligatoire*. Nous n'avons plus à la justifier ; nous avons vu antérieurement que les expériences de Nocard, Siegen, Eber, Degive, Thomas, Baumgarten, Fadyean, etc., ont péremptoirement démontré que la tuberculine est un excellent réactif de la tuberculose peu avancée et qu'elle manque rarement son effet. Ces auteurs ont reconnu que les injections de cette lymphe de Koch n'ont aucune influence nocive sur les animaux sains, qu'elles n'entravent point la gestation et qu'elles diminuent, à peine pendant quelques jours, la lactation. Toutes les étables pourront ainsi être débarrassées des vaches tuberculeuses, et la population ne courra plus les risques de ces animaux de belle apparence qui donnent un lait parfois si dangereux.

Nous ajouterons que si les communes voulaient s'imposer la charge de ces inspections sanitaires avec leurs conséquences onéreuses, les dépenses qui leur incomberaient par ce fait, d'abord assez élevées, ne tarderaient pas à baisser, car les effets de la contagion s'éteindraient rapidement par la diminution du nombre des animaux malades, porteurs de contages. Les cas deviendraient plus rares et les propriétaires, craignant de discréditer leur établissement, si l'on y rencontrait trop souvent des animaux malades, prendraient eux-mêmes les précautions nécessaires et se débarrasseraient au plus vite des animaux suspects.

Il est bien entendu que chaque fois qu'une maladie contagieuse aurait été constatée, on exigerait la désinfection entière de l'étable, comme cela se fait en Angleterre, en Allemagne, aux États-Unis, en Italie.

Nous avons d'autant plus l'espoir de voir bientôt se réaliser ces différentes améliorations dans l'application des mesures de police sanitaire aux femelles laitières, que la *Commission municipale du lait* à Paris en a préconisé quelques-unes dans le Rapport que M. Nocart lui a présenté et fait adopter le 27 janvier 1897. Malheureusement nous devons ragretter qu'en ce qui concerne l'*hygiène des Étables* et surtout l'*état sanitaire des vaches*, la Commission n'ait arrêté que des demi-mesures et n'ait pas été assez radicale dans ses projets de réforme.

L'article 1er du paragraphe II (conditions auxquelles doivent satisfaire les vaches laitières pour donner le maximum possible de sécurité) est ainsi conçu dans ce Rapport : « Toutes les vaches de l'étable où l'on produit du lait destiné à la consommation publique doivent être soumises par un vétérinaire à l'épreuve de la tuberculine ».

Et l'article 2 : « Après l'épreuve, les vaches saines seront séparées des malades ; à cet effet, on leur affectera une étable spéciale ou, à défaut, on divisera l'ancienne étable en deux compartiments distincts, au moyen d'une cloison pleine occupant toute la hauteur de l'étable. L'un de ces compartiments, désinfecté à fond, sera affecté aux vaches saines ; on n'y introduira pas de vache nouvelle sans l'avoir préalablement soumise à l'épreuve de la tuberculine ».

Ces mesures destinées aux vaches des étables qui fournissent le lait de l'alimentation parisienne sont celles que nous voudrions voir étendre à toutes les communes de France, en y ajoutant comme tout à l'heure que toute bête ayant réagi doit être impitoyablement refusée et condamnée à l'abatage immédiat, afin d'éviter qu'elle devienne une cause de contagion multiple. — A ce propos, nous sommes obligé de faire bien des réserves en lisant dans l'article 3 ces lignes : « Quant aux vaches ayant réagi à la tuberculine, elles feront l'objet d'un examen clinique minutieux ; celles qui présenteront quelques signes cliniques de tuberculose devront être, sans délai, conduites à l'abattoir... ; *les autres pourront être conservées tant qu'elles donnent du lait;* mais leur lait ne pourra être livré à la consommation qu'après avoir été bouilli. Dès qu'elles ne donneront plus de lait, elles devront être réformées et conduites à l'abattoir ». Pour autoriser ainsi la vente du lait provenant d'animaux *manifestement tuberculeux,* puisqu'ils ont présenté la réaction caractéristique, est-on bien certain que les consommateurs, surtout les enfants, ne courront aucun danger? Nous estimons que si rare que puisse être la contagion dans ces conditions, il faut en tenir compte : il suffit qu'elle soit possible. Et nous pensons que c'est assumer une grosse responsabilité que de couvrir en quelque sorte de sa garantie un pareil produit. Il est vrai que le rapporteur ajoute, pour justifier cette demi-mesure, que Bang et Peuch ont montré combien le danger de transmission de la tuberculose par le lait d'animaux malades est peu fréquent. M. Comby insiste même sur ce point que l'ingestion d'un lait tuberculeux est un danger imaginaire et chimérique !... Il eût dû suffire qu'une seule voix autorisée s'élève contre ces assertions pour qu'au moins, dans le doute, on raye cette réserve. Or, cette voix s'est élevée et elle ne pouvait être plus autorisée, puisque c'était celle du Pr Brouardel. Nous avons vu, dans la première partie de ce travail, combien son opinion diffère de celle de M. Comby, et nous avons cité des cas, rapportés par des auteurs fort compétents, qui suffisent à montrer que la tuberculose par ingestion de lait n'est nullement une vue de l'esprit. Nous ne pouvons revenir, en insistant davantage, sur l'étude détaillée que nous avons faite plus haut de la réalité du danger du lait tuberculeux, sans nous exposer à des redites oiseuses. Qu'il nous suffise d'affirmer que M. Brouardel, comme tant d'autres auteurs dont nous avons rapporté les expériences, a fait justice de la dangereuse théorie de M. Comby. Nous regrettons l'adoption de cet article, ainsi mitigé, dans un Rapport tellement important et destiné à un si grand retentissement, et dès maintenant nous repoussons de toutes nos forces le principe de cet autre alinéa : « Nous formulons en principe que *la seule précaution* qui puisse mettre le consommateur à l'abri de *tout danger* consiste à faire bouillir le lait avant de le consommer.

« Ce principe admis, on doit *se demander s'il est nécessaire de poursuivre l'organisation d'une inspection hygiénique et sanitaire de toutes les vacheries* qui concourent à l'alimentation de Paris... ou si, au contraire, il ne serait pas préférable de concentrer tous nos efforts pour faire entrer dans l'esprit des parisiens cette notion que la seule précaution nécessaire et *suffisante pour éviter tout danger* consiste à faire bouillir le lait avant de le consommer ».

S'il est juste et excellent de dire que faire bouillir le lait avant de le boire est une précaution *nécessaire*, nous prétendons qu'il est inexact et mauvais d'affirmer que c'est une précaution *suffisante pour éviter tout danger*. Il est une phrase qui revient souvent sous notre plume, mais nous ne la regrettons pas, c'est celle-ci : « La stérilisation (l'ébullition simple à plus forte raison) ne peut faire que du lait, mauvais de par son origine, devienne bon ». Par conséquent, pour obtenir le *maximum de sécurité*, il faut d'abord bien s'assurer que l'origine du lait est absolument pure. Tuer les microbes qui sont dans le lait est un pis-aller et en même temps un soin qu'il faut toujours prendre, quoi qu'il en soit ; mais il faut avant tout faire en sorte que ces microbes ne pénètrent pas dans le lait. La stérilisation vise surtout à détruire les saprophytes ou à éviter qu'ils se développent dans le lait ; quant à l'ébullition ou même la stérilisation à 100°, si elles sont suffisantes pour détruire la plupart des microbes pathogènes, en tous cas il n'est probablement pas de stérilisation possible qui soit capable de détruire les toxines déjà sécrétées par ces micro-organismes.

Nous pensons qu'il est nécessaire de développer dans la mesure du possible l'organisation des inspections sanitaires des vacheries, d'imposer à tous ces établissements la déclaration et l'autorisation préalable, de rendre les réglementations effectives, d'établir un contrôle rigoureux et d'édicter des sanctions sévères. C'est à ce seul prix que la loi ne restera pas lettre morte et que ses effets seront utiles, qu'il s'agisse de tuberculose aussi bien que des autres épizooties prévues par la loi de 1881.

Du reste, le rapport de M. Nocard, auquel nous revenons encore, spécifie, dans son article 4, que : « Toutes les vaches de l'étable devront êtes visitées par un vétérinaire au moins une fois par mois ». C'est là le principe de l'*inspection sanitaire périodique* qu'avec M. Gautrez nous voudrions voir établie une fois pour toutes, aussi bien dans les vacheries des campagnes que dans celles des villes.

Pour en finir avec le rapport de la Commission du lait, nous devons signaler l'article 5 pour en combattre encore les conclusions rectrictives. Il y est dit :

« ... Pourra être vendu après ébullition le lait produit par des vaches atteintes de fièvre aphteuse, de péripneumonie, d'exanthème coïtal ou de cow-pox vrai ou faux, et par celles qui ont été mordues par un animal enragé.

« Devra être jeté à l'égout le lait provenant des vaches atteintes de charbon..., etc. ».

Nous estimons qu'aucun lait de vache malade, quelle que soit son affection, ne doit être livré à la consommation et que l'ébullition n'est jamais une sécurité suffisante. Du reste, pourquoi recommander l'ébullition pour les laits de vaches atteintes de fièvre aphteuse, etc. ? n'est-ce pas craindre que ce lait ne soit pas tout à fait inoffensif ? Or, s'il y a le moindre doute, il ne faut pas en tolérer la vente, car ou bien l'ébullition détruit tous les germes, et alors on peut boire également le lait de vaches atteintes de charbon, à condition de le faire bouillir : — ou bien l'ébullition est un moyen incertain, et il ne faut pas compter sur elle pour les laits dont l'inocuité n'est pas absolument démontrée. (Voir Première Partie.)

En résumé, en ce qui concerne la prophylaxie des affections contagieuses par le lait, les demi-mesures ne donneront aucun résultat pratique, car on continuera de les éluder comme par le passé. La seule mesure efficace consiste, non pas dans la déclaration obligatoire des épizooties que les propriétaires savent si bien éviter, mais dans cet ensemble de moyens :

1° Déclaration obligatoire des animaux laitiers introduits dans une étable ;

2° Examen sanitaire de ces animaux à leur entrée dans l'étable ;

3° Inspections périodiques des étables au point de vue de la santé des vaches laitières.

Régime des vaches laitières. — Alimentation. — Avec le régime et l'alimentation à imposer aux femelles laitières, nous abordons un problème d'autant plus complexe, difficile et important pour nous qu'il est peu sérieusement étudié au point de vue scientifique. Nous serions heureux d'appeler l'attention sur certains points particulièrement intéressants de cette question, notamment en ce qui concerne les substances nuisibles introduites par cupidité dans l'alimentation des vaches laitières et dont la nocivité peut retentir, par l'intermédiaire du lait, sur la santé des nourrissons.

Nous avons dit que la race et les dispositions individuelles doivent être prises en considération, avant tout autre facteur, lorsqu'il s'agit de produire du lait. Ce sont les grandes influences qui font varier à la fois la quantité et les qualités de ce liquide.

Mais si M. Saint-Yves-Ménard a parfaitement raison de faire remarquer que l'abondance du lait, quand on n'a pas souci de sa qualité, dépend beaucoup plus du choix des vaches que de leur alimentation, il n'en est pas moins vrai que l'influence du régime sur la quantité du lait produit n'est pas à négliger et que, surtout, il est admis aujourd'hui que la qualité de l'alimentation a une influence des plus grandes sur les qualités du lait et même sur la nocuité ou l'inocuité de ce liquide. C'est un principe incontestable que le régime alimentaire influe sur la quantité du lait comme sur sa composition chimique et ses propriétés organoleptiques.

Ce que nous rechercherons ici ce n'est pas tant à fixer un régime alimentaire invariable et définitif, — ce qui est inutile et même impossible étant données les conditions multiples capables de le faire varier, — qu'à nous efforcer de fixer, en mettant sous les yeux des lecteurs un grand nombre d'auteurs et de documents, la nocuité réelle de certaines substances que de plus en plus, par cupidité plus que par ignorance, les éleveurs jettent en abondance dans l'alimentation des animaux laitiers. La lecture des documents dont nous nous sommes servis pour éclairer nos connaissances sur ce point nous a montré de ce côté un véritable danger et nous croyons rendre un service à la fois à l'industrie laitière en la fixant sur les inconvénients matériels auxquels l'expose son erreur, et à l'hygiène infantile en tentant de lui éviter un danger de plus.

Il convient donc d'examiner les conditions nécessaires pour qu'un lait soit facilement digestible et jouisse de propriétés nutritives convenables. Nous verrons plus loin ce que pensent les auteurs des rations alimentaires et de la composition d'un régime normal. Encore une fois il y a là une diversité de conditions telles qu'il nous est difficile de déterminer nettement notre opinion, lorsque des auteurs également autorisés et, semble-t-il, également bien renseignés, se trouvent être en un complet désaccord. Pourtant c'est un côté bien important de la science laitière et il est souhaitable que des expériences soigneuses, des observations sévèrement contrôlées fixent les points de détail, comme aussi les grandes lignes, et permettent d'éclairer les éleveurs en leur donnant une conviction et des idées nettes sur la question.

Mais il est un point sur lequel l'accord est unanime et qui peut servir d'axiome et de base dans le problème de l'alimentation et du régime des femelles laitières : les animaux doivent être *bien nourris*.

Les producteurs sont les premiers intéressés à bien nourrir leurs vaches qu'ils ne doivent pas considérer seulement comme des machines à fabriquer du lait, bonnes seulement à mettre au rebut après qu'il est tari. La femelle laitière est une machine *vivante* qui obéit aux lois de la nature et l'on doit respecter ces lois pour en bien tirer profit. Or, dans la pratique, cette loi si simple de l'alimentation est absolument méconnue lorsque, comme cela est si fréquent, l'on ne cherche qu'à faire produire le plus possible sans se soucier de la qualité du lait et de la santé de l'animal.

D'autre part *bien nourrir* n'est pas toujours suralimenter; en effet il est démontré qu'une alimentation abondante augmente il est vrai la quantité du lait ainsi que la proportion du sucre et de la caséine, mais diminue celle du beurre et de l'albumine (Vernois et Becquerel). Il ne s'agit donc pas, pour les mieux intentionnés, de distribuer aveuglément des aliments en abondance aux vaches laitières, il faut les soumettre à un régime raisonné et scientifiquement combiné, de façon qu'une quantité d'aliments convenables constitue une ration normalement comprise, renfermant les éléments nutritifs nécessaires en quantité suffisante et dans un rapport donné.

Comme on le voit, l'alimentation des femelles laitières repose sur des données complexes, d'une étude longue et difficile. D'autre part il faut bien reconnaître qu'actuellement on a des idées bien vagues encore au sujet de l'influence sur le lait des aliments pris en particulier. C'est pourquoi l'on a tellement raison d'encourager les écoles de laiterie trop peu répandues, trop peu suivies, trop peu connues, parce que nos paysans n'en comprennent pas toute l'utilité et qu'on ne s'attache pas assez à la leur faire comprendre. Il faudrait pourtant qu'ils sachent bien que l'industrie de la laiterie est un art compliqué dont tout nourrisseur doit être instruit aussi bien dans son intérêt que dans celui de sa clientèle; il est vrai qu'on pourrait précisément se plaindre de leur habileté et dire qu'ils sont trop instruits; mais ils le sont mal, par routine; leur métier n'est fait que de préjugés et d'idées fausses; ils cherchent — contre leur intérêt, du reste — à faire rendre beaucoup... et mauvais. Ils pourraient faire rendre beaucoup et bon si, au lieu de s'en remettre au hasard des animaux et à la seule habileté ignorante des fermiers pour la fabrication du lait, ils voulaient bien s'instruire et surveiller la composition de ce lait, sa constitution chimique qui dépend de la nature de l'alimentation et des soins donnés aux animaux producteurs.

Si le lait typique, théorique, des traités de physiologie n'existe pas, puisqu'on a autant de laits divers que de vaches et d'étables : si le lait est d'une composition si élastique, si variable, si modifiable, il faut qu'on arrive à bien connaître les conditions essentielles de ses variations qui sont dans le régime alimentaire des animaux. En attendant que des travaux spécialement orientés dans cette voie viennent déterminer exactement ces conditions, que les recherches et les expériences nécessaires soient faites pour éclairer mieux cet art mal connu, que des écoles de laiteries plus nombreuses, mieux instituées donnent les résultats que nous en espérons, — voyons ce que pensent de l'alimentation des femelles laitières les auteurs les mieux informés.

Quelle est la meilleure nourriture à donner aux vaches laitières? Il est impossible de répondre nettement à une pareille question, car les conditions sont très différentes. C'est ainsi qu'il y a peut-être lieu de modifier la composition de la nourriture suivant les races, le milieu, le climat, la saison, etc. Nous devons donc nous placer à un point de vue général.

D'après Saint-Yves-Ménard, une vache doit produire par jour de 15 à 20 litres de lait qui contiennent 13 à 17 litres d'eau. Si nous prenons cette proportion très générale comme point de départ, voyons quels sont les moyens proposés pour en réaliser les données.

M. Langlois dit que lorsque les vaches sont bien nourries avec des betteraves, du regain et du son, on trouve des laits de bonne moyenne : or, d'après lui presque tous les laits des vacheries présentent une saveur désagréable, parfois nauséeuse ; c'est que, surtout dans les vacheries intra-muros, on donne aux vaches une nourriture spéciale destinée à augmenter la sécrétion lactée, au moyen de drêches, résidus de brasserie et de distillerie, substances qui sont à très bon marché, mais essentiellement pauvres en matières azotées digestibles, et qui constituent une nourriture très aqueuse qui augmente considérablement la production du lait.

Dans ce cas, comme nous l'avons déjà fait remarquer, le rendement est augmenté au détriment des qualités du lait qui n'est par suite plus qu'un liquide altéré, puisque nous savons que la qualité est en raison inverse de la quantité, la richesse de composition augmentant à mesure que diminue la quantité.

Pour préciser mieux, tout en continuant de nous placer au point de vue général, nous nous appuierons, avec Gautrez, sur les recherches faites par Péligot, A. Chevallier, O. Henry, Vernois et Becquerel, Boussingault, J. A. Watt, J. Lehman, Pfayfair, Kœnig, Girard, Baron, H. Pellet, etc., et nous admettrons que :

L'usage des betteraves rouges donne le lait le plus riche en matières solides ;

L'usage des carottes donne le lait le plus léger ;

Un mélange de luzerne et d'avoine donne un lait moyen (Péligot).

Le lait le plus agréable au goût est celui que donnent les vaches nourries en hiver avec les betteraves, la paille, le foin et le son, — en été avec la luzerne et la vesce (Chevallier et O. Henry).

D'après Vernois et Becquerel, la richesse en beurre et en albumine s'obtient avec une alimentation composée de foin, de paille d'avoine, de betteraves, de luzerne, de tourteaux de lin, à raison de 24 kilogrammes par jour, boisson non comprise. — La richesse en caséine et en sucre s'obtient par un régime composé de luzerne, paille, betterave, foin, orge, drêche, paille d'avoine, à raison de 33 kilogrammes par jour.

Ch. Girard préconise le foin, la betterave, la carotte et la paille d'avoine mélangées pour les vachères laitières, et presque tous ceux qui ont étudié la question arrivent à la même conclusion. On peut toutefois employer aussi la paille d'orge, de blé, les menues pailles, les gousses de légumineuses, les siliques de crucifères, les navets, les pommes de terre et même, si les fourrages manquent, le gros son et les féveroles concassées.

Par contre, selon Smester, les feuilles de betteraves, de pommes de terre, les feuilles d'artichaut (qui sont surtout dangereuses) nuisent à la conservation du lait et lui donnent même des propriétés nocives ; il peut en résulter des entérites graves et même mortelles. — Les navets, choux, panais donnent un lait particulièrement aqueux, fade et se conservant mal. — La luzerne donne un lait défectueux. — L'ortie blanche mélangée à du son est au contraire un excellent aliment.

On peut y ajouter les pommes de terre germées, les tourteaux de colza, de lin ou autres qui donnent un lait détestable, capable de tuer une forte proportion d'enfants, même s'il est stérilisé. Dans les terres où l'on cultive le colza et le lin, comme dans le pays de Caux, le lait est toujours mauvais, même après assolement.

Arnould dit de son côté : « Le mode d'alimentation retentit sur l'abondance et la qualité du lait. C'est ainsi par exemple que la graisse augmente lorsque la nourriture des animaux est richement azotée (G. Kühn et Fleischer) ; les aliments huileux poussent au contraire à l'abondance du lait, mais il est aqueux et de saveur douteuse ». Nous savons en effet que la qualité, l'odeur, le goût, la couleur, les propriétés thérapeutiques du lait sont influencés par les substances alimentaires. Le premier soin doit donc être d'éliminer de la nourriture des vaches laitières tout ce qui peut nuire à la qualité du lait. C'est ainsi que Smester affirme formellement que malgré toutes les précautions d'Heubner, si les vaches sont mal nourries, le lait, même stérilisé, donnera au nourrisson de la dyspepsie et de la diarrhée verte.

Cela nous amène, avant de nous résumer sur la question de l'alimentation, en citant quelques exemples de régime alimentaire, à aborder un peu longuement la question, tant controversée et pourtant si intéressante à résoudre, des tourteaux de graines oléagineuses, des drêches de brasserie, de distillerie, des pulpes de féculerie ou de sucrerie dont nous parlions tout à l'heure.

Les opinions des auteurs sont bien partagées. Certains pensent qu'on peut employer ces substances en petite quantité, mais que l'usage considérable qu'on en fait trop souvent est déplorable et très nuisible.

H. Pellet estime, comme Baron, d'Alfort, que ces substances peuvent être données sans inconvénient, toutefois sans en exagérer les quantités.

Mais cette dernière opinion n'a pas prévalu généralement et dans certains pays il est défendu aux laitiers de faire usage de drêches. Du reste, dans la plupart des laiteries modèles on emploie fort peu la pulpe et les drêches que l'on élimine souvent complètement, comme en Danemark, à Francfort.

Aux États-Unis surtout, des peines très sévères sont édictées contre les laitiers qui font usage de drêches. De même les conventions des Sociétés d'Hygiène de Stockolm, de Carlsruhe, etc., avec les Sociétés laitières interdisent les drêches et produits de distillerie.

D'ailleurs il faut bien dire que si ces substances ont trouvé quelques ardents défenseurs comme Jacquart, Barral, Pellet, — des défenseurs plus modérés en H. Bouley, Leblanc, Mangenot, Saint-Yves-Ménard, — elles ont surtout rencontré des détracteurs aussi nombreux qu'autorisés qui déplorent l'abus que l'on fait des drêches, surtout à Paris et dans la banlieue, soi-disant pour remplacer l'eau.

M. E. Gautrez montre, d'après les analyses faites par M. Gros, que les laits de Clermont, où l'on n'emploie pas de drêches, sont supérieurs à ceux de Reims où l'on use beaucoup de pulpe et de drêches ; de même il montre les mêmes laits de Clermont inférieurs en extrait et en beurre aux mois d'octobre et novembre pendant lesquels les animaux reçoivent de la pulpe. Les différences qu'il indique, sans être très considérables, n'en existent pas moins bien nettement.

C'est ainsi que, comme nous le disions tout à l'heure, le Dr Smester qui fait depuis 1890 des expériences dans le pays de Caux, a reconnu que les drêches, tourteaux de lin et de colza doivent être absolument rejetés de la nourriture des vaches laitières, à cause du goût détestable qu'ils donnent au lait.

Le Pr Arnould, de Lille, pense également que la médiocrité des laits du département du Nord tient à l'usage considérable que les ruminants font de la drêche.

Pour M. Rouvier, l'emploi des drêches double, triple même la proportion du lait, mais lui communique une odeur âcre, une saveur empyreumatique, lui donne une réaction acide, modifie la proportion des éléments salins provoque en été des entérites infantiles. Un pareil lait est altéré, mais échappe au contrôle. Une nourriture de choix, largement donnée aux vaches se traduit par une augmentation de dépenses, ce qui n'est pas du tout le but visé par les nourrisseurs qui cherchent à augmenter le rendement, à accroître la recette, tout en diminuant les frais d'entretien au minimum. C'est pourquoi ils emploient la pulpe de betteraves, les drêches de distillerie, les résidus de brasserie, substances peu onéreuses pour l'industrie laitière et très avantageuses pour le rendement.

M. Chéron fait remarquer que les drêches, les tourteaux altèrent le lait et lui donnent une saveur âcre; il devient facilement putrescible; la sécrétion est acide au sortir du pis et le liquide des animaux nourris de pulpe a une grande tendance à la coagulation spontanée.

Roskam, de Liège, trouve aussi que le lait des vaches nourries de drêches de brasserie et de distillerie est jaune, sent mauvais, est désagréable au palais. A la cuisson, il jaunit encore et a une grande tendance à se coaguler par suite de son acidité au sortir du pis.

Chez les nourrissons alimentés avec du lait drêché, on constate une modification des selles qui sont blanchâtres, glaireuses, fréquentes: l'enfant a une envie fréquente de boire; il présente des vomissements aussitôt après les tetées; il est assoupi; les urines, rares, ont une odeur forte; il dépérit, sa chair est flasque: c'est une véritable dénutrition. *Les accidents cessent brusquement dès qu'on supprime ce lait* et qu'on donne du lait sain. Ces accidents ont été surtout rencontrés par lui chez les enfants de 0 à 6 mois et ils débutent après 2 ou 3 jours de l'usage de ce lait.

Du reste Roskam a montré que cette alimentation drêchée provoque souvent chez les vaches de la gastro-entérite chronique avec cachexie et M. Vallin montre que cette alimentation relâchante des animaux, composée de farines délayées, de drêches, de barbotages, détermine presque constamment des selles demi-liquides qui inondent la litière.

M. Marfan a pu vérifier l'exactitude des assertions de Roskam qui a reconnu que les drêches sèches contiennent 0,65 pour 100 d'acide acétique, en sorte qu'une vache peut absorber par jour plusieurs litres de vinaigre.

Tout cela prouve bien que les animaux, comme les enfants nourris de leur lait, souffrent de ce régime et qu'il est de l'intérêt même des éleveurs de bannir ces substances de l'alimentation de leurs bêtes.

M. Ch. Girard va plus loin et qualifie ces matières de *phtisiogènes*. Il déclare que « la drêche notamment est une substance aussi malsaine que peu nutritive pour les vaches laitières » et arrive à la même constatation que Roskam en montrant que pour remplacer 15 kilogrammes de foin (ration normale d'une bête) il faut 90^{kgr},600 de drêches, soit 66 litres d'eau, 970 grammes de substances minérales insolubles et 589 grammes d'acide acétique — autrement dit 10 litres de vinaigre! — « Or celui qui ajouterait à la nourriture de sa vache 10 litres de vinaigre serait accusé de folie », ajoute-t-il. Et c'est pourtant ce que font inconsciemment les nourrisseurs!

Nous pourrions citer bien d'autres auteurs encore, en ce qui concerne la drêche surtout. Quévenne, comme Barreswil et ceux cités plus haut. avait déjà signalé la propriété du lait drêché de se cailler rapidement; Ehrenhauss et Demme avaient reconnu son acidité : Pourian (La laiterie) et A. Magne (Choix des vaches laitières) avaient déclaré que la drêche donne un mauvais goût au lait et nuit à sa qualité.

Mais Toussaint, d'Argenteuil, porte d'une façon toute spéciale la discussion dans le domaine de la clinique. Après Ehrenhauss qui avait constaté que, sur 25 nourrissons absorbant du lait drêché, 5 ont eu de la stomatite et un catarrhe gastro-intestinal mortel, — après les observations de Roskam, de Smester, etc.. — M. Toussaint déclare que les enfants digèrent mal le lait drêché et s'appuie sur de nombreuses et probantes observations. Pour lui c'est un lait artificiel, forcé, acide, qui attaque profondément les organes digestifs des nourrissons et en tue un nombre considérable. C'est un mauvais lait qu'on doit rejeter absolument de l'alimentation des enfants du 1er âge.

M. Saint-Philippe estime également que la diarrhée d'automne des enfants est liée à l'alimentation défectueuse des vaches, aux pratiques dont usent les fermiers pour augmenter le rendement, mais capables d'altérer les qualités du lait.

M. S. Icard pense que le lait des vaches nourries de drêches ou de tout autre résidu de distillerie ayant fermenté (ainsi du reste que le lait des vaches qui broutent les premiers fourrages du printemps) est aussi préjudiciable à la santé que le lait des vaches ayant brouté des plantes toxiques. Il veut également le voir absolument exclu du marché.

A Ingolstadt, le pays où l'on boit le plus de bière, la mortalité des enfants de moins d'un an dépasse 54 pour 100, surtout par affections intestinales, et Dreschler voit une corrélation entre ce chiffre et l'usage des résidus de brasserie.

Il en est des pulpes de betteraves, comme des drêches : elles seraient encore plus acides et moins nutritives, d'après M. Girard qui montre que pour donner un équivalent aux 90 kilogrammes de drêches il faut 150 kilogrammes de pulpe, soit par jour et inutilement pour la vache 119 kilogrammes d'eau, 3,5 kilogrammes de matières minérales insolubles et 1 kilogramme d'acide acétique, soit près de 20 litres de vinaigre !

D'après Audouard et Désannay, la pulpe augmente la sécrétion lactée, ainsi que la teneur en beurre et en sucre ; mais d'après M. Girard, le beurre est de mauvaise qualité.

M. Girard montre aussi que les marcs de pomme de terre, de betteraves, les drèches solides n'ont pas plus de valeur nutritive et il s'appuie sur l'analyse et aussi sur une enquête faite auprès des cultivateurs qui tous s'accordent à affirmer que les vaches ainsi nourries se portent mal, maigrissent, sont exposées aux maladies ; que le lait devient bleuâtre, prend une odeur et une saveur désagréables, contient beaucoup d'eau et peu de matières protéiques..... Seulement le rendement est considérable, au détriment de la richesse du liquide, il est vrai, et le lait se vend le même prix !

Les résidus de mélasse ont les mêmes inconvénients et Demme a vu en Allemagne 5 nourrissons sur 25 succomber à un catarrhe gastro-intestinal, qui buvaient du lait de vaches alimentées avec des résidus de mélasse ; 50 autres enfants nourris avec du lait sain ne présentaient aucun accident.

P. Chéron rapporte qu'aux abords des distilleries, l'on rencontre souvent des étables peuplées de vaches qui paraissent grasses, mais qui en réalité sont simplement œdématiées et fournissent un lait qui fermente très rapidement.

Avant de quitter cette question, nous voulons dire un mot de la *falsification du lait avant la traite*, dont il a beaucoup été parlé ces derniers temps, pratiquée, en modifiant le régime des animaux, par certains laitiers qui profitent du progrès de la science et que M. Girard dénonçait en 1882 à la Société de médecine publique : « On a renoncé, disait-il, au mode primitif de mouillage du lait, l'addition d'eau : on opère plus ingénieusement aujourd'hui. Par un régime spécial, on suractive la lactation chez les vaches tenues à l'étable. Dans ce système perfectionné, ce n'est plus du lait qu'on se contente d'allonger ; on a vicié la source productive elle-même ; on a créé une *polylactie* morbide. Les glandes mammaires de l'animal malade ne sécrètent plus qu'un liquide plus ou moins pathologique dans toutes ses parties ».

M. Jean (Laboratoire de la Bourse du Commerce) signale aussi l'influence que certaines alimentations spéciales, très aqueuses, exercent sur la qualité du lait, en déclarant qu'il en résulte une surproduction obtenue aux dépens de la *pureté*.

La polylactie morbide, la sophistication avant la lettre, est niée par M. Robin et par M. Saint-Yves-Ménard. Ce dernier, tout en ne croyant pas qu'on puisse faire avec une vache du lait mouillé à sa guise, reconnaît pourtant qu'il faut regretter que la drêche entre parfois en excès dans les rations ; mais elle n'est pas dangereuse car, d'après lui, la différence d'extrait par litre est peu considérable, puisque l'extrait est de 150,35 par litre de lait provenant d'un animal nourri d'aliments secs et qu'il ne s'abaisse qu'à 126,63 avec l'aliment le plus aqueux (drêche). Toutefois cet auteur croit que l'alimentation aqueuse est en tous cas incapable de faire produire à une vache normande un lait contenant 900 grammes d'eau par litre, comme celui d'une vache hollandaise.

Le Pr Garnier, de Nancy, ne pense pas non plus que les drêches aient une influence sur la quantité d'eau ; cela peut seulement diminuer la proportion des corps gras. Il fait remarquer que ses idées sur ce point concordent avec les expériences du laboratoire municipal de Paris faites avant 1885. C'est du moins ce qu'il a constaté lorsqu'on mélange la drêche au fourrage. Si la proportion de drêche est trop forte, l'animal se ballonne, ne rumine plus et souffre. M. Garnier estime enfin que les laitiers abusent de cette croyance au lait rendu aqueux par les drêches, pour expliquer la présence dans leur lait d'une quantité anormale d'eau..... qu'ils y mettent après la traite.

Quoi qu'il en soit, tous les auteurs reconnaissent que les bêtes souffrent d'une alimentation trop chargée en résidus et que leur lait s'appauvrit. Sans jouer sur les mots, cela ne revient-il pas au même, que la quantité d'eau soit augmentée ou que ce soit la quantité d'extrait qui soit diminuée? Il est donc incontestable que si l'on nourrit les vaches d'une façon défectueuse, elles sont susceptibles de donner un lait très pauvre et en même temps très abondant; la densité de ces laits est de 1,028 à 1,029 et le taux en beurre tombe parfois à 1gr,34 pour 100, comme l'a constaté M. L'Hôte, d'accord avec M. Girard.

Au reste le principe du surmenage de la sécrétion lactée (Plateau) est admis par M. Ronvier qui affirme que l'on modifie la quantité du *rendement* en modifiant la sécrétion mammaire par une alimentation appropriée et aussi par certaines conditions hygiéniques et physiologiques. — M. Boissard exprime la même pensée lorsqu'il accuse la spéculation de condamner les vaches laitières à un régime dangereux pour leur santé et aussi pour la santé des enfants en bas-âge, dangereux absolument pour l'alimentation publique. « A ce régime institué, dit-il, en vue d'une sécrétion abondante, les vaches enfermées à l'étroit, dans l'obscurité, privées d'exercice, s'épuisent et sont exposées à la tuberculose, surtout dans les villes ».

Dans le même sens, J. M. Kober et Busey ont fait ressortir combien les qualités nutritives du lait peuvent être diminuées, combien même le lait peut devenir dangereux lorque les animaux ne sont pas nourris et soignés convenablement. Et, à ce propos, il est bon de faire remarquer déjà que l'influence des conditions hygiéniques est fort à considérer pour les femelles laitières.

En somme, l'alimentation trop chargée en drêches ou en pulpe est réellement mauvaise et nuisible surtout pour les enfants, à cause notamment de son acidité. Il est certain que les drêches très liquides affaiblissent le lait en beurre (les drêches pressées, moins liquides se conserveraient mieux et le lait serait moins aqueux). Cette alimentation excite la sécrétion lactée, mais épuise la vache et favorise le développement des maladies contagieuses, de la tuberculose.

Est-ce à dire que ces substances doivent être absolument

bannies de l'alimentation des bêtes laitières? Nous ne le pensons pas. Données en faible quantité et mélangées aux fourrages, elles peuvent rendre des services lorsque l'eau fait défaut. Ce n'est donc qu'une question de doses.

Au reste une réglementation sur ce point est bien difficile. On pourrait certainement prendre des mesures pour la pulpe, la drêche, les différents résidus, ainsi que pour les fourrages ensilés qui fermentent et sont capables de déterminer des troubles à la fois chez les animaux et chez ceux qui consomment le lait. Malheureusement il y a là une question de quantités : on ne peut interdire complètement l'usage de ces substances qui ne deviennent nuisibles qu'à de certaines doses ; tout au plus peut-on en limiter l'emploi en déterminant la quantité maxima que les nourrisseurs peuvent posséder par tête d'animal. On le voit, l'intervention de l'administration est bien difficile et, comme d'ailleurs on ne peut toujours réclamer en tout et pour tout l'intervention des pouvoirs publics, il serait peut-être plus sûr et plus simple de bien montrer aux éleveurs ce qu'il en est, de les convaincre qu'il est contraire à leur intérêt de recourir à cette alimentation, puisque les animaux en souffrent et dépérissent, puisque le lait acide se caille rapidement, ne peut se conserver et a mauvais goût. Lorsqu'ils comprendraient que les inconvénients pour la santé de leurs bêtes ne trouvent pas une compensation dans les avantages pécuniaires qu'ils tirent de cette pratique, ils la restreindraient plus sûrement que s'ils y étaient contraints par des règlements qu'il leur serait facile de ne pas observer.

Enfin, comme nous l'avons déjà proposé plus haut, on pourrait peut-être dans les localités imiter la ville de Posen où la police porte à la connaissance du public les 10 ou 12 maisons où se trouve le meilleur lait et aussi celles où le lait est le plus mauvais. L'affichage public, après avertissement, est certainement le meilleur procédé pour réprimer cette fraude, comme les autres d'ailleurs.

Après avoir examiné cette question des mauvais aliments capables de rendre le lait malsain et dangereux, nous allons, pour terminer ce chapitre de l'alimentation des bêtes laitières, voir ce que proposent les hygiénistes, les vétérinaires et les éleveurs comme ration alimentaire la plus favorable à la santé des vaches et à la production d'un lait bon et abondant. Bien entendu, il faut tout d'abord faire la part de la race qui a une grande influence sur la nature du lait et qui exige peut-être une nourriture modifiée suivant les cas.

Péligot et Subotin ont fait des expériences, le premier sur l'ânesse, le second sur la chienne, pour fixer l'action spéciale de tel ou tel aliment, mais sans résultats bien positifs. Ce qu'il en ressort de net, et les recherches d'autres expérimentateurs ont mis ce résultat hors de contestation, c'est que, pour la vache en particulier, les fourrages verts, bien plus aqueux, fournissent un lait bien moins substantiel que les fourrages secs, beaucoup plus riches en principes nutritifs. Nos paysans savent du reste que le lait d'hiver est bien meilleur, bien plus riche que le lait d'été des bêtes au vert. C'est pourquoi les médecins allemands ne donnent que des aliments secs (foin, farine d'orge, son et tourteau de lin) aux animaux des laiteries ; les bêtes ne quittent jamais l'étable pour aller paître dans les prairies ; on exclut les fourrages verts (betteraves, herbe et luzerne fraîches). Il est vrai que les pâturages allemands sont pour la plupart de qualité inférieure.

Albrecht, de Neufchâtel, proscrit tout fourrage vert, au même titre que les drêches, pulpe et tourteaux. Il recommande pour la vache laitière, par 24 heures, un barbotage fait avec de l'eau à laquelle on ajoute :

10 livres de paille hachée.
5 — de farine d'orge.
3 — de farine d'avoine.
20 — d'un mélange de paille et de foin ou de regain.

Tarnier indique, en 1882, quel est le régime quotidien des

vaches laitières à la ferme de Lancy (près Genève), sur les indications de Martin :

16 livres de foin.
8 — de regain.
5 — de farine d'orge.
2,25 — de farine de maïs.
5 à 6 grammes de sel.

Voici quel est actuellement, d'après M. Saint-Phippe, la ration à la même ferme de Lancy. Les vaches sont soumises à un régime uniforme, été comme hiver, composé de substances sèches calculées d'après le poids de l'animal. Pour 500 kilogrammes de poids vivant, on donne

26 livres de foin et regain en partie hachée.
10 — de son de blé.
1 — de germes d'orge.
5 — de malt séché — et du sel.

le tout en 2 repas de 2 heures chacun. On évite les substances galactogènes. Jamais les vaches ne vont paître au dehors : on les promène, mais sans leur permettre de se nourrir de vert qui provoque des troubles digestifs.

M. Marfan ne sait si l'on doit préférer les fourrages secs ou humides. Les secs sont assurément bien supérieurs en qualité ; les humides donnent un plus grand rendement, mais communiquent au lait une odeur et une saveur désagréables.

Mais, comme le fait remarquer Jacob, à la campagne on nourrit les vaches avec ce que la terre produit et, suivant la saison, le régime est très variable : il se compose souvent de ce qu'il faudrait proscrire.

Kœnig, au Congrès d'hygiène de Genève en 1882, a recherché par l'analyse l'influence de la nourriture sur le lait des vaches : il a trouvé :

Avec des fourrages secs. . . .	Eau :	87,60. —	Beurre :	3,03.
Avec de l'herbe et des drèches. .	—	90,65.	—	1,83.

D'après E. Saillard (professeur à l'école d'agriculture de Douai) la ration d'été se règle d'elle-même par l'appétit de l'animal. Il estime qu'il est toujours bon d'ajouter à la ration une certaine quantité d'aliments concentrés (tourteaux, blé concassé, touraillons, malt sec, etc.), mais qu'il faut écarter rigoureusement les vinasses de distillerie, les malts très acides, les marcs de fruits, etc. — En été la ration se composera, d'après lui, de fourrages verts ; en hiver, de foin additionné de paille, de betteraves ou de pommes de terre. La ration d'hiver doit contenir autant que possible, par 500 kilogrammes de poids vif :

18 livres de foin.
8 — de paille en balles.
14 à 16 — de betteraves ou de pommes de terre.
1 — de fourrages concentrés.

M. Saint-Yves-Ménard dit que chacun sait que des vaches à l'herbage donnent un lait abondant, crémeux, jaune, de saveur agréable, surtout dans les pâturages de Normandie. Mais, ajoute-t-il, il ne faut pas exagérer l'importance de la provenance du lait de certains pâturages, même réputés, car on n'a du lait d'herbages que pendant 6 à 7 mois et l'on obtient d'excellent produit des vaches en stabulation. Pour ces dernières, il faut des aliments secs (foin de pré, regain de luzerne ou de trèfle, paille d'avoine, son de froment, farine de maïs, tourteaux de coton, de cocotier, d'arachide, etc.) et des aliments aqueux (betterave, carotte rarement, pulpe de sucrerie, drêche de malterie ou de distillerie). — Mais nous ajouterons encore une fois qu'il ne faut pas abuser de ces derniers aliments dont la teneur en eau est trop grande.

Voyons pour terminer comment on alimente les vaches dans un de ces établissements modèles installés avec tous les progrès de la science la plus récente et où l'art de la laiterie est savamment exercé. Il existe un certain nombre de ces maisons qui sont de véritables usines à lait et où tout est organisé de façon à produire un lait abondant et sain. L'une d'elles, par exemple, ne possède que des vaches normandes restant à l'herbage jour et nuit, de mars à novembre; le reste de l'année à l'étable avec une alimentation composée de foin sec, de gros son, de betteraves, de maïs, d'orge et de grains divers. Les clauses du contrat passé avec les fermiers voisins fournissant une part de lait, stipulent la nature de la nourriture et la race des animaux, en interdisant les hollandaises. Les vaches doivent avoir vêlé depuis 15 jours au moins.

M. Bardet, dans une leçon faite à la Pitié (service de M. A. Robin) fait remarquer que la pâture est un exercice nécessaire, mais non un moyen d'alimentation complet. Les animaux doivent pâturer autant que le temps le permet, mais, ils seront toujours nourris méthodiquement en se basant sur ce principe que la bête doit recevoir une ration alimentaire représentant le 5 pour 100 de son poids. Un morceau de sel gemme doit être en permanence au râtelier. Au printemps l'alimentation doit consister en minette ou lupuline qui est un fourrage très miellé et très apprécié de la vache, puis en trèfle incarnat : 35 kilogrammes par jour, — 1 kgr 500 de tourteau de coprah ou coco, aliment riche en beurre qui, *en petite quantité*, améliore le lait ; — 250 grammes de tourteau de lin comme rafraîchissant ; — enfin 10 litres de son par jour. Ce régime doit être poursuivi en changeant les fourrages à mesure de leur venue ; c'est ainsi qu'en août on devra remplacer le trèfle incarnat et la minette par le trèfle ordinaire et la luzerne ; en septembre on donnera du sorgho, plante très sucrée, mais pas azotée, aussi forcera-t-on à 2 kgr, 500 le tourteau de coco pour suppléer à cette insuffisance ; en octobre, la troisième coupe de luzerne remplacera le sorgho. A partir de novembre enfin, on remplacera les fourrages absents par la betterave demi-sucrière hachée et additionnée de 40 grammes de sel par tête ; on y ajoutera un peu de coque de cacao pour parfumer le lait.

C'est ainsi que l'on dirige l'alimentation des animaux dans

les établissements dont nous parlions plus haut et qui visent à la fois à la quantité, à la richesse et à la bonne qualité du lait.

En somme, on peut dire que dans les exploitations spéciales on doit ne faire pâturer les vaches que dans le but de leur faire prendre un exercice modéré et les faire vivre à l'air, ce qui est toujours préférable, au point de vue de la santé des vaches comme de la qualité du lait, à la stabulation permanente que l'on rencontre dans les vacheries des villes. On leur donnera une ration scientifiquement composée, mais on évitera autant que possible les fourrages verts et les aliments aqueux et fermentés.

On ne peut, bien entendu, exiger des fermiers un semblable traitement de leurs animaux et leur interdire le pâturage au vert ; toutefois ils doivent savoir que cette alimentation serait nuisible et insuffisante s'ils n'y suppléaient dans l'étable par des aliments secs bien choisis.

Il n'est peut-être pas inutile non plus de faire remarquer que l'inconvénient des fourrages verts s'augmente des plantes qui y sont contenues et qui peuvent rendre le lait âcre, amer, coloré, diversement nuisible et même vénéneux. C'est ainsi qu'il ne faudra jamais donner des feuilles de vigne, d'ail, d'absinthe, de camomille, de poireau. Le lait s'imprègne très facilement de la saveur, de l'odeur et même de la couleur de ces plantes, aussi bien que des semences d'anis, de la rhubarbe, de la garance. De même on devra débarrasser les pâturages des plantes vénéneuses (colchique, euphorbe, aconit, renoncule, gratiole, nielle, etc.), dont le principe actif s'élimine par le lait.

Enfin, l'on devra également surveiller l'eau qu'on donne à boire aux bêtes et qui peut avoir une grande influence sur la qualité du lait. Chacun sait qu'à la campagne, les trois quarts des bêtes vont boire à la mare une eau boueuse et infecte. Or, il est très important que les bêtes aient à leur disposition un réservoir d'eau propre. Nous reparlerons, du reste, plus loin de la provenance et de la qualité de l'eau.

Pour en finir avec l'alimentation des animaux, nous pensons, comme M. Saint-Philippe, qu'assainir le lait ce n'est pas l'améliorer; par conséquent, il faut lui donner primitivement, à sa source, de bonnes qualités de force, de digestibilité et de valeur nutritive. Aussi faut-il surveiller la santé, l'hygiène et l'alimentation des vaches laitières pour avoir une nourriture substantielle et saine à donner aux enfants. L'alimentation doit surtout attirer l'attention des nourrisseurs, dans leur propre intérêt. Ils ont tout à y gagner puisqu'ils fourniront de bon lait en même temps qu'ils auront des animaux florissants. M. Cornevin fait ressortir que la pratique a démontré qu'il est plus avantageux de nourrir largement et sagement 10 vaches laitières que d'en entretenir médiocrement 20. Pour fournir de bon lait, les vaches doivent être bien nourries.

CHAPITRE III

HYGIÈNE DES VACHERIES

Cette question, l'une des plus complexes, comporte tout ce qui a trait aussi bien aux conditions mêmes de stabulation qu'à la situation des étables par rapport aux maisons d'habitation, latrines, fosses à purin, à fumier, dépôts de pulpe et drêches, approvisionnement d'eau.

Les animaux soumis à la stabulation, même dans d'excellentes conditions hygiéniques, sont exposés à contracter la tuberculose. Si les étables sont mal tenues, cette affection se propage avec une extrême rapidité. Les chiffres révélés, à la campagne surtout, depuis que l'on emploie la tuberculine, sont éloquents ; nous les avons donnés plus haut et nous avons vu que M. Nocard — et seulement lorsqu'il y était sollicité — trouvait dans des exploitations bien tenues 60, 80 et 90 pour 100 d'animaux tuberculeux par contagion dans certaines écuries, tandis que dans les écuries voisines il n'y avait pas une seule bête malade.

Dans les grandes villes, comme l'ont montré MM. Vallin, Lagneau, Nocard et Bouchard, la tuberculose bovine est assez rare, car les laitiers nourrisseurs ne gardent les animaux que fort peu de temps. Ils les achètent après le vêlage et les envoient à la boucherie aussitôt que le lait diminue. Ces industriels savent, en outre, que l'inspection fonctionne et est assez sévère ; aussi surveillent-ils minutieusement leurs étables pour éviter la perte causée par la saisie. Et néanmoins combien d'animaux, trop manifestement malades, sont-ils abattus dans des tueries particulières et rentrent dans les grandes villes au moyen des paniers, échappant ainsi aux rigueurs de l'inspection et faussant les statistiques ?

Dans les campagnes, au contraire, les bêtes restent longtemps à l'étable. Elles vêlent au moins 5 ou 6 fois, plus souvent 9 à 10 fois, jusqu'à ce qu'épuisées et vieilles, elles finissent la plupart par la pommelière après avoir communiqué à leurs voisines et aux jeunes génisses les germes de la maladie.

Ajoutons à cela, dit Gautrez, dans les pays où les pâturages font défaut, une stabulation prolongée dans des locaux mal ventilés, dans une atmosphère malsaine, une alimentation souvent déplorable, tellement mauvaise que M. Ch. Girard ne craint pas de la qualifier de phtisiogène, et nous aurons le secret de cet accroissement progressif de la tuberculose bovine que dénonçait M. Nocard au dernier Congrès de la tuberculose et que Boulay avait déjà signalé. « Cette grande fréquence, disait-il, s'explique par les conditions plus intensives de contagion que la stabulation réalise... Si des phtisiques se trouvent dans l'étable, la contamination de leurs voisines doit en résulter d'une manière comme nécessaire. C'est ce qui a lieu, en effet ; et comme la tuberculose, nous le savons, est compatible dans l'espèce bovine avec la santé apparente des animaux qui en sont atteints, il en résulte que les effets de la contagion ont le temps de se produire sans que les faits soient assez caractérisés pour éveiller l'attention ».

La tuberculose, et surtout celle des bovidés, suit une marche sans cesse envahissante et, d'après Nocard, on peut déjà tenir pour moyenne la proportion de 10 à 25 pour 100 de tuberculeux. Bien plus, l'on remarque que ce sont les vaches qui fournissent le plus fort contingent à cause de l'épuisement de la lactation et de la stabulation plus prolongée. C'est ainsi que Riesch montre qu'à l'abattoir de Leipzig, de juillet 1888 à janvier 1892, on a abattu 67,077 bovidés dont 13,688, soit 20,4 pour 100, étaient tuberculeux. Ces bovidés se répartissent de la façon suivante : veaux, 9,3 pour 100, — taureaux, 15,1 pour 100, —

bœufs, 19,5 pour 100, — vaches, 26 pour 100. Les conjectures de M. Duclaux se trouvent ainsi confirmées.

« En certains points de la Beauce, de la Champagne, du Morvan, du Béarn, dit M. Nocard, on évalue à 10 pour 100 au bas mot le nombre des animaux atteints, et nous savons tous que la tuberculose est la plaie de la belle race niversaise ». « Dans la Beauce, qui est la plus éprouvée, dit-il ailleurs, la proportion s'élève même à 25 pour 100 ».

Beaucoup s'étonnent que parmi les vaches des montagnes la tuberculose puisse faire de tels ravages, comme l'indiquent, entre autres, les chiffres de 30 et 40 pour 100 notés par le Pr Spillman, de Nancy, pour les bêtes des Hautes-Vosges. Bien que les vaches vivent une grande partie du jour au grand air et pacagent sur le flanc des montagnes, combien d'heures ne passent-elles pas, pendant les mauvais jours de l'été comme durant les longs hivers de ces pays montagneux, dans des écuries trop étroites, dans des étables obscures et sans fenêtres, privées d'air et de lumière et dont la malpropreté la plus repoussante n'est que le moindre défaut? Et ces bêtes qui ont vécu pendant 4 à 5 mois jour et nuit, sans abri, à la rigueur du temps, parmi les pacages, descendent aux premiers froids pour être enfermées dans les étableries basses, chaudes, dont les joints sont bien calfeutrés et où les gens cohabitent avec leurs bêtes. Ne sont-ce pas là d'excellentes conditions d'extension pour la maladie? comme le faisait remarquer M. Grissonnanche, d'Aigueperse, en 1888 au Congrès de la Tuberculose.

Là, en effet, tout favorise la contagion. Le plus souvent, il n'existe pas de litière et les excréments ne sont enlevés que lorsqu'ils encombrent par trop le plancher de l'étable, pour être disposés au milieu des cours où se forment des mares de purin, ou côte à côte avec l'eau des abreuvoirs ou même l'eau potable des puits. Purin et excréments desséchés imprègnent l'eau destinée au lavage des vases à lait comme à la boisson des bêtes. Et MM. Galtier et Cadéac n'ont-ils pas vu une eau stagnante, renfermant un morceau d'organe tuberculeux, être inoculée avec succès au bout de 120 jours !

Mais, nous l'avons dit, ce n'est pas seulement comme véhicule de germes pathogènes et de leurs produits toxiques que le lait peut être dangereux ; il le devient encore par la souillure banale, les modifications chimiques qui résultent d'une hygiène déplorable, une alimentation souvent très mauvaise et une foule d'adultérations.

La question de l'hygiène des vacheries est donc très complexe. Nous venons de voir en effet avec quelle facilité les animaux soumis à la stabulation peuvent contracter certaines maladies comme la tuberculose ; avec quelle rapidité, dans les étables mal tenues, cette affection se propage ; et nous devons être édifiés sur ce point.

Nous savons également que le lait, tantôt pathologique lui-même, tantôt simple milieu de culture et même seulement de dépôt des germes pathogènes et des germes de la souillure banale de l'atmosphère, peut devenir un agent de transmission et comment il s'imprègne.

A ces dangers d'une mauvaise installation intérieure des laiteries et vacheries s'ajoutent encore les inconvénients non moins grands qui s'attachent à tous les détails d'une exploitation en dehors de l'étable, à l'hygiène négative des abords des vacheries. C'est tout cela qu'il faut voir et savoir pour être en mesure d'y remédier par tous les moyens.

Nous allons donc rechercher les conditions à réaliser pour prévenir les dangers et les graves inconvénients qui s'attachent aux étables et aux fermes insalubres.

Cette question a réalisé, depuis quelques années, des progrès considérables à l'étranger, en Angleterre, en Allemagne, en Italie, en Belgique, en Suisse, tous pays où l'hygiène est en grand honneur et où les pouvoirs publics se montrent moins étrangers que chez nous aux questions sanitaires.

Chez nous l'on ne s'occupe guère de ces établissements d'un

aspect repoussant, d'une insalubrité qui dépasse toute imagination et qui sont les plus nombreux dans nos pays où la moyenne des gens — et non des moins instruits — croit encore que l'odeur du fumier est salutaire et utile à la santé !

Que doit donc être une étable bien tenue comme l'administration devrait en tolérer seulement l'établissement ? Nous allons essayer de le montrer.

Dans cette étude, nous nous inspirerons beaucoup de l'ouvrage de M. E. Gautrez très documenté sur la question.

Bâtiments d'exploitation. — Aux termes de l'ordonnance du 25 juillet 1822, toute vacherie doit, pour être autorisée, comprendre, outre l'étable, une cour et un puits. Et Gautrez propose avec raison de modifier cette formule en disant que « toute vacherie doit comprendre, outre les bâtiments d'exploitation, une cour suffisamment grande et une source ou un réservoir d'eau potable à l'abri de toute contamination.

La maison d'habitation ou la pièce réservée au laitier devra être complètement séparée de l'écurie et n'y pas avoir directement accès. Personne ne doit coucher dans l'étable, à plus forte raison les tuberculeux qui viennent, dans certains pays, faire une *cure d'air d'étables* qu'ils s'astreignent à habiter (Gautrez).

La laiterie, c'est-à-dire le local destiné à déposer le lait, doit être également séparée et les récipients bouchés pour éviter que la surface du lait ne soit *noire de poussière,* comme Goldie le fait remarquer. Ce local doit être tenu en très grand état de propreté et facile à nettoyer.

En Angleterre, l'ordonnance du 15 juin 1885 interdit de faire servir un dépôt de lait comme chambre à coucher ou de l'affecter à tout autre usage incompatible avec la propreté de la pièce, des vases et du lait qui y sont contenus. Elle porte même que toute laiterie doit être éclairée, ventilée, munie d'un sol imperméable et les parois revêtues, jusqu'à 6 pieds de hauteur, d'une substance unie et facile à laver.

En France rien de semblable n'existe ; il est rare de voir à la campagne un local spécialement affecté au dépôt du lait ; et pourtant la réserve d'une chambre à lait répond à un besoin absolu d'hygiène élémentaire.

Étable. — L'étable doit être vaste, largement éclairée, aérée et ventilée, disposée de façon que chaque animal jouisse d'une surface et d'un cube suffisants, que le service et le nettoyage y puissent être faits sans difficultés.

Le cube doit être de 20 mètres au minimum, par animal (A. Goubaux, Pallet), mais à condition que la ventilation soit parfaite. En Angleterre on exige 27 mètres cubes par animal.

L'animal doit jouir d'une superficie minima de $2^{m},50 \times 1^{m},60$ (Gautrez).

La hauteur du plafond doit être de $3^{m},20$ au minimum.

Le nettoyage devra être facile, tant du sol que des mangeoires, et la promiscuité trop grande entre les animaux devra être évitée ; pour cela la mangeoire et l'auge doivent être complètement indépendantes pour chaque bête.

La mangeoire doit en outre être assez large et profonde pour que les fourrages qu'on y dépose ne tombent pas sur le sol souillé.

L'étable doit encore présenter des cheminées d'appel qui assurent une large aération.

Il serait bon, comme on l'exige en Angleterre, que chaque animal soit séparé de son voisin par une stalle complète, toutes les fois que les éleveurs peuvent le faire et cela dans leur intérêt, pour diminuer les chances de contagion de toute l'étable en cas de maladie d'une seule bête.

Les animaux, suivant Bonnet, ont besoin d'un air pur, vif et plutôt frais que chaud. C'est le contraire qui est réalisé dans les étables des campagnes les plus reculées comme des vacheries urbaines : le but recherché est un air confiné et aussi chaud que possible, d'autant plus que les nourrisseurs sont convaincus que la chaleur humide favorise la sécrétion du lait et l'engraissement des bêtes. Aussi voit-on les vaches parquées dans une pièce étroite, sombre, toutes issues fermées afin d'empêcher le renouvellement de l'air. Si bien que, comme le fait remarquer Bonnet, « le bétail fixé à la même place vit dans une espèce d'étuve où il ne respire qu'un air chaud, plus ou moins altéré dans ses principes, et infecté par des miasmes putrides. Cette accumulation de chaleur, le défaut de ventilation des étables et la vie sédentaire à laquelle les vaches sont soumises donnent lieu au développement de nombreuses et fréquentes maladies, parmi lesquelles on doit compter en première ligne la phtisie et les inflammations aiguës et chroniques des poumons ».

Ces conditions, ajoute Gautrez, favorisent singulièrement encore la propagation des maladies contagieuses et ont même une influence très marquée sur la qualité et la composition du lait qui est pauvre en beurre dans de telles conditions d'agglomération et de ventilation défectueuse, comme l'ont montré les analyses de C. F. Chandler, de New-York.

L'aération et l'éclairage constituent un détail de la plus haute importance, ce dont nos paysans ne semblent en aucune façon se douter. En effet, s'il existe dans les étables des fenêtres, des ouvertures, ils s'empressent de les obturer. Ce préjugé est d'autant plus ridicule qu'il est préjudiciable à leurs intérêts. En effet, si le lait est plus abondant dans ces conditions avec une nourriture moins substantielle, il est aussi moins nourrissant et la santé des bêtes subit un préjudice considérable. C'est donc un faux calcul pour le nourrisseur et une tromperie pour le consommateur, sans compter les infections qui en résultent pour tous.

On doit donc exiger plusieurs fenêtres ou ouvertures larges, autant que possible opposées les unes aux autres et, dans les étables où une seule paroi communique avec l'extérieur, on devra pratiquer dans le plancher, au-dessus de la crèche, plusieurs ouvertures aboutissant à un tuyau en poterie au delà du toit (cheminées d'appel, ventilateurs).

Le sol de l'étable doit être garanti contre les infiltrations et doit être recouvert d'un pavé uni ou d'un dallage avec joints en ciment, ou encore de briques jointes au ciment, d'un dallage entièrement en ciment ; quoi qu'il en soit, le sol doit être dur, ferme et imperméable. En outre il doit être incliné vers une rigole longeant l'arrière-train des animaux.

Une litière abondante et fraîche sera placée sous les animaux et dans la rigole. On la renouvellera *chaque jour* au moment du balayage du sol, qui sera en outre lavé à grande eau au moins 2 fois par semaine.

Personne n'ignore quelles sont, dans cet ordre d'idées, les habitudes de la campagne. L'accumulation systématique du fumier sous les bêtes est un usage invétéré qui a pour but d'obtenir un excellent engrais — c'est très vrai, mais combien au détriment du bétail, du lait et du nourrisseur.

Nous plaçant ici à un point de vue éminemment pratique et simple, à la portée des moindres fermiers, nous n'envisagerons pas les perfectionnements très ingénieux apportés dans cette partie de l'hygiène des étables, comme le tout à l'égout avec système d'évacuation constante et immédiate qui est appliqué à la vacherie suisse de Turin : mais toutefois nous tenons à faire remarquer que, grâce à toutes les précautions prises et dont beaucoup paraîtront puériles et mesquines à nos paysans (comme le fait de maintenir la queue de la vache attachée au plafond), cet établissement modèle n'a pas eu, en 2 ans, une seule bête malade, bien qu'il s'agisse de Suissesses très difficiles à acclimater.

Nous ne demandons ici que les quelques mesures de propreté élémentaires que nous signalions plus haut, surtout l'enlèvement fréquent du fumier et le maintien du sol de l'étable et des bêtes exempts de souillures. Nous ajouterons à cela la nécessité de crépir, blanchir à la chaux et badigeonner les parois de l'étable au moins une fois par an (Les lois anglaises exigent 2 badigeonnages par an).

Ces mesures n'ont rien de draconien et ne sont que de simples précautions *indispensables* d'assainissement et de propreté que commande l'hygiène la plus élémentaire, surtout dans des étables où se recueille le lait destiné à l'alimentation si délicate des nourrissons. La surprise, que peut provoquer l'énumération de ces élémentaires précautions, est tout simplement en raison directe de la saleté de ceux qui peuvent en rire. Rien là dedans n'est du luxe : ce n'est même pas un confort.

Nous ajouterons que la température de l'étable ne doit guère dépasser 16°.

Il est indispensable également, pour éviter les contagions si faciles, que chaque vacherie puisse disposer d'une petite étable indépendante, au moins d'une stalle close pour isoler les animaux malades.

Quant au grenier à fourrages, nous n'émettrons à son sujet qu'un désir, c'est qu'au moins il ne communique en aucune façon avec l'étable et que sa porte ne s'ouvre pas directement dans celle-ci, afin d'éviter les émanations qui imprègnent si facilement les fourrages. On sait pourtant combien cette communication est fréquente dans les campagnes et quels graves inconvénients elle présente en cas de maladie contagieuse.

Fumiers. Purins. Dépôts de drêches et de pulpe. Approvisionnement d'eau. Latrines. Cour. — Dans la plupart de nos vacheries, dit M. Gautrez, le sol est à nu, exposé à toutes les souillures de l'étable. Dans beaucoup, et c'est le plus grand nombre, les purins ont peu ou point d'écoulement. Ici, c'est une écurie obscure où les purins forment de nombreuses mares à l'intérieur ; là, ils sont recueillis dans des puisards absorbants situés au milieu de l'écurie ; ailleurs, ils se déversent dans la cour dont le sol boueux et malpropre se laisse sans cesse pénétrer. Ailleurs encore, on les écoule dans les fossés de la route, les jardins du voisinage ou les caniveaux des rues du village, sans souci des émanations, des infiltrations et de la contamination des sources ou des puits voisins.

On doit donc exiger, — et cela est d'une hygiène encore bien élémentaire, bien qu'elle puisse sembler à nos paysans routiniers et ignorants un monument d'exigences tracassières et arbitraires! — en doit exiger l'éloignement le plus rapide possible des purins et eaux de lavage, les isoler au moins d'une façon absolue. C'est d'une nécessité rigoureuse.

Il existe dans le Puy-de-Dôme un arrêté préfectoral du 1er octobre 1893, dans lequel il est dit: Art. 2. — « Les purins et les urines provenant des étables seront dirigés dans une citerne étanche soumise aux mêmes vérifications que les fosses d'aisances. » On pourrait y ajouter, d'après Gautrez, les eaux de lavage, mais on pourrait craindre alors que la fosse ne se remplisse rapidement.

Il faut pour une vache, une fosse de 3 mètres cubes par an, suivant Drouineau, en tenant compte des deux tiers qui sont absorbés par la litière.

Quant aux puisards ou puits absorbants qui souillent profondément le sol, ils devront toujours être rigoureusement interdits, puisque le plus souvent ils vont infecter la nappe souterraine aquifère directement ou indirectement.

L'épandage des purins sur les terres voisines ne devra être fait que hors le cas de proximité de puits ou sources d'eau potable.

— Nous tenons à faire remarquer qu'il ne s'agit plus, dans ce qui précède comme dans ce qui suit, de l'hygiène spéciale à la laiterie, mais bien d'hygiène générale rigoureuse, puisqu'il est question de l'eau qui sert aussi bien à l'alimentation humaine qu'à l'alimentation des vaches et aux besoins de l'exploitation.

Le dépôt de fumier dans la cour, qui est le point de départ si fréquent des infiltrations et de la contamination des récipients d'eau, sans parler pour les villes des inconvénients de l'odeur qui s'en dégage, doit être soumis à une réglementation très sévère, mais surtout mieux observée et mieux armée qu'elle ne l'est encore aujourd'hui.

Ordinairement, dit Gautrez, le fumier déposé contre les murs des bâtiments ou au milieu des cours, exposé au soleil, aux vents, à la pluie, baignant le plus souvent dans une mare de purin, est aussi le réceptacle de toutes les immondices de la maison. C'est là que l'on jette toutes les ordures ménagères et comme, d'ordinaire, il n'y a point de cabinets d'aisance, le fumier en tient lieu.

L'infiltration du sol, la souillure des puits ou des cours d'eau voisins par les germes pathogènes que peuvent contenir les déjections humaines, même le transport à distance de ces germes par les poussières desséchées, voilà le résultat d'un pareil état de choses. (Épidémie de diphtérie de Chagny, Saône-et-Loire, qui s'éternisa pendant de longs mois par suite de la souillure permanente des puits, sources et cours d'eau, 1894-96).

On peut dire qu'à la campagne les fumiers et purins doivent avoir les mêmes réglementations que les fosses d'aisances, puisqu'ils en tiennent lieu. En outre il faut tenir compte de la matière organique en putréfaction qui peut également souiller l'air et l'eau.

Pour prévenir la souillure de l'air, on doit placer le dépôt de fumier assez loin de l'habitation et de l'étable et, au moins en été, l'abriter sous un hangar ouvert de tous côtés, afin de le soustraire aux rayons solaires : en outre il est bon de le maintenir toujours un peu humide pour éviter le transport des poussières par l'air.

On évitera l'infiltration du sol en bétonnant simplement l'emplacement du fumier et en l'entourant d'une rigole en ciment aboutissant à la fosse étanche.

Quant à l'enlèvement du fumier en ville, il doit être fait au moins deux fois par semaines ; à la campagne les amas de fumier n'ont pas d'inconvénients sérieux s'ils remplissent les conditions énoncées plus haut : éloignemant des bâtiments et des puits.

En Angleterre les règlements, sur les fosses à fumier et les litières, exigent l'impénétrabilité du sol et le drainage suffisant.

Le dépôt de pulpe ou de drêche existe le plus souvent près du dépôt de fumier, dans la cour, quelquefois dans l'écurie même. On conçoit les inconvénients qui en résultent ; les silos, souvent situés en contre-bas, reçoivent une partie du purin ; la substance alimentaire s'infectant rapidement est bientôt soumise à une fermentation qui lui donne une odeur insupportable et elle devient tout à fait dangereuse pour l'alimentation des animaux.

Cet inconvénient n'existera pas si le sol du fumier est parfaitement bétonné et entouré de caniveaux étanches.

On doit exiger en outre une distance de 10 mètres au moins entre l'ensilage de la pulpe et le dépôt du fumier ou la fosse à purin. La pulpe devra être toujours couverte pour éviter les émanations qu'elle répand,

Quant à la drêche, si employée dans le nord et la région de Paris, elle ne devra être déposée que dans des trous spéciaux et, suivant les prescriptions du Conseil de salubrité de la Seine, sous des hangars à claires-voies et dans des lieux très éclairés. Ces trous devront rester constamment ouverts afin d'être conservés en bon état.

Approvisionnement d'eau. — L'approvisionnement d'eau nécessaire pour les besoins des vacheries est une des questions les plus importantes et aussi les plus délicates : elle est capitale, en raison du rôle qu'elle joue dans toutes les épidémies où le lait n'est, comme le dit Gautrez, qu'un *prête-nom*, l'eau de lavage des ustensiles et l'eau de coupage étant la cause de tout le mal.

Du reste l'eau de boisson elle-même a, d'après Smester, une

grande influence sur la qualité du lait. Or, chacun sait que dans les campagnes, la plupart des vaches vont boire dans des mares, des *creux*, une eau boueuse, croupie, infecte, jamais renouvelée.

Chaque établissement doit posséder un puits, une source ou une concession d'eau dans les villes. L'eau doit être abondante, pour abreuver les animaux et assurer les lavages fréquents de l'établissement qui doit être tenu dans le plus grand état de propreté.

Que dire de toutes ces fermes où le puits se trouve tantôt dans l'écurie même, tantôt adossé au mur extérieur ou contre le fossé du chemin, tantôt au milieu de la cour boueuse et infecte, à proximité du dépôt de fumier, du silo de pulpe, d'une mare à purin, d'une fosse d'aisance quand il en existe une, d'un ruisseau qui charrie des eaux imprégnées de matières de vidanges? Nous ne pouvons nous arrêter à cette facile et fréquente contamination des puits et à toutes les conséquences redoutables qui en résultent. Ces faits sont trop connus.

Comment éviter la souillure des puits? Toutes les précautions se résument en ceci : éviter les infiltrations. Pour cela : sol de la cour à fumier et sol de l'écurie parfaitement bétonnés ; caniveaux imperméables et fosse étanche pour le purin ; puits situé en amont des habitations et de l'écurie. Ce sont là déjà de sésieuses garanties. Mais c'est un pis-aller.

En effet, dans les villes surtout, le sous-sol est profondément infecté, et la nappe d'eau souterraine qui alimente les puits est sans cesse en contact avec ce sous-sol fécalisé et fatalement imprégné : ici c'est la source qui est impure. Dans ce cas, lorsque l'analyse prouve l'infection de l'eau dans les villes, on doit interdire les puits et obliger le laitier à prendre une concession d'eau de la ville. Si l'administration n'a pas le droit d'imposer une pareille chose à de simples particuliers — et encore peut-on toujours interdire à un propriétaire l'ouverture d'un puits reconnu malsain — elle en a le droit lorsqu'il s'agit des intérêts généraux de la population et de la santé publique, lorsqu'il s'agit notamment des laitiers qui ont entre leurs mains la santé et la vie d'un grand nombre d'individus. Il s'agit là, d'ailleurs, d'une industrie et, en ville, d'établissements classés. M. Monod a parfaitement montré qu'il ne saurait y avoir de doute en la circonstance et que les pouvoirs de l'administration dans ce cas sont nets et positifs. — Cette observation du reste devrait s'appliquer à toutes les mesures que nous demandons dans ce chapitre.

En Angleterre, que nous sommes obligés constamment de montrer comme exemple. les règlements des laiteries sont formels et sévères : de plus ils sont *observés* : l'administration y veille soigneusement. Il serait à désirer que les prescriptions d'Outre-Manche, que malheureusement nous ne pouvons rapporter ici, fussent appliquées dans toutes nos vacheries, laiteries et fermes d'où sort le lait livré à la consommation publique.

Comme nous l'avons déjà indiqué, il est aussi important que la cour de l'étable soit tenue très propre. Elle doit être vaste et il serait utile qu'elle soit pavée.

Quant aux latrines, la plupart du temps, surtout à la campagne, il n'en existe pas et la cour, l'écurie, le pavé de la rue, le dépôt de fumier servent de réceptables à toutes les immondices. S'il existe une fosse d'aisances. on peut être assuré qu'elle n'est pas étanche. Il en résulte fatalement l'infection permanente du sol, les infiltrations vers les puits et les sources voisines.

Il est donc indispensable que dans toute vacherie il existe des latrines isolées qui ne puissent exercer autour d'elles leur influence nocive. En ville, on devra avoir le tout à l'égout ou des fosses fixes étanches ; à la campagne, des fosses ou tinettes mobiles, à condition que les tonneaux ne soient pas défoncés.

En Angleterre, il est ordonné que : « Aucun water-closet, cabinet d'aisances, fosse d'aisances ou urinoir ne doit être à l'intérieur d'une étable, y communiquer directement ou s'y aérer ».

En résumé :

Si une vacherie est tolérée dans l'intérieur d'une ville, elle devra s'établir dans un quartier reculé, à proximité d'un égout pour faciliter l'éloignement immédiat des eaux et purins.

Toute vacherie doit, pour être autorisée, posséder une source d'eau à l'abri de toute contamination, des cabinets d'aisances avec fosse étanche ou des tinettes mobiles en bon état.

Elle doit posséder : une *laiterie* isolée et tenue très proprement ; l'habitation doit être complètement séparée de l'écurie ; une étable dont le cubage minimum est de 20 mètres par animal, dont les murs sont parfaitement crépis et blanchis à la chaux, dont le sol, bétonné ou pavé avec joints en ciment, possède une pente suffisante et des caniveaux pour l'écoulement des eaux et purins, dont l'aération et l'éclairage sont assurés par des fenêtres ouvertes suffisantes ou, si elles sont insuffisantes, par des cheminées d'appel pour assurer la ventilation, dont enfin, les auges sont distinctes pour chaque animal et toujours propres.

Les étables seront nettoyées chaque jour et lavées à grande eau 2 fois par semaine. La litière sera propre et abondante.

Le grenier à fourrage doit être séparé complètement de l'étable.

Une petite étable ou une stalle indépendante doit exister pour l'isolement des animaux malades,

L'emplacement du fumier doit être bétonné et circonscrit par une rigole cimentée qui aboutit à une fosse étanche où se recueilleront les eaux et purins provenant de l'écurie.

---

(1) Le Conseil d'hygiène de la Seine a approuvé, le 19 février 1897, les dispositions suivantes, sur le rapport de M. Nocard, pour la révision des conditions générales d'autorisation des vacheries de la Seine.

Étables. — Chaque vache doit avoir 20 mètres cubes et $1^m,45$ de large. Une canalisation souterraine siphonée conduit les liquides de l'étable à l'égout ; les citernes étanches ne sont autorisées qu'en l'absence d'égout dans le voisinage et quand il y aura à proximité des terres arables disposées pour l'épandage.

L'aération se fera par des cheminées d'appel (1 pour 6 vaches), de 25 centimètres de côté intérieur. Les murs seront cimentés jusqu'à $1^m,75$ au-dessus du sol ; plus haut, ils seront badigeonnés au moins une fois par an, en mai.

Les fumiers seront portés sur une aire cimentée entourée d'un ruisseau étan-

A la campagne les purins pourront s'écouler dans les terres voisines, à condition que ce soit loin des puits ou sources d'eau.

La pulpe et la drêche doivent être conservées dans des silos maçonnés, à parois latérales étanches et éloignées des fumiers et purins.

Dans les villes, les laitiers doivent prendre une concession d'eau de la ville. A la campagne, le puits doit être situé dans la partie la plus haute de la propriété et les abords doivent en être tenus dans le plus grand état de propreté.

---

che conduisant les purins à l'égout ; ils seront enlevés au moins 3 fois par semaine, à 8 heures en été, 9 heures en hiver. Chaque étable aura de l'eau sous pression.

Les ruisseaux, aire à fumier, etc., seront désodorisés au besoin 2 fois par jour, avec une solution désinfectante (chlorure de zinc à 5 pour 100, ou autre).

Laiterie. — Chaque vacherie comportera un local spécialement affecté à la laiterie, qui ne servira à aucun autre usage. Il comprendra un sol imperméable en pente, une conduite d'eau siphonée, un enduit cimenté jusqu'à $0^{m},75$, avec peinture vernissée au-dessus, une cheminée d'aération de $1^{m},25$, des récipients imperméables lavés chaque jour dans l'eau alcaline bouillante.

Fosses à drêches. — Elles seront cimentées, auront des murs de $0^{m},45$ d'épaisseur ; la profondeur maxima au-dessous du sol sera de $1^{m},20$, pour empêcher l'asphyxie par l'acide carbonique ; la fosse sera aérée et ouverte.

M. Vallin (*Revue d'hyg.*, avril 1897) fait remarquer que l'obligation d'une laiterie spéciale et la limitation de la profondeur des fosses à drêche sont les deux modifications les plus importantes au point de vue de l'hygiène.

CHAPITRE IV

SURVEILLANCE — CONTROLE — INSPECTIONS

Telles sont, au point de vue de l'hygiène des étables et de leurs dépendances, les mesures les plus urgentes qui devraient être prises et sur lesquelles devrait porter un règlement précis dont l'observation rigoureuse serait assurée par une surveillance effective et un contrôle sévère.

Mais d'abord nous voulons faire ressortir que les vacheries, qui ne sont établissements classés que dans les villes de plus de 5,000 âmes, doivent l'être en toute localité et que l'administration doit se préoccuper de leur installation après que les propriétaires ou fermiers auront fait la déclaration — rendue obligatoire — d'industrie laitière, de commerce et de vente de lait au public. Du reste, ce n'est pas tant pour l'odeur et l'incommodité pour le voisinage que ces établissements doivent être classés comme insalubres ou dangereux. Ils sont dangereux au premier chef pour la santé publique à cause même du commerce du lait, en quelque endroit qu'ils soient situés, toutes les fois que le lait qui en sort est impur.

Les conseils d'hygiène, en cas de déclaration d'ouverture d'une vacherie, doivent être appelés à donner leur avis sur les garanties que présente la pureté de l'eau dont l'établissement fera usage. Toutes les conditions d'hygiène de la vacherie étant examinées par l'administration, celle-ci ne devra faire aucune concession aux propriétaires sur les termes du règlement dont les prescriptions devront être exigées dans toute leur rigueur.

« La santé publique, écrit Gautrez, a des exigences multiples, le plus souvent impérieuses. Elle n'admet ni faiblesse, ni complaisance. Toujours placée au-dessus des intérêts privés qu'elle domine, elle doit les primer chaque fois qu'il n'est pas possible de les concilier avec elle ».

C'est là un principe fondamental et absolu dont tous ceux qui sont à un titre quelconque chargés de l'hygiène et de la salubrité publiques doivent être bien pénétrés, comme aussi de toute la responsabilté morale qui leur incombe. Et c'est ainsi qu'ils pourront mener à bien leur mission de sauvegarder la santé publique, d'épargner de nombreuses vies humaines et de conserver ainsi au pays une grande partie de sa richesse et de ses forces vives.

Il ne suffit pas, en effet, d'imposer des conditions sévères d'hygiène aux établissements insalubles. Il faut que ces prescriptions soient observées et que l'on s'en assure. Un contrôle est nécessaire pour que les règlements ne puissent être violés. Il faut que l'on songe enfin à organiser plus sérieusemnt l'inspection, la surveillance et le contrôle, afin que la loi ne reste pas lettre morte. Dans chaque département il devrait exister au moins un *Inspecteur de salubrité*, comme dans les départements de la Seine, du Nord, de la Sarthe. Mais à côté de ce poste, où est centralisée la direction hygiénique du département, les inspections générales, cantonales et locales par les vétérinaires doivent être faites sérieusement et règulièrement, en évitant au besoin que les vétérinaires aient comme ressort de surveillance le canton où ils ont leurs intérêts. La police municipale est chargée de veiller sur l'exécution des lois et réglements et la loi du 28 avril 1832 (art. 95) a introduit sous le § 15, dans l'article 471 du Code pénal, une disposition à l'effet de punir les contrevenants ; de même la récidive est soumise à l'art. 474 du Code pénal.

Nous ajouterons que les pouvoirs des inspecteurs et contrôleurs doivent être étendus et leur action non pas limitée dans des dispositions étroites comme cela existe encore. En effet, la surveillance des étables n'est pas prévue par la loi. La loi du 21 juillet 1881 sur la police sanitaire des animaux permet de pénétrer dans les étables, mais à la condition que le maire ait été prévenu qu'il s'y trouve un animal atteint ou soupçonné de maladie contagieuse, dans les cas prévus par cette loi. Hors de ces cas le propriétaire peut refuser de laisser inspecter l'étable. — Cela peut se faire dans la Seine, mais alors au titre d'établissements classés. En réalité et en droit, le service d'hygiène des étables n'est pas suffisamment armé, puisqu'il n'a pas le droit d'examiner les animaux au point de vue de leur santé (Nocard. Barrier). En somme le *service des établissements classés* est compétent pour les mesures concernant l'hygiène et la salubrité de l'étable proprement dite, notamment au point de vue des *nuisances pour le voisinage* (aération, écoulement des eaux sales); ce service fait appliquer le décret de 1810. — Le *service sanitaire vétérinaire* intervient aux termes de la loi de 1881 pour la surveillance des animaux *malades* seulement. Quant à la surveillance préventive de la santé des vaches, elle n'est pas légalement établie.

D'après M. J. Ronvier, le seul moyen de tenir les consommateurs à l'abri des dangers du lait est d'imposer un règlement plus sévère; inspection régulière des vacheries et laiteries, même si rien d'anormal n'est signalé, quotidienne si besoin est. Cette *inspection régulière* a été organisée par des sociétés particulières en Hollande, en Angleterre, en Italie, en Allemagne. C'est ainsi qu'elle a été comprise dans les conventions passées entre les propriétaires et le Conseil d'hygiène dans les villes de Copenhague, de Stockolm et surtout de Carlsruhe: les propriétaires d'étables se laissent inspecter bénévolement et tous leurs animaux sont injectés à la tuberculine en entrant à l'étable.

En 1878, le gouvernement anglais prit, sur les réclamations des hygiénistes, des mesures vraiment sérieuses lorsqu'il promulgua le *Contagions diseases (animals) act*, qui place toutes les laiteries et étables sous la surveillance administrative et les soumet à l'inspection périodique.

Legroux et Laquerrière ont proposé l'inspection régulière en 1888 au Congrès de la tuberculose : il est vrai que les Prs Trasbot et Landouzy l'ont regardée comme inutile à cause de la difficulté du diagnostic de la pommelière, mais ce n'est pas seulement à ce point de vue qu'il faut se placer. Il faut que l'inspection se fasse également pour toutes les autres maladies contagieuses indiquées par Nocard (fièvre aphteuse, charbon, rage, non délivrance, métrites, entérites, suphrites, cystites, etc.) ; il faut aussi que le personnel des laiteries soit surveillé au point de vue de la contagion.

Ainsi les mesures administratives actuelles concernant l'industrie laitière sont notoirement insuffisantes pour sauvegarder la santé publique. Ronvier propose de mettre en vigueur les mesures de l'ordonnance anglaise (15 juin 1885) et de la loi allemande (24 janvier 1884), d'organiser l'inspection régulière des vacheries que l'on pourrait confier par arrondissement à une Commission de trois membres nommés par le Préfet, sur la présentation du Conseil d'hygiène départemental, et composée d'un médecin inspecteur du premier âge, d'un vétérinaire, d'un chimiste. Il demande en outre de nouveaux règlements administratifs rédigés par le Comité consultatif d'hygiène de France. (Ces différentes conclusions, présentées en 1889 au Congrès d'hygiène, ont été votées par l'assemblée).

Si l'exemple des villes étrangères ou des États que nous avons cités est bon à suivre, il faut tenir compte que le réseau de surveillance de Paris s'étend à plus de 40 kilomètres, ce qui fait que Paris ne peut en cela agir comme Stockholm, par exemple. En attendant que l'État, les départements ou les municipalités organisent légalement ce service de surveillance, M. Duclaux propose que le but de la réforme soit limité au lait destiné aux enfants et aux malades, le Conseil municipal faisant exercer cette surveillance limitée sur les Sociétés qui s'engageraient à livrer le lait pour enfants. (*Commission municipale du lait à Paris*). Il faudrait ainsi pouvoir inspecter au point de vue des conditions de production du lait (race, vélage, nourriture, traite, emploi de la tuberculine, etc.) ; les questions de nourriture et de traite ayant, comme le fait remarquer M. Vallin, un intérêt primordial pour la connaissance des qualités du lait.

Déjà, il est vrai, en ce qui concerne Paris, un service spécial nouveau fonctionne aujourd'hui régulièrement au Laboratoire municipal à l'effet d'examiner bactériologiquement les laits consommés à Paris. On prélève des laits dans les étables (banlieue, province) à l'aide de Commissions rogatoires confiées à des experts-inspecteurs du Laboratoire.

C'est là un heureux acheminement vers les mesures complètes que nous réclamons, en attendant que, dans toute l'étendue du territoire, *tous* « les établissements intéressant la santé des enfants soient placés sous la surveillance réelle et effective des municipalités », comme l'exprime le vœu voté, à l'occasion du rapport de M. Rivière, par le Congrès de protection de l'Enfance tenu à Bordeaux en 1895.

Ainsi l'on pourra, quand on le voudra, par une surveillance active, obtenir l'exécution rigoureuse des prescriptions formulées sur l'avis des Conseils d'hygiène et imposées par les autorités compétentes. Et cela est de toute nécessité, pour que désormais plus rien ne vienne justifier, à notre époque de progrès hygiénique, des constatations comme celles contenues dans la monographie de M. Baudran qui signale, dans le département de l'Oise, la disposition défectueuse et la mauvaise tenue des étables, la déplorable alimentation en eau potable, en un mot les négligences et les insalubrités rurales, l'abondance des *nuisances* de toutes sortes qui, d'ailleurs, ne sont pas l'apanage de certaines régions seulement, mais caractérisent aussi bien toutes les régions de la France. Et cela, ajoute M. P. Strauss (*Revue philanthrophique*, mai 1897), montre quel tort a eu le

Sénat d'ajourner le savant rapport du Pr Cornil sur la protection de la santé publique. Il faudrait que les indifférents puissent être convaincus de l'urgence absolue de la grande réforme sanitaire actuellement soumise aux délibérations du Sénat (1).

---

(1) Le 4e Congrès pour l'étude de la tuberculose, tenu à Paris au mois d'août 1898, vient de donner un renouveau d'actualité à cette question sur laquelle on ne saurait trop revenir et dont il faut parler à satiété, c'est-à-dire, comme le dit le Dr de Fleury, « jusqu'à ce que le genre humain décimé et littéralement rongé par cette rouille, se décide à user de tous ses moyens de défense contre un mal qui représente à lui seul le cinquième ou le quart de la mortalité totale.

« C'est par une foule de modestes besognes, partielles sans doute, mais dont le total est important, qu'on arrivera à l'enrayer : ligues, distributions de brochures, conférences, démonstrations par les médecins et les instituteurs ; l'initiative privée comme les mesures publiques propageront dans le peuple, la famille, la crainte du fléau et les moyens de s'en préserver ».

« Le Congrès émet le vœu : .... 10° que les gouvernements recherchent les moyens de prévenir ou de réprimer l'usage frauduleux de la tuberculine fait en vue de dissimuler l'existence de la tuberculose chez les animaux destinés à la vente ou à l'exportation ».

« Le Congrès — considérant que les progrès incessants de la tuberculose des bovidés menacent gravement la fortune et la santé publiques ; que la contagion est la seule cause vraiment efficace de ses progrès, — affirme la nécessité urgente des mesures législatives prescrivant :

a) La séparation des animaux malades d'avec les animaux sains ;

b) L'interdiction de vendre les animaux malades pour une destination autre que pour la boucherie ;

c) La surveillance des vacheries consacrées à la production du lait destiné à l'alimentation publique et l'abatage immédiat de toute vache atteinte de mammite tuberculeuse ;

d) La stérilisation ou tout au moins la pasteurisation du lait destiné à la production en grand du beurre et du fromage.

CHAPITRE V

HYGIÈNE DES VACHES — TRAITE

A côté des mesures de salubrité que l'Administration peut imposer aux vacheries, il en est d'autres vis-à-vis desquelles le contrôle officiel ne servirait pas à grand'chose, que l'on ne saurait obtenir qu'en en montrant les avantages et l'efficacité aux laitiers et en les leur rappelant à tout instant. Il en est ainsi de ce qui concerne l'hygiène générale et banale des vaches laitières, l'asepsie de la traite et les précautions à observer pour la récolte et la garde, la conservation du lait. Ce sont là des points importants de cette science de l'industrie laitière et de l'hygiène des vaches et des vacheries que tout fermier devrait connaître.

Nous avons vu quelles sont les conditions d'alimentation des vaches, les conditions de santé exigibles à leur entrée dans l'étable. Mais il ne suffit pas qu'une vache saine pénètre dans une étable et s'y trouve parmi des animaux sains ; il ne suffit pas non plus qu'elle soit bien nourrie, qu'elle ait de bonne eau, que son étable soit bien tenue ; il faut qu'elle aussi soit bien tenue et ne soit pas « comme un loqueteux dans un palais ». Et quels progrès à réaliser encore dans ce sens de l'entretien des animaux ! Le paysan qui étrille et brosse son cheval trouve tout naturel que sa vache ait les flancs et tout le train postérieur couverts d'écailles formées par les excréments qui agglutinent les poils ; comme le fait remarquer Smester, même bien nourries, les vaches donnent un lait ayant un parfum *sui generis* quand elles ne sont pas lavées, nettoyées, étrillées, brossées :

or cet auteur déclare que dans plus de 200 étables, il ne l'a pas vu faire une seule fois.

Dans certaines parties de la Bresse que nous avons visitées, nous avons vu les paysans laver et étriller chaque jour leurs vaches dont la litière était du reste assez soigneusement entretenue et changée entièrement chaque jour. Mais nous avons pu constater que ces soins constituaient une exception et que bien souvent les vaches étaient d'une saleté repoussante.

Et pourtant imagine-t-on une nourrice sale, crasseuse, exhalant une odeur excrémentitielle? Quelle mère voudrait que son enfant goûte seulement le lait d'une semblable créature, même si ce lait était trait pour éviter le contact de la bouche? Cependant il en est ainsi à la campagne pour la plupart des femelles laitières, et il faudra bien longtemps avant que l'on puisse faire comprendre aux consommateurs de lait que la routine n'est pas une loi : qu'une vache sale ne l'est pas moins qu'une nourrice malpropre, et que le lait de la première ne jouit pas au point de vue hygiénique d'une immunité que ne possède pas celui de la seconde ; il ne sera du reste pas plus facile de faire admettre à la plupart de nos paysans que leurs vaches doivent être aussi propres qu'eux-mêmes — plus propres le plus souvent. Et pourtant, nous le répétons ici encore, il est certain que lorsque les consommateurs voudront se rendre compte eux-mêmes de l'état des étables de leurs fournisseurs de lait et s'adresser aux plus propres, l'instinct de l'intérêt fera plus pour arracher ceux-ci de leurs routines malsaines que tous les règlements administratifs.

Nous ne parlerons pas ici de toutes les autres conditions d'hygiène générale qui doivent être appliquées aux animaux, telles que la nécessité de l'exercice, de l'aération. etc. — Nous en avons déjà parlé autre part.

Quant à la traite et aux soins de la *Laiterie*, Gautrez fait remarquer que de ce côté encore l'Administration pourrait, si elle le voulait, intervenir, comme en Angleterre et en d'autres pays où ces points ont été inscrits dans les Ordonnances et Règlements. En effet, l'Ordonnance anglaise de 1885 porte que « tous les vases à lait et tous les ustensiles de laiterie doivent être nettoyés à fond avec la vapeur d'eau ou au moins à l'eau bouillante ». Mais il est bien difficile de s'assurer que pareille précaution est observée, car pour l'œil rien ne ressemble plus à un vase lavé à l'eau bouillante qu'un vase lavé à l'eau sale.

Toutefois on peut exiger que tous ces ustensiles soient absolument propres, au moins d'une façon apparente. Ce sera toujours un point acquis qui ne l'est pas partout actuellement, tant s'en faut. Du reste, si l'eau employée même non bouillie n'est pas souillée, comme on peut l'espérer en observant les conditions d'approvisionnement précédemment exposées, il existera déjà une bien plus faible chance de contamination.

On peut également interdire, comme vases à lait, l'usage de récipients en cuivre, laiton ou zinc, les poteries mal vernissées, les vases de fer à émail contenant du plomb, toutes substances susceptibles d'altérer le lait ou de lui communiquer des propriétés toxiques, — comme on le fait à Berlin.

On peut encore exiger que les ustensiles à lait soient tous remisés à la *Laiterie* et absolument réservés à son usage.

En tous cas l'on peut, lors de l'autorisation — bientôt, nous l'espérons, rendue nécessaire — des vacheries et laiteries, remettre aux laitiers une instruction détaillée leur expliquant les nécessités des précautions hygiéniques qu'on leur imposera peut-être et qu'en tous cas l'on attend d'eux ; leur montrer les avantages et l'efficacité de ces mesures ; les leur énumérer et détailler avec soin en leur prouvant que ce ne sont pour la plupart que simples usages de propreté ne comportant rien d'onéreux pour eux, mais susceptibles au contraire de rendre leur exploitation plus avantageuse, avec des risques moindres pour la santé de leurs bêtes.

Un pareil livret serait, pensons-nous, utile à répandre ; s'il ne doit pas, nous le croyons certainement, entraîner la conviction de *tous* les paysans défiants et déraciner partout la routine, au moins éclairera-t-il les nourrisseurs intelligents et de bonne volonté qui souvent ne demandent qu'à ce qu'on leur trace leur devoir pour s'y conformer.

Nous verrons tout à l'heure ce qui a trait aux soins à donner au local réservé à la *laiterie*, c'est-à-dire à la garde du lait. Voyons d'abord ce qui concerne la *Traite* même du lait. Nous avons dit quelles causes de souillures menacent déjà le lait à son origine : les pis des vaches salis par la litière, ainsi que les mains maculées des personnes chargées de la traite sont autant de facteurs de la souillure et de l'altération ultérieure du lait. Pour que ce liquide soit d'une garde facile et durable, il doit être à peu près indemne de tous germes.

Pour cela quels soins de propreté doivent être observés afin que puisse être obtenu ce que M. Duclaux annonçait à sa Conférence de juin 1889, au Trocadéro, lorsqu'il affirmait que du lait proprement recueilli, dans une étable bien tenue et dans un vase bien nettoyé, par un vacher qui aurait bien lavé ses mains et les trayons de sa vache, ne se coagulerait pas plus vite que du lait recueilli sans soins et additionné de bicarbonate de soude.

Or, ces conditions sont si rarement réalisées que M. Smester a pu écrire dans la *Revue des Maladies de l'Enfance* (décembre 1893) : « Je ne sais si en Europe il y a un point où l'on sache faire du lait. Mais dans tous ceux que j'ai parcourus et étudiés, on n'a pas la moindre idée de ce que doit et peut être le lait ». Et il ajoute : « Lorsque les conditions requises pour la production du bon lait ont été observées, régime alimentaire et eau de boisson, arrive un facteur qui vicie toute la traite.

« Je n'ai jamais vu bien traire dans aucun pays. Dans aucun manuel de laiterie je n'ai vu indiquée la manière de bien traire. Par contre, dans les laiteries réputées modèles, servies par des Suisses, j'ai vu traire avec des mains chargées de bouse de vache. Cependant la traite a une importance capitale dans la préparation du lait.

« Voici comment je la pratiquais ou la faisais pratiquer : après avoir bien nettoyé les vaches, lavé les pis à l'eau tiède, puis à l'eau boriquée saturée, le trayeur, avec des mains lavées au savon, puis à l'eau boriquée, dispose le seau émaillé sous les trayons et n'enlève le couvercle qu'à ce moment. Ensuite il prend de chaque main un trayon de telle manière que *jamais ses mains ne touchent au lait* qui tombe directement dans le vase émaillé ; quand il a fini de traire, il recouvre immédiatement le seau.

« Cela fait, sans prendre l'inutile précaution de refroidir le lait, on le porte rapidement dans la pièce où il doit être mis en flacons. Pour ce faire, on le prend dans le seau avec un vase émaillé ou en porcelaine, stérilisé : on emplit le flacon jusqu'au goulot et on laisse tomber dans l'ouverture un bouchon de verre lourd qui chasse le surplus du lait par son propre poids, laissant autour du bouchon une petite couche formant lut.

« Préparé de cette façon, produit par des vaches bien nourries et bien soignées, le lait arrive à la bouche des nourrissons sans avoir été touché une seule fois par une seule main. Et j'ai pu, en le traitant ainsi, en conserver, au mois d'août, pendant 96 heures, tandis que le même lait, de la même ferme, traité de la façon accoutumée, se conservait à peine 10 heures. J'ai pu en envoyer des échantillons de Fécamp à Saintes, soit plus de 20 heures de voyage et le lait est arrivé en parfait état, sans le moindre goût acide. » (Rapporté par Gautrez.)

En résumé, des bêtes saines, dit Gautrez, bien nourries, bien soignées ; les vases, seaux, cuillers, flacons, bouchons minutieusement aseptisés ; les trayons lavés et aseptisés, de même que les mains des trayeurs ; la traite se faisant comme il l'indique. Tel est le secret du Dr Smester pour avoir du lait parfait, secret à la portée de tout le monde, mais dont les laitiers et les fermiers de la campagne se garderont encore bien longtemps de profiter. Contentons-nous donc pour le moment de leur demander et de leur enseigner la propreté.

En Allemagne, en Italie, en Angleterre, la *propreté est ordonnée et exigée* par les règlements. En Italie, le règlement de 1890 indique la manière de faire la traite et les soins à prendre pour les mamelles des vaches et les mains des trayeurs (Gautrez).

Ce qu'indique pour la traite le Dr Smester est indispensable à observer dans les grandes exploitations laitières qui expédient le lait dans les grandes villes par voie de fer et dans des voitures cahotées. Pour la campagne, à proximité des petites villes, il faut au moins que les laitiers prennent soin de se laver les mains et de laver soigneusement les pis des vaches, de tenir fixée la queue de la vache afin qu'en battant les flancs de l'animal, elle ne fasse pas tomber de saletés dans le lait, ce qui du reste sera évité bien mieux encore si la vache est tenue propre ainsi que sa litière. Une excellente précaution consisterait à traire l'animal en dehors de l'écurie afin d'éviter la souillure par l'atmosphère et de diminuer pour l'animal les piqûres des mouches contre lesquelles il se défend par des mouvements ; cela doit se faire surtout en été, les vaches étant traites par exemple dans la cour de la ferme, au moment où elles rentrent du pâturage ; nous l'avons vu faire en Bourgogne dans plusieurs fermes : les trayeurs prenaient soin également de laver les pis à l'eau chaude.

Ajoutons que toujours l'on doit rejeter le premier lait tiré de chaque pis. Cela est nécessaire, comme le fait remarquer J. Campbell, à la suite notamment des expériences de Peters (de Stone) qui a reconnu que, surtout chez les vaches dont le pis est exposé à la souillure de la litière, la première moitié du lait tiré renferme toujours des bactéries. Cohn et Neumann ont fait la même constatation chez la femme, mais le détail en est bien moins important, puisque les seins ne sont pas exposés — ordinairement — à des souillures.

Les *tamis, chausses, couloires, passoires* et autres objets en toile, en feutre ou en gaze, qui servent soi-disant à filtrer le lait au moment de la traite, doivent être absolument bannis de la laiterie. On ne les lave guère, mal ou pas du tout, on ne les change que rarement et, sous prétexte de retenir les grosses souillures visibles à l'œil et capables de dénoncer la saleté du lait, ils laissent passer dans le lait, en y ajoutant même par leur malpropreté inévitable, des germes invisibles et d'autant plus dangereux.

En rapportant les chiffres de Renk qui montrent la saleté remarquable du lait, vendu à Halle en 1891, qui laisse en 2 heures un dépôt noir au fond du vase, E. Vallin attribue cette malpropreté trop visible au fait de ne pas passer à l'étamine le lait récolté et aussi, souvent, au mauvais état des cribles réservés à cet usage.

Plaut, de Leipzig, a constaté, *de visu*, la sordidité extrême des chausses en feutre qui servent à filtrer le lait dont elles ne peuvent qu'augmenter la malpropreté en l'aggravant du fait qu'elles permettent de sauver les apparences.

En France, dans les vacheries des grandes villes surtout, le lait est passé dans un large entonnoir en fer-blanc dont le fond est muni d'une toile métallique mobile à mailles très serrées qu'on garnit d'un carré de mousseline renouvelé tous les jours (?). C'est cette opération, *purement physique*, véritable trompe-l'œil qui empêche le dépôt dans les laits de Paris : son importance hygiénique est peu grande. En effet, que dirait-on d'une eau destinée à la boisson et qu'on prétendrait filtrée parce qu'on l'aurait passée à travers un linge? Le lait qui contient un dépôt abondant est un lait profondément souillé, mais rien ne prouve que celui qui ne dépose ni débris végétaux, ni matières fécales insolubles, soit propre et inoffensif?

La méthode des appareils centrifuges est du reste bien supérieure à l'usage des passoires, mais elle ne sépare encore que les éléments en suspension et non les liquides infectants.

La seule garantie de la propreté du lait est dans la bonne tenue et la propreté extrême des étables, du lait et surtout des trayons et des mains. (*Rev. d'Hyg.*, octobre 1896.)

Quant à nous, nous préférons de beaucoup qu'on n'emploie aucun moyen de filtration grossière qui ne sert qu'à masquer la saleté du lait en en effaçant les grosses taches noires qui attirent le regard. Et puis il faut bien que les vachers consciencieux sachent que la saleté du lait n'est pas aussi grossière et que pour avoir retiré du lait les débris qui s'y rencontrent ils n'ont pas purifié leur lait.

Heubner, Carstens surtout ont insisté sur la nécessité d'obtenir des vachers que sous aucun prétexte ils ne se servent pour la traite de ce récipient à fermentations et à microbes. Du reste les simples mesures de propreté que nous demandons à l'égard des pis de la vache et des mains du trayeur qu'il coûte si peu de laver au moins à l'eau carbonatée tiède, rendront inutile l'usage de ces tamis qui sont à n'en pas douter bien plus nuisibles qu'utiles.

Aussitôt la traite terminée les seaux ou récipients, émaillés soigneusement et sans angles, qui ont recueilli le lait et qui ont été préalablement lavés à l'eau bouillante et à l'eau carbonatée faible au moins, seront recouverts de suite au moyen d'un couvercle très propre.

En somme, nous le voyons, la mulsion aseptique consiste essentiellement et simplement à désinfecter les trayons des vaches et les mains des vachers, à recueillir le liquide proprement dans une étable bien tenue, au moyen d'un vase bien nettoyé. Lorsqu'on réalise cet idéal, le lait recueilli se conserve longtemps, même pendant les chaleurs et à travers les orages que les ménagères accusent si volontiers de faire tourner le lait. Il faut souhaiter que cette manière de faire triomphera, à la fin, des habitudes traditionnelles que nous ne saurions prétendre à réformer en un jour. De cette façon on évitera que le lait, pollué par les impuretés de l'ambiance, serve de véhicule et de bouillon de culture aux plus redoutables germes d'infections homicides et pullulantes.

On sait en effet que Sedgwick et Batchelder ont prouvé

qu'avec des précautions spéciales de la part des laitiers, le nombre des bactéries dans le lait frais arrive à ne pas dépasser 500 à 1,000 par centimètre cube.

Naguère on accusait surtout le contact de l'air de la souillure du lait, mais ce n'est qu'un prétexte, comme le dit M. Duclaux, pour se dispenser des soins de propreté les plus élémentaires, en disant qu'il est inutile de détruire les germes des vases, puisqu'on reste exposé aux germes de l'air. C'est la malpropreté des laitiers et des laiteries qui est la cause essentielle des difficultés que l'on a pour conserver le lait et non pas l'air qui ne compte presque pas en tant que source de contamination. Feer, Seiffert, Heubner et Langermann, Marfan, ont montré le peu d'influence de l'air libre sur du lait non agité, stérilisé avant son exposition et qui peut rester plusieurs semaines avant de se coaguler. M. Plauth a obtenu les mêmes résultats et aussi M. Duclaux.

Aussi cette question de l'origine saine du lait a-t-elle fait l'objet de nombreuses réclamations de la part des hygiénistes. C'est ainsi que, sur le rapport de M. Rivière dont nous avons parlé déjà, le Congrès de Protection de l'Enfance (Bordeaux, 1895) a exprimé le vœu : « Qu'il se crée, dans les centres populeux, des établissements de laiterie où la santé, l'hygiène, l'alimentation des vaches soient l'objet d'une attention sérieuse, la traite d'une propreté absolue, la stérilisation parfaite... »

Comme nous l'avons dit, les précautions à prendre sont surtout importantes pour le lait des enfants. Il ne suffit pas de réglementer la vente du lait : il faut que celui-ci, dès son origine, soit bon et propre à l'alimentation infantile : car à quoi servirait d'empêcher les falsifications d'un lait qui serait de mauvaise nature? Seule la loi italienne du 3 août 1890 s'est inspirée de ces considérations hygiéniques et a sanctionné officiellement les mesures à prendre, que M. Icard voudrait voir adopter par tous les États.

Laiterie. — Aussitôt la traite achevée, le récipient bouché doit être porté à la laiterie. Dans cette pièce spécialement aménagée et isolée, comme nous l'avons dit, il est bien entendu qu'aucune personne, atteinte de maladie contagieuse ou en contact ordinaire avec des malades, n'y doit pénétrer, de même que personne ne devra dans ce cas participer à la traite ou aux manipulations et transvasements (aussi réduits que possible) qui suivent la traite (1).

Les laitiers doivent être bien pénétrés de ces deux principes : 1° la propreté des vases et ustensiles de laiterie ; 2° la nécessité de couvrir les vases.

En effet jamais le lait ne doit rester dans des récipients découverts, surtout dans les pièces communes où se font toutes les opérations du ménage et où les poussières peuvent s'y déposer avec les germes qu'elles transportent. Bien rarement du reste, comme le fait remarquer M. Legay, vous entrerez dans une laiterie sans voir de nombreuses mouches noyées dans le lait, qui ont pu errer sur des matières en putréfaction et viennent en mourant ensemencer le liquide. Et M. Gautrez écrit : « Combien de fois le lait n'a-t-il pas dû se trouver infecté dans ces pièces uniques où, à la campagne et même dans certains quartiers des villes, vivent pêle-mêle hommes et animaux, plus malpropres les uns que les autres ; où le sol, souvent formé de terre battue, imprégné de toutes sortes de miasmes putrides, devient un réceptacle de toutes les maladies qui n'attendent que le moment favorable pour fondre sur les hôtes de ces taudis n'ayant d'habitation humaine que le nom. Qui de nous n'a jamais pénétré

(1) Cette obligation devrait être formellement imposée et son inobservation donner lieu à de sévères pénalités. Du reste, la loi du 1er décembre 1892, en rendant obligatoire la déclaration des maladies contagieuses chez les personnes, permet un contrôle facile sur ce point. Ajoutons que s'il est impossible d'isoler suffisamment les malades dans une vacherie et que les précautions requises ne soient pas observées, l'administration aurait le devoir d'interdire la vente du lait.

dans ces chambres fétides où un phtisique a souillé tout le parquet de ses crachats qu'il expectore sans cesse, qu'on recouvre de temps à autre d'un peu de sciure de bois ou de sable et qu'un coup de balai étendra consciencieusement sur le sol en couches superposées? Que penser des aliments exposés, dans cette chambre unique où réside toute une famille (sans compter les chiens, les chats et les oiseaux), aux poussières que soulèveront les pas des individus ou même le balai de la ménagère? L'intermédiaire de la contagion sera-t-il ici les aliments souillés : sera-ce les crachats desséchés et pénétrant avec les poussières à l'intérieur des voies respiratoires? Cette contagion, dans tous les cas, ne s'en fera que plus facilement et plus rapidement. On ne saurait donc trop se mettre en garde contre elle ».

Ce tableau de Gautrez est exact et nous avons tenu à le rapporter parce qu'il suffit à bien montrer la nécessité qu'il y a toujours d'exiger absolument le bouchage des vases à lait, l'isolement et la propreté du local où ils sont déposés.

Nous savons tous qu'à la campagne il est fréquent de voir établir la *laiterie* dans un coin de la chambre commune où le lait est exposé à toutes les contaminations dégoûtantes que Gautrez nous dépeint. Et c'est ce lait de la campagne que le premier venu proclamera si bon, si pur, si sain et boira avec confiance et délices (1).

C'est pour éviter cela que « des instructions devraient être répandues à profusion dans tous les milieux, dans toutes les familles. C'est pour cela que tous les médecins et tous ceux qui ont quelque notion des choses de l'hygiène devraient s'ef-

(1) Plaut, de Leipzig, a pu s'assurer que le lait livré dans cette ville était fort sale. Il est de règle que le lait livré le matin et denommé *frais* a déjà dépassé le soir, pendant les chaleurs, la période d'incubation. Parmi 47 enfants, auxquels il donnait du lait soigneusement contrôlé par lui, *le meilleur de la ville*, par conséquent, il y en eut 18 qui eurent des troubles digestifs et 9 qui en moururent. — D'autre part, Kober nous montre que l'échantillon moyen du lait de Boston contient 2,300,000 bactéries par cuiller à café.

forcer, en toutes circonstances, de propager les saines notions de propreté, car si les mesures administratives peuvent beaucoup en pareille circonstance, elles ne peuvent pas tout et il est indispensable que le public, à côté de cette défense officielle, qui si souvent lui semble vexatoire, sache lui aussi se protéger ».

Que la laiterie soit *fraiche* et à l'abri des températures élevées qui permettent la pullulation des germes. Que les vases de la maison, comme ceux des laitiers soient d'une propreté des plus rigoureuses, que le lait y soit toujours tenu hermétiquement clos et à l'abri de toute contamination possible. Ce n'est du reste pas seulement à éviter la souillure par les germes pathogènes que la conservation en vases clos devra servir, ce sera encore à empêcher les altérations spontanées qui se produisent sous l'action d'espèces microbiennes diverses qui pour la plupart y sont déposées par les poussières atmosphériques.

Le lait recueilli et conservé comme nous l'avons dit, dans des conditions de très grande propreté, présentera une résistance extraordinaire à la coagulation. Le progrès est là avant tout : la stérilisation vient ensuite.

Mais une amélioration dans ce sens impliquerait l'introduction d'une propreté absolue dans les fermes et chez les fermiers et « on crée plus vite un outillage industriel qu'on ne réforme des habitudes traditionnelles », comme le dit M. Duclaux qui ajoute toutefois : « Mais les producteurs pourraient vite, si les consommateurs voulaient bien. Quand ceux-ci exigeront du lait propre, ils l'auront... et la question aura fait un grand pas quand laitiers et laitières sauront ce que c'est que la propreté » (1).

(1) Kober fait remarquer qu'à y regarder de près il est facile de s'apercevoir que, tant en Europe qu'en Amérique, les lois qui ont été faites pour protéger le public ont manqué leur but en ce qui concerne le lait. En effet, il est douteux que la législation, en ce qui concerne cet ordre de choses, soit aussi efficace que

Et M. P. Le Gendre d'affirmer à ce propos : « C'est aux médecins qui exercent à la campagne de faire autour d'eux une active croisade dans ce sens ; croisade ingrate et rebutante, sans doute, dans laquelle on ne fait pas vite des prosélytes ; mais, ne gagnât-on que peu à peu du terrain sur l'ignorance et l'incurie, ce peu de terrain gagné sera si utile à l'enfance que tout médecin pourra être fier d'y avoir contribué et n'aura pas lieu de regretter ses paroles perdues ».

---

l'éducation du public. Il dit qu'aucune famille ne souffrirait sans doute à son service un cuisinier atteint de maladie contagieuse et pourtant on ne soulève pas la moindre question en ce qui concerne les personnes qui nous fournissent du lait.

CHAPITRE VI

FRAUDES

En s'efforçant d'observer toutes les précautions que nous venons d'examiner, on obtiendra avec des animaux sains, nourris convenablement, un lait pur et salubre qui sera pour les nourrissons un aliment excellent, Mais il est rare que le lait passe ainsi simplement du pis de la vache dans l'estomac de l'enfant. Il s'écoule généralement entre le moment de la traite et le moment où l'enfant boit ce lait un temps relativement considérable pendant lequel le lait transporté, cahoté, transvasé, passe par plusieurs intermédiaires avant d'arriver en ville chez les débitants de lait au détail. Outre les inconvénients du transport et des manipulations, le lait est trop souvent exposé alors à des modifications coupables que sciemment les laitiers et les intermédiaires y apportent dans un but de lucre. « Il n'y a pas d'aliment plus frelaté que le lait », disait le Pr Tarnier.

En ce qui concerne ces fraudes, il semble qu'il devrait suffire pour les réprimer de faire appliquer les lois et règlements qui édictent des peines contre les falsificateurs de denrées alimentaires, que ce soient les particuliers ou les municipalités qui fassent poursuivre. Là encore les inspections périodiques, le prélèvement fréquent d'échantillons sur les marchés et dans les étables seront nécessaires pour atteindre les coupables de toute sophistication du lait, qu'il s'agisse de soustraction d'éléments utiles de ce produit ou d'addition d'éléments nuisibles. Le jour où l'on consentira à harceler les fraudeurs et à se montrer impitoyable pour leur industrie, on rendra un service immense à la cause de la santé publique. Le spirituel pamphlétaire que fut Alph. Karr entreprit jadis, — à une époque où pourtant la chimie n'était pas encore entrée, comme aujourd'hui, au service des sophistications savantes et audacieuses, — une campagne, restée célèbre par sa vigueur et son acharnement, contre les fraudeurs sans scrupules de l'alimentation, sur lesquels il appelait la plus sévère répression : il savait déjà quels abominables mélanges certains commerçants, froidement, sciemment, livrent sous le nom de comestibles. Il dénonçait ce vol prémédité, cet attentat contre la santé publique et il reprochait à l'autorité son indulgence excessive pour les gains illicites réalisés par les fournisseurs indélicats qui, au prix d'une légère amende, « détériorent les viscères de leurs semblables, en se gaussant de la justice ». Il demandait des punitions plus rigoureuses, une poursuite mieux organisée, une recherche plus active de tous ces délits.

Certes les temps sont changés et bien des progrès, nous devons le reconnaître, ont été réalisés dans le sens de cette poursuite et de cette répression : mais actuellement encore l'administration est trop molle, trop discrète : elle manque de vigueur et d'initiative... et nous ne sommes pas près d'être débarrassés des fraudeurs.

De toutes les manipulations coupables que l'on fait subir au lait, la plus dangereuse est le *mouillage* qui non seulement enlève au lait de sa valeur nutritive, mais encore ajoute à ce lait une eau impure qui peut être le point de départ d'infections variées, surtout chez les petits enfants.

L'*écrémage* aussi est un sérieux danger, d'autant plus qu'il entraîne après lui le mouillage et bien d'autres fraudes dans le but de masquer et de compenser le prélèvement coupable qu'on a fait subir au lait de ses éléments essentiels.

C'est ainsi que le lait vendu aux familles ouvrières à Paris sort d'*écrémeuses* et que ce liquide devrait être vendu sous le nom de *petit lait* et non de lait, comme tous les laits qui renferment moins de 30 grammes de beurre.

L'*écrémage* enlève au lait une de ses parties constituantes, sa graisse, destinée pourtant à assurer « l'équilibre alimentaire sans lequel les matériaux azotés n'atteignent pas leur but » (Arnould). Il en résulte, outre son indigestibilité, une alimentation insuffisante et, chez les enfants surtout, la tendance à l'alimentation prématurée.

Du reste ces fraudes sont solidaires les unes des autres, comme nous le disions, car l'écrémage modifiant la densité du lait, le mouillage devient nécessaire pour ramener cette densité à son taux normal ; de plus on doit épaissir le lait avec des fécules, employer des colorants jaunes, pour masquer la teinte bleue du lait aqueux, et du bicarbonate de soude pour prévenir la coagulation hâtive du lait sophistiqué.

Le lait simplement écrémé ou coupé d'eau est moins opaque, d'une teinte légèrement bleuâtre, d'un goût aqueux, moins sucré, — si ces défauts ne sont pas corrigés par un habile maquillage.

M. Pabst dénonce aussi à Paris la sophistication du lait avec les huiles, les malts moulus, les sulfoléates, la cervelle de mouton, la dextrine, la fécule de pommes de terre, etc., toutes substances employées par les fraudeurs dans le même but bien déterminé de maquiller leur marchandise dénaturée.

La répression de toutes ces fraudes doit être énergique, nous ne saurions trop le répéter, mais pour qu'elle porte ses fruits, il faut non pas seulement que ces sophistications soient recherchées sans relâche, mais encore, notamment pour l'écrémage et le mouillage, que les agents chargés de la poursuite aient à leur service une base d'appréciation sûre et bien définie. C'est là que se rencontre la grosse difficulté, et nous allons voir comment, à Paris surtout et dans nos hôpitaux, l'on procède pour ces recherches et sur quelles données.

La commission de 1857 avait déterminé et fixé, pour Paris, la composion d'un *lait marchand* aux chiffres suivants :

Extrait à 100.	130	grammes par litre.
Lactose.	53,7	—
Beurre.	40	—
Caséine.	36	—
Cendres.	4	—

Tout lait offrant une richesse moindre devait être considéré comme mouillé ou écrémé. A ces chiffres on peut ajouter pour Paris le minimum de 3 pour 100 de graisse, de 11 pour 100 de matières sèches; la densité ne devant pas varier au delà de 1,030 à 1,034.

Mais nous allons voir que ces données, surtout en ce qui concerne la teneur en beurre, sont actuellement bien diversement appréciées par les hygiénistes occupés de la question.

D'abord on a convenu de prendre comme base d'appréciation de la qualité du lait vendu à Paris, la teneur en beurre. A ce propos le Dr Quesneville fait remarquer qu'adopter comme base de leur qualité la teneur des laits en beurre, c'est comme si on voulait classer les vins d'après leur richesse alcoolique. Cette teneur en beurre est essentiellement variable ; du reste le lait d'ânesse qui ne renferme, dit-il, que 15 grammes de beurre est très bon pour les nourrissons. Il est donc faux de faire croire à la population qu'elle doit exiger 40 grammes. Du lait sain à 30 grammes est meilleur que du lait détestable très gras à 50 grammes par exemple. M. Quesneville voudrait que la classification des laits fût faite en tenant compte de tous les éléments constitutifs du lait.

D'autre part, à la commission municipale du lait, dont nous avons parlé déjà, M. Budin demande que tout lait contenant moins de 36 grammes de beurre ne puisse être mis en vente. Primitivement le chiffre minimum du laboratoire municipal était de 40 grammes.

Il est en effet très important, quoi qu'en pense M. Quesneville, que ce minimum soit fixé pour éviter que les enfants pâtissent d'une alimentation insuffisante. M. Budin surtout a tenu à obtenir ce *minimum*, en insistant pour que ce ne soit pas une *moyenne* que l'on adopte. Combien de fois n'a-t-il pas vu des parents donner en quantité très suffisante et même exagérée du lait de crèmerie à leurs enfants qui malgré cela dépérissaient. Une enquête lui montra que dans 45 analyses qui furent faites du lait acheté chez les fournisseurs désignés par les parents, le lait payé 0 fr. 30 centimes le litre renfermait 4 fois 32 grammes, 3 fois 31 grammes, 5 fois 30 grammes et, pour le reste des laits, audessous de 30 grammes: 23, 19, 18, 17, 16. 15 grammes de beurre! Et dire qu'il est permis de vendre impunément des liquides semblables et que tant d'enfants en meurent! Avec du lait à 15 grammes, l'enfant devrait boire 3 litres de lait par jour: c'est la mort certaine en peu de temps : s'ils boivent moins ce sont des squelettes qui meurent de faim. Et M. Budin pense qu'il faut au moins fixer un minimum et, pour renseigner le public, établir une classification *basée sur quelque chose*, le beurre par exemple.

Le lait de l'assistance publique (hôpitaux), qui en consomme 3 millions de litres par an, doit, d'après le cahier des charges, être pur et sans mélange : de plus, il doit :

1° Marquer au moins 30° ou lacto-densimètre Quévenne, à la température de 15° ;

2° Contenir au minimum 36 grammes de beurre par litre de lait éprouvé au galactomètre donnant la quantité de beurre en poids ;

3° Donner à l'analyse chimique un total de matières sèches qui ne soit pas inférieur à 125 grammes :

4° Pouvoir supporter l'ébullition sans se coaguler.

Il est du reste impossible de déterminer avec certitude actuellement *l'écrémage du lait moyen de Paris*, comme M. Waldmann avait pu le faire pour les vaches d'une même race cotentine dans la vallée d'Auge seulement, car la variation de la matière grasse est très sensible suivant la saison, la race, le terrain, etc., toutes choses que l'on ignore, puisqu'on ignore la provenance du lait moyen de Paris.

Quant au mouillage, on peut faire l'évaluation en eau d'après le poids moyen de l'extrait pris comme base et égal à 130 grammes, d'après la formule du Conseil d'hygiène. Mais cela donne lieu devant les tribunaux à des interprétations fausses, car il peut y avoir déficit, sans mouillage et même sans écrémage (Un lait de vache hollandaise a pour valeur moyenne : extrait 118 grammes ; beurre 32 grammes ; d'après G. Quesneville), comme dans un lait de première traite. D'un autre côté, la crème gêne pour déterminer le mouillage ; aussi doit-on mettre à part complètement la crème du lait, ce qui s'obtient au moyen de la lessive des savonniers qui sépare *toute la crème* du *lacto*-sérum dans lequel on doit rechercher le mouillage avec certitude, d'après les procédés de Garnier et Schlagdenhaufen.

M. Jean, directeur du laboratoire de la Bourse de Commerce, fait encore remarquer que dans certaines laiteries ou crèmeries à Paris, on écrème le lait le matin et on le mélange avec le lait pur de la traite du soir ; ensuite on chauffe au bain-marie pour prolonger la conservation du lait. Ce chauffage prolongé modifie la composition du lait par le fait de l'évaporation de l'eau : le poids des éléments fixes augmente, mais en même temps du beurre se dépose sur les parois et le lait est moins gras.

D'autre part M. Meillère estime que le lait vendu à Paris par certains fermiers contient parfois 60 grammes de beurre, mais il est indigeste et provient de la suralimentation du bétail. Il a analysé les laits du Jura, d'Alsace, du Loiret et a trouvé que si l'on arrive à 42 grammes de beurre, il y a suralimentation. Le lait des Alpes, Cévennes, Vosges est un liquide excellent qui marque rarement 40. — M. Duclaux a trouvé également que dans le Cantal, 40 est une exception.

En somme, il faut préférer le *lait normal* au *lait marchand* qui est parfois falsifié afin de présenter la teneur exigée par la loi.

Le chiffre de 40 grammes est trop fort et le conseil d'hygiène en 1857 avait admis que le *lait normal moyen* (en tenant compte de la saison) renfermait 34gr,5 de matière grasse pour 1000. Le chiffre de 40 adopté par le laboratoire municipal de Paris est certainement trop élevé et arbitraire. Celui de l'assistance publique, 36 grammes, est préférable quoique encore difficile à atteindre en certaines saisons. Une moyenne trop élevée amène les marchands à forcer leur lait qui dès lors n'est plus normal; c'est ainsi qu'ils ajouteront à l'alimentation des vaches les tourteaux de graines oléagineuses qui fournissent une moyenne alimentaire bien plus grande.

Il faut encore tenir compte de la difficulté qu'il y a à exiger pour le lait une composition invariable toute l'année. En effet, comme le fait remarquer M. Quesneville, on sait qu'un lait normal peut fournir de 27gr,5 à 43gr,8 de beurre par litre, suivant les saisons, l'alimentation, la période de lactation, etc. Ces 2 chiffres fixaient le minimum et le maximum exigés par le conseil d'hygiène.

M. Duclaux dit aussi (*Annales de l'Institut Pasteur*) que c'est en exigeant l'invariabilité de liquides dont la composition est essentiellement variable, que l'on force les industriels à fournir des aliments qui ne sont pas tels que la nature les donne.

Du reste, pour les enfants il n'est pas nécessaire que le lait présente une grande richesse nutritive. S'il est important de fixer un minimum, c'est pour qu'on ne puisse vendre des liquides d'une insuffisance exagérée, comme ceux dont nous parlions tout à l'heure, d'après M. Budin; mais c'est surtout comme contrôle du lait hygiénique. Évidemment, ce qu'on désire c'est que le lait soit *normal, naturel*. Le taux minimum du beurre ne doit être pris que comme un élément d'appréciation, parce qu'il en faut un en présence de la malhonnêteté des laitiers. Pourtant M. Budin estime qu'il y a avantage à élever la moyenne du beurre pour se rapprocher du lait de femme, au point qu'il préférerait la moyenne de 40 du Laboratoire municipal. M. Portes, pharmacien de l'hôpital Saint-Louis pense que le lait est bon entre 30 et 45 grammes. On peut en conclure que pour le public on devrait exiger 35 comme moyenne et que, pour que le lait puisse être regardé comme très bon, il doit contenir plus de 40 grammes.

Au surplus, le Pr Brouardel est d'avis, comme il l'a déclaré à la Commission du Lait, qu' « il est impossible de créer un lait type hygiénique pouvant servir sans crainte aucune à l'alimentation des enfants. On peut dire si un lait n'est pas bon ou même dangereux, mais il est impossible de donner la formule alimentaire du lait ».

Est-ce à dire que l'on ne doive pas, par prudence et pour donner une base d'appréciation des tromperies sur la qualité du lait, admettre des chiffres minima ou des moyennes? Il est nécessaire, malgré que les avis, comme nous venons de le voir, soient tellement partagés et sur le principe même et sur la nature de ces chiffres, d'avoir un élément de comparaison défini. Faut-il adopter une *moyenne* ou un *minimum*? les deux systèmes ont des inconvénients ; le minimum favorise certainement l'écrémage ; mais la moyenne comporte, quoi qu'on puisse en dire, le même reproche. Du reste l'écrémage n'est pas ce qu'il y a de plus redoutable : c'est le mouillage qui est le plus antihygiénique. Les laitiers avouent l'écrémage ; ils l'ont déclaré à la Commission du Lait et c'est, d'après eux, ce qui fait la différence des prix du lait plus ou moins écrémé ; cela leur est nécessaire, disent-ils, pour avoir du beurre à vendre. M. Rouchès a affirmé à cette commission que l'écrémage, dans les grandes compagnies laitières, ne dépasse pas 1/10 du beurre.

Quant à nous, nous estimons que le lait doit être pur, ni écrémé ni mouillé ; il doit provenir de vaches saines et être vendu tel quel en *provenant de la traite complète*, comme l'a du reste adopté la Commission du Lait. Sa richesse peut être plus ou moins grande suivant les circonstances, cela n'est que secondaire au point de vue de l'hygiène : mieux vaut un lait pur pas très riche, qu'un lait rendu riche par des procédés étrangers à la production naturelle du lait.

Voici ce que la Commission du lait a adopté en fixant les catégories des laits vendus à Paris ; c'est un guide pour les consommateurs (8 avril 1897) :

Lait riche. . .	= 50 gr.	p. 1000 de matières grasses,	et au-dessus.
Lait très bon. .	= 45 à 50 gr.	—	—
Lait bon. . . .	= 40 à 45	—	—
Lait passable. ,	= 35 à 40	—	—
Lait médiocre. .	= 30 à 35	—	—

Au dessous de 35 gr. le lait est *mauvais*, pauvre et peu alimentaire.

Nous avons dit combien il était difficile et peu naturel d'exiger une moyenne ou un minimum invariables en toute saison. C'est qu'en effet la richesse du lait, sa teneur en beurre surtout, présente une très grande variabilité suivant les saisons, les conditions de stabulation ou de pâturage, la race des bêtes, le régime alimentaire, la nature du sol, etc. C'est ainsi que M. Adam, pharmacien de Beaujon, a pu constater que suivant les pâturages, les saisons, etc., on pouvait avoir des différences assez grandes dans la richesse butyrique. Si l'on considère la race on trouve :

Hollandaises.	34 grammes.
Suisses.	32 —
Normandes.	42 —

Si l'on recherche l'âge du lait, on trouvera :

Lait de 1 mois.	47gr,5
Lait de 2 à 3 mois. . . .	35 grammes.
Lait de 7 à 8 mois. . . .	42 —

D'après lui la moyenne des laits purs, non écrémés de différente provenance fournis aux hôpitaux, donne

Pour le beurre.	42 grammes.
Pour la caséine.	33 —

Il est certain que les pays pauvres (Creuse, Hollande) ayant de mauvaises vaches produisent du lait au-dessous de 36 grammes de beurre ; tandis qu'en Normandie le lait a couramment de 45 à 56 grammes de beurre.

D'autres circonstances sont encore à considérer, comme l'état de santé des animaux, l'heure de la traite et aussi le moment de la traite qui font varier la composition du lait comme l'époque de la lactation, la grossesse, la période du rut, l'âge du lait.

Le lait des vaches qui viennent de vêler ne doit pas être livré au commerce au moins pendant les 10 premiers jours. H. Drouet admet même que le lait ne doit pas être employé pendant les 15 jours qui suivent la parturition.

L'époque du rut, la trop grande durée de la lactation peuvent parfois exercer une influence nocive sur le lait, lui donner de l'amertume, y permettre le mélange des globules sanguins. En tous cas, Marchand a reconnu en 1878 que l'influence du rut fait subir au lait les mêmes modifications que celles signalées chez la femme, par Vernois et Becquerel, pendant la menstruation : augmentation de la caséine, du beurre et des sels ; diminution du sucre. Ce qui, pour H. Drouet, rend le lait d'une digestion plus difficile.

D'après d'Ardenne, le lait s'appauvrit en caséine, sous l'influence de la grossesse : l'albumine augmente et il est plus difficile à digérer, encore comme chez la femme, ainsi que le fait remarquer H. Drouet.

L'influence du moment de la traite est à considérer davantage, car la richesse du lait varie suivant le moment où on le prélève : le beurre est beaucoup plus abondant à la fin qu'au commencement de la traite, de même que chez la femme le lait est plus riche à la fin de la tetée. Boussingault a montré qu'au commencement de la traite il y a 1,70 pour 100 de graisse et 4,08 pour 100 à la fin. D'après Schübler la crème est au début de 4 pour 100 et à la fin de 15 pour 100.

La traite du soir est plus riche aussi que celle du matin qui contient beaucoup moins de matériaux fixes, de beurre surtout. Mais la caséine et les autres substances restent en proportions sensiblement égales (Milne-Edwards, Coulier, etc. en donnent différentes explications). Les gens du métier savent très bien du reste que le lait de la fin de la traite et celui du soir sont *plus forts*, et à la campagne ils le gardent pour faire du beurre. Il y a avantage à donner aux enfants le lait du début de la traite qui renferme moins de caséine.

Enfin, la même vache peut présenter des oscillations d'un jour à l'autre et même d'un trayon à l'autre. Nous savons également que la constitution chimique du lait varie avec les races, les unes donnant plus de beurre, d'autres plus de caséine, d'autres plus de sucre. Vernois et Becquerel ont vu la proportion d'eau varier de 803 à 883, celle de caséine de 22 à 46, celle de beurre de 32 à 98, celle de sucre de 35 à 49.

Mais toutes ces variations n'ont plus d'importance si tout le lait de la vacherie ou de la ferme est mélangé. Le préjugé vulgaire du lait de *la même vache* est irrationnel et même parfois dangereux, comme le fait remarquer Arnould, car le lait d'une bête prise isolément peut varier suivant un très grand nombre de circonstances et présenter dans sa composition de trop grandes oscillations ; le mélange donnera au contraire à l'ensemble une composition moyenne salutaire, un lait marchand, peu variable.

On ne songe pas assez dans le public où cette opinion trouve le plus grand crédit, — à savoir qu'il faut préférer le lait fourni par un seul et même animal pour avoir un lait identique, — on ne songe pas que c'est faire dépendre la santé de l'enfant de la santé même de la vache, des différents troubles qu'elle peut ressentir (menstruation, indisposition, frayeur, alimentation par hasard défectueuse ou mauvaise, etc.) et qui influent sur la qualité comme sur la quantité des substances constitutives du lait.

Et l'on peut d'autant mieux à présent affirmer cette nécessité prudente de mélanger les laits de toute l'étable, que, grâce aux mesures préventives qui sont prises actuellement ou qui ne peuvent tarder à l'être en ce qui concerne la santé des vaches, les animaux tous sains, tous éprouvés, ne risqueront pas de contaminer toute la traite, ce qui était autrefois le danger.

Ceci dit, arrivons aux falsifications véritables qui sont de véritables opérations chimiques destinées comme nous l'avons dit à masquer l'écrémage et le coupage et à éviter la coagulation. Si à la campagne il peut être facile d'obtenir de vaches saines du lait *pratiquement* stérile en le faisant consommer tout de suite après la traite, pour Paris les conditions sont bien changées. Le lait qui arrive à Paris a subi des manipulations inévitables pour un long transport ; il passe par tant de mains, son origine est si incertaine, sa fraîcheur si douteuse, les chances d'altérations ou de sophistications sont si grandes, qu'il est indispensable de se garantir, pour les enfants surtout, contre les dangers qui en résultent. Pour cela il faut bien connaître ces dangers.

Ce liquide organique, éminemment altérable, est un véritable bouillon de culture dans lequel pullulent avec une grande activité les germes des micro-organismes répandus dans l'atmosphère ou dans les milieux ambiants ; dans la saison chaude surtout, il *tourne* très facilement, et de temps immémorial les ménagères savent qu'il faut faire bouillir le lait pour le conserver en été.

Mais si le lait est aussi susceptible à la campagne, que doit-il advenir à Paris, l'approvisionnement de la grande ville exigeant le transport et les multiples transvasements d'énormes quantités de lait ? Il semble que ce liquide si sensible ne doive pas résister à de semblables manœuvres. Or chacun peut constater que ce lait qui *monte* tout de suite et *tourne* si facilement à la campagne, où il n'est que sale, tourne rarement à Paris et *monte à regret.*

C'est qu'à Paris on connaît le secret, aussi bien que chez les grands industriels qui envoient le lait aux laitiers de la ville. La chimie vient au secours de l'industriel pour empêcher le lait, après ces multiples opérations, d'entrer en fermentation avant l'heure de la vente : l'addition de carbonate de soude, d'acide borique, de borax, d'acide salicylique, de chaux vive, etc., assure la conservation du lait. Si les adultes seuls devaient consommer la mixture, elle serait, comme le fait remarquer Jacob, préférable encore au vin de Bercy, aux absinthes, amers et autres liqueurs artificielles dont s'abreuvent nos contemporains et qui sont autrement funestes. Mais ce lait va aussi et surtout aux petits enfants dont le tube digestif est si délicat.

Comme à ces procédés chimiques le commerce en gros, l'entreprise industrielle dont le but unique est d'obtenir le maximum de rendement au prix de revient le plus bas possible, ajoute l'écrémage et l'addition d'eau, dans les justes limites, il est vrai, des différents titres admis pour les composants du lait, on peut déclarer, qu'en dépit des précautions administratives, un tel lait, s'il est jugé suffisant pour l'alimentation générale, est impropre à l'allaitement artificiel des enfants et peut être dangereux.

Jacquemier disait, il y a 25 ans, que le biberon est moins meurtrier à la campagne que dans les grandes villes. On avait donc déjà tendance à incriminer le contenu plus que l'instrument lui-même et l'on comprenait qu'un bon lait récolté à une source saine devenait malsain par suite des conditions où il se trouvait placé après la traite.

Le danger s'accroît de nos jours de toute l'habileté des marchands, de leur sans-gêne, de leur cynisme à généraliser tous leurs tripotages, par suite de la surveillance inefficace qui leur est appliquée et qui fait qu'on trouve chez les laitiers des laits à tous les prix, variables suivant qu'ils sont *non garantis*, *garantis* simplement ou *garantis extra-naturels !* (Gravière).

Et combien ne voit-on pas de personnes croire, en toute sincérité, que le lait fourni à Paris et aux grandes villes est bien meilleur, puisqu'il ne *tourne* pas, qu'il fermente rarement ?

Comme si les marchands ne savaient pas masquer l'altération du liquide sans en diminuer du reste, au contraire, le danger pour les enfants ! Et si l'on n'avait à leur reprocher que l'addition de bicarnonate de soude, et si les laits n'étaient jamais chargés que de *conservateurs* du commerce !

Les hygiénistes, les savants, les médecins dénoncent bien depuis longtemps les indignes falsifications du lait et les dangers qui en résultent pour la santé publique. Mais l'*opinion* ne s'émeut que très difficilement. « Il semble, fait remarquer Contant, que la fraude ne la touche pas et qu'elle s'y résigne comme à une suite inévitable du commerce considérable qui se fait du lait à Paris et partout en France. On ne s'émeut du reste pas davantage des altérations naturelles du lait ou, si l'on s'en préoccupe, c'est souvent pour n'y rechercher que des remèdes insuffisants ou pires que les corruptions dont on veut se défendre. L'administration, qui a charge de veiller à la santé publique et de réprimer la fraude, est trop longtemps restée sourde aux avertissements des hommes compétents et l'on a vu les fraudeurs, presque sûrs de l'impunité, s'enrichir scandaleusement par la vente des laits falsifiés ».

Il est donc bon de réveiller de temps en temps l'opinion de la torpeur où il semble qu'elle se complaise, mais c'est à condition qu'à côté du mal et du danger on lui montre le remède et la prophylaxie. Quand l'opinion s'émeut, les pouvoirs suivent : c'est pourquoi nous avons tenu à donner un pareil développement à la question de la provenance saine du lait pour montrer comment on peut l'obtenir. Que ce soit la fraude ou seulement la négligence qui dénature cet aliment merveilleux capable de devenir ainsi un poison violent, il faut que toutes les conditions en soient connues, même et surtout par le public.

« La fraude et la spéculation ont depuis quelques années, dit M. L'Hôte, pris des proportions singulières. Aujourd'hui, le mouillage n'est plus qu'une falsification vulgaire. Il s'agit pour l'industriel de réaliser de gros bénéfices en extrayant du lait un maximum de beurre par un écrémage intensif... Il y a dans les grands dépôts des machines centrifuges qui écrèment jusqu'à 1,500 litres de lait par heure... Le dit lait écrémé est supposé servir à l'alimentation des porcs. Or, dans beaucoup de dépôts il est mélangé à la traite du soir et expédié à Paris comme *lait pur* (Ecrémeuse Lefeldt) ». Du reste, à ces opérations s'ajoute la fraude par addition de substances chimiques, qui a l'habileté de se couvrir d'un prétexte plausible. Le laitier ajoute à la ferme du bicarbonate de soude pour assurer la conservation du lait pendant son transport jusqu'au dépôt central de l'industriel qui fait commerce de lait. L'industriel à son tour écrème et ajoute du bicarbonate de soude à ce lait qu'il reçoit pour en assurer la conservation pendant le transport du dépôt central à Paris où il est distribué aux détaillants qui y ajoutent eux-mêmes du bicarbonate de soude pour sa conservation dans les bouteilles de détail (1).

De cette façon tout le monde est trompé et tout le monde trompe : il n'y a que le consommateur qui, lui, est enchanté de posséder un lait qui résiste à toutes les influences atmosphériques et qui ne tourne jamais !

A la Commission du Lait, M. Rouchès prétend que le lait est livré bon par les grandes compagnies ; mais que ce n'est qu'à Paris que la fraude commence par les garçons laitiers qui opèrent des coupages pendant le transport, et par les laitières détaillantes qui reçoivent généralement deux pots et une fraction de pot, ce

(1) Comme le déclare M. Bordas, sous-chef du laboratoire municipal, le lait, depuis son entrée en gare jusqu'à sa distribution au public, est l'objet de nombreuses falsifications que le laboratoire poursuit par des prélèvements faits par ses inspecteurs aux différentes étapes par lesquelles passe le lait, aussi bien chez les détaillants qu'en gare, dans les voitures des trains en marche pendant la nuit, dans les voitures de transport en ville en cours de route, et même, en cas de suspicion, par des commissions rogatoires, chez les fermiers hors Paris. Mais à ces moyens variés, à toutes ces surprises, l'habileté toujours en éveil des intéressés et surtout des garçons laitiers oppose des ruses et des procédés difficiles à déjouer et que favorise le système des cachets et des signes conventionnels adoptés par les fournisseurs pour leurs bidons à lait.

qui facilite l'addition de l'eau à la livraison. On se souvient même d'une certaine grève bien caractéristique qui défraya les journaux il y a quelques mois : les garçons laitiers se révoltaient parce que quelques-uns de leurs patrons exigeaient qu'ils cessent d'opérer les mouillages dont eux aussi tirent leur bénéfice au même titre que les marchands en gros et les détaillants !

Ajoutons qu'à cette même Commission du Lait où M. Rouchès avait grand'peine à défendre les compagnies, M. Ch. Girard déclare que les dépôts livrent le lait dans des pots de 16 à 18 litres et qu'on leur a offert des systèmes de fermeture hermétique ; les compagnies ont refusé, se contentant des cachets de cire sur les couvercles, les différentes couleurs de cire servant à faciliter la fraude.

C'est de la témérité exagérée que d'affirmer qu'un lait passé par toutes ces tribulations est un bon lait, comme MM. Girard, Magnier et L'Hôte l'ont montré dans un rapport au tribunal civil de la Seine (1891) à propos du lait expédié chaque jour à Paris par les dépôts où sont centralisés les produits des fermes : « En passant par le dépôt, ce lait est soumis le plus souvent à des opérations mécaniques qui détruisent le rapport qu'on observe toujours entre les différents éléments dans le lait pur ». La valeur nutritive en est, en effet, très diminuée et, par ironie sans doute, fait remarquer Coutant, et parce que la fraude, pour être habituelle dans les dépôts, semble acquérir à Paris une sorte d'immunité qui devient un danger pour la santé publique, les experts disent que « ce lait peut être considéré comme *de qualité marchande* ».

Nous avons montré comment l'écrémage était une fraude avouée et pour ainsi dire consacrée officiellement comme un droit, et comment l'addition d'eau était de toutes les fraudes la plus fréquente, le fermier commençant, le marchand en gros continuant et le détaillant, après le garçon laitier toutefois, ajoutant la troisième ou quatrième et la plus forte dose. Mais, nous l'avons dit aussi, il faut que chacun de son côté rectifie le lait ainsi dénaturé pour lui conserver sa densité, sa consistance, son aspect, sa saveur : alors ce n'est plus du lait, mais un liquide blanchâtre, hétérogène qui apporte aux enfants la mort au lieu d'entretenir la vie.

Voyons quels sont les moyens chimiques employés pour rendre ce liquide laiteux inaltérable et aussi les ressources dont usent les commerçants pour lui donner les apparences du lait.

Les moyens chimiques proposés d'abord, comme le sont les moyens physiques et mécaniques, pour conserver le lait et empêcher sa fermentation par les microbes, ont été abandonnés parce qu'on a reconnu que leur efficacité n'était pas suffisante et qu'ils présentaient de graves inconvénients. Le commerce s'est emparé de ces moyens pour en abuser, si bien qu'il ne faut plus considérer aujourd'hui ces procédés que comme des moyens de dissimuler les fraudes, comme des *fraudes* destinées à masquer les manipulations coupables des commerçants. Quant aux corps antiseptiques susceptibles de stériliser le lait sans être nuisibles pour la santé, ils sont encore à trouver.

Aussi ne citons-nous ces moyens chimiques que pour les condamner. En effet, si l'addition de bicarbonate de soude retarde la coagulation en saturant l'acide lactique, en réalité, c'est un moyen non seulement inutile, mais encore dangereux, car il permet au lait de supporter sans se coaguler une souillure microbienne plus grande encore que celle du lait non alcalinisé. M. Rodet a trouvé dans un lait commercial, très bien conservé par le bicarbonate de soude, 2 millions de germes par centimètre cube. M. Rodet en fit l'observation au fournisseur qui tint compte de sa recommandation et n'ajouta plus de bicarbonate de soude. Il n'y avait plus alors que 330,000 germes par centimètre cube et M. Rodet termine en disant : « Ce moyen chimique doit être rejeté, c'est une véritable adultération ».

Les différentes fraudes consistant dans l'addition au lait de substances étrangères et qui s'ajoutent aux fraudes touchant la quantité et la qualité des éléments normaux du lait, sont aussi répandues et bien plus graves, soit qu'elles tendent à assurer la conservation du liquide, à augmenter l'épaisseur du lait, à masquer le mouillage et l'écrémage ou à donner au lait une coloration jaune intense.

L'énumération des procédés de falsification que l'on connaît serait longue et les laitiers y ajouteraient peut-être ceux que l'on ne connait pas. Tarnier déclarait à l'Académie de médecine qu'il avait appris, au sujet des falsifications du lait, des choses inouïes, « à faire dresser les cheveux sur la tête ».

Donnons-en une idée en énumérant quelques-uns des produits si nombreux destinés à conserver le lait et quelques-unes des substances servant au maquillage du lait falsifié.

Les premières substances, employées comme *conservateurs* du lait, sont des antiseptiques acides et alcalins. D'après M. Girard, en 1896, la seule cause de falsification relevée par le Laboratoire municipal à Paris était l'addition de bicarbonate de soude; autrefois c'était l'acide borique ; en 1897, c'est le formol. Et M. Girard déclare que dès qu'un moyen de fraude est bien étudié et facilement décelé, il est remplacé par un nouveau.

Les différents alcalins proposés ont pour effet, nous l'avons dit, de neutraliser l'acide lactique au fur et à mesure de sa production et par suite d'empêcher ou tout au moins de retarder la coagulation. A côté du bicarbonate de soude, le plus en faveur, on emploie aussi le carbonate de soude, le bicarbonate de potasse, le borax, le benzoate de magnésie, la chaux, le soufre, l'ammoniaque, etc.

C'est Darcet et Petit qui, en 1839, avaient proposé d'alcaliniser le lait pour s'opposer à sa décomposition, dans la proportion de 1 pour 1000. Cette alcalinisation du lait est du reste employée en grand dans l'industrie laitière : mais nous ne saurions trop nous élever contre l'usage de semblables pratiques, car, outre qu'il est bien difficile de fixer la dose permise, il est certain qu'un lait ainsi corrigé, en réalité falsifié, puisqu'il s'agit de l'addition d'une substance étrangère, n'est pas sans inconvénients pour la santé des enfants. De plus, M. Brouardel fait remarquer qu'il serait étrange que, sous prétexte d'empêcher le lait de s'altérer, on fasse subir chaque jour aux enfants un traitement de Vichy, si on tolérait l'addition du bicarbonate de soude. Il faut réprimer cette falsification comme les autres, car en chauffant, il se forme ultérieurement du carbonate de soude, ce qui constitue une véritable intoxication.

Et puis, comme Lazarus l'a montré, les alcalins ne gênent pas sensiblement le développement et la vie des microbes ; ils ne font que retarder leur développement au profit des marchands qui livrent un lait d'apparence saine. Or, un danger dissimulé est plus redoutable que celui que les yeux peuvent reconnaître.

Nous en dirons autant de l'*acide salicylique*, qui est un agent puissant de conservation, mais qui est dangereux ; de l'*acide borique*, bien que M. Bourgoin ait prétendu, devant le conseil de salubrité de la Seine (août 1895), que ce dernier était un corps à peu près inerte et sans action sur l'organisme ; il est certainement moins dangereux que le précédent, mais M. Duclaux pense avec raison qu'il faut le repousser également comme nuisible. De plus, comme, pour affirmer l'innocuité de l'acide borique, on s'est basé sur des expériences faites sur des animaux, M. Duclaux dit : « Je voudrais bien connaître quelqu'un assez pénétré de la force de ce raisonnement pour boire de la ciguë, sous prétexte que la chèvre la broute ». En tous cas s'il était réellement inerte et dépourvu de propriétés antiseptiques, il serait inutile, et par suite on devrait l'interdire pour cette raison dans le lait, comme il l'est pour le vin depuis 1891.

On commence à se servir en France, depuis quelques années, de l'aldéhyde formique ou, du moins, de la solution commerciale désignée sous le nom de *formaline*, dans le but de faciliter la conservation du lait. La quantité de formaline ajoutée correspond généralement à 0,30 ou 0,50 centigrammes de produit anhydre. Cette nouvelle fraude fut d'abord observée à l'étranger et, en 1895, Thomsen publiait un procédé pour la déceler, en traitant le produit de la distillation du lait par une solution ammoniacale de nitrate d'argent. On peut également utiliser la réaction plus simple de Schiff basée sur les propriétés qu'ont les aldéhydes de la série grasse de ramener au rouge cramoisi une solution de fuschine décolorée par l'acide sulfureux. — Cette nouvelle et dangereuse falsification mérite d'être signalée et recherchée avec soin.

Il en est de même pour les *chromates alcalins* qui constituent également une nouvelle adultération du lait et que M. Denigès, de Bordeaux, a découverts dans les laits de certains commerçants de cette ville. Ce sont des poudres jaunes composées de chromate neutre de potassium, surtout, et aussi de bichromate potassique. Les chromates alcalins, puissants antiseptiques, retardent et même peuvent arrêter complètement la fermentation lactique ; mais ils ont une action pernicieuse sur l'organisme, surtout, bien entendu, pour les enfants. Ces poudres sont livrées en paquets de 2 grammes pour conserver 20 litres : mais M. Denigès a constaté que les laitiers en emploient de bien plus grandes quantités (0,30 par litre). Ces substances présentent du reste un double avantage pour les marchands, car les chromates rehaussent la couleur jaune du lait due normalement à l'hémolutéine, lorsque le lait a été écrémé, mouillé ou qu'il est de qualité inférieure. On fait ainsi passer un produit médiocre ou mauvais pour un produit de grande valeur. Aussi il est à craindre que, vu ce double avantage, cette pratique se répande dans l'industrie laitière si l'on n'y veille avec soin. D'ailleurs on décèle très facilement cette fraude au moyen de l'azotate d'argent (Denigès).

On le voit, tous les moyens chimiques employés, quels qu'ils soient, sont des artifices nuisibles aux consommateurs et profitables aux seuls industriels. L'Académie de médecine a du reste déclaré que tous procédés de conservation par addition de substances chimiques doivent être rejetés. Il faut les repousser et admettre, comme le Conseil d'Hygiène, que le lait ne doit être additionné d'aucune substance étrangère, de nature minérale ou organique. Seuls les réfrigérants sont avantageux pour faciliter le transport du lait, sans prétendre du reste à constituer un moyen de stérilisation : de même la simple pasteuration vers 60°, en une seule fois, comme pour le vin et la bière.

La même prohibition doit viser, nous n'avons pas besoin d'insister en ce sens, les différentes substances que nous allons nommer rapidement pour donner une idée de tout ce qui peut se rencontrer, comme variété et comme étrangeté, dans les dépôts laissés par le lait et dont se plaignent si souvent les consommateurs. Ces substances constituent le *nécessaire*, l'outillage, l'appareil destiné à maquiller ce qui fut du lait et qui, avant que cette savante opération ne soit pratiquée, n'en a plus aucune des apparences habituelles.

On corrige la teinte bleuâtre révélatrice, apparente surtout aux bords du vase et résultant de l'écrémage et du mouillage, en mêlant au liquide vendu sous le nom de lait des matières colorantes telles que carottes, oignons torréfiés, caramel, cassonade, pétales de souci, jus de réglisse, extrait de chicorée, rocou, etc.

On épaissit le même liquide en y ajoutant de la farine, de l'amidon, de la dextrine, de la fécule, de la gomme, de l'ichtyocolle, de la gélatine, des jaunes d'œufs qui lui redonnent une certaine onctuosité perdue par le mouillage et l'écrémage, ou encore une infusion de matières amylacées (riz, orge, son, etc.). Lorsque le lait contient de l'amidon, de la farine ou des substances analogues, il s'épaissit à la cuisson et se colle aux parois ; une solution d'iode le bleuit s'il y a de l'amidon, le rougit s'il y a de la dextrine.

Pour rendre le lait mouillé et écrémé aussi mousseux que le lait normal, on y ajoute de l'albumine, du blanc d'œuf battu, ce qui se reconnaît à ce qu'il mousse à l'excès lorsqu'on l'agite : de plus lorsqu'on le chauffe, on voit des flocons d'albumine coagulée. C'est une façon de *coller* le lait, comme on *colle* le vin.

On relève son goût, on le rend moins plat, en y ajoutant du sucre de canne et de fécule, de la dextrine, du sel.

Enfin, on va jusqu'à y introduire des cervelles d'animaux broyées pour masquer la soustraction de la graisse : la cervelle délayée remplace les globules du beurre que l'on a utilisé d'autre part.

En somme, on le voit, la fraude n'est nullement embarrassée pour dissimuler ses méfaits. Nous ne savons que trop qu'en dépit de la foule des instruments plus ou moins perfectionnés destinés à déceler les falsifications et du nombre des agents chargés de la surveiller et de la punir, les laitiers ne se laissent pas surprendre facilement, car eux aussi connaissent bien des moyens de tromper les particuliers et la police.

Les naïfs n'ajoutent que de l'eau et se font prendre un beau jour par le densimètre. Mais les laitiers naïfs deviennent une rareté. Aussi savent-ils fort bien que si l'addition d'eau augmente la densité du lait, l'écrémage la diminue, et réciproquement. Double intérêt à pratiquer les deux falsifications à la fois au lieu d'une seule.

Du reste, ce n'est qu'au laboratoire qu'on peut affirmer le mouillage et l'écrémage du lait, si les limites des variations normales de densité n'ont pas été dépassées. Les divers crémomètres, lactobutyromètres, lactoscopes, etc., ne peuvent que faire concevoir des soupçons ; il faut, pour les justifier, peser l'extrait, afin de connaître le degré de mouillage, et doser le beurre et les autres substances pour déceler l'écrémage. L'analyse complète et minutieuse est donc absolument nécessaire et, en pratique, il n'est pas possible de soumettre tous les laits vendus à cette épreuve.

La répression de la fraude savante et vraiment habile, qui se généralise à présent, est, on le voit, fort difficile, puisque les employés chargés d'examiner sommairement les laits n'ont pas, entre les mains, des éléments d'information suffisante. Ils ne peuvent rechercher que la densité et le taux en matières grasses ; or, c'est un jeu pour ces industriels d'élever le facteur *matières grasses*, seul critérium exigé pour les grandes fournitures. Aussi l'examen superficiel laisse croire à l'excellence du produit, tant que l'analyse complète ne vient pas démontrer que les autres facteurs d'authenticité sont atteints. Mais malheureusement le réactif physiologique, l'enfant condamné au biberon, décèle trop facilement cette cause de morbidité.

« Les maladies de l'enfance, fait remarquer Bachelet, sont deux fois plus funestes dans les districts des villes que dans ceux de la campagne ». Cela tient aux empoisonneurs patentés contre lesquels l'administration ne saurait trop sévir, à l'égal de l'Amérique, de la Suède, de l'Angleterre, de l'Allemagne, de l'Italie où l'on a obtenu d'excellents résultats de la réglementation sévère de la vente du lait.

L'idéal que l'on poursuit généralement (nous avons vu pourtant qu'il n'est pas sans de graves inconvénients) serait de fournir à chaque repas, toutes les 2 heures, à l'enfant nourri artificiellement, du lait chaud, *vivant*, sortant du pis de la vache. Si l'on se rapproche de cet idéal à la campagne même, avec du lait recueilli 2 ou 3 fois par jour, non frelaté, non altéré, c'est bien différent dans les grandes villes, et le lait qu'on y consomme est loin de présenter toutes les conditions de pureté et les qualités qu'il possède au lieu de la production.

Il y a à cela une foule de raisons. La première et la plus importante, car elle est inévitable, c'est la question du temps écoulé depuis la traite. Puis il faut tenir compte des conditions de transvasement, de transport, des adultérations que le lait peut subir de la part des intermédiaires, comme du laitier producteur et du crémier qui le vend enfin au consommateur.

CHAPITRE VII

PROVENANCE DU LAIT — APPROVISIONNEMENT DES VILLES
MESURES A PRENDRE

Voyons donc quelles sont, d'après M. Saint-Yves-Ménard, les conditions d'approvisionnement en lait des grandes villes. Selon lui, on trouve à Paris du lait de quatre provenances principales :

1re *provenance*. — C'est du lait du commerce en gros venu de province, produit dans les fermes, ramassé par les laitiers en gros dans un rayon de 20 à 25 lieues et vendu par les crémiers. Il passe par trois mains au moins et il est *livré à la consommation le lendemain de sa production*. Il s'en vend environ 300,000 litres par jour, à très bon marché : 20 à 30 centimes le litre. Pour éviter qu'il *tourne* à cause de la trépidation des wagons, des transvasements et de la nécessité de le conserver du jour au lendemain, on est obligé de le soumettre à une manipulation conservatrice : refroidissement, chauffage au bain-marie, alcalinisation surtout ($1^{gr},50$ de bicarbonate de soude par litre). Or, dans ces derniers cas, il se forme un lactate de soude, purgatif et cause de diarrhée pour les jeunes enfants. Nous ne parlons plus des fraudes qu'il subit à part cela, écrémage, mouillage et maquillage conséquent.

2e *provenance*. — C'est du lait produit dans la ville et dans la banlieue *d'une manière intensive, avec plus de souci de la quantité que de la qualité*. Détaillé dans les *dépôts*, sous les portes cochères ou au domicile des consommateurs, sans qu'il y ait de rapport direct entre les producteurs et les consommateurs, ce lait est livré le jour même de sa production à 30 et jusqu'à 50 centimes le litre. On en consomme environ 50.000 litres par jour à Paris. Les charges très lourdes qui pèsent sur l'exploitation d'une vacherie à Paris laissent concevoir comment les nourrisseurs, ne pouvant vendre leur lait au détail que 30, 40 et 50 centimes le litre, doivent recourir à tous les moyens de production abondante et économique : vaches hollandaises ou flamandes, étables étroites, non aérées pour être plus chaudes, litière ménagée, nourriture très aqueuse..., mauvaises conditions de toutes sortes. Avec cela, ce lait est livré en vases librement ouverts par des intermédiaires qui souvent le falsifient. En achetant ce lait, on ignore son origine. Il ne présente donc aucune garantie. C'est encore un lait dangereux pour les nouveau-nés.

3e *provenance*. — Lait produit également à Paris et aux environs, mais seulement dans certaines vacheries et quelques fermes éloignées (1 heure de Paris environ), avec *recherche de la qualité*. Ce lait est détaillé sur place par litres et demi-litres ; mis en *vases plombés et cachetés* sous le contrôle du producteur il est porté directement au domicile du consommateur. Ce lait, livré 2 fois par jour, immédiatement après la traite, se vend 60, 70, 80 centimes et jusqu'à 1 franc le litre. On en trouverait environ 12 à 15.000 litres par jour à Paris, Ce sont de grandes entreprises et des établissements de nourrisseurs qui produisent ce lait à l'usage des enfants surtout. Ils produisent bon, livrent rapidement, sans manipulation ni falsification ou altération possibles. Les vases sont cachetés et il n'existe pas d'intermédiaire, il n'y a donc pas à craindre de fraude de la part des livreurs ou des domestiques.

En somme, on ne peut avoir à Paris, comme on le voit, de lait irréprochable à moins de 60 centimes à 1 franc le litre.

4e *provenance*. — C'est le lait *stérilisé sur place* dont nous aurons à parler plus tard.

Cette répartition des centres d'approvisionnement du lait pour

Paris, ainsi que la présente M. Saint-Yves Ménard, ne diffère, du reste, pas de celle donnée par M. Vinay qui reconnaît, au lait de l'approvisionnement quotidien de Paris, trois principales origines : 1° le rendement des femelles bovines entretenues dans la ville même ; 2° une fraction de la production laitière des animaux de la banlieue parisienne : 3° les arrivages par voies ferrées.

Nous avons vu ce qu'il fallait penser des 300,000 litres de lait de première provenance qui fournissent la majeure partie de la consommation journalière de Paris (plus de 500,000 litres (1) de toute provenance). C'est ce lait mouillé, coloré, carbonaté, écrémé, battu par la trépidation du voyage, altéré de mille manières qui, venu des fermiers producteurs chez les marchands achetant en gros à la campagne pour expédier sur les villes, passe ensuite chez les crémiers ou laitiers des rues qui font eux-mêmes le détail et vendent encore à d'autres détaillants. La plupart du temps, ce lait *garanti pur et cacheté, de provenauce directe*, est cacheté chez les laitiers détaillants qui le reçoivent le matin et le soir en grands bidons.

A ce propos, d'ailleurs, nous pouvons affirmer que l'échauffement du lait en wagon, le ballottement qui est un véritable barattage pendant les longs trajets, pour les grandes distances, sont des inconvénients qui pourraient être notablement réduits, si l'on adoptait le système des claires-voies, comme pour le transport de la marée et si l'on prenait l'habitude du remplissage absolu des pots à lait. Les Sociétés laitières pourraient encore suivre l'exemple des fournisseurs de la ville de New-York sur le marché de laquelle le lait arrive en bon état, grâce aux wagons frigorifiques bien installés qui servent au transport du lait, et grâce au chargement soigneux que l'on en fait. — Mais il n'y a malheureusement pas que ces difficultés matérielles.

---

(1) En 1895, il a été consommé à Paris 209,875,000 litres de lait, ce qui fait ressortir à 85^{lit},7 l'approvisionnement annuel moyen d'un habitant (P. Vincey) et ce qui donne pour tout Paris une moyenne de 575,269 litres par jour.

La première réponse que l'on fait naturellement à ceux qui montrent le danger dans les grandes villes du lait de provenance lointaine, est celle-ci : Mais il se crée de plus en plus, à Paris en particulier, des vacheries fort bien installées, avec des animaux très bien soignés et qui vous fournissent le lait presque chaud encore, au moment où il vient d'être trait. A cela nous répondrons, d'après l'expérience des dispensaires de Paris, comme pour les raisons que nous allons indiquer : si le lait passé par tous les intermédiaires que nous avons vus est mauvais, celui produit à Paris même, dans les vacheries ordinaires, n'est pas meilleur, quoi qu'on en ait pu dire, et ce sont, d'après M. Gravière, les trois experts dont nous avons parlé plus haut, MM. Girard, Magnier et L'Hôte (Rapport au Tribunal civil de la Seine, 1891) qui déclarent que les vacheries de Paris et de la banlieue « fournissent aux Parisiens un produit bien inférieur comme qualité au lait apporté par les chemins de fer ! »

Le lait fourni par les vacheries parisiennes est en général un de ces laits *de qualité marchande*, dont en vérité la composition chimique est peut-être quelquefois celle d'un lait de bonne qualité, lorsque les bêtes sont bien nourries. Mais les auteurs que nous continuons de citer nous avertissent qu'il faut observer les caractères organoleptiques de ce lait ; si on le fait, on peut presque affirmer que ce lait parisien n'a que l'apparence de la richesse.., à condition encore que l'estomac le supporte. Ils ont souvent constaté, en effet, que le lait des vacheries de Paris a une saveur désagréable, une saveur un peu nauséeuse.

D'ailleurs, quelque excellentes que soient les conditions d'installations, rarement réalisées du reste de ces vacheries, nous pourrons toujours répondre que, pour les enfants surtout, si une partie du danger est éloignée, le problème n'est pas résolu. En effet, l'espèce bovine est réfractaire au contact des grandes agglomérations humaines. En dépit des soins les plus minutieux et de la surveillance la plus active, les vaches sont toujours menacées dans les villes par la consomption : toutes les contagions les guettent et les frappent d'autant plus sûrement qu'elles offrent un terrain plus propice à leur développement. Elles sont, en effet, épuisées, et leur résistance est supprimée. Il est vrai qu'elles ne font pas un long séjour dans les étables urbaines, et généralement, si leurs propriétaires se hâtent d'en faire de la viande de boucherie, c'est qu'ils ont peur qu'en attendant davantage elles ne soient même plus bonnes à cela et que le contrôle des abattoirs refuse leur viande.

Comme le dit Coutant, « pour être en bonne santé, les vaches doivent vivre au grand air, loin des étables insalubres, dans la liberté des vastes pâturages. L'air vivifiant accroît leurs forces; elles se repaissent à loisir et elles donnent, dix mois durant, un lait d'une saveur agréable, d'un parfum pénétrant, et digestif à souhait. Pendant la période des gelées qu'elles redoutent, elles doivent être enfermées dans une étable assez chaude, propre et largement aérée, pourvue abondamment d'une nourriture réconfortante. Au prix de ce traitement, elles donnent un bon lait ».

Mais si à la campagne, déjà, à notre époque, la spéculation condamne les vaches à un régime dangereux pour leur santé, dangereux aussi pour la santé des enfants en bas âge, dangereux absolument pour l'alimentation publique, régime avec lequel les vaches s'épuisent et sont exposées à la tuberculose ; combien cette situation n'est-elle pas pire encore dans les villes où leur entretien et leur stabulation coûtent cher et où il faut réaliser à tout prix des bénéfices, sans pour cela vendre plus cher que les concurrents.

La surveillance de la police sanitaire qui semble enfin s'exercer plus sérieusement, à Paris du moins, depuis quelque temps, a contribué, il est vrai, à améliorer déjà les conditions des étables sales d'autrefois, répugnantes et nauséabondes que l'on rencontrait dans Paris ; mais c'est surtout au point de vue de l'hygiène des habitations voisines que ces mesures ont été prises. Quant à la qualité du lait produit, pourvu que les émanations de la vacherie n'incommodent pas, on s'en est peu préoccupé. Et pourtant !

Dans de nombreuses vacheries parisiennes, les vaches hollandaises sont recherchées de préférence pour leur entretien facile et parce qu'elles donnent une grande quantité de lait, bien plus que les autres races. Et même on arrive, dit le rapport des experts auquel nous revenons encore, « par la nature de la ration qu'on leur sert, à augmenter considérablement la production du lait au détriment de la qualité, alors que même dans de bonnes conditions d'alimentation, la vache hollandaise donne un lait très pauvre, suspect de falsification par addition d'eau ».

La drêche surtout, nous l'avons vu, et notamment chez les animaux de race hollandaise, est un des principaux éléments de cette « nourriture très aqueuse au moyen de laquelle certains nourrisseurs savent faire passer dans le lait l'eau qu'ils n'ajoutent pas directement ».

Or, ce lait de vaches hollandaises, ainsi traitées, si pauvre en beurre et autres éléments nutritifs, mais d'une abondance extraordinaire, entre dans la moyenne du lait vendu à Paris comme *lait pur* : et il se peut qu'il le soit, puisque sa pauvreté vient de l'alimentation défectueuse des animaux qui le produisent.

Cela nous suffit pour bien montrer que le fait de récolter le lait à Paris même ou dans la banlieue, s'il met le liquide à l'abri des inconvénients du voyage, du transport et des agissements de certains intermédiaires, n'implique pas sa bonne qualité et ses aptitudes nutritives. Ce lait est *fabriqué*, comme celui que nous voyions tout à l'heure, mais il est fabriqué avant la lettre. Au lieu que les *soins* lui soient donnés, comme au *lait de province*, après la traite, en vue de lui fournir les apparences qu'il a perdues par le mouillage et l'écrémage, le *lait de Paris* (1) est falsifié dans sa source, de sorte qu'en toute bonne foi il est pur,

---

(1) En 1895, les vacheries parisiennes renfermaient environ 5,900 bêtes laitières en temps moyen, lesquelles produisaient par jour 59,000 litres de lait, — 21,535,000 litres par an (P. Vincey).

malgré sa pauvreté, et qu'il peut supporter honnêtement le contrôle administratif!

Il est à côté de cela des laiteries modèles, mais combien peu nombreuses, aussi bien dans la province que dans la banlieue de Paris. Il est bien entendu qu'il est impossible d'en créer dans Paris même, puisqu'une des premières conditions de l'hygiène des vaches, c'est que celles-ci puissent prendre de l'exercice, vivre à l'air et ne pas être condamnées à la stabulation permanente. Mais ces conditions peuvent fort bien se réaliser dans la banlieue de la ville où, nous le répétons, quelques vacheries (1) parfaitement organisées, honnêtement tenues, existent déjà. Il est du reste à souhaiter que les grandes villes se décident à créer des laiteries municipales, au moins pour subvenir à l'alimentation des enfants pauvres. Ces établissements, dirigés d'une façon éclairée, suivis de près et n'ayant pas de bénéfices directs à réaliser, rempliraient le but qu'il est si difficile d'obtenir des particuliers et des industriels. A Berlin, à Vienne, à Stuttgart, à Munich, des vacheries municipales existent qui fonctionnent à merveille et dont profitent des milliers d'enfant.

D'autre part, à considérer l'approvisionnement des villes par le lait venu de loin, et non plus l'approvisionnement réalisé sur place ou à proximité, il est bien certain que malgré tous les soins apportés à la récolte du lait et à son transport, il est difficile que du lait trait la veille puisse être distribué absolument bon le lendemain. Nous le verrons d'une façon précise : mais nous devons déjà montrer ici que du lait de bonne nature, non fraudé, ne peut se conserver jusqu'à son arrivée tardive à domicile, et à plus forte raison jusqu'à ce qu'il soit consommé dans la maison, à cause des hâtives fermentations qui sont précipitées par l'agitation que le transport lui a fait subir et les transvase-

---

(2) Voir plus loin, p. 138, en notes, le projet de M. Rouchès sur la création à Paris d'une vacherie municipale et d'une école de laiterie.

ments qui l'ont chargé de saprophytes en multipliant les occasions d'ensemencement par les germes ambiants.

Un lait véritablement frais, d'après Soxhlet, n'augmente pas d'acidité pendant une assez longue période après la traite. Cette acidité stationnaire est comme la *période d'incubation du lait*, seule période pendant laquelle il constitue une nourriture convenable pour les enfants et au delà de laquelle l'élévation rapide de l'acidité correspond à la pullulation extrême des bactéries. Ce n'est qu'au bout de cinq heures en moyenne que les microbes pullulent avec une rapidité prodigieuse, comme l'indiquent les chiffres de M. Plaut que nous avons rapportés plus haut.

La période d'incubation varie du reste avec la température à laquelle on maintient le lait, avec la propreté et les soins de préservation mis en œuvre. La température saisonnière représente un des facteurs qui contribuent le plus à l'altérabilité du lait. Si la réaction amphotère persiste, l'acidité à la phénophthaléine augmente proportionnellement à la chaleur atmosphérique.

Les précautions prises permettent donc de prolonger cette période d'incubation assez longtemps. C'est ainsi que Mme Emily Lewi (1) montre que pour la ville de New-York le lait, été comme hiver, n'a pas dépassé la période d'incubation à son arrivée *en ville*; il est même, d'après elle, utilisable pour les enfants. Mais faudrait-il alors que ce lait n'ait pas à supporter le transport à domicile et l'attente des tetées dans les appartements. Comme nous l'avons dit, cette excellente condition du lait de New-York tient à la méthode de transport, dans des wagons frigorifiques, au moyen de boîtes à lait exactement remplies.

Disons tout de suite que ce lait, comme le montre M. Plaut,

---

(1) C'est Mme Emily Lewi qui fait remarquer que le lait de vache tout à fait frais possède une réaction amphotère au papier de tournesol, à cause de la présence simultanée des phosphates acides et alcalins. Toutefois, en présence de la phénolphtaléine, ce lait se montre légèrement acide.

diminue d'acidité, par suite du départ d'acide carbonique, s'il est bouilli. Et, comme le fait remarquer M. Gillet, si en bouillant le lait ne perd pas de son acidité, c'est qu'il est vieux.

Ces différentes explications nous amènent à montrer déjà, ici, la nécessité de stériliser le lait, quelque bon qu'il soit, le plus tôt possible après la traite. Il y a du reste à ce besoin de la stérilisation d'autres raisons que nous examinerons plus loin.

Pour terminer cette longue étude des conditions de production et de distribution d'un lait saluble il nous faut dire rapidement au moins comment nous voyons la possibilité de réaliser un jour les conditions dont nous avons voulu démontrer la nécessité.

Sans entrer dans aucun détail à ce propos, nous estimons que deux grandes mesures surtout pourront atteindre ce but : l'éducation des producteurs laitiers, d'une part ; la répression rigoureuse de la fraude, la surveillance et le contrôle attentifs, éclairés et armés des exploitations laitières régies par un règlement administratif à pouvoirs étendus, d'autre part.

Les Écoles de laiterie sont réclamées d'ailleurs par les intéressés qui se plaignent d'ignorer ce qu'on attend d'eux. C'est ainsi que M. N. Rouchès, secrétaire de la Chambre syndicale des laitiers-nourrisseurs de la Seine, au nombre de 2,400, a demandé à la Commission municipale du Lait la création à Paris d'une École de laiterie avec cours professés publiquement (1).

---

(1) Extraits du rapport de M. Rouchès, présenté à la *Commission municipale du lait*, le 27 mars 1897, sur le projet de création à Paris d'une vacherie municipale et d'une école de laiterie.

« ..... La science du laitier n'est pas assez connue et la plupart des laits livrés à la consommation proviennent d'établissements exploités par de bons ruraux qui ignorent les règles de l'hygiène et les moyens d'augmenter la production de leurs animaux. Il importe donc de faire connaître au producteur laitier les règles générales du métier et d'en instruire le public, afin de prouver qu'on se préoccupe d'apporter des améliorations à la laiterie.

« L'école de laiterie-type et la vacherie modèle que nous vous proposons de créer seraient encore des lieux d'expériences et d'études tout indiqués pour la

L'idée de la création à Paris d'une École-station laitière date de plusieurs années déjà et est soumise depuis longtemps au Conseil municipal. Elle vient d'être reprise, sous forme de projet cette fois, par la Commission extra-municipale du Lait.

Paris consomme annuellement, nous l'avons dit, environ 200 millions de litres de lait qui lui coûtent près de 55 millions de francs: il paraît donc assez naturel de prélever sur le budget ordinaire de la ville la faible somme nécessaire pour contribuer, par une mesure assurément utile, à l'amélioration d'un produit qui entre pour une si grande part dans l'alimentation, d'autant plus que la santé et la vie de tant d'enfants en dépendent.

Mais ce n'est pas que dans les villes, nous dirons même que c'est surtout dans les centres ruraux, que le besoin de la création de ces Écoles pratiques se fait le plus vivement sentir. L'éducation professionnelle de nos paysans, tous producteurs laitiers, est à faire entièrement — et nous ne nous dissimulons pas les difficultés que l'on rencontrera dans ce sens.

---

science et pour la médecine. Il existe déjà des établissements analogues à Vienne, à Budapest, à Genève.

« Le plan joint à ce rapport comporte une étable de 40 vaches laitières pouvant produire journellement une quantité de 500 litres de lait frais destiné à l'alimentation des crèches dans chacune desquelles on consomme actuellement de 15 à 20 litres par jour.

« Toutes les vaches, de toutes races, choisies parmi les plus aptes à la production du lait, seraient soumises à la tuberculine dès leur arrivée et inoculées préventivement contre la péripneumonie.

« Leur alimentation varierait suivant les saisons, d'après les données fournies par nos principaux agronomes et hygiénistes.

« Pour la traite, l'on procéderait suivant les instructions du rapport du Dr Valtier.

« La vacherie-école sera le bréviaire de la laiterie, des producteurs en général et la garantie pour le consommateur qui pourra s'instruire sur cet aliment de première nécessité.

« On y enseignera la technologie laitière, l'étude des maladies contagieuses, celle de l'analyse chimique et bactériologique du lait, celle de l'alimentation en général, etc. »

M. Suester, estimant que, dans les fermes et étables, les conditions sont si défectueuses au point de vue de l'hygiène qu'il est impossible d'avoir un lait non contaminé, avait déjà proposé quelques mois auparavant la création d'une laiterie municipale pour l'enseignement de la traite et de la fabrication du lait.

En attendant que l'enseignement de la laiterie, et surtout de l'hygiène du lait, puisse être pratiqué dans la province soit dans des écoles spéciales, soit sous forme de conférences faites dans les cantons ou même dans les communes par l'instituteur, par exemple, qui n'aurait qu'à lire et à développer un mémoire rédigé à cet effet par un professeur compétent, — il serait bon, croyons-nous, que cet enseignement soit donné dans les écoles publiques rurales elles-mêmes, pendant la dernière année d'études des enfants de la campagne, garçons et filles.

Parmi tant d'autres moyens que l'on peut proposer, il en est un qui trouverait son application toute naturelle lorsqu'on se décidera à comprendre l'importance hygiénique du bon lait et que l'on imposera, même aux fermiers, la déclaration d'industrie laitière, sans laquelle il leur sera interdit de vendre leur lait pour la consommation publique : pour compléter la surveillance qui leur sera dès lors imposée et pour leur faciliter l'observation des règlements, on remettra à toute pesonne faisant sa déclaration un *vade-mecum*, un guide clair, court et précis où l'intéressé pourra s'instruire sur tout ce qui concerne les obligations hygiéniques auxquelles doivent se soumettre les producteurs de lait et les éleveurs laitiers.

D'ailleurs, il faut reconnaître qu'actuellement, si dans certaines grandes villes, les falsifications du lait mis en vente ont diminué, en ce qui concerne les vacheries de ces villes du moins, il n'en est pas de même dans les communes suburbaines et même dans les campagnes plus reculées où les municipalités manquent d'énergie et où la loi reste lettre morte.

Une surveillance active de la part des autorités administratives peut diminuer dans des proportions considérables la fraude et améliorer beaucoup la production du lait. C'est ainsi qu'à Paris, en 1881, les laits étaient falsifiés dans la proportion de 79 pour 100 ; cette proportion tombait à 34,28 pour 100 l'année suivante, à cause des mesures prises, et on ne la découvrait plus guère en ces dernières années que dans une proportion de 14 pour 100... peut-être bien, il est vrai, parce que les fraudeurs devenaient plus habiles !

Mais il est indispensable qu'en province les laboratoires municipaux fonctionnent activement ; il faut harceler les laitiers, multiplier les prévèlements et les expertises et punir sévèrement la fraude, sans oublier que le pilori de la publicité et de l'affichage de toutes les condamnations retiendra et rendra moins audacieux les falsificateurs, plus que l'amende elle-même. On peut faire ainsi un contrôle sévère tout en évitant les mesures vexatoires.

Le contrôle devra du reste porter non pas seulement sur la densité, mais sur les falsifications suivantes :

1° Coupage avec de l'eau ;

2° Écrémage total ou partiel ;

3° Falsification réunissant le coupage et l'écrémage ;

4° Constitution du lait au point de vue hygiénique.

Les pénalités pourront même devenir plus fortes lorsque les laitiers ne pourront plus arguer de leur ignorance et qu'aux interressés on aura appris, par tous les moyens, tout ce qui concerne l'hygiène des vaches laitières, leurs conditions de logement, leur mode de nourriture, leur régime et les nombreux soins qu'elles exigent.

Enfin la répression ne deviendra vraiment efficace que lorsqu'on sera arrivé à réglementer l'alimentation des vaches laitières dont le lait est destiné à la consommation. Cela est difficile d'une façon générale, mais l'on pourra toujours modérer les tendances des éleveurs à rendre leur lait trop avantageusement aqueux par une alimentation spéciale intensive (1), en adressant un premier avertissement au nourrisseur convaincu de cette fraude ; en cas de récidive, il conviendrait de procéder

(1) Avec ce régime spécial, des vaches produisent jusqu'à 27 *litres* de lait par jour, mais, comme le fait remarquer M. Girard, c'est un lait détestable, parfois imbuvable tant il sent la drêche.

à l'affichage public signalant son lait comme dangereux pour l'alimentation des enfants. C'est le seul moyen vraiment pratique d'obliger les laitiers à nourrir convenablement leurs animaux et d'éviter cette fraude dont les effets sont si funestes. Du reste, comme le fait remarquer M. Gautrez, les peines inscrites dans la loi ne sont pas suffisamment sévères et restent « au-dessous de la séduction du gain illicite à réaliser par les fraudeurs ». A l'étranger on est bien plus sévère qu'en France. Il est nécessaire encore une fois d'aggraver les sanctions de nos règlements et surtout d'ordonner *toujours* l'affichage public, au moins dans les marchés, des contraventions et des peines encourues.

L'administration protège bien les citoyens contre l'eau et l'air viciés (établissements classés) ; pourquoi ne les protégerait-elle pas aussi activement contre le lait insalubre que tout le monde boit, mais dont surtout les enfants — c'est-à-dire l'avenir du pays — se nourrissent exclusivement.

Si cette surveillance, si ce contrôle s'exerce comme nous le demandons, il ne restera plus alors que le danger du mouillage par les laitiers qui savent posséder un lait bien supérieur à la valeur d'un lait marchand ordinaire, — ce mouillage étant surtout dangereux par les germes que l'addition d'eau peut lui ajouter, — et celui des laitiers assez âpres au gain pour compromettre, comme nous l'avons montré, la santé de leurs bêtes en leur faisant produire à moins de frais un lait plus abondant. Ces deux procédés sont difficiles à démasquer pour l'administration, lorsque les coupables ne sont pas pris sur le fait. Mais alors c'est surtout aux particuliers à se défendre de leur côté, lorque les pouvoirs publics auront donné tout ce qu'ils pouvaient donner : car ces affaires « intéressent chacun de nous dans la limite de nos forces et de nos libertés individuelles », selon l'expression de M. Cheysson, et il est bon que les particuliers ne comptent pas trop sur l'Administration, mais aussi un peu sur eux-mêmes.

TROISIÈME PARTIE

CONSERVATION DU LAIT PAR LA STÉRILISATION

DISCUSSION.
LA QUESTION DE LA VALEUR ALIMENTAIRE DES LAITS D'ANIMAUX.
RECTIFICATION INDUSTRIELLE DU LAIT DE VACHE.
LE COUPAGE DU LAIT.

CHAPITRE PREMIER

LA STÉRILISATION DU LAIT

1° Conservation du lait.

La question du lait a trouvé dans la mortalité infantile de ce terrible été de l'année 1898, une importante preuve de sa gravité. La statistique a montré qu'à Paris notamment et dans les centres populeux cette mortalité des enfants en bas âge a été presque triplée. Tandis que la léthalité moyenne de Paris se chiffre ordinairement pour les enfants par 93 décès par semaine, ce chiffre s'est élevé pendant les plus mauvaises semaines du mois d'août et septembre jusqu'à 280 et 300.

C'est assez dire l'intérêt qui s'attache à ce qu'une solution sérieuse soit donnée à cette question du lait et il ne faut plus que, par négligence ou par ignorance, nous ayons encore, dans l'avenir, à déplorer de pareilles hécatombes de nourrissons.

Nous avons cru devoir, dans les chapitres précédents, donner un développement assez grand au problème de l'origine même du lait parce que nous considérons que la récolte d'un bon lait est la condition primordiale et indispensable, sans laquelle toutes les précautions délicates que l'on pourrait prendre ensuite à l'égard de ce lait seraient inutiles. Nous le répétons, un lait malsain à l'origine ne peut devenir sain dans la suite, quoi qu'on y fasse ; un lait pauvre à sa source ne peut acquérir postérieurement aucune qualité nutritive.

Nous avons longuement indiqué les errements de la *culture* du lait, les graves inconvénients de ce lait, tel qu'on le récolte aussi bien à la ville qu'à la campagne, et nous avons essayé de montrer comment il est possible de le rendre plus salutaire, surtout pour les enfants, aussi bien à la source même qu'après la traite. Nous avons dit ce qu'est l'approvisionnement des villes et ce qu'il faudrait qu'il soit pour qu'il devienne désormais possible de donner aux nourrissons un aliment sain, sur la pureté et la qualité duquel on puisse compter.

Mais ce lait, provenant de vaches bien portantes et bien alimentées, recueilli comme nous l'avons indiqué, le donnerons-nous aux enfants tel qu'il a été récolté, cru et sans autres précautions ? Tout de suite nous disons : Non !

Les moyens préventifs que nous avons énumérés précédemment ne doivent être considérés que comme la première de toutes les conditions, condition nécessaire, essentielle pour qu'un lait puisse être considéré comme propre à l'allaitement des nourrissons. Plus cette hygiène préventive aura été sévèrement observée et réalisée, plus sera assurée la réussite des précautions conservatrices et microbicides qui seront ultérieurement prises.

Théoriquement, si l'on recueillait le lait d'une vache saine d'une manière aseptique, le lait ne devrait pas être souillé et ne devrait pas se corrompre. Il serait alors logique, semble-t-il, de s'en tenir à ces moyens préventifs permettant de recueillir du lait parfaitement stérile. Mais c'est là un idéal irréalisable et malgré tout ce que l'on pourra obtenir, la pratique sera toujours éloignée de ces conditions.

En admettant même que l'on puisse consommer sur place le lait au moment précis de la traite, il ne serait pas prudent de le donner cru aux enfants. Tout d'abord, le risque des germes pathogènes qui peuvent provenir d'un animal malade n'est jamais complètement écarté, car s'il est vrai qu'avec l'examen d'un vétérinaire, l'épreuve de la tuberculine peut servir de critérium pour la santé de la vache en ce qui concerne le danger de la tuberculose, il n'est pas moins vrai que des erreurs sont possibles, d'une part, et que d'autre part une contagion quelconque peut se transmettre, une affection se révéler inopinément et sans que le vétérinaire en soit averti.

Il est d'ailleurs impossible généralement de consommer le lait sur le lieu même de la production et au fur et à mesure de sa récolte. Il est donc nécessaire de garder le lait, même peu de temps, dans des récipients, avant de le faire boire à l'enfant. Or, il serait téméraire de croire que les soins de propreté qui constituent l'hygiène de l'étable et de la traite auront suffi à éviter absolument au lait l'invasion des bacilles ambiants : ils ne l'en auront qu'imparfaitement préservé. Cette hygiène préventive aura seulement assuré la pureté suffisante du lait qu'on s'empressera de mettre à l'abri de toute contamination par des précautions spéciales.

Et puis, cette mulsion aseptique qui consiste à désinfecter les trayons de la vache et les mains du vacher, à recueillir le liquide proprement dans une étable bien tenue, au moyen d'un vase bien nettoyé, nous savons combien il est difficile de l'obtenir dans de semblables conditions et nous pouvons considérer que le jour est loin encore où, par une traite vraiment bien faite, on recueillera du lait stérile.

Du reste, cet idéal serait-il atteint, le lait pourrait se conserver longtemps, il est vrai, mais il ne tarderait pas à rencontrer dans l'ambiance, en dépit des précautions prises, de nombreuses occasions de contamination, même minime, qui limiteraient bien vite la durée de sa conservation, surtout pendant les chaleurs.

Dans les villes, en particulier, comment serait-il possible, à travers les nombreuses manipulations qui suivent la traite, de garder le lait de toute contamination ? Quelque précautions que l'on prenne, on n'évitera pratiquement jamais l'invasion des nombreux ferments à laquelle le lait se trouve exposé par le seul fait qu'il a coulé. Le lait recueilli avec soin, comme nous l'avons indiqué, renfermera au minimum les bactéries et leurs toxines. Plus les soins auront été attentifs, plus la traite aura été sévèrement faite, plus sera assurée la réussite des moyens de conservation ultérieurs, moyens qui permettront de mettre le lait à l'abri, non seulement de la contamination, ce que nous avons vu en partie, mais aussi des modifications nuisibles à la santé que ce lait peut subir par le fait de sa conservation.

Outre que l'invasion des ferments est inévitable, quelles que soient les précautions que l'on prenne, nous verrons plus loin, lorsque nous examinerons les qualités nutritives du lait, ce qu'il faut penser à cet égard du *lait cru* dans l'alimentation infantile. On en est toujours réduit à stériliser le lait quel qu'il soit, d'où qu'il provienne. Nous allons voir comment.

Le plus sérieux des inconvénients à éviter c'est la coagulation du lait abandonné à lui-même, à une température favorable, sous l'influence de la fermentation lactique. Il devient alors un aliment très dangereux pour les jeunes enfants et ce lait, si facilement altérable, cause la mort d'un grand nombre de nourrissons.

Les laits altérés par les ferments sont, au même titre que les laits sophistiqués, l'origine de ces accidents, de ces véritables *intoxications lactées* qui, en été surtout, entretiennent cette effrayante mortalité infantile dont nous parlions tout à l'heure.

On a proposé différents moyens pour s'opposer à la fermentation du lait et le rendre moins altérable, pour détruire les microbes du lait, l'empêcher ainsi de se corrompre et aussi pour l'empêcher de transmettre les maladies infectieuses.

Les auteurs répartissent ces moyens en 3 catégories : *procédés chimiques, procédés mécaniques, procédés physiques.*

Les **moyens chimiques :** nous en avons parlé déjà et nous ne les avons signalés, parmi les fraudes et les sophistications, que pour les repousser. Ce sont des procédés coupables qui, sous le couvert trompeur d'une apparence utile (pour le marchand seulement) et hygiénique, consistent à ajouter des substances chimiques dites *conservatrices* à un liquide alimentaire dont la pureté absolue est la première condition. Ces moyens sont nuisibles et ont été définitivement condamnés par les hygiénistes et par l'Académie de Médecine. Nous n'y reviendrons pas.

Les **moyens mécaniques** sont assez nombreux, mais nous n'en citerons très rapidement que quelques-uns.

Un certain nombre de procédés ont été préconisés pour éviter tout simplement l'accès des organismes inférieurs dans le lait, puisque leur présence est en somme la cause première de la coagulation.

Ce sont plutôt des moyens extérieurs de protection du lait contre l'ambiance que des procédés scientifiques. On ne touche pas au lait qui ne subit lui-même aucune préparation, aucune opération directe. C'est ainsi que d'Ardenne a imaginé un appareil spécial, le *garde-lait* qui prend le lait de la traite au pis même et le conserve à l'abri de l'air, même pendant les transvasements qui se font au moyen d'un robinet. Mais cet appareil est trop compliqué pour la pratique courante.

Tarnier et Chantreuil indiquent le moyen bien plus simple qui consiste à recueillir le lait de la traite dans un certain nombre de vases en grès hermétiquement bouchés, à raison d'un vase pour chaque repas.

En somme, tous les procédés plus ou moins ingénieux proposés dans ce sens ne sont que des applications de ce principe général que chacun peut mettre en pratique à sa façon, à savoir qu'il convient d'éviter les transvasements inutiles qui multiplient les chances de contamination et, dans le détail, d'éviter de conserver le lait dans des vases en fer-blanc, surtout pour l'usage des enfants, enfin de bien nettoyer les vases de grès, de verre ou de porcelaine qui doivent servir de récipients. Il serait alors bien préférable de rédiger dans cet ordre d'idées un recueil de conseils pour les familles qui en feraient l'application selon leurs moyens et leurs ressources.

Les véritables procédés mécaniques de conservation et de stérilisation du lait, les seuls intéressants, les seuls employés dans l'industrie laitière sont la centrifugation et la filtration.

La *centrifugation*, employée par un certain nombre de grands industriels a été proposée par Hueppe. Outre qu'elle laisse toujours dans le lait une grande quantité de microbes et n'enlève en réalité que les particules solides, les souillures grossières du lait, elle sert principalement de prétexte à l'écrémage : c'est surtout en vue de ce résultat que ce procédé est employé par les industriels, qui ne comptent guère sur lui, nous en sommes convaincu, pour assainir le liquide qu'ils vendent. Si la centrifugation sépare une partie des microbes, ce ne peuvent être que ceux qui sont attachés aux particules solides qui souillent le lait ; nous ne pouvons croire qu'elle soit assez puissante pour débarrasser la masse du liquide des bactéries qui sont fixées dans l'intimité de ses éléments, à moins toutefois que tous les globules de beurre ne soient attirés par la force mécanique, auquel cas l'opération serait, on le conçoit, beaucoup trop radicale. Ce procédé ne saurait d'ailleurs être utile, à la condition, bien entendu, que le beurre ne soit pas séparé, que si le lait était consommé immédiatement après l'opération.

Quant à la *Filtration*, proposée par Seibert pour stériliser le lait, M. Variot, qui a repris les expériences de cet auteur, a reconnu que, si ce procédé appliqué à l'eau souillée diminue considérablement le nombre des germes qu'elle contient, la filtration n'est pas aussi complète avec le lait. M. Variot a filtré du lait chargé de poussières de charbon végétal ou de mâchefer et le liquide recueilli passait troublé. Il conclut très justement que si le coton laisse passer des particules de charbon et les globules du lait, il doit, à plus forte raison, laisser passer les microbes.

Ce procédé n'est donc efficace qu'à l'égard des souillures grossières, pour enlever les grosses impuretés entraînées dans le lait par une traite malpropre et des manipulations ultérieures peu soigneuses.

Restent les *moyens physiques,* c'est-à-dire le *froid* et le *chaud,* auxquels nous ajouterons le procédé de M. Villon, repris récemment et développé par M. Cosserat, et qui consiste à traiter le lait par l'oxygène sous pression : nous en indiquerons les grandes lignes, avec les avantages, non encore vérifiés suffisamment, que lui attribue son auteur.

Le *refroidissement* et la *congélation* ne débarrassent pas des microbes le lait sur lequel ils n'exercent qu'une protection temporaire, qui aurait besoin d'être permanente pour être efficace : alors cela devient un moyen très coûteux qui ne fait, en somme, que retarder la corruption du lait en gênant le développement des bactéries.

Il est certain que l'emploi des wagons réfrigérants et des vases entourés de glace ou d'un mélange réfrigérant, pour le transport du lait en chemin de fer, permet à ce liquide d'arriver en ville avant que les ferments aient pu acidifier le lait. Nous avons vu que cela se fait pour le lait de banlieue et de province qui est amené sur le marché de New-York. C'est un procédé excellent à recommander aux industriels et aux compagnies de chemins de fer, lorsqu'il est possible ; il se complètera par l'usage des claires-voies employées pour le transport de la marée.

Toutefois ce procédé n'est intéressant que pour les transports. Placer les récipients dans un seau rempli d'eau très froide constitue une simple précaution facile, il est vrai, à prendre dans les fermes, les laiteries et les logements particuliers, et dont l'efficacité, pour n'être que très relative, n'en est pas moins réelle.

Dans le même ordre d'idées il s'est même créé depuis quelque temps, en Danemark et en Suède, une industrie nouvelle, fort intéressante, qui consiste à congeler le lait recueilli dans les fermes, après l'avoir pasteurisé, à une température de 10° C. au-dessous de 0°. Les blocs de lait congelé sont placés dans des barils en sapin bien étanches et d'une contenance à peu près double du volume des blocs. On remplit l'espace vide, entre le glaçon et les parois, avec du lait stérilisé et l'on ferme hermétiquement les barils. Ceux-ci étant parfaitement remplis et rafraîchis par le bloc glacé qui fond avec une extrême lenteur, les chocs et les cahots du transport ne peuvent produire un barattage suffisant pour transformer le lait en beurre, et l'on peut conserver le lait ainsi préparé pendant au moins 20 jours. C'est ainsi que la Suède et le Danemark expédient en Angleterre des cargaisons de tonneaux de lait. Quelques maisons françaises commencent également à employer ce procédé, entre autres la maison Gillay, de Lille, qui expédie à Paris des pains de lait congelé sous forme de tablettes plates.

Cette pratique ingénieuse et récente qui permet de transporter ainsi, sans danger de coagulation et de fermentation, le lait à de grandes distances et de le faire arriver jusque dans des régions où il est rare, mérite d'arrêter l'attention. Ce serait en effet une ressource précieuse pour les approvisionnements de la navigation maritime et pour les expéditions coloniales.

M. Duclaux montre que si le fait de faire voyager le lait en glaçons n'a pas été plus tôt employé, c'est que cette pratique est gênée par un préjugé. On sait que les laitières apportant le matin en ville leur lait de la campagne voient quelquefois ce liquide geler : alors les consommateurs remarquent que le lait a *pris un goût* et que souvent il donne moins de crème. Comme le remarque M. Duclaux, cela tient tout simplement à ce que les laitières détaillantes, en vendant quelques mesures de lait aux consommateurs, ne prennent que la partie liquide d'un lait qui n'a été congelé qu'en partie. Or, comme dans tous les liquides hétérogènes, la congélation porte principalement sur l'eau dont les cristaux retiennent une dissolution plus concentrée de matières en dissolution ou en suspension dans le lait. La couche supérieure de la glace est appauvrie, le lait y est plus dilué ; la couche profonde de la glace est enrichie et le lait y est concentré. Il suffit de laisser les glaçons fondre complètement et de brasser un peu la masse pour en assurer l'homogénéité : de cette façon le lait congelé n'a plus aucun *goût* fâcheux.

En somme, ce moyen de conservation est excellent, à la condition d'être employé pour des laits sains, recueillis aseptiquement : il peut, à l'occasion, rendre de très grands services. Mais il ne peut être pratiqué que par la grande industrie, car il nécessite un outillage particulier. Enfin, le lait congelé doit être consommé dès sa fusion, bien entendu, car il n'est pas du tout certain que les bacilles, immobilisés physiologiquement comme physiquement dans la masse solide, ne sortent pas de leur torpeur aussitôt replacés dans des conditions de température favorables, et ne retrouvent pas aussi toute leur activité physiologique.

A côté des procédés de réfrigération, nous placerons les procédés de traitement du lait par pression d'un gaz (1), tels que le procédé de M. Villon, celui de MM. Nourry et Michel et enfin celui plus récent de M. Cosserat qui participe des deux précédents.

---

(1) J. Campbell, de Londres, signale également les essais faits pour traiter le lait par l'emploi de l'oxygène comprimé et aussi par le passage d'un courant électrique à travers le liquide.

Un ingénieur, M. Villon, a proposé de traiter le lait par l'oxygène sous pression ; il y est arrivé, après différentes recherches plus ou moins fructueuse faites par d'autres auteurs, de façon à ne faire subir au lait aucune modification essentielle, ce qui est un point très important pour l'alimentation des malades et des nouveau-nés.

D'autre part, MM. Nourry et Michel ont imaginé de substituer l'acide carbonique à l'oxygène, mais seulement dans le but de rechercher si le froid et la pression débarrassaient le lait des microbes qui y sont contenus. C'est ainsi que, comme le rapporte le *Journal de pharmacie et de chimie* (février 1893), ils sont arrivés à reconnaître que le lait, saturé d'acide carbonique sous pression et maintenu à froid, ne se coagule qu'au bout de 8 jours. Porté à 45° et jusqu'à 80°, il se caille dans les conditions ordinaires. Porté à 120°, il se coagule aussitôt. Il semblerait ainsi, d'après eux, que l'acide carbonique n'ait pas réellement sur le lait une action microbicide : il ne ferait que retarder la pullulation microbienne.

Enfin, plus récemment, un chimiste distingué, M. Léon Cosserat, s'est livré à de longues et patientes recherches pour fixer au point de vue pratique et industriel le procédé de traitement du lait par un gaz sous pression, de façon à en faire un véritable procédé de stérilisation. Il pense y être arrivé ; le moyen aurait même dépassé son but dans un sens favorable, puisque le lait ainsi traité posséderait des propriétés physiologiques un peu modifiées et telles que son emploi dans l'allaitement des nourrissons serait particulièrement indiqué. Il serait toutefois prématuré de préciser des effets que des expériences cliniques n'ont pu encore confirmer. Aussi nous contenterons-nous d'exposer la théorie de sa méthode dans ses points essentiels, d'après les indications que M. Cosserat a bien voulu nous donner.

D'après lui, M. Villon d'une part, MM. Nourry et Michel d'autre part, se sont trompés dans la marche du traitement. Le fait scientifique sur lequel il s'appuie peut se présenter ainsi.

La fermentation lactique qu'on peut appeler normale est due à une bactérie spéciale, parfaitement étudiée par Pasteur, laquelle transforme le sucre de lait en acide lactique, d'où précipitation de la caséine sous l'influence de l'acide. C'est le *bacillus lacticus* essentiellement *aérobie*. L'emploi de l'*acide carbonique* est donc tout indiqué pour tuer ce bacille ; mais comme d'autre part une trop grande quantité de Co^2 amène la précipitation de la caséine, il faut bien se garder de l'employer sous pression. Aussitôt trait, le lait est mis dans des vases refroidis, en contact avec Co^2 *sous pression* et laissé ainsi pendant 24 heures : puis, toujours dans des récipients refroidis, ce lait est mis en présence d'*oxygène sous pression* pendant 24 heures encore, de façon à empêcher le développement du *bacillus butyricus,* agent de la fermentation butyrique que subissent les substances hydrocarbonées. Le bacillus butyricus étant un *anaérobie* type, l'oxygène paraît, en effet, tout indiqué.

En même temps, c'est du reste également l'opinion de M. Villon, le bacille de la tuberculose est tué. Mais l'est-il toujours ? M. Cosserat pense que oui, à la condition d'employer brusquement une haute pression.

Remarquons d'ailleurs qu'il faut bien considérer, pour ne pas s'exposer à une interprétation incomplète de cette théorie, que des bactéries aérobies, même peu connues, peuvent provoquer aussi la fermentation butyrique ; mais, pour M. Cosserat, l'oxygène à haute pression (18 à 20 atmosphères) suffit pour les tuer.

Telle est la théorie scientifique. Quant à la pratique, elle n'est pas que cela : il faut considérer la forme, la construction, la matière des récipients (des siphons à levier, par exemple, afin de conserver au lait une partie de sa pression), leur mode de remplissage, de stérilisation, etc. M. Cosserat, dans ses expériences de laboratoire, a pu conserver un lait ainsi traité intact et frais pendant un mois, même en le faisant voyager ; il pense qu'on doit pouvoir le conserver indéfiniment. Quant au point de vue physiologique enfin, il n'est qu'esquissé et incertain : il serait téméraire même d'en tracer encore les grandes lignes. En somme, ce procédé, extrêmement ingénieux et qui laisse entrevoir un mode de stérilisation et de conservation parfaites sans les inconvénients de la chaleur, est à expérimenter de très près. Nous souhaitons vivement, pour la science et pour l'hygiène infantile, que les résultats répondent pleinement à l'attente de son auteur qui aura ainsi réalisé un progrès sensible et d'une utilité considérable.

Comme nous l'avons dit, la plupart des moyens indiqués dans les pages précédentes ont surtout pour but la conservation du lait, de façon que, l'activité physiologique des microbes étant suspendue pour un temps plus ou moins long, ce liquide ne subisse aucune transformation qui le rende impropre à la conservation. Mais dans ces procédés, les bacilles ne sont pas détruits et retrouvent leur vitalité dès que le lait n'est plus soumis à ces conditions conservatrices. Or, le lait qui doit servir à l'allaitement des nourrissons ne doit pas renfermer de microbes et les moyens qui ne font que retarder la coagulation du lait ne sauraient être employés dans les circonstances qui nous occupent. Nous ne réservons que la méthode de M. Cosserat, en attendant que des essais péremptoires, des recherches chimiques et bactériologiques, et des expérimentations chimiques entourées des garanties d'exactitude et de contrôle ordinaires, soient venues justifier d'une façon définitive les espérances que ce chimiste fonde sur son procédé.

Nous pouvons affirmer que, jusqu'à ce jour, le seul moyen à la fois efficace et pratique pour la stérilisation du lait est la *chaleur*; c'est le plus sûr de tous les agents de destruction des microbes que nous connaissons. La chaleur a un effet instantané qu'on peut rendre plus ou moins complet en élevant plus ou moins la température, et l'ébullition est journellement employée pour la conservation du lait dans les ménages.

Pour l'emploi de la chaleur, trois grands procédés sont en présence : l'ébullition simple à l'air libre, — la pasteurisation, — la stérilisation complète par chauffage à la température du point d'ébullition ou à une température supérieure, mais sans ébullition. Ce dernier procédé réalise seul la stérilisation proprement dite, telle que nous l'entendons.

2° Ébullition.

L'ébullition est le procédé de stérilisation ordinaire, communément employé pour empêcher que le lait tourne ; la pasteurisation et la stérilisation par la méthode de Soxhlet sont des procédés scientifiques pour obtenir les mêmes résultats ou une conservation plus longue.

Voyons quelles garanties donne l'ébullition simple et quels inconvénients elle présente. Nous allons reconnaître que les opinions sont très partagées à ce sujet et qu'en dernière analyse nous pourrons dire que cela tient à ce que les adversaires comme les partisans de ce procédé élémentaire ont également des arguments très sérieux à faire valoir.

Les reproches le plus ordinairement adressés à l'ébullition se résument à ceci : elle modifie les qualités du lait, lui fait perdre son goût sucré et, pour certains estomacs, sa digestibilité.

La question de savoir si le lait est plus digestible cru ou bouilli est toujours en litige et M. Le Gendre incline à croire que c'est une affaire d'idiosyncrasie que la chimie et la physiologie expérimentales sont impuissantes à trancher, et que l'observation clinique seule permet de décider dans chaque cas particulier, d'après l'apparence des garde-robes.

Mais certains auteurs sont plus affirmatifs et n'hésitent pas à condamner l'ébullition dans l'allaitement infantile surtout. Chez quelques-uns même le lait *cru* a trouvé d'ardents défenseurs tirant, au point de vue de l'allaitement des nouveau-nés, des arguments sérieux des inconvénients de l'ébullition.

Le premier et le plus important de ces arguments est précisément fondé sur les troubles digestifs que le lait bouilli provoque trop souvent chez l'enfant dans les premiers mois de la vie. C'est ainsi que Reichmann dit que si le lait bouilli est bien digéré par un jeune homme de 20 ans en plein état de santé et même plus rapidement peptonisé que le lait cru, il n'en saurait être de même pour le nouveau-né.

M. A. Laurent, de Rouen, pense que l'ébullition tue les microbes, mais comme elle détruit aussi les substances qui font fonction de ferments, le lait bouilli se digère difficilement. Il devient surtout un aliment d'une digestion pénible pour les nouveau-nés et donne naissance à des troubles gastriques et intestinaux (coliques, constipation fréquente, irrégularité des garderobes, selles grumeleuses, mal liées, diarrhée par moments). Il prétend que le lait non cuit ne donne pas lieu, comme le lait bouilli, à ces accidents, et qu'avec le lait cru les enfants deviennent plus robustes, les fonctions physiologiques — dentition, locomotion — se manifestent d'une façon plus régulière.

Ces faits, ajoute M. Chavane, n'ont rien qui doive étonner si l'on songe aux modifications de volume que subit le lait pendant l'ébullition. Lesage et lui ont constaté que le lait bouillant à l'air libre, pendant 5 minutes, diminue de près d'un quart de son volume. Et M. Chavane conclut avec M. Duclaux : « Le lait bouilli, bien qu'il n'ait pas subi de changements apparents, n'est pas identique à du lait qui n'a pas subi l'ébullition. C'est là un fait que révèle la différence de goût et de digestibilité des deux laits..... »

Enfin Leeds, dans ses recherches sur la digestion *in vitro* du lait cru et du lait cuit, tend à montrer que le suc gastrique et le suc pancréatique modifient moins facilement le lait cuit et que ce dernier est par suite moins facilement digéré.

Or cette grande objection des adversaires de l'ébullition, quant à la digestibilité, rencontre d'autre part des assertions opposées et paraît devoir être fortement ébranlée, sinon détruite, par les expérimentations nombreuses de certains auteurs qui ont pu affirmer que le lait bouilli est au contraire plus digestible, puisque la caséine se fragmente en caillots de petit volume et se laisse ainsi imprégner plus parfaitement par le suc gastrique chargé de la digérer.

On connaît aussi l'observation de Beaumont (Boston, 1834) sur un Canadien qui possédait une fistule de l'estomac et chez lequel il put constater directement que le lait bouilli est mieux digéré que le lait cru (Drouet).

Les expériences de Ch. Richet, Reichmann, dans des circonstances analogues, du Pr Crolas, de Lyon, ont amené la même conclusion, ce qui semble faire la preuve de cette affirmation : le lait bouilli se digère au moins aussi bien que le lait cru.

Il serait même aussi nutritif.

En effet les chiffres suivants de M. Duclaux montrent qu'au point de vue chimique, les modifications apportées par la cuisson sont peu importantes, si celle-ci n'est pas prolongée :

COMPOSANTS DU LAIT	CRU	PORTÉ A L'ÉBULLITION pendant 1 minute
Sucre de lait.	5,43	5,47
Caséine.	0,31	0,30
Cendres.	0,49	0,50

Quant à la perte d'eau qui entraîne une augmentation de la densité et une concentration plus grande au point de vue des matières grasses et du sucre, les analyses de M. Crolas confirment celles de M. Duclaux et montrent également que la différence de composition entre le lait cru et le lait bouilli est insignifiante.

Il est possible du reste que la différence de volume général soit assez grande, mais si la composition du lait ne s'en ressent pas, c'est qu'il existe une compensation entre la perte de l'eau et celle des matières solides.

On a reproché enfin à l'ébullition d'enlever des gaz au lait. C'est surtout de l'acide carbonique qu'il s'agit et, d'après Husson, ce serait cette perte de CO^2 qui rendrait la digestion du lait bouilli plus difficile. Mais on peut faire remarquer que le lait perd beaucoup de CO^2 par le seul fait d'être exposé à l'air, car il cède CO^2 et absorbe de l'oxygène. Pour que le lait ait tout son acide carbonique il faudrait le consommer aussitôt après la traite.

Avec les gaz se dégagent aussi, par l'ébullition, divers principes sapides volatils, en même temps que la vapeur d'eau. C'est de ce dégagement que résulterait ce fait de constatation banale : le lait bouilli est plus doux et n'a pas la saveur agréable du lait de la traite.

Quant à l'absence d'oxygène du lait bouilli, on sait maintenant que l'oxygène n'est pour rien dans la digestion des liquides : infusions, potages, bouillon ne sont pas en effet des aliments indigestes, quoique privés d'oxygène. — Et encore est-il téméraire d'affirmer que le lait bouilli et exposé à l'air est privé d'oxygène : des expériences bien précises, notamment celle de M. le baron A. Thénard sur l'eau bouillie, ont montré que l'oxygénation des liquides exposés à l'air est extrêmement rapide, on pourrait dire soudaine, sans qu'il soit besoin de les agiter et de les battre.

La dernière objection faite à l'ébullition du lait, concerne la *vitalité* de ce liquide qui disparaît à la chaleur. On sait actuellement le cas qu'il convient de faire de ce reproche : nous aurons l'occasion d'en parler plus loin.

On voit qu'en somme, si l'ébullition présente des inconvénients, ceux-ci ne sauraient être assez sérieux pour faire prohiber ce moyen facile de se défendre contre les microbes du lait. Certes ce n'est pas l'idéal que nous poursuivons pour l'allaitement des nourrissons, mais il faut sans aucune hésitation préférer au lait cru le lait bouilli, bien qu'il ne soit qu'un pis-aller. Depuis longtemps du reste on avait remarqué que les enfants nourris au lait bouilli résistaient mieux que les autres au biberon. Pourtant, il y a quelques années encore le lait cru était le mode d'alimentation préféré : les maîtres le préconisaient et condamnaient le lait bouilli dont ils faisaient surtout défense formelle dans l'alimentation des jeunes enfants.

Mais la science bactériologique est venue, par ses progrès, modifier l'orientation de nos anciennes connaissances et faire justice des vieux errements. Nous sommes loin aujourd'hui des terreurs que l'ébullition inspirait à la Commission de l'Hygiène de l'Enfance, lorsqu'en 1873 elle déclarait que le lait ne doit pas avoir bouilli pour servir à l'alimentation, mais seulement être chauffé sur la cendre chaude ou au bain-marie. L'instruction de l'Académie sur la prophylaxie de la tuberculose est un démenti formel à ces recommandations surannées. Et si l'on peut voir encore actuellement des médecins prôner avec ardeur le lait cru, surtout pour les enfants, ce ne peut être que par ignorance ou mauvaise foi. Il est parfois long, difficile, irritant même de revenir d'une erreur et d'en convenir, lorsqu'on a lutté pour la faire triompher ; mais avec les données si précises de la bactériologie, ce serait nier l'évidence que de vouloir ignorer les inconvénients du lait cru, et plus rien ne saurait justifier un semblable parti pris.

L'ébullition du lait, quel qu'il soit, d'où qu'il provienne, à quelque usage qu'il doive servir, est donc une nécessité absolue : elle n'est généralement pas suffisante, lorsqu'il s'agit des nourrissons, mais elle est toujours une précaution nécessaire, faute de mieux. Nous dirons même que bien souvent elle est une *épreuve* pour le lait d'apparence saine, mais infecté par les microbes et arrivé au dernier degré de l'incubation : combien de fois n'arrive-t-il pas aux ménagères de voir, à leur grand désespoir, le lait tourner pendant qu'elles le font bouillir ? C'est qu'en chauffant lentement, ce liquide passe par une certaine température favorable à la rapide multiplication des bactéries et qu'étant déjà en état latent de fermentation acide, la chaleur précipite sa coagulation. Le procédé de l'ébullition a révélé ainsi la mauvaise qualité du lait et empêché sa consommation.

On peut dire que si cette question pouvait encore être discutée il y a 10 ans, elle ne saurait plus l'être aujourd'hui que chacun reconnaît que le lait du commerce est impur et impropre à l'alimentation des enfants. Les partisans de l'opinion adverse deviennent de plus en plus rares.

Encore une fois, quand bien même l'ébullition aurait quelques inconvénients, elle représente un minimum de précautions dont on ne devra jamais se départir. Son avantage le moins discuté est sa conservation plus facile ; du reste la plupart du temps ce n'est pas dans un but hygiénique que l'on fait bouillir le lait dans les ménages, c'est surtout dans un but d'économie, pour l'empêcher de tourner.

Mais c'est avant tout, comme le Conseil d'Hygiène et l'Académie l'ont déclaré, une garantie nécessaire contre les maladies contagieuses et en particulier la tuberculose. A ce point de vue, l'ébullition est d'ailleurs absolument indiquée pour les adultes comme pour les enfants.

Dès 1876, le Congrès de Dusseldorf admettait à l'unanimité et sans discussion que « le lait cru, pouvant être le véhicule de germes morbides et spécialement de la pommelière, doit toujours être bouilli avant d'être livré à la consommation ».

Plus tard, en 1888, au Congrès de Paris, cette même proposition était votée.

Enfin, le 29 octobre 1889, sur le rapport de Villemin, cette prescription était adoptée par l'Académie de Médecine et affirmée de nouveau en 1890.

C'est dans cette même année 1889, que l'on vit, au mois de novembre, M. Laurent déclarer à la Société de Médecine publique qu'il est préférable de se servir, pour l'allaitement artificiel, du lait non bouilli. Mais M. le Pr Brouardel protesta et montra combien il est faux et dangereux de dire que le danger du lait cru est minime.

Et il faut bien se garder d'hésiter devant l'objection plus spécieuse que réelle qui consiste à dire que, si cette précaution doit être prise pour le lait des villes, on peut s'en dispenser pour le lait *si pur* de la campagne. Nous avons vu ce qu'il faut en penser, même quand l'animal ne présente aucun signe de maladie.

Il faut *en pratique*, comme le dit M. H. Drouet, « considérer le lait comme s'il était toujours infecté et agir en conséquence ».

Ce précepte de l'ébullition est d'autant plus important que les expériences de Straus et Wurtz en 1888 ont bien montré que, contrairement à l'opinion de Cohnheim, on ne peut compter sur l'intervention du suc gastrique pour détruire la virulence des produits tuberculeux.

Or, l'ébullition suffit à détruire le bacille de Koch, de sorte qu'un lait tuberculeux bouilli est inoffensif. Les autres microbes pathogènes sont également détruits.

Mais à ce propos il est bon de faire remarquer que le but de l'ébullition n'est pas toujours atteint, car, ainsi que M. Toussaint le fait remarquer, l'ébullition telle qu'on la pratique dans les familles est insuffisante pour tuer les microbes : il faudrait que cette opération fût plus prolongée.

S'il est vrai que, comme Chavane l'a montré, 68 à 69° suffisent pour tuer le bacille de la tuberculose et que, d'après ses recherches, la température d'ébullition atteigne pour le lait 101°,5, il faut bien reconnaître que cette température n'a d'action vraiment microbicide que si elle est maintenue pendant quelques instants, et cela aussi bien pour les saprophytes que pour certains microbes pathogènes résistants — bien entendu il ne saurait être question des spores qui exigent une température bien supérieure.

En outre le lait qui *monte* n'atteint pas la température d'ébullition. Si l'on chauffe le lait à l'air libre, le liquide commence à *monter*, à *s'enlever* vers 75°, d'après Comby, à 85°, suivant Gautrelet. Mais le lait n'a pas bouilli. Peu de ménagères savent qu'il faut encore continuer la cuisson, après avoir brisé la frangipane, la *peau*, jusqu'à l'apparition de gros bouillons ; elles se contentent généralement de faire *enlever* le lait, croyant l'avoir fait bouillir.

De plus un seul chauffage à l'ébullition ne suffit malheureusement pas pour stériliser le lait, et Gay-Lussac, comprenant déjà à cette époque l'utilité de la stérilisation, bien avant que l'on ait songé aux méthodes actuelles, avait déjà signalé la nécessité, pour conserver le lait, de le soumettre à des ébullitions successives.

Il faut au moins que le lait, dans la pratique ménagère, soit maintenu quelques instants à la température d'ébullition, c'est-à-dire qu'il ne faut pas se contenter de le retirer quand il monte, mais le remettre immédiatement sur le feu après qu'il est retombé, en prolongeant l'ébullition pendant 5 à 6 minutes. C'est ainsi que dans le procédé primitivement proposé par Soxhlet, le lait est porté plusieurs fois à 65°.

Le Dr Lermusseau (Contr. à l'étude du lait au point de vue de l'allaitement artificiel. Paris, 1889) pense que le moyen de ramener au minimum les inconvénients de l'allaitement artificiel est de traiter le lait de vache pendant 15 minutes par l'ébullition et de le conserver à basse température dans un flacon entièrement bouché jusqu'au moment des tetées.

Mais, comme nous le verrons, cette durée énorme d'ébullition est capable de faire subir au lait une véritable transformation, nuisible pour les enfants, à cause de l'évaporation considérable qui résulte de l'exposition du lait à l'air libre. Il suffit que l'ébullition vraie se continue pendant 3 à 5 minutes pour que le lait soit sûrement privé des ferments lactiques et des microbes pathogènes.

Quant aux appareils bouilleurs spéciaux de Soltmann et d'autres, ils sont trop compliqués pour une opération aussi simple.

A côté de ce procédé vulgaire de coction des ménages, procédé peu exact, de précision impossible, tel qu'on s'en est toujours servi jusqu'ici, faute de mieux, il existe un autre procédé de ménage, ou plutôt industriel, qui vise surtout en pratique la conservation du lait : c'est le chauffage au bain-marie, à l'air libre tel qu'on l'emploie dans les fermes qui font commerce de lait. Ce chauffage *prolongé*, dont on se sert couramment dans les crèmeries, modifie plus encore que l'ébullition la composition du lait par le fait de l'évaporation de l'eau. Le poids des éléments fixes augmente, mais en même temps il se dépose sur les parois du vase une certaine quantité de matière caséeuse riche en beurre, si bien que, si la température est élevée et la durée du chauffage très prolongée, le lait peut éprouver de grandes modifications dans sa teneur en matière grasse. C'est ainsi que, d'un procédé primitivement hygiénique et utile, on a fait chez les marchands de lait une opération commerciale très avantageuse, tout intéressée, une véritable adultération quand elle est exagérée. — Nous n'en parlons que pour mémoire.

En somme, malgré des inconvénients réels, l'ébullition ne mérite pas le discrédit absolu que certains auteurs ont voulu jeter sur elle. Il n'est même pas jusqu'à certaines des modifications qu'elle fait subir au lait qui ne deviennent avantageuses pour l'alimentation des nourrissons, lorsqu'elles ne sont pas poussées à l'extrême. C'est ainsi que la richesse du lait en caséine est diminuée lorsque le lait a bouilli ; or, M. Marfan, entre autres, fait remarquer que cette perte d'une partie de la caséine est un bien pour les enfants, puisqu'on reproche surtout au lait de vache sa teneur trop forte en caséine.

La pellicule d'albumine qui se forme à la surface du lait chauffé, la frangipane, est une croûte de caséine solidifiée. Si on a soin d'enlever cette *peau*, comme cela est nécessaire pour favoriser l'ébullition prolongée, le taux de la caséine dans le lait de vache se rapproche de celui du lait de femme. La formation de cette pellicule est donc un avantage de l'ébullition, puisqu'en la retirant on dépouille le lait de vache d'une substance que la nature n'a pas normalement destinée aux enfants.

Mais nous devons faire remarquer que, si l'ébullition constitue un excellent procédé de purification du lait, lorsque celui-ci y est soumis aussitôt après la traite pour être consommé dans la journée, puisqu'elle tue les microbes pathogènes qui pourraient venir de la vache et que les saprophytes n'ont pas encore eu le temps d'envahir le liquide, on ne doit pas compter toujours sur cette purification. De ce que les résultats de l'ébullition précoce sont excellents, il ne faudrait pas conclure que l'ébullition tardive possède les mêmes avantages. Comme le fait remarquer M. Marfan, si l'on ne fait bouillir le lait que 10, 15 ou 20 heures après la traite, comme cela se fait souvent dans les grandes villes, c'est alors une pratique détestable, surtout pendant l'été, et elle est l'origine de beaucoup de gastro-entérites. — Nous en dirons du reste autant de la stérilisation tardive du lait lorsque celui-ci a déjà subi l'action des saprophytes.

Il ne faut donc pas trop compter sur l'ébullition qui ne doit être considérée que comme une mesure *nécessaire*, mais insuffisante pour assurer la parfaite innocuité et l'excellence nutritive du lait. En effet, les spores des ferments de la caséine ne sont pas détruits par l'ébullition et le lait ne peut être conservé longtemps, ainsi que Pasteur l'avait depuis longtemps montré.

Et puis, il n'est pas possible d'être aussi affirmatif que M. Lermusseau qui considère qu'un peu de soin et d'attention dispense, grâce à l'ébullition, de l'emploi des appareils spéciaux de stérilisation, puisque, pour lui, il n'est pas vrai que l'ébullition altère les qualités nutritives du lait ou qu'elle ait la moindre influence sur sa digestibilité.

En réalité le lait bouilli, comme il doit l'être, c'est-à-dire, pendant plusieurs minutes, a subi des modifications qui sont les mêmes que celles du lait stérilisé, mais bien plus accentuées, par suite de son exposition à l'air libre, comme en témoigne la saveur si complètement changée. Dans l'ébullition à l'air libre, il y a une perte d'eau et par suite une condensation des matières grasses, avec séparation de la crème.

Et même sans tenir compte de la privation de gaz qu'on reproche au lait bouilli, sans croire à la digestibilité diminuée de ce lait, il faut bien convenir que l'ébullition ne doit être faite que faute de mieux et que toutes les fois qu'il sera possible d'éviter, si faible qu'elle soit, cette transformation moléculaire du lait et cette perte d'éléments du liquide, il ne faudra pas manquer de faire mieux.

Si nous avons tenu à parler de ce procédé un peu longuement, c'est qu'il représente un moyen simple et facile dont il serait bien coupable de détourner les ménagères et les mères, lorsque l'usage du lait stérilisé est impossible. L'ébullition est une nécessité, plus même, un devoir dont on ne doit jamais se dispenser. Il faut que dans l'esprit des intéressés l'idée qu'il n'existe pas de lait pur soit bien arrêtée, quelle que soit la provenance du lait, quelle que soit la saison, afin que cela devienne une ligne de conduite de laquelle on ne doit pas se départir, un précepte auquel on ne doit jamais manquer de se conformer, surtout lorsqu'il s'agit des enfants : *le lait doit toujours être bouilli* (1).

3° Pasteurisation.

La méthode de la pasteurisation n'est autre que celle employée par Pasteur pour la conservation des bières et des vins ; elle part du même principe et l'on sait les résultats qu'elle a donnés pour ces derniers liquides. En chauffant le lait à 75° ou 80°, on

(1) A ce propos, il faut bien dire que le lait doit être bouilli, même si l'on est sûr de sa provenance, car il faut toujours compter avec l'imprévu. Par contre, il serait téméraire de penser que l'inspection sévère des vacheries au point de vue des contagions bovines est inutile, puisque l'ébullition suffit à éviter tout danger. Outre qu'il faut compter avec les préjugés du vulgaire, la négligence des domestiques, la coction incomplète du lait, il faut bien savoir aussi que si les microbes et même, avec la stérilisation absolue, les spores, sont détruits, les toxines peuvent rester dans le lait et l'imprégner dangereusement.

détruit les ferments lactiques et les microbes pathogènes du lait ; par suite il semble que la purification du lait soit obtenue et les fermentations empêchées.

C'était suffisant pour que ce procédé appliqué au lait, après les succès qu'on avait obtenus pour la bière et le vin, promette des résultats merveilleux et que son emploi se répande rapidement, d'autant plus que le procédé évitait un certain nombre des inconvénients les plus apparents reprochés à l'ébullition. En effet, les altérations moléculaires du lait pasteurisé sont insignifiantes, son goût et sa couleur sont peu modifiés.

Mais bientôt l'on a dû reconnaître que la pasteurisation ne donnait pas tous les résultats attendus.

Tout d'abord, on se rendit compte qu'à la température de pasteurisation, les germes des ferments de la caséine résistent. Cela n'arrêta pas, car, ainsi que l'écrit M. Marfan, « on s'est dit : renonçons à détruire les ferments de la caséine ; après tout, si nous détruisons les autres bactéries et si nous ne conservons pas le lait trop longtemps, ces ferments ne pourront pas altérer sérieusement le lait. Bien plus, M. Duclaux n'a-t-il pas montré qu'ils pouvaient faciliter la digestion de la caséine, servir d'auxiliaires aux ferments digestifs? Chauffons donc le lait à 75° ou 80°. Nous le purifierons suffisamment et nous l'altérerons au minimum ».

D'après M. Duclaux, les laits pasteurisés ne renferment plus guère que des bacilles et, presque toujours, les microcoques et les ferments lactiques sont absents. Ce fait relevé par la bactériologie a du reste été expressément noté par divers observateurs. Or, beaucoup de microcoques, sans être de vrais ferments lactiques, acidifient le lait en agissant sur son sucre ; au contraire, les bacilles du lait sont presque tous des ferments de la caséine et rendent le lait alcalin.

Le chauffage à 70 et 75° rendant précisément les ferments de la caséine, qui coagulent le lait à la façon de la présure, prédominants sur ceux du sucre, qui le coagulent à la façon des acides, il s'ensuit que le liquide n'est pas acide. Et si, comme le fait remarquer Le Gendre, l'on songe à la sensibilité de l'intestin des nourrissons vis-à-vis des liquides acides, à l'utilité de l'eau de chaux pour couper le lait dans certaines coliques, on concluera qu'il y a toujours à redouter la présence des ferments acidifiants dans le lait du biberon et que le chauffage à 70° peut rendre des services, alors même qu'il ne tue pas tous les microbes présents dans le lait : « il fait seulement, pour Le Gendre, une *sélection grossière* de ceux qui sont nuisibles et de ceux qui peuvent être *utiles* ».

Le mot *utile* nous paraît bien imprudent, quoi qu'en ait pensé M. Duclaux. Sans nous engager ici dans une discussion approfondie sur ce point, nous nous contenterons de faire remarquer qu'il ne peut y avoir utilité à maintenir dans le lait des ferments qui, en somme, n'existent pas dans le lait à sa source et qui en définitive provoquent comme les autres la coagulation du lait.

Si, comme MM. Comby, Debove, Legroux, en ont témoigné à la Société médicale des Hôpitaux et comme M. Le Gendre en porte témoignage aussi, l'usage du lait pasteurisé ne provoque ni coliques, ni diarrhée verte, ni désordres intestinaux chez les enfants, nous pensons que ce n'est pas là une particularité à l'actif du lait pasteurisé et que cela ne provient pas de la présence dans le lait des microbes de la caséine : le lait frais tiré et le lait complètement stérilisé, qui ne renferment pas ces organismes, ne provoquent pas non plus ces accidents.

Du reste, si, à la façon de l'ébullition, la pasteurisation est une mesure bonne à prendre, une précaution qu'on ne saurait trop recommander à ceux qui ne font pas usage de lait stérilisé, il ne s'ensuit pas qu'elle réalise l'idéal de traitement pour le lait destiné aux nourrissons. Avec ce procédé, comme avec l'ébullition, on éprouve bien des déboires. C'est ainsi que M. Duclaux fait remarquer que la multiplicité des appareils conseillés pour pasteuriser tient à ce que, les laits ne s'obtenant pas tous de la même manière, les conditions dans lesquelles ils sont recueillis étant variables, on est conduit à rechercher dans les appareils la cause des insuccès qui ne dépendent que du lait et de sa population variable.

La pasteurisation est donc une méthode incomplète, quant aux résultats qu'elle donne : ses effets sont incertains et variables. D'après M. Gillet, le lait pasteurisé n'a même pas un grand avantage sur le lait non traité : il est vrai que cet auteur parle de simple chauffage à 60° qui *retarde* d'environ 6 heures l'altération du lait par le bacterium lactis, l'influence de la température ambiante se faisant sentir dans les mêmes proportions que pour le lait frais. A la température ambiante de 22°, le lait pasteurisé se coagule en 18 heures (Bitter).

De plus c'est une méthode assez délicate. C'est ainsi qu'au début l'on eut de sérieux déboires. La pasteurisation des vins se fait au voisinage de 70° et l'on s'était demandé si ce simple chauffage ne suffirait pas pour conserver le lait aussi. « Toutes les expériences faites ont montré, dit M. Le Gendre, que les laits ainsi traités avaient d'ordinaire une durée de conservation un peu supérieure à celle du lait naturel, mais quelquefois de très peu supérieure, de sorte que l'avantage du chauffage était problématique. Il ne saurait en être autrement, car le lait recueilli dans les conditions ordinaires est bientôt habité par des microbes très nombreux dont quelques-uns ne résistent pas à l'action d'une température de 70°, mais dont la plupart n'en sont pas incommodés. Il est même arrivé souvent, à l'origine, que le lait chauffé se gâtait plus vite que le lait non chauffé, parce qu'on le laissait refroidir *lentement* sous prétexte de le laisser plus longtemps sous l'action de la chaleur. On tuait ainsi sans doute quelques-uns des germes qu'un court séjour à 70° avait respectés, mais ce lait qui refroidissait lentement, d'autant plus lentement que sa masse était plus grande, fournissait par contre de très bonnes conditions de température aux germes plus résistants qui pouvaient éventuellement s'y multiplier plus vite que dans le même lait conservé à la température ordinaire ».

En effet, l'observation a bien démontré, et cela s'explique aisément, que la multiplication des germes est excessive lorsqu'on laisse le liquide refroidir lentement. C'est alors une véritable culture à l'étuve et, dans ce cas, la pasteurisation est bien plus nuisible qu'utile : les températures de 30° à 40°, par lesquelles le lait passe en refroidissant et auxquelles il se maintient assez longtemps, sont *eugénésiques* pour presque tous les microbes qui n'ont pas été détruits.

Pour obvier à cet inconvénient, on a donc été conduit à refroidir rapidement le lait chauffé : on le porte très vite à 70° ou 75°, puis on le refroidit brusquement à 10° ou 12°. Mais cette nécessité du refroidissement brusque a compliqué les appareils. Le procédé le plus usité en Allemagne est le *procédé* dit *de la plaque* : le lait passe sur une plaque métallique ondulée que l'on chauffe avec de l'eau chaude et que l'on refroidit ensuite avec de l'eau froide. Le type en est l'appareil de Thiel, dans lequel le lait passe sur une plaque métallique chauffée et tombe dans un récipient entouré de glace.

Dans l'industrie française, surtout dans le grand commerce de laiterie à Paris, on utilise plutôt le procédé du Pr Fjord. C'est le type d'appareil de beaucoup le plus employé aujourd'hui. Il consiste essentiellement en deux réservoirs concentriques ; dans le réservoir central circule le lait mis en mouvement par un agitateur à palettes faisant 130 à 150 tours par minute, afin que le lait prenne rapidement contact avec la paroi du réservoir extérieur dans lequel circule la vapeur d'eau. En quelques secondes la température du lait atteint 70°. Ce lait s'engage en bas par un conduit qui le mène dans un refroidisseur à eau courante. Comme ce refroidissement doit être également rapide, les contacts du lait avec la paroi froide sont multipliés par la disposition en pas de vis de ce refroidisseur : le lait circule à la périphérie, l'eau froide au centre.

Mais ce procédé assure surtout la conservation, et la température de 70° ne suffit pas à purifier le lait comme l'exigent les besoins des nourrissons.

On se sert également en France d'un système composé d'un cylindre renfermant le lait ; autour de ce cylindre passe un courant de vapeur qui maintient la paroi à 80°, température plus favorable pour se rapprocher du but que nous poursuivons. Le lait est amené d'un grand réservoir à la partie supérieure du cylindre contre la paroi duquel il circule en couche très mince, grâce à un mouvement en hélice qui lui est imprimé. Lorsqu'il a acquis, très vite, la température voulue, il tombe au fond du cylindre. De là un conduit l'amène dans un second cylindre analogue au premier mais disposé pour le refroidissement.

Il est alors recueilli dans de grands vases, nettoyés à l'eau bouillante, que l'on ferme aussitôt.

Dans d'autres appareils, on a remplacé les cylindres par des serpentins, l'un entouré de vapeur chaude, l'autre traversant une couche d'eau froide.

Mais une autre cause de complication des appareils se rencontre dans ce fait qui a été également bien constaté : c'est qu'il ne suffit pas que le lait atteigne la température voulue, il faut encore qu'il se maintienne quelque temps à cette température. C'est ainsi que Lazarus a montré que le bacille typhique peut résister à 72° et 77°, si la température n'est pas maintenue. Il en est de même pour le bacille de Koch qu'une température rapide de 69° ne suffit pas à détruire sûrement.

Il est vrai, d'autre part, que Van Geuns, recherchant les températures minima d'action destructive sur les microbes, aurait reconnu qu'il suffit de laisser agir quelques secondes pour tuer les microbes pathogènes suivants :

Spirille du choléra.	à 58°
Spirille de Finkler-Prior. . . .	à 58° à 59°
Bacille typhique.	à 60°
Pneumocoque de Friedlander. . .	à 55° à 60°
Virus vaccinal.	à 60°

Mais, comme le fait remarquer M. Duclaux, ces chiffres sont très sujets à contestation.

Bitter a fait construire un appareil à pasteurisation dans lequel le lait, chauffé par un courant de vapeur circulant dans un serpentin, peut être maintenu facilement pendant quelque temps à une température voulue en fermant convenablement la valve d'admission. Il a pu se convaincre que par ce procédé, aucun des germes de maladie que le lait peut transporter, en particulier les germes de la tuberculose, ne résistait à un chauffage de 30 minutes à 68° et, comme il fait remarquer qu'à cette température il n'y aucun changement appréciable apporté à la couleur et à la saveur du lait, il recommande cet appareil pour tous les laits destinés à être consommés sans subir un nouveau chauffage. Les bacilles pathogènes étant détruits, ce lait est devenu inoffensif au point de vue hygiénique et peut en outre être conservé plus longtemps que le lait normal, surtout si on l'enferme dans des vases stérilisés eux-mêmes en y faisant passer pendant 15 minutes un courant de vapeur à 100°.

Mais aucune de ces pratiques ne tue tous les germes, de sorte que cette solution, très satisfaisante au point de vue hygiénique pour les laits qui doivent être rapidement consommés, ne peut s'appliquer aux laits qui sont exposés à être conservés longtemps.

En somme, il n'est pas facile de porter une grande masse de lait à 75° ou 80° et de l'y maintenir pendant 20 ou 30 minutes. Cette complication d'appareil n'est donc pas en raison des services que peut rendre le procédé et des résultats qu'il donne pour la conservation du lait. Si la durée de conservation du lait pasteurisé dépasse celle du lait naturel, elle n'excède pas 2 ou 3 jours.

Pour augmenter cette survie on s'est ingénié à réaliser des modifications dans les méthodes, on a changé et rechangé la forme des appareils, on a multiplié et alterné les chauffages et les refroidissements. De cette façon, on est arrivé à établir que non seulement les bactéries adultes étaient détruites, mais même les germes qui persistaient à peine atténués avec la simple pasteurisation, les spores. Mais alors si une série de chauffages produit la stérilisation, il est bien plus simple de stériliser franchement le lait, d'un seul coup et de lui donner le nom de lait stérilisé qu'il mérite dès lors.

Pour revenir à notre sujet, dont ces complications de procédés nous ont éloigné, nous pouvons, en somme, dire avec M. Marfan que « *la pasteurisation du lait n'a pas donné les beaux résultats de la pasteurisation du vin*. Ce lait ne se conserve que peu de temps et l'on n'est pas toujours sûr d'avoir détruit tous les ferments lactiques. Au point de vue de la purification on ne peut donc lui accorder qu'une médiocre confiance. Quant à l'absence d'altération du lait, c'est une chimère ». M. Duclaux fait remarquer que le goût du lait cuit et les modifications des principes du lait par la chaleur commencent justement à se produire vers 75° (1). « Il m'a été donné, continue M. Marfan, de goûter du lait frais, du lait pasteurisé et du lait stérilisé; le lait pasteurisé avait le goût de cuit, moins prononcé que celui du lait stérilisé, mais il l'avait. Je ne crois pas que le lait pasteurisé puisse rendre les services du lait stérilisé dans l'allaitement artificiel.

« J'en dirai autant du *lait stérilisé dans des étuves à vapeur sans pression ;* on ne peut ainsi porter le lait au-dessus de 100° : le procédé ne présente aucun avantage : je ne sache pas qu'il soit employé en France ».

Comme on le voit par ces citations d'auteurs autorisés, auxquels nous pouvons encore ajouter M. G. Lyon qui arrive à la même conclusion, il ne faut pas compter sur un procédé aussi

---

(1) Dans la pasteurisation du commerce, qui a pour but la seule conservation du lait livré soi-disant frais et naturel, les industriels savent qu'il ne faut pas dépasser 70° pour que le consommateur ne s'aperçoive pas de l'opération subie par le lait.

incertain et à la fois aussi compliqué. La pasteurisation n'a qu'une efficacité des plus relatives. Sans doute, elle permet de détruire les microbes pathogènes, notamment celui de la tuberculose, à condition qu'elle soit bien faite, et aussi les ferments du sucre de lait, à condition qu'elle soit suffisamment prolongée, mais elle ne réalise pas une stérilisation vraie, puisqu'elle laisse survivre dans le lait un grand nombre de germes.

Et puis, n'est-il pas logique de dire, étant donné le luxe d'appareils et de soins qu'elle comporte pour donner en somme des résultats incomplets, que si l'on veut se contenter d'une stérilisation approximative faite sur du lait sain destiné à être consommé de suite, rien ne vaudra la banale ébullition que la simplicité de son appareil met à la portée de tout le monde. Quant à employer des appareils compliqués, autant vaut réaliser la stérilisation proprement dite qui, à soins égaux, donnera des résultats certains et complets.

4° Stérilisation proprement dite.

L'étude de la stérilisation du lait se présente naturellement, dans l'ordre chronologique, après celle de l'ébullition et de la pasteurisation. Pourtant la stérilisation proprement dite du lait entrait dans la pratique presque en même temps que la pasteurisation ; elle découle du reste, des mêmes principes ; mais elle ne tarda pas à prendre le pas sur ce dernier procédé, dès qu'on reconnut sa supériorité pratique. Actuellement, c'est une méthode qui s'impose dans l'alimentation artificielle des jeunes enfants, ses avantages sont de moins en moins discutés et, grâce aux travaux déjà nombreux dont elle a été l'objet, la stérilisation du lait a pris déjà une extension importante.

Parmi tous les procédés de conservation et de stérilisation du lait, le chauffage à 100° et au-dessus en vase clos, aussi bien industriel que privé, est digne d'être, en effet, considéré avec un soin attentif et sa pratique, ses résultats méritent, d'être étudiés et discutés d'une façon aussi minutieuse que consciencieuse, car, ainsi que s'écriait M. Théophile Roussel, ce grand bienfaiteur des enfants, en parlant du lait stérilisé : « C'est probablement la solution du problème ! Si on peut élever ainsi les enfants, on en sauvera beaucoup ».

Nous allons donc examiner cette question, éminemment d'actualité et, après avoir passé en revue assez rapidement la technique même de la stérilisation, sur laquelle tant de choses ont été écrites, voir quels sont les résultats de cette pratique avec les laits stérilisés du commerce et le lait stérilisé à domicile, que nous mettrons en parallèle et dont nous tâcherons de fixer les applications respectives.

Origines de la stérilisation du lait. — Comme nous l'avons vu, pendant longtemps le procédé culinaire de stérilisation consistant dans l'ébullition du lait à l'air libre a paru suffisant et, faute de connaître les causes de la fragilité du lait, on n'eut pas l'idée de rechercher un moyen de préservation plus précis. Il est vrai que de tout temps l'ébullition n'était employée que d'une façon tout empirique, sans qu'on connût son rôle exact, et simplement dans un sens d'économie domestique. Gay-Lussac, un des premiers, proposa l'ébullition comme moyen précis de conservation. On avait déjà reconnu et montré qu'une simple ébullition à 100°, même faite dans des vases qui restent bouchés et dans lesquels aucune contamination nouvelle n'est à craindre, ne suffit pas le plus souvent à préserver le lait de la coagulation. Ayant cherché à remédier à cet inconvénient et sans songer qu'il fût possible d'avoir sur le lait une action conservatrice certaine, puisqu'il ne connaissait pas les causes intimes de la coagulation, Gay-Lussac s'aperçut et enseigna qu'on arrive plus sûrement à ce résultat par plusieurs chauffages successifs à 100°, faits à 24 heures de distance les uns des autres.

C'était là un grand pas dans la voie de la stérilisation et ce procédé, bien que tiré de l'empirisme, peut être considéré de nos jours comme absolument logique. L'explication qu'on ne pouvait en donner à cette époque est celle-ci : par le chauffage à 100° on détruit, comme nous l'avons dit, la plupart des ferments du sucre de lait ; ceux de la caséine subsistent mais leur vie est suspendue pour un temps, leur activité physiologique endormie. Si l'on expose pendant quelque temps à l'air libre le lait ainsi chauffé, la vitalité des ferments ne tardera pas à se réveiller, les bacilles pulluleront à nouveau. Mais si, avant que le travail des ferments ait pu modifier les propriétés chimiques du lait, on intervient par un nouveau chauffage semblable au premier, on obtiendra une nouvelle suspension d'activité des organismes-ferments de la caséine et la conservation du lait sera prolongée. Il est probable que cette conservation ne saurait être continuée indéfiniment par cette méthode de chauffages successifs ; toutefois il est possible qu'on puisse ainsi obtenir une assez longue immunité.

Bien entendu, ce procédé de Gay-Lussac, pour ingénieux qu'il soit et pour effectivement logique qu'il paraisse, manque de commodité en pratique. Il fallait trouver mieux. Mais pour cela il ne fallait plus procéder par tâtonnements. Il était nécessaire de connaître les causes intimes de la coagulation du lait et d'agir en conséquence.

Ce furent les découvertes pastoriennes qui mirent sur la voie.

Dès que Pasteur, dans ses mémorables travaux, eut étudié et décrit le *fermentum lactosum*, ferment déjà signalé du reste par Remak et Blondeau : dès qu'il eut prouvé que les germes de ce ferment n'appartenaient pas au lait, mais venaient de son contact avec l'air libre, qu'enfin ce ferment se multipliait dans un milieu convenable, tel le lait, et qu'il transformait le sucre en acide lactique, on put comprendre alors pourquoi l'ébullition est insuffisante et l'on se demanda si, en privant le lait de ce contact avec l'air, on n'arriverait pas à le conserver indemne de toute fermentation. On se lança d'autant plus dans cette recherche que, en outre de l'insuffisance microbicide de l'ébullition, on reconnaissait ses inconvénients que nous avons signalés. On vit bien que l'ébullition n'est qu'un pis-aller et l'on chercha à tirer des travaux de Pasteur un procédé qui pût réaliser une stérilisation véritable, sans altérer sensiblement la composition du lait.

La série des travaux que M. Duclaux a accomplis sur ce sujet a jeté un jour éclatant sur l'étude du lait et a suscité de nombreuses expériences entreprises dans ce but. On a d'abord commencé à étudier les micro-organismes du lait, à fixer leurs réactions et leur résistance à la chaleur et, parmi ceux qui se sont occupés de la bactériologie du lait, nous pouvons citer Ehrenberg et Bienstock pour les saprophytes, Marpmann, Grotenfeldt, Hueppe, Lœffler et Pflüge pour les pathogènes et leur mode de transmission (Sénèque).

Puis, lorsqu'on eût bien démêlé les propriétés de ces organismes et leur action sur le phénomène de la coagulation du lait, on chercha à remédier à cet inconvénient en s'efforçant de détruire ces micro-organismes. Mais pour les atteindre sûrement il fallait porter le lait à une température très élevée et en même temps éviter que cette température excessive ne bouleverse la composition moléculaire de ce liquide si complexe et ne transforme certains de ses éléments.

C'est ainsi que, partant des idées pastoriennes sur la destruction des ferments et des microbes, tirant parti des travaux et des recherches accomplis déjà par des savants de tous les pays, un allemand, Soxhlet, de Münich, inaugura la période scientifique de la stérilisation en imaginant de chauffer au bain-marie le lait dans de petits flacons.

Il est vrai qu'avant lui et depuis longtemps on avait déjà, par le procédé d'Appert ou par celui de Mabru, obtenu des laits qui restaient un certain temps sans s'altérer, grâce à l'ébullition prolongée en vase clos, mais dans un but autre que celui de l'allaitement des enfants (Chavane). Appert employait même le chauffage au bain-marie, dès 1810, pour la conservation du lait concentré.

La méthode était donc trouvée. Elle n'a, depuis, subi de modifications et fait de progrès que dans le sens de la pratique industrielle. Ses conséquences peuvent être, nous le verrons, considérables.

Dans la stérilisation du lait, on a poursuivi deux buts qui, pour être très voisins, n'en exigent pas moins des procédés bien différents.

En effet, suivant que l'on recherche la simple destruction des microbes pathogènes dans un lait qui doit être consommé le jour même de la traite, ou suivant que l'on poursuit la destruction totale de tous les bacilles et ferments du lait afin de conserver ce liquide un temps assez long — on devra recourir, dans le cas de stérilisation relative, à un chauffage ne dépassant pas 100°, et, au contraire, dans le cas de stérilisation absolue, à un chauffage qui atteigne la température maxima de résistance des saprophytes.

Tandis que la stérilisation relative à moins de 100° peut être réalisée facilement à domicile avec des appareils extrêmement simples et maniables, au contraire la stérilisation absolue du lait ne peut être obtenue qu'à l'aide de l'autoclave, ce qui en fait un procédé exclusivement industriel.

De là, deux grandes divisions dans l'étude des méthodes de stérilisation du lait :

1° La stérilisation à domicile ;

2° La stérilisation industrielle.

Stérilisation du lait à domicile. — Cette stérilisation, nous l'avons dit, s'obtient par le chauffage au bain-marie du lait en vase clos et la température d'ébullition est atteinte par le liquide sans que cette ébullition se produise. On évite ainsi les changements moléculaires que présente le lait bouilli, et les microbes pathogènes et les saprophytes du lactose sont détruits sans que la composition du liquide ait à en souffrir.

Les appareils et les procédés imaginés pour réaliser cette opération sont maintenant très nombreux. Sans nous étendre sur les particularités des divers appareils de Soltmann, A. Rodet, Stödler, Gerber, Bertling, Lédé, Egli-Sinclair, Vinay, Cazenave, etc., nous nous contenterons de rappeler le fonctionnement de ceux qui, à la façon des appareils de Gentile et Budin, dérivent du Soxhlet. Ce sont les plus employés en France.

A l'exemple de M. Marfan, nous prendrons comme types des deux sortes d'appareils proposés pour réaliser le chauffage au bain-marie, la marmite d'Escherich pour le premier type et l'appareil de Soxhlet pour le deuxième type.

Bien que celui de Soxhlet soit le premier en date, voyons d'abord rapidement l'*appareil d'Escherich*.

C'est en 1890 qu'Escherich a proposé sa *marmite*. Elle est composée d'un récipient en porcelaine muni en bas d'une prise à robinet et en haut d'une tubulure pour l'échappement des vapeurs pendant le chauffage et aussi pour l'entrée de l'air à travers de la ouate pendant les prises de lait. Ce récipient rempli de lait aux deux tiers est placé dans un bain d'eau maintenu à l'ébullition pendant une demi-heure. Lorsque l'opération est terminée, on n'a plus qu'à retirer le lait au fur et à mesure des besoins par le robinet inférieur, tandis qu'à chaque prise de lait l'air rentre dans l'appareil par le tube supérieur en filtrant sur la ouate qui retient les micro-organismes.

Cet appareil réalise bien les desiderata des hygiénistes, puisqu'il permet de consommer le lait suivant les besoins, sans pour cela déboucher l'appareil et mettre à chaque fois le lait en contact avec l'ambiance. Mais précisément, comme le fait remarquer M. Marfan, Soxhlet reproche surtout à l'appareil d'Escherich l'emploi de la ouate, non stérile, et souvent souillée par le lait au moment de la montée ; de plus, le lait s'infecte par le robinet et se charge de sels métalliques.

La *marmite américaine* qui a, du reste, précédé l'emploi de l'appareil d'Escherich, était également dérivée du principe de stérilisation et de conservation du lait. Elle était très employée à la Maternité, il y a quelques années et donnait d'excellents résultats, rapportés par M. Paillotte dans sa thèse. C'est un vase en étain hermétiquement fermé par un double couvercle dont le supérieur se visse. On le remplit de lait, on visse le couvercle et on met la marmite dans un récipient d'eau que l'on fait bouillir pendant une heure environ. C'est donc encore là une méthode de cuisson du lait au bain-marie, *sous pression*, qui ne laisse échapper aucune partie liquide. On peut, d'ailleurs, la rapprocher des grands appareils industriels dont nous parlerons plus loin.

En 1886, Soxhlet proposa un appareil très ingénieux qui, tout de suite perfectionné de diverses manières, est devenu en France d'un usage courant, grâce aux travaux de MM. Budin et Chavane. Cet appareil primitif a été notablement modifié en effet et surtout simplifié par Egli-Sinclair, Vinay, Rodet et mieux encore par Gentile et Budin. Comme l'indique M. Marfan, le procédé se résume en ceci :

On emploie de petites bouteilles graduées de contenance variable suivant l'âge de l'enfant et dont chacune contient la quantité de lait nécessaire pour une tetée. On place un obturateur automatique en caoutchouc sur le goulot de chacune des bouteilles que l'on dispose dans un porte-bouteilles placé lui-même dans une marmite ou *bain-marie fermé*. Le niveau de l'eau du bain-marie atteint à peu près celui du lait dans les flacons remplis eux-mêmes aux deux tiers seulement. La marmite, garnie de son couvercle, est placée sur un fourneau et la température de l'eau du bain-marie est élevée jusqu'à l'ébullition que l'on maintient pendant 40 minutes. Les gaz s'échappent des flacons pendant l'ébullition en soulevant les disques obturateurs maintenus, par exemple, par une pyramide de caoutchouc pénétrant dans le goulot.

Lorsqu'on a retiré le porte-bouteilles du bain-marie, on laisse refroidir lentement; la vapeur dégagée par le lait, qui s'est substituée à l'air chassé par le chauffage du tiers supérieur du flacon, se condense par refroissement et, par suite de ce vide, l'on voit les obturateurs se fixer par la pression atmosphérique en se déprimant peu à peu à leur centre et en s'appliquant fortement sur les goulots.

Lorsque la dépression du disque est complète, ce maximum indiquant le refroidissement du lait, on place les bouteilles dans un endroit frais en ayant bien soin de ne pas toucher aux bouchons. Lorsqu'on veut donner à teter, on fait tiédir une bouteille dans l'eau chaude et on applique une tetine sur le goulot de la bouteille qu'on ne décoiffe de son bouchon qu'à ce moment précis. De cette façon la bouteille forme biberon sans qu'il y ait besoin d'aucun transvasement.

Tel est le mode de fonctionnement des appareils du type Gentile. Les nombreux appareils similaires peuvent se ramener à celui-ci qui est le plus simple. Les différences consistent surtout dans le mode de bouchage.

Sans passer en revue tous les appareils, comme ceux de Meillère, de Stœdler, de Œttlé (de Lausanne), de Legay, de Rougeot, d'Icard et de tant d'autres, non plus que la technique complète de la stérilisation qui a été faite déjà dans nombre d'ouvrages, nous allons rapidement énumérer quelques détails qui caractérisent plusieurs systèmes particuliers et indiquer quelques remarques générales sur la stérilisation au bain-marie en petites bouteilles et quelques précautions indispensables. Cependant nous voulons dire d'abord quelques mots de l'appareil imaginé par M. A. Rodet pour stériliser le lait par la méthode de Soxhlet. M. Rodet a perfectionné à la fois l'ensemble de l'appareil, de façon à obtenir le maximum d'effet stérilisateur, et le mode de bouchage.

Pour que les flacons et leur contenu soient en parfait équilibre de température avec le bain, une fermeture presque hermétique est assurée grâce à un joint de feutre et à un orifice à clapet dont le couvercle est muni et qui règle automatiquement l'échappement de la vapeur sur l'activité de l'ébullition ; de cette façon l'atmosphère intérieure de la marmite est complètement purgée d'air pendant l'ébullition ; c'est de la vapeur pure et saturée, et la température est exactement la même dans la couche de vapeur et dans la couche d'eau. C'est en même temps une température constante.

Un capuchon de verre, recouvrant l'orifice des flacons et entourant leur col, permet à l'air et à la vapeur de s'échapper pendant le chauffage et empêche l'apport des germes extérieurs pendant le refroidissement. Comme le col du flacon est rétréci dans sa moitié supérieure, le chapeau n'est en contact avec lui qu'à sa base et circonscrit en haut une sorte de chambre circulaire. Pourvu que le chapeau contienne 2 ou 3 gouttes d'eau au moment où on le renverse sur le col du flacon et n'y soit pas pressé, les vapeurs s'échappent très facilement pendant le chauffage. Pendant le refroidissement, de l'eau se condense dans la gouttière qui constitue la partie inférieure de la chambre circulaire : elle complète l'obturation, filtre l'air *ascendant* aspiré et retient les germes qu'il peut apporter.

M. Rodet considère ce mode de bouchage comme plus sûr, plus commode, plus économique que le bouchage au coton ; il ne risque pas, comme le caoutchouc, de communiquer de l'odeur au lait.

Après cette rapide présentation de l'appareil de Rodet, examinons les quelques particularités bonnes à signaler dans le détail du fonctionnement du système de Soxhlet et de ses dérivés.

Tout d'abord M. Chavane ayant appris que plusieurs auteurs prétendaient que la température à laquelle le lait était ainsi porté ne dépassait pas 80°, chercha à contrôler cette assertion dans de nombreuses expériences. Or, toujours il put se convaincre que la température atteinte était bien de 100°, aussi bien dans les couches supérieures du liquide plongeant seulement dans la vapeur, que dans les couches profondes. Certes la température du lait n'arrive à celle de l'eau qu'après quelques instants, mais le temps pendant lequel on prolonge l'ébullition permet au lait d'équilibrer sa température avec celle de l'eau (1).

D'autre part l'emploi du disque dépressible en caoutchouc a l'avantage de fournir, par la constatation de sa dépression, une garantie très précieuse de la réussite de l'opération.

Ce système de bouchage est ainsi très supérieur à celui des premiers appareils de Soxhlet qui avait primitivement employé pour cela un bouchon en caoutchouc percé d'une ouverture centrale : lorsque l'opération était jugée terminée on enfonçait dans cet orifice un petit cylindre de verre plein préalablement passé à l'eau bouillante.

Enfin, l'emploi du disque à pyramide plongeant dans le goulot est beaucoup plus simple et plus pratique que celui du bouchon de l'appareil moderne de Soxhlet : celui-ci consiste simplement en un disque en caoutchouc de 4 millimètres d'épaisseur ; pour éviter le déplacement de ce disque pendant l'échappement de la vapeur et de l'air, on coiffe la bouteille, munie de son disque, d'un petit cylindre en métal armé de trois griffes qui doit se placer *sans frottement*.

Malgré l'ingéniosité de ce système de bouchage, ce disque présente un autre inconvénient que la complication de la pose du cylindre métallique à griffes. Comme le fait remarquer M. Chavane, ce disque en caoutchouc de la dimension exacte de l'ouverture de la bouteille arrive à s'étendre, par l'usage, à

(1) Nous verrons pourtant que M. Marfan, voulant s'éclairer sur ce point en recherchant la température du lait des flacons à diverses phases de l'ébullition, trouva après un quart d'heure 90° à 92°, après une demi-heure 95°-96°, mais ne vit jamais dépasser ce dernier chiffre.

glisser à frottement contre les parois du cylindre et, lorsqu'on enlève ce cylindre, le disque le suit : l'opération est à recommencer. D'autre part, le moindre éclat de verre, la moindre fêlure du goulot de la bouteille rend l'opération incomplète.

Le système de bouchage Gentile ne présente pas ces inconvénients, grâce à sa forme en clou. Si, de plus, la tige de caoutchouc a la forme d'une pyramide quadrangulaire, si le goulot est bien en entonnoir, il n'y aura pas de déplacement latéral du bouchon pendant ses soulèvements et cette fermeture élastique sera fortement déprimée en godet si l'air a été bien déplacé, le vide complet : le contrôle de la stérilisation sera assuré facilement lorsque la bouteille sera froide, d'une part par la présence de la dépression du bouchon, d'autre part par la constatation du vide complet au moyen de l'épreuve du marteau d'eau.

Ce mode de fermeture évite les inconvénients de l'extensibilité des disques ; il a en outre l'avantage de rendre les bouteilles plus maniables qu'avec le procédé de Soxhlet, car l'adhérence du bouchon est bien plus complète. Cependant on peut redouter que pendant le transport des bouteilles stérilisées, par exemple par les mères qui viennent les chercher au dispensaire, les chocs soulèvent le bouchon, malgré son adhérence et permettent la rentrée de l'air. Aussi M. Gentile joint à son appareil de petits cercles métalliques s'appliquant sur le bord des clapets et fixés autour de la bague du goulot au moyen de deux petites lames verticales recourbées en bas de façon qu'on puisse y passer un fil quelconque.

D'autre part, M. Budin, pour supprimer l'emploi des bouteilles rodées et afin que l'on puisse se servir de flacons à meilleur marché, a fait construire de petits capuchons en caoutchouc extensible dont on coiffe à frottement le goulot de la bouteille. Lorsque le chauffage est commencé, le bouchon se gonfle et l'air s'échappe par une petite ouverture latérale correspondant au ras du goulot. Par le refroidissement le bouchon se déprime et la petite ouverture s'applique sur le verre.

Schulz, de Francfort, a proposé un obturateur en caoutchouc à entonnoir aveugle ; ce bouchon long et très dépressible sur les côtés, grâce à son évidement intérieur, pénètre profondément dans le col de la bouteille et y reste solidement fixé. On peut ainsi transporter les bouteilles sans craindre de débouchage. Le système de fermeture proposé par Offendorf présente le même avantage.

Egli-Sinclair, tenant à ce que le lait passe directement de la bouteille dans la bouche de l'enfant, remplace le disque obturateur par une tetine de caoutchouc. Lorsque l'ébullition est jugée suffisante, il ferme l'ouverture de la tetine au moyen d'une pince à pression. Le refroidissement se fait alors, les parois de la tetine s'accolent et l'on peut enlever la pince. Le biberon est ainsi prêt à fonctionner.

Mais certains auteurs ont vu un inconvénient dans l'emploi du caoutchouc qui peut ne pas être bien préparé et exposer le lait à des infections diverses par suite de l'action de la vapeur sur le caoutchouc.

C'est ainsi que M. Vinay, comme M. Escherich, a proposé de remplacer le disque ou la tetine par un tampon d'ouate stérilisée qu'on enlève au moment de placer le bout de sein en caoutchouc. Dans ces conditions le vide n'est plus maintenu dans le flacon, pas plus du reste qu'avec les procédés de bouchages suivants que nous allons rapidement énumérer :

M. P. Cazeneuve a proposé, en mars 1895, à l'Académie de médecine, en même temps qu'un procédé de *désoxygénation* complète (le ferment lactique étant très aérobie) du lait et du récipient, un outillage spécial de fermeture par vissage d'une capsule d'étain paraffinée après l'opération, qui permettrait de conserver très-longtemps le lait stérilisé au bain-marie à 100° pendant une heure.

Israël et plusieurs auteurs allemands ont proposé de préserver les flacons de la contamination extérieure en les munissant d'un tube de verre recourbé en bas. Les systèmes de

Schmidt-Mulheim et de Flügge se basent sur le même principe de la densité des poussières atmosphériques qui, en vertu de la pesanteur, ont tendance à tomber sur le sol. Chavane fait remarquer que le principal inconvénient de ces systèmes réside dans les appels d'air qui se font dans la bouteille pendant le refroidissement.

On emploie également le bouchage des bouteilles à bière par pression obtenue à l'aide d'un levier qu'on abaisse. Mais la rondelle de caoutchouc, pressée entre le bord du goulot et le bouchon en porcelaine, s'altère assez vite, se fissure et compromet la conservation du vide. De plus, il faut que l'obturation des bouteilles s'opère dans l'intérieur même de l'appareil à une température de 100° environ, ce qui ne peut se faire qu'au moyen d'un gant, ou grâce à une barre de fer fermant automatiquement toute une rangée de bouteilles (appareil de Neuhauss-Grondwald-Œhlmann).

A ces systèmes indiqués par M. Chavane, on peut ajouter celui de Hignette et Th. Timpe, de Magdebourg, décrit tout au long par le même auteur. Il s'agit de bouchons ingénieux, mais trop compliqués, que les inventeurs appellent *mécaniques pneumatiques*, en porcelaine et caoutchouc. Nous ne pouvons que citer ce procédé qui est peu utilisable en pratique à cause de son prix élevé et de sa fragilité (voir Chavane. *Thèse*, 1893).

Enfin, on peut appliquer à des bouchons en caoutchouc plein le principe employé dans les bouchons en verre des fioles compte-gouttes.

Nous passons sous silence les systèmes de fermeture nombreux proposés par Furbringer, de Iéna, Davicini, de Milan, et tant d'autres que nous trouvons étudiés avec soin par C. Gorini, dans le compte rendu de l'*Association médicale de Lombardie* (Milan, 1895). Ils sont tous trop compliqués ou défectueux par quelque détail, pour entrer dans la pratique.

En somme, le système de bouchage, très important, puisque c'est sur lui qu'ont porté la plupart des modifications et des perfectionnements, est assez difficile à réaliser d'une façon simple, rapide et sûre. Nous pensons que de tous c'est le disque des appareils Gentile qui doit être préféré, surtout si l'on doit transporter les bouteilles, ce qui serait impossible avec le bouchage à la ouate (1).

Stérilisation absolue du lait. Procédés industriels. — Le procédé de stérilisation que nous venons de voir est actuellement entré dans la pratique, nous pourrions dire ménagère, chez beaucoup de mères de familles soucieuses de donner à leurs enfants une alimentation artificielle dont les dangers soient le plus possible écartés. Mais, comme M. Duclaux et d'autres auteurs l'ont montré, cette stérilisation ne peut être que relative; elle n'est jamais absolue et, après quelques jours, le lait ainsi traité finit par cultiver. Ce n'est pas une raison pour rejeter complètement, comme certains voudraient le faire, cette méthode qui est excellente et donne des résultats remarquables, à condition que son emploi soit restreint à certaines circonstances que nous verrons tout à l'heure. Elle rend alors, l'expérience clinique l'a prouvé, de très réels services; mais nous le déclarons dès maintenant, il ne faut pas en faire une méthode générale et lui demander plus qu'elle ne peut donner. Ce procédé de

(1) M. Chavane, pour éviter aux ménages indigents l'achat d'un appareil relativement coûteux, bien que les prix en aient été déjà très réduits, propose aux mères, soucieuses quand même de donner à leurs nourrissons un lait à l'abri des dangers que nous connaissons, un procédé simple pour purifier ce lait et qui peut, à l'occasion, rendre de grands services.

« Dans une marmite ordinaire, contenant un tiers d'eau, au fond de laquelle elles mettent un peu de paille, elles placent leur provision de la journée, remplissant aux deux tiers un certain nombre de bouteilles quelconques, de pharmacie par exemple. Dans chacune d'elles, elles mettent 100 grammes de lait environ; puis elles portent à l'ébullition qui est maintenue pendant trois quarts d'heure; au bout de ce temps, elles retirent du feu leur bain-marie, et appliquent sur chaque fiole un bouchon de liège préalablement lavé à l'eau bouillante.

« Ce système est, nous ne le dissimulons pas, très imparfait ; il n'offre pas les garanties des précédents ; mais dans les classes sociales où se recrutent les malades d'hôpital, le prix de l'appareil même le plus simple est encore trop élevé, et le lait ainsi préparé nous semble préférable à l'emploi du lait bouilli » (Chavane).

stérilisation *pratique* ne s'adresse qu'à des laits d'origine sûre et devant être consommés dans les 24 heures, car il n'assure qu'une purification incomplète, une *stérilisation relative*.

Quant au terme de *stérilisation absolue*, il doit être réservé aux opérations qui se proposent de détruire *absolument tous les microbes* et *toutes les spores* du lait.

Pour obtenir une stérilisation absolue, il faut porter le lait à une température de 108° à 110° pendant 10 minutes environ. On dépasse même quelquefois cette température, jusqu'à 120°.

Pour y arriver, on a songé, dit M. Marfan, à placer les bouteilles de lait dans un bain-marie rempli d'une solution saline dont le point d'ébullition est de 110° : mais pour de grandes quantités de lait, ce procédé est compliqué, aussi est-il peu usité. Cependant on pourrait l'employer fort bien dans les ménages, avec les appareils de Soxhlet, lorsque l'on doit conserver le lait plus d'un jour, surtout en été.

Comme l'indique M. Marfan, le moyen le plus ordinairement employé dans l'industrie consiste à placer les bouteilles de lait dans une étuve à vapeur sous pression qui dérive de l'autoclave de Papin.

Immédiatement après la traite, le lait est réparti dans des bouteilles portées aussitôt à l'étuve et soumis pendant quelques minutes à l'action de la vapeur d'eau sous pression de plusieurs atmosphères, afin d'atteindre une température de 110°. Les bouteilles sont bouchées avant ou après la traite par un mode de bouchage plus ou moins compliqué — le bouchage au liège et à la parafine nous paraît bien suffisant, — le procédé variant avec chaque industriel, mais de façon toutefois que les bouchons parfaitement aseptiques ferment hermétiquement la bouteille.

Le temps de chauffe est variable également. Bien entendu, grâce aux dispositions prises et bien que cette très haute température soit de beaucoup supérieure au point d'ébullition du lait, *il n'y a pas d'ébullition*.

Nous pensons que le mode de préparation, le temps de chauffe et le système d'appareils employés pour obtenir les laits stérilisés du commerce, toujours préparés en grand, n'est pas sans influence sur les caractères organoleptiques du lait et sur l'état moléculaire des substances qu'il contient. Mais comme il est de l'intérêt même des industriels de livrer au commerce des laits qui ne soient pas modifiés dans ces caractères, parce qu'ils se trahissent immédiatement par l'aspect extérieur du liquide, on peut être sûr que les appareils les plus avantageux à ce point de vue seront toujours préférés. L'intérêt des industriels saura en faire la sélection.

Quant à nous, il ne nous serait pas possible, du reste, d'entrer dans les détails de construction et de fonctionnement de ces grands appareils. Nous nous contenterons d'en exposer deux seulement, du modèle le plus employé et qui réalisent très bien les conditions désirées. Voici la description que donne M. Chavane de l'appareil imaginé par MM. Hignette et Timpe.

« Il se compose d'un grand cylindre entouré de feutre maintenu par des cercles de cuivre. A la partie inférieure, un foyer permet de porter à l'ébullition l'eau d'une chaudière située au-dessous du cylindre.

« Cette chaudière est largement ouverte et communique avec tout le reste de l'appareil, de la partie supérieure duquel sort un tube en caoutchouc qui vient plonger au fond d'un seau rempli d'eau disposé sur le sol. Par un treillis en fil de fer, les deux tiers supérieurs de ce grand cylindre sont divisés en quatre compartiments. Une fermeture, sur laquelle agit un levier à crampon, à pression excentrique, munie d'une forte lame de caoutchouc, donne accès dans chacun d'eux. C'est sur ce treillage que l'on met les bouteilles remplies de lait et ouvertes. Ces bouteilles sont pourvues comme les bouteilles à bière d'une fermeture automatique, fixée au goulot. Le bouchon en émail est entouré d'une bague en caoutchouc qui assure, quand l'opération est terminée, un contact parfait et empêche la rentrée de l'air.

« Les quatre compartiments remplis de bouteilles débouchées, les fermetures extérieures mises en place, on amène progressivement l'eau à l'ébullition. L'air est chassé, mélangé à la vapeur à travers le long tube qui surmonte l'appareil et vient barboter dans l'eau du seau extérieur. Quand l'ébullition a duré trois quarts d'heure et que la vapeur a circulé pendant ce temps dans tout l'appareil, l'opération est terminée.

« La température répartie également dans tous les compartiments à lait s'est élevée à 102°. Un thermomètre enregistreur placé à la partie supérieure et plongeant dans la vapeur permet de le constater.

« On procède au bouchage des bouteilles de la façon suivante : deux soupapes placées à la partie supérieure et possédant le même mode de fermeture sont enlevées et laissent échapper la vapeur. Sans attendre plus longtemps, on ouvre le compartiment supérieur et, avec la main entourée d'un gant de crin, on rabat rapidement sur le col des bouteilles le levier qui fixe le bouchon. On ferme de la même manière les bouteilles des deux compartiments suivants.

« On a donc, comme résultat, du lait stérilisé contenu dans des vases fermés à haute température.

« Les bouteilles sont ensuite entourées d'une ficelle plombée.

« Cette stérilisation à vase ouvert par la vapeur d'eau ne donne lieu à aucune évaporation, si nous en jugeons par les nombreuses expériences que nous avons faites avec les appareils similaires.

« D'un autre côté le lait ne bout pas.

« La température de 102° n'est atteinte dans cet appareil que par la nécessité pour la vapeur de déplacer, pour s'échapper au dehors, la colonne d'eau qui remplit le tube de caoutchouc plongeant dans le seau.

« Le lait ainsi préparé prend une teinte légèrement jaunâtre, mais n'a pas le goût du lait bouilli ».

Nous n'avons donné la description de cet appareil employé

par l'une des grandes sociétés laitières que comme un exemple du type d'après lequel furent construits, par la suite, des appareils plus perfectionnés encore et dans lesquels la température de chauffe atteignant au moins 110° n'a pas besoin d'être maintenue aussi longtemps.

C'est ainsi qu'une autre Société laitière des environs de Paris, après avoir étudié plusieurs procédés de stérilisation employés à l'étranger, a adopté un système fonctionnant à Magdebourg, et inventé par le Dr Haartmann, de Berlin. C'est un système à colonnes verticales à quatre ou cinq compartiments. Cette invention a, du reste, été perfectionnée, notamment en remplaçant le chauffage au bois et au charbon par le chauffage à la vapeur d'eau.

La température de chauffe pour le lait stérilisé ne dépasse pas 110°, température maintenue pendant un quart d'heure, mais il faut observer que ceci ne s'applique qu'à la deuxième chauffe. En effet, il y a en réalité deux chauffes, la première a lieu à 100° pendant 45 minutes, puis, quand le vide est fait dans les bouteilles, on ferme les bouchons qui jusque-là n'étaient que posés à l'orifice du flacon. Ensuite on procède à la deuxième chauffe à 110° pendant un quart d'heure.

Ceci fait, on place les flacons dans un appareil à refroidir où ils sont mis sur un plateau et recouverts d'eau chaude, On fait arriver l'eau froide qui chasse l'eau chaude et abaisse la température à 4° ou 5° l'été et à 11° ou 12° l'hiver. Ce refroidissement immédiat empêcherait le lait de jaunir et lui conserverait son goût et sa fraîcheur.

Enfin M. Comby a expliqué à la Société médicale des Hôpitaux (octobre 1890) le traitement du lait qu'on stérilise dans une des grandes usines à vapeur de Normandie :

« Le lait provenant de vaches normandes est apporté matin et soir à la fabrique où il subit les manipulations suivantes :

« Après avoir été essayé au point de vue de sa richesse en beurre et en caséine, le lait est soumis à un filtrage qui le débarrasse des impuretés qui ont pu le souiller pendant la traite.

« Puis il est chauffé au bain-marie à 80° et brassé, manœuvre qui ne manquerait pas de le faire tourner s'il n'était pas normal.

« Après ce bain d'épreuve, le lait est mis dans des bouteilles stérilisées et bouchées avec des bouchons stérilisés à l'autoclave. Puis il est porté à une température de 115° ou 120° au moyen de la vapeur d'eau chaude. Mais le lait ne reste pas longtemps soumis à cette haute température ; l'immense cuve dans laquelle sont placées les bouteilles de lait est animée d'un mouvement rapide et saccadé, qui laisse agir alternativement la vapeur et l'eau froide.

« Il y a là un tour de main qui prévient l'ébullition, tout en assurant la stérilisation du lait. Enfin, la surface des bouchons est enduite d'une couche de paraffine qui fait obstacle à la pénétration de l'air.

« Après chaque stérilisation en grand, on prélève des échantillons qu'on place dans une étuve d'Arsonval, pour s'assurer que le lait est réellement stérilisé et ne cultive pas ».

Il est possible également d'obtenir dans les laboratoires du lait stérilisé au-dessus de 100°, en se servant de l'autoclave. Il faut avoir soin, une fois les bouteilles pleines, de chauffer en laissant le robinet ouvert jusqu'à ce que la vapeur s'en échappe régulièrement. A ce moment l'appareil est purgé d'air et ne contient plus que de la vapeur d'eau. On ferme alors le robinet et on règle la chauffe, en maintenant la température et la pression toujours égales. Une fois le temps écoulé, on arrête de chauffer et on laisse refroidir jusqu'à 100°, en se gardant bien d'ouvrir le robinet avant que le manomètre ne soit revenu à ce degré, car si on le faisait, il se produirait une décompression brusque avec issue de vapeur, et les liquides de l'autoclave entreraient en ébullition. — Les mêmes précautions doivent être prises dans les grands appareils industriels pour éviter l'ébullition.

Quant au système de bouchage, il importe peu, à condition

qu'il soit opéré dans les mêmes conditions, c'est-à-dire grâce à un gant protecteur de la main, pendant que les bouteilles sont encore dans l'appareil à une température très élevée. De cette façon, il est aussi facile de se servir de bouchons de liège que l'en enfonce à fond une fois les bouteilles retirées. Ce que nous avons dit du bouchage des petites bouteilles stérilisées à domicile nous dispense de revenir sur ce point. Mais si nous préférons dans ce cas, où les bouteilles de lait stérilisées peuvent être conservées très longtemps, le bouchage au liège, c'est pour la facilité qu'il donne d'être complété par une obturation absolue à la cire ou mieux à la paraffine.

M. Chavane rapporte encore un autre mode de stérilisation qui diffère fort de celui que nous venons de voir et que nous croyons devoir également exposer. « M. Hesse soumet le lait en expérience à l'action d'un courant de vapeur d'eau à 100° seulement, mais pendant un laps de temps relativement considérable, *8 à 10 heures*. Le lait, ainsi traité, résisterait, suivant cet auteur, à toute fermentation pendant plusieurs semaines et même des mois entiers. Nous n'avons pas à nous occuper des difficultés que rencontrerait la réalisation commerciale de ce procédé ; nous avons voulu seulement en faire mention à cause des résultats obtenus par M. Hesse avec des laits rendus expérimentalement impurs ». (Voir Hesse, *Hyg. Rundschau*, 1891).

La stérilisation industrielle du lait s'est beaucoup développée et répandue. De grands progrès sont réalisés tous les jours, et l'on trouve maintenant dans le commerce du lait ainsi stérilisé, de provenance sûre et préparé dans des conditions telles que la saveur, l'odeur et même la couleur ne sont pas bien sensiblement modifiés. D'ailleurs, nous verrons tout à l'heure ce qu'il faut penser de ces inconvénients physiques, de ces modifications moléculaires, en somme assez légères, auxquels le lait ainsi traité à très haute température est exposé. Nous verrons que ce n'est pas là un détail qui peut arrêter les médecins et les mères, une raison suffisante pour jeter, comme on l'a tenté, le discrédit sur cette méthode. Les avantages compensent trop largement les quelques inconvénients dont les nourrissons ne s'aperçoivent même pas, qui n'offensent que l'œil et qui n'ont rien à voir avec le passage dans le tube digestif. En effet, l'assurance de posséder un lait d'origine sûre, absolument pur de tous germes et capable de se conserver pendant très longtemps au besoin, doit faire passer sur quelques apparences sans signification clinique. Du reste, nous donnerons, au chapitre suivant, une preuve évidente qu'il ne faut retenir des réflexions que l'on peut faire sur le lait stérilisé qu'une seule chose, c'est que, seul jusqu'à présent, il fournit aux médecins et aux mères le moyen d'alimenter artificiellement les nouveau-nés sans qu'il en résulte jamais aucun inconvénient sérieux.

CHAPITRE II

DISCUSSION DES OBJECTIONS FAITES A LA STÉRILISATION DU LAIT. — COMPARAISON ENTRE LE LAIT STÉRILISÉ PAR LA MÉTHODE DE SOXHLET ET LE LAIT STÉRILISÉ A HAUTE TEMPÉRATURE

Nous devons ici examiner de très près et très complètement les inconvénients que l'on a reprochés à la stérilisation par la chaleur appliquée au lait. La stérilisation fait en effet subir à ce liquide un certain nombre de modifications physiques et chimiques de différents ordres sur lesquelles un certain nombre d'auteurs se sont fondés pour faire le procès de cette méthode, les uns la condamnant absolument, les autres faisant de nombreuses réserves sur son emploi. Il n'est pas jusqu'à un certain nombre d'objections fondées sur la clinique qui sont venues renforcer parfois le faisceau déjà lourd d'accusations dont on a voulu écraser le mode de purification et de conversation du lait que nous voulons défendre.

Nous sommes bien convaincu de l'excellence de cette méthode qui a fait ses preuves cliniques depuis déjà de nombreuses années, et, n'aurions-nous pour soutenir notre conviction que les observations, les exemples et les statistiques que nous donnons plus loin, — les objections plus ou moins ingénieuses, plus ou moins fondées que l'on a cru pouvoir tirer parfois des faits les plus insignifiants, ne nous éloigneraient pas de cet excellent moyen d'assurer la meilleure alimentation artificielle des enfants.

Mais, comme nous allons le voir, nous ne sommes nullement embarrassé pour répondre aux attaques des détracteurs de cette méthode. Sans rien tirer de nous-même, nous n'aurons pour triompher de ces objections qu'à puiser dans les travaux attentifs et scrupuleux de tous ceux qui, de bonne foi, convaincus par les résultats de leurs recherches, de leurs expériences de laboratoire ou de leurs observations cliniques, ont pu affirmer, comme nous le faisons, le peu de fondements des reproches adressés à la stérilisation du lait et la haute valeur de l'allaitement qu'on réalise ainsi.

Avec la plus grande impartialité, nous avons recherché partout les accusations portées contre la stérilisation d'où qu'elles viennent, de la France ou de l'étranger : nous les consignerons toutes au cours de ces chapitres, leur opposant, au fur et à mesure, les réponses documentées fournies par les savants les plus autorisés, les médecins les mieux informés et les plus expérimentés, les hygiénistes les plus éclairés.

Et nous prétendons qu'en présence de preuves aussi convaincantes, à moins d'un parti pris de dénigrement bien arrêté, d'un esprit étroit de négation de tout progrès, d'une méconnaissance absolue des lois les plus indiscutables de l'hygiène, il est impossible de venir encore soutenir que le lait cru, tel que nous le connaissons dans ses sources et dans les tribulations qu'il subit avant d'être absorbé, est préférable, dans l'allaitement artificiel des nourrissons, au lait stérilisé par la chaleur à l'autoclave ou au bain-marie et même au lait simplement bouilli.

Nous reconnaissons que, tant que l'on n'a pas montré que certaines objections graves étaient sans fondement, comme par exemple l'indigestibilité du lait stérilisé, il était tout naturel que l'on hésite à donner aux nourrissons, dont la santé est si délicate, la vie si fragile, un aliment incertain, capable peut-être de déterminer chez eux des troubles morbides dangereux pour le présent ou même pour l'avenir. Mais, nous le répétons, on a fait justice de ces accusations, et le médecin ne doit plus hésiter à présent à donner le lait stérilisé aux nourrissons que les circonstances auront malheureusement privés du lait de leur propre mère.

En effet, comme nous l'allons montrer, deux points essentiels dominent tous les autres avantages de la stérilisation et suffisent à eux seuls à lever toutes les hésitations, au point de vue de l'allaitement artificiel :

1° La stérilisation fait subir à la caséine du lait de vache une modification moléculaire qui la rend plus assimilable ; — nous allons justifier tout à l'heure cette proposition.

2° Elle supprime tout danger d'infection par le lait.

Du reste, nous pouvons dire dès maintenant que l'Académie de médecine a pleinement reconnu les bienfaits de la stérilisation lorsque, dans sa séance du 20 décembre 1896, elle a, sur le rapport de M. Charpentier, adopté les conclusions suivantes :

« 1° Il faut aujourd'hui substituer l'emploi du lait stérilisé à celui du lait cru ou bouilli pour l'alimentation des enfants du premier âge et, à ce point de vue, nous ne pouvons que féliciter le Conseil municipal de Paris d'exiger l'emploi du lait stérilisé dans toutes les crèches et dispensaires ; les médecins de la protection de l'enfance devront, à cet égard, se montrer très sévères pour les nourrices dont ils ont la surveillance ;

« 2° Il faut que l'Académie charge le plus promptement possible sa Commission permanente de l'hygiène de l'enfance de modifier dans ce même sens les prescriptions formulées par elle jusqu'en 1892, au point de vue de l'allaitement artificiel, et d'imposer aux nourrices surveillées l'usage exclusif du lait stérilisé... ».

Dans cette tâche que nous entreprenons d'examiner tous les reproches adressés au lait stérilisé et de leur opposer les réponses des maîtres, nous avons pensé que la meilleure méthode était de suivre l'ordre adopté par M. Marfan dans l'étude si lumineuse qu'il a faite de cette importante question. Nous appuierons son exposé de tout le poids des matériaux que nous avons puisés dans la bibliographie ou qui nous ont été fournis par la correspondance privée que nous avons échangée avec plusieurs maîtres français et étrangers. Nous pensons rendre de cette façon un service aux médecins encore hésitants qui ne demandent qu'à être exactement renseignés et éclairés afin de juger par eux-mêmes cette question et de résoudre en toute connaissance de cause ce problème qu'on a rendu si complexe et dont la solution est en réalité si simple.

Nous considérerons successivement les diverses méthodes de stérilisation, en commençant par le lait stérilisé à l'autoclave à plus de 100 degrés, procédé qui à lui seul s'est attiré plus de foudres que tous les autres procédés ensemble. Du reste, en défendant le lait stérilisé industriellement nous examinerons du même coup un grand nombre d'objections adressées à la stérilisation en général.

1° Le lait stérilisé industriellement.

A l'exemple de M. Marfan nous diviserons en quatre catégories les reproches adressés à cette méthode (1).

1° On reproche d'abord à la stérilisation de ne pas toujours être parfaite, de ne pas toujours empêcher le lait de se corrompre et par suite de ne pas donner de sécurité.

Or, ce reproche, dit M. Marfan, n'est fondé que pour quelques bouteilles et non pour la majorité.

D'une manière générale, le lait stérilisé d'une façon absolue se conserve longtemps sans altération microbienne et si l'on place à l'étuve à 37° une bouteille de bonne marque, on voit qu'à cette température très favorable au développement des germes, le lait ne se caille pas et qu'ensemencé sur les milieux habituels, il se montre stérile.

S'il existe parfois des bouteilles mal stérilisées dont le lait se coagule et présente des ensemencements fertiles, c'est l'exception : cela peut alors résulter d'une fermeture mal faite, d'un

(1) Nous n'avons pas seulement adopté l'ordre fixé par M. Marfan pour cette discussion, nous avons aussi incorporé dans ces pages une bonne part du texte même que l'éminent médecin y a consacré dans son livre.

bouchon souillé, d'une contamination accidentelle dans les manipulations qui suivent la stérilisation. Avec les progrès de la stérilisation, cela devient de plus en plus rare.

En tous cas, il est facile d'éviter cet inconvénient en ayant soin de rejeter toute bouteille dont le lait est caillé, dont l'odeur est désagréable, dont la saveur est aigre ou amère. Toujours le lait doit être goûté à l'ouverture de la bouteille, afin de constater qu'il n'a que le goût de lait cuit. De plus on aura soin de ne pas garder trop longtemps les bouteilles, moins d'une semaine, car si une bouteille a été mal stérilisée, comme néanmoins son contenu a subi une haute température, il ne s'altérera qu'après un certain temps.

En somme la précaution essentielle à observer est de consommer le lait le plus tôt possible après l'action de la chaleur.

Certes, nous pourrions citer l'expérience de bien des médecins pour montrer que le lait même conservé assez longtemps ne s'altère pas lorsqu'il a subi une stérilisation parfaite, comme celle de M. Dufestel qui put constater que du lait, destiné à ses propres enfants, fut retrouvé par lui, à la campagne, après plusieurs mois, dans un excellent état de conservation qui lui permit d'en faire usage.

Mais nous montrerons plus loin qu'il y a avantage à donner le lait stérilisé le plus tôt possible.

Quant aux affirmations de M. Boissard sur la fréquence extrême des mauvaises bouteilles, rien ne saurait les justifier. La longue expérience d'observateurs consciencieux et attentifs comme MM. Variot, Comby, Marfan et tant d'autres prouve au contraire que cet accident est très exceptionnel.

M. Comby fait remarquer que le lait étant stérilisé complètement au lieu même de la production, c'est-à-dire dans un pays d'industrie laitière où le lait est abondant, excellent et à vil prix, l'industriel ne pouvant par conséquent avoir aucun intérêt à frauder, à écrémer, à appauvrir ce produit, la stérilisation immédiate prévenant toute perte de lait par décomposition spontanée, — ce lait peut être pris en provision, mis à la cave et servir suivant les besoins.

Et il ajoute : « Mais ce lait est-il toujours et partout de bonne qualité? C'est au consommateur, et surtout au médecin, de s'éclairer sur la provenance du lait et sur les procédés employés; il y a des *marques* diverses, il faut choisir. Cette enquête sur la provenance et la richesse du lait s'imposait pour le lait frais : elle n'est pas superflue pour le lait stérilisé ».

Quant à la garantie de stérilisation, il écrit : « Il est possible qu'il y ait, dans le commerce, des laits stérilisés indignes de la faveur du public. Mais ce que je sais bien, c'est qu'il y en a de bons, de parfaits et comme richesse et comme stérilisation. »

Nous pourrions citer du reste un bon nombre d'observateurs qui ont recherché dans leurs laboratoires s'il existait des bacilles, des microbes, des ferments quelconques, voire des spores dans le lait stérilisé à 110°, et qui n'en ont pas rencontré.

2° On a accusé aussi l'action des hautes températures de changer la saveur du lait et d'altérer la constitution chimique de ses principes : caséine, lactose, beurre, sels, et par suite de le rendre indigeste ou de diminuer ses qualités nutritives.

Il faut examiner de très près ces objections qui s'adressent ainsi à tous les modes de chauffage. Ce sont du reste les plus importantes et celles sur lesquelles on s'est appuyé surtout pour combattre le principe même de la purification et de la conservation du lait par la chaleur.

On a cru d'abord, comme M. Saint-Yves-Ménard, que la stérilisation détruisait certains ferments du lait utiles à la digestion ou qu'elle privait le lait de ses gaz dissous. Nous avons déjà vu ce qu'il fallait penser de cette objection qui est du reste généralement abandonnée ; les résultats cliniques en ont fait justice, comme des autres du reste, mais nous devons examiner les autres avec plus de soin, parce qu'elles peuvent porter au principe même du chauffage un grave préjudice : ce sont celles qui visent la digestibilité et la valeur nutritive. Cette opinion qui n'a pas été justifiée par la clinique ne l'est pas davantage par l'expérimentation, comme nous allons le voir.

Le lait de vache stérilisé est-il aussi bien digéré que le même lait cru ou bouilli ? Les statistiques sont la meilleure preuve que ce lait est parfaitement toléré et assimilé par les nouveau-nés, nous ajouterons : mieux que les deux autres. Mais M. Chavane, un des premiers, a voulu trouver expérimentalement la cause de ce fait. Nous lui empruntons la justification et le résultat de ses recherches.

La digestion est un acte extrêmement complexe qui dépend de l'état de l'appareil digestif comme aussi de la valeur des aliments ingérés. Nous ne pouvons examiner ici ce qu'il en est des contractions, de la tonicité spéciale des éléments de la tunique musculaire, de la valeur fonctionnelle qualitative et quantitative des glandes qui y sont annexées, toutes conditions qui font la valeur de l'appareil digestif. Mais il y a lieu, lorsqu'on étudie la valeur digestive et nutritive du lait, de rechercher comment se comporte le lait cru ou cuit vis-à-vis des réactifs gastro-intestinaux.

La première condition pour qu'un aliment quelconque soit attaqué par les sucs digestifs, c'est qu'il se présente dans un état de division tel qu'il puisse facilement être mis en contact intime, mélangé en quelque sorte, avec le liquide qui doit agir sur lui.

Que se passe-t-il quand le lait arrive dans l'estomac des nouveau-nés ? Après quelques minutes il se caille sous l'influence de la présure ou lab-ferment. C'est alors que la caséine coagulée subit, partie dans l'estomac, partie dans l'intestin, les transformations qui en feront des peptones assimilables, c'est-à-dire, comme l'ont montré les recherches d'Henninger, en s'hydratant.

Les expériences de digestion *in vitro*, faites par les chimistes depuis Blondlot, ont prouvé que l'albumine de l'œuf, placée en présence de la pepsine, mettait d'autant plus de temps à se dissoudre que le bloc albumineux était de plus gros volume. L'imprégnation a lieu de proche en proche, couche par couche et progressivement. Plus le caillot est petit, plus il est divisé, plus la transformation est rapide. C'est pourquoi Chavane a recherché quel était l'état du caillot dans des *digestions artificielles* qu'il fit respectivement avec du lait cru, bouilli et stérilisé (1). Au bout de quelques minutes il recueillait des caillots, les laissait pendant quelques heures à l'étuve à 37° pour accentuer les qualités spéciales de chaque caillot. Il obtint des résultats constants qui démontrèrent qu'à l'œil nu :

a) Le *caillot du lait cru* se forme presque immédiatement, compact et rétractile, adhérent au fond du verre, tandis que le petit-lait surnage. Au doigt ce caillot présente une certaine résistance élastique.

b) Le *lait bouilli donne un caillot* également pris en masse, mais qui ne se sépare pas du sérum ; il est moins rétractile et plus facile à diviser. En l'agitant légèrement, il se sépare en masses encore assez volumineuses, mais bien moins que celles du lait cru.

c) Le *caillot du lait stérilisé* n'offre plus au doigt aucune résistance, aucune élasticité. Il se laisse pénétrer comme de la crème. Le petit-lait reste intimement mélangé à ce caillot qui se sépare facilement et rapidement, si on l'agite, en flocons beaucoup plus petits que les deux premiers.

L'examen microscopique de ces caillots fournit des résultats identiques : ceux du lait cru et du lait bouilli se laissent difficilement écraser par les lamelles : les granulations graisseuses ne diffèrent pas et sont à peu près de même volume pour les deux laits.

Au contraire, pour le lait stérilisé, si les globules graisseux sont semblables, les granulations de caséine sont notablement plus fines, plus homogènes, — moins ténues évidemment que

---

(1) Il mettait dans un cristallisoir ouvert 100 grammes du lait en expérience avec 10 centimètres cubes de présure du commerce provenant de la caillette de veau.

celles du lait de femme et d'ânesse dont elles se rapprochent cependant.

Cette modification de la caséine dans le lait stérilisé qui n'a pas bouilli est donc bien évidente ; elle porte sur l'état de division du caillot lui-même et sur son état moléculaire. Et Chavane ajoute : il est probable que tels sont les motifs qui rendent le lait de vache stérilisé *plus facile à digérer* que le lait cru ou même bouilli.

Ces recherches de Chavane ont porté sur le lait stérilisé avec l'appareil Soxhlet à 100°. Il en est de même, et à plus forte raison pour le lait stérilisé à plus de 100°, comme l'ont montré d'ailleurs les expériences faites avec la présure sur le lait stérilisé à plus de 100°, expériences de Comby, de Sevestre, de Marfan et Apert (1).

Ces données scientifiques, contrôlées chaque jour par les résultats cliniques, montrent que la caséine est bien modifiée par la chaleur dans un sens absolument favorable au but que l'on se propose dans l'allaitement artificiel. D'ailleurs M. Marfan fait remarquer que si l'on examine les caillots de lait vomis par les nourrissons, il est facile de s'assurer que l'action du suc gastrique sur la caséine, dans le laboratoire complexe de l'estomac, ne diffère pas de celle de la présure sur le lait dans les expériences faites *in vitro*. Il est bon de faire ressortir du reste que les recherches faites en dehors de l'organisme sur le lait au moyen du lab-ferment se justifient et se rapprochent d'autant mieux de la réalité physiologique que ce ferment soluble est sécrété par les glandes gastriques chez tous les petits à la mamelle d'une façon particulièrement abondante.

Ainsi d'après ces expériences de Chavane, de Comby et d'Apert, on a reconnu que le caillot du lait qui a subi un chauffage plus ou moins intense se rapproche, beaucoup plus

(1) Quant aux expériences de M. Gautrelet, qui avait obtenu avec le lait stérilisé à plus de 100° un coagulum plus compact que celui du lait cru, cet auteur avait coagulé la caséine par des acides et non par la présure.

que celui du lait cru, du coagulum à flocons très fins, très grenus, très divisés du lait de femme — celui du lait cru se présentant en grosses masses, peu floconneux, peu granuleux, pas divisé.

Mais, pour ne laisser de côté aucun des éléments de la discussion impartiale, nous devons faire remarquer qu'à ce propos M. Marfan pense que si l'on attache une si grande importance aux caractères du caillot, c'est que l'on suppose qu'après l'action de la présure du suc gastrique dans l'estomac, l'action liquéfiante et peptonisante du suc pancréatique sur le coagulum arrivé dans le duodénum sera d'autant plus parfaite et rapide que le coagulum sera plus divisé, formé de plus petits flocons. C'est bien là en effet le point de départ des recherches de Chavane.

Or M. Marfan estime que ce n'est là qu'une supposition et que rien ne prouve que les qualités du caillot aient, pour sa bonne digestion, cette importance primordiale. Un caillot même gros, dit-il, étant brassé par l'estomac, se désagrège et se liquéfie peut-être aussi facilement que le caillot à fins flocons. Les digestions *in vitro* ne prouveraient donc pas grand'chose à cet égard, car elles ne reproduisent pas le mouvement de l'estomac, l'élément mécanique de la digestion stomacale.

On pourrait répondre à M. Marfan que rien ne prouve non plus que les mouvements de l'estomac aient seuls un rôle utile dans la réduction au minimum des masses de caséine, réduction et division que l'estomac musculaire devrait du reste toujours obtenir en vue de faciliter l'action des liquides digestifs. La supposition de M. Marfan n'est pas plus fondée que celle sur laquelle s'appuie la méthode des recherches de Chavane ; nous ne craignons même pas de dire qu'elle l'est bien moins. En effet, même si l'estomac par sa seule action mécanique est capable de brasser suffisamment les caillots, ne peut-on pas penser avec raison que plus ces caillots seront primitivement réduits et divisés, moins l'estomac aura de peine à les brasser : au contraire, si les caillots sont primitivement gros et résistants, l'estomac risque de se surmener en opérant à lui seul le brassage. Enfin, le lait de femme étant le lait naturel et normal destiné à l'estomac de l'enfant, il est tout naturel de se rapprocher des qualités et des propriétés de ce lait féminin dans l'allaitement artificiel : si le caillot du lait de vache chauffé, obtenu *in vitro*, est plus fin que celui du lait cru et se rapproche davantage par son état moléculaire de celui du lait de femme obtenu aussi *in vitro*, il y a beaucoup de chances pour que la digestion physiologique de ce lait de vache chauffé se rapproche également des conditions de digestion du lait de femme.

Ce raisonnement nous amène donc à conclure que bien certainement les modifications du mode de coagulation par l'influence des hautes températures sont bien plus favorables que défavorables à la digestion du lait — et que les expériences de Chavane sont justifiées et leurs résultats probants.

Du reste d'autres recherches plus complètes et se rapprochant davantage des conditions complexes de la digestion stomacale ont été entreprises notamment par M. Michel, et les résultats de ses analyses confirment pleinement les données expérimentales de Chavane.

M. Michel a fait en 1895, au Laboratoire de M. Budin à la Maternité, une étude comparative de l'action des divers ferments digestifs sur les matières albuminoïdes du lait cru et du lait stérilisé. Les résultats obtenus répondent victorieusement encore aux détracteurs de la stérilisation qui accusent les principes nutritifs du lait ainsi traité d'être d'une digestion et d'une assimilation plus difficiles que ceux du lait cru.

M. Michel a fait toute une série de digestions artificielles (1) :

1° De *lait* avec :

(1) M. Michel fait remarquer que Uffelmann avait déjà entrepris, en 1882, des digestions artificielles pour comparer le lait cru au lait bouilli, mais que ses expériences restaient incomplètes parce qu'il s'était servi d'acide chlorhydrique et de pepsine seulement.

a) La pepsine seule en milieu chlorhydrique = la digestion est un peu plus lente pour le lait stérilisé;

b) La pancréatine seule en milieu neutre = la digestion est notablement plus rapide pour le lait stérilisé.

2° De *caseum* (1) avec :

a) La pepsine et l'acide chlorhydrique = la digestion est plus lente pour le lait stérilisé (ce qui n'est vrai que pour les digestions de longue durée):

b) La pancréatine en milieu neutre = la digestion est *beaucoup plus rapide* pour le lait stérilisé.

Ces résultats partiels obtenus, M. Michel opéra également des *digestions complexes*, dans lesquelles intervenaient les ferments digestifs — le lab, la pepsine, la pancréatine — suivant leur ordre physiologique : ces digestions complexes sont plus rapides avec le lait stérilisé qu'avec le lait cru.

Enfin il a recherché quelles étaient les conditions de la *digestion des lactalbumines* : le lait stérilisé ne contient presque pas d'albumine coagulée, mais, au contact du suc gastrique acide, l'albumine du lait stérilisé se précipite, tandis que celle du lait cru reste en dissolution. Cette albumine, dissoute ou précipitée, est d'une digestion pepsique difficile et longue (2).

M. Michel conclut de ses recherches minutieuses et patientes: « l'ensemble de ces résultats montre que la stérilisation augmente la digestibilité du lait, » de ses matières albuminoïdes, au lieu de la diminuer comme on l'avait cru.

Enfin, pour achever de démontrer la supériorité digestive et assimilatrice du lait stérilisé sur le lait cru, nous pourrions rapporter les résultats des recherches basées, non plus sur des digestions artificielles, mais sur les digestions des laits crus et stérilisés dans un organisme animal vivant, — recherches

(1) Le caséum est produit par le lab-ferment. Il s'agit donc là de la véritable digestion gastrique du lait.

(2) M. Lapeyrère avait même proposé de retirer du lait l'albumine, parce qu'elle forme des grumeaux qui, en cas de voyage des bouteilles, ajoutent à l'action mécanique pour le barattage du lait (Congrès de chimie appliquée, 1896).

entreprises par plusieurs auteurs qui, quels que soient les animaux en expérience, ont toujours trouvé que le lait stérilisé était parfaitement digéré et très bien assimilé, comme en témoignait l'accroissement en poids.

C'est ainsi que M. Weber, « vétérinaire des plus distingués, membre de l'Académie de médecine », dit M. Comby, a montré que les veaux nourris au lait stérilisé augmentaient aussi rapidement que les veaux nourris au lait frais. Il s'agit pourtant là du lait qui leur est primitivement destiné par la nature et les modifications que lui fait subir la chaleur n'enlèvent rien de ses qualités nutritives à cet aliment.

M. Duclaux fit des expériences semblables sur des cobayes : ceux nourris au lait stérilisé augmentaient de poids dans les mêmes proportions que ceux nourris au lait non stérilisé.

M. Rodet expérimentant sur de jeunes chiens obtint des résultats identiques.

Enfin, M. Wasilieff, de Saint-Pétersbourg, fit également les mêmes observations sur des jeunes gens qu'il mit en expérience, alimentant les uns au lait frais, les autres au lait stérilisé exclusivement.

Mais cet ensemble de faits démonstratifs est bien suffisant pour montrer le mal fondé des critiques dirigées contre le lait stérilisé dans le sens de la digestibilité et des facultés d'assimilation.

Au reste, comme le fait remarquer M. Pochon, « il est un argument qui à lui seul vaut tous les autres : on a remarqué que les dyspepsies infantiles ont sensiblement diminué depuis la vulgarisation du lait stérilisé ! »

Le lait stérilisé, nous l'avons dit, n'a pas le goût du lait bouilli. Il possède néanmoins un goût spécial et prend une coloration jaunâtre, café au lait clair, surtout si la température a dépassé 110° (Pochon), 115° (Marfan).

Quelle est l'importance de la modification de couleur et de goût des laits surchauffés ?

M. Duclaux pense que ces différentes modifications physiques, ce goût désagréable de caoutchouc, de caramel, et cette couleur brunâtre, ne sont pas dus, comme on l'a prétendu, à une altération du lactose qui se transformerait en caramel par le surchauffage (1), car il a constaté que le dosage du lactose montre qu'il n'a pas diminué après l'action de la chaleur. Il pense que cette coloration et ce goût du lait porté aux environs de 120° sont dus à une modification de la caséine en suspension.

Du reste, comme le font remarquer M. Marfan et M. Comby, au point de vue pratique, ce débat n'importe plus guère aujourd'hui, car les laits stérilisés de l'industrie ne présentent que bien peu actuellement ces altérations, ou du moins elles sont très atténuées. Le goût de caramel a presque disparu et la teinte du lait n'est pas sensiblement différente de celle du lait bouilli ordinaire. — Il en est de même du goût de suif qu'on attribue à la mise en liberté des acides gras par la chaleur extrême. Ce goût est exceptionnel et doit faire rejeter le lait.

D'ailleurs, ces particularités de goût et d'aspect n'ont aucune valeur en clinique. La perte de l'opalescence caractéristique du lait ne peut être qu'une tare commerciale.

Quant à la saveur, désagréable pour des palais d'adultes, elle est indifférente aux nourrissons dont le sens du goût est peu développé. Ce goût de cuit qui apparaît dès qu'on porte le lait à 75° est impossible à éviter complètement dès qu'on fait agir la chaleur sur le lait dont la saveur est aussitôt altérée. L'enfant ne refuse pas plus longtemps le lait stérilisé qu'il ne repousse le lait cru après le lait de femme, ou le lait de femme lui-même lorsqu'on le change de nourrice. Bien plus, l'enfant habitué au lait stérilisé en accepte difficilement un autre.

(1) Pochon pense que cette teinte est due à l'oxydation du lactose en présence des sels alcalins du lait. Dans cette oxydation, dit-il, le lactose donne des acides, entre autres de l'acide formique, qui peuvent même produire un coagulum ; mais la caséine ainsi coagulée n'est pas altérée, elle est seulement teintée en jaune par les corps bruns développés aux dépens du lactose.

Mais, nous l'avons dit, tous ces petits inconvénients, plus apparents que réels, sont bien insignifiants aujourd'hui que la stérilisation a fait de grands progrès et que les industriels ont découvert des *tours de mains* consistant surtout à employer des températures peu supérieures à 100°, mais longtemps continuées (104° pendant trois quarts d'heure, par exemple) ou à chauffer le lait désoxygéné à l'abri de l'air et à le boucher sans que l'air pénètre, d'après le procédé de Cazeneuve de Lyon (*Lyon médical*, mars 1895), et aussi à refroidir très rapidement le lait qui sort de l'étuve.

Enfin on peut encore employer la *tyndallisation*, ou stérilisation par chauffage discontinu, qui permet d'altérer le lait au minimum. Ce procédé de laboratoire est employé, nous l'avons vu, par une Compagnie anglaise, bien qu'il soit long et coûteux. Si l'on porte en effet le lait à 100° une fois tous les jours pendant 3 jours, les spores, résistant seules au premier chauffage, se développent et donnent des microbes adultes qui sont détruits à la 2e ou à la 3e séance.

En Suède, Dahl pratique 5 chauffages successifs à 70°, d'une demi-heure chacun, et il paraît que le lait ainsi traité se conserve plusieurs années, qu'il est frais et doux.

C'est ce même chauffage discontinu qui avait déjà été préconisé empiriquement par Gay-Lussac qui ne faisait que reproduire ce que les ménagères lui avaient appris, à savoir qu'on peut empêcher le lait de se gâter en le faisant bouillir tous les deux jours.

Enfin, on reproche encore à la chaleur de précipiter une grande partie des phosphates du lait et de diminuer ainsi l'assimilation de la matière minérale nécessaire à l'édification du squelette.

Le phosphate de chaux en dissolution dans le lait, dit M. Marfan, est du phosphate tribasique, sel insoluble, qui serait maintenu en dissolution dans le lait par les citrates alcalins en présence du lactose, d'après les vues nouvelles de M. Vaudin. Ces phosphates se précipitent en effet par la chaleur, mais ils se redissolvent en grande partie par le refroidissement. Ils se précipitent également sous l'influence du temps. Aussi il est certain que dans les laits stérilisés conservés, ces phosphates se déposent avec l'enduit muqueux du fond et des parois des bouteilles.

M. Marfan a fait faire le dosage des phosphates en suspension ou en dissolution dans divers laits stérilisés et celui des phosphates contenus dans le dépôt des parois. Il a reconnu que si le dosage est pratiqué après qu'on a mélangé par agitation l'enduit au lait, la teneur de ce dernier en acide phosphorique est à peu près normale; que si au contraire on fait cette recherche dans le dépôt après siphonage du lait maintenu au repos, on trouve dans cet enduit muqueux depuis la trentième partie de l'acide phosphorique total du lait jusqu'à la moitié quelquefois.

Aussi doit-on conclure de ces données qu'avant de déboucher une bouteille de lait stérilisé, il faut toujours l'agiter de manière à mélanger autant que possible l'enduit des parois à la masse totale.

D'ailleurs, ainsi que le fait remarquer M. Marfan, comme il y a dans le lait de vache une proportion beaucoup plus considérable d'acide phosphorique que dans le lait de femme, il est permis de penser qu'il y en aura toujours assez pour les besoins de l'ossification.

3° Dans le 3e ordre d'objections, on retient que le lait parfaitement stérilisé ne se conserve pas indéfiniment (1) avec ses caractères normaux. Même sans altérations microbiennes, il subit à la longue des modifications portant surtout sur la matière grasse.

Certains échantillons de vieux lait sont en quelque sorte dédoublés. On voit à la surface une épaisse couche de beurre en grumeaux et le sérum, plus clair, est au fond de la bouteille.

(1) M. Gallavardin, de Lyon, conseille, pour conserver le lait le plus longtemps possible, de le placer dans des flacons en verre jaune, afin de le mettre à l'abri des rayons chimiques du soleil et de le préserver de l'électricité atmosphérique.

Mais cette séparation ne se produit qu'à la longue. Renk a constaté qu'après la stérilisation, l'émulsion très fine des globules de beurre suspendus dans le lait normal persiste avec ses caractères de finesse pendant une semaine au moins : passé ce délai, la désagrégation de l'émulsion commence pour une partie de la graisse. Ensuite elle marche très rapidement ; la graisse se sépare et surnage sous forme de grosses gouttes qui, à la longue, s'agglutinent en beurre. Au bout de 15 jours à 3 semaines, 43,5 pour 100 de graisse se trouve déjà à la surface du liquide, à la suite de la désémulsion.

La marche de ce phénomène n'est pas toujours aussi rapide et, comme nous l'avons vu, des personnes ayant conservé en cave une provision de bouteilles pendant plusieurs mois, ont généralement trouvé, au bout de ce temps, un lait peu désémulsionné et parfaitement propre à l'allaitement.

Du reste, le chauffage au bain-marie vers 40° et l'agitation de la bouteille permettent, au début, de faire reprendre à la matière grasse, au moins en grande partie, son état primitif d'émulsion. Au bout de quelque temps, lorsque le dédoublement est très marqué, cela n'est plus possible.

Comme l'état de fine division (1) des matières grasses rend le lait beaucoup plus facile à digérer, le lait stérilisé doit donc, en tous cas, être employé de préférence dans la semaine qui suit l'action de la chaleur.

A ce propos, il est à désirer, comme le demandent M. Variot

(1) Un observateur japonais, Masato Toyonaga, a eu la patience de compter les globules de graisse qui peuvent exister dans un litre de lait et il a vu, dans 40 échantillons, que la quantité de beurre, s'élevant dans un litre à 35 grammes, était représentée par des gouttelettes de graisse variant de 691 à 2291 milliards ! Ces gouttelettes peuvent s'étendre respectivement sur une surface de 512 à 710 mètres carrés. — Une pareille division de la matière grasse favorise singulièrement son absorption, surtout lorsque le suc pancréatique l'a émulsionnée en la divisant à l'infini. Les températures supérieures à 100° auraient une action inverse en rompant l'enveloppe des globules graisseux et en les agglutinant sous forme de concrétions peu digestibles (Vinay).

et M. Marfan, que chaque bouteille mise en vente porte la date du jour où le lait a été trait et stérilisé. Il est en effet toujours préférable, même si le lait est convenablement conservé, de ne pas faire consommer aux enfants du lait déjà ancien.

D'ailleurs, si l'on garde le lait plusieurs mois, on s'expose à ce que la matière grasse finisse par rancir, si la bouteille a été mal stérilisée ou mal bouchée, et le liquide prend alors une odeur désagréable, une saveur amère, un goût de suif; le lait est alors aigri et tout à fait gâté.

Ces altérations qui sont le résultat d'oxydations lentes peuvent être évitées en grande partie par le procédé de M. Cazeneuve : stérilisation après désoxygénation. Mais si ce procédé peut être réservé pour les laits d'exportation, il est beaucoup plus simple d'imposer, pour les nourrissons, l'obligation de consommer le lait stérilisé le plus tôt possible.

Ajoutons que l'inconvénient du dédoublement du lait serait évité tout à fait, ainsi du reste que le goût et la coloration, avec le procédé de stérilisation à froid sous pression, de M. Cosserat. Si, comme l'avenir le montrera peut-être, la stérilisation était aussi absolue que par le surchauffage, ce serait l'idéal.

En somme, dit M. Marfan, aucune des objections de principe adressées à la stérilisation du lait n'a de valeur suffisante pour empêcher qu'on ne s'en serve dans l'allaitement artificiel. On peut donner en toute confiance un lait de bonne marque, stérilisé depuis peu de temps, à condition qu'on examine chaque bouteille pour la refuser s'il y a une séparation importante de la crème, et que l'on goûte toujours chaque bouteille avant de prélever une tetée pour l'enfant.

4° Voyons maintenant les objections tirées de la clinique. Elles se résument à ceci : le lait stérilisé dégoûte les enfants, est moins nourrissant et plus indigeste que les autres laits.

Nous avons vu ce qu'il fallait penser de la délicatesse du goût des enfants. Il n'est pas plus difficile de leur faire accepter le lait stérilisé que le lait cru ou le lait d'une nourrice. Ils s'habituent à ce lait comme à tout autre et, une fois habitués, en acceptent difficilement un autre, se refusant désormais à prendre parfois même le lait de femme.

On a dit que le lait stérilisé était moins bien digéré. D'après Ellenberger et Hofmeister, le lait ne se coagulerait dans l'estomac que d'une façon incomplète et trop rapide ; d'autre part, l'assimilation de ce lait serait défectueuse, car le résidu fécal montre, d'après eux, des matériaux non assimilés (azotés et gras) plus abondants que dans l'alimentation par le lait cru.

Mais les patientes recherches de Bendix, de Berlin (1894), qui dosa rigoureusement les ingesta et les excrétions de nourrissons en expérience sont en opposition avec ces assertions et montrent que chez l'enfant bien portant l'assimilation de l'azote et des matières grasses du lait stérilisé et bouilli s'effectue très bien comme celle du lait cru. C'est la confirmation, par l'examen des résidus de la digestion, des résultats des recherches de Chavane et de Michel sur les caillots : leurs digestions artificielles ayant démontré qu'au contraire la digestibilité du lait stérilisé était plus favorable que celle du lait cru (1).

Henry Koplick, de New-York, a recherché également par des analyses très précises faites avec le plus grand soin dans le laboratoire de J. L. Mandel et sous sa direction, quelle était la nutrition des enfants nourris au lait cru, bouilli, pasteurisé et stérilisé. Par ses analyses des selles, il est arrivé aux mêmes resultats que Bendix et aussi que Michel avec ses digestions artificielles. — Il proclame la parfaite digestibilité du lait stérilisé.

(1) Au Congrès de Rome (1894), Bendix déclara que tous les reproches que l'on a adressés au lait stérilisé ne sont que des apparences qui ne répondent pas à la réalité et que les modifications physiques visibles de ce lait n'ont aucune conséquence sur la digestion et l'assimilation. Il se montre partisan convaincu de la stérilisation, parce que ses recherches minutieuses et sa longue expérience lui ont permis une entière sécurité à l'égard de l'emploi du lait stérilisé.

Du reste, comme le fait remarquer M. Drapier, l'examen macroscopique des selles répond très simplement aux objections concernant l'indigestibilité : il fournit des indications très utiles, comme aussi les pesées pour l'assimilation. Cet auteur a reconnu que les selles sont en général un peu moins colorées et plus dures que chez les enfants au sein, mais ne présentent jamais de débris de lait coagulé indiquant une mauvaise digestion ; on ne constate pas non plus d'odeur fétide provenant de fermentations intestinales. Toutes les fois que M. Drapier a rencontré des selles anormales, il existait chez les enfants une maladie du tube digestif antérieure à l'emploi du lait stérilisé.

D'autre part, les courbes fournies par les pesées des enfants démontrent de la façon la plus irréfutable que l'assimilation se fait bien.

Enfin, certains disent que le lait stérilisé est une *conserve* et préfèrent donner à leurs enfants du *bon lait frais !* C'est la critique d'Heubner qui a prétendu que l'alimentation exclusive des nouveau-nés avec le lait stérilisé peut déterminer des *lésions scorbutiques*.

De même J. Kingston Barton, discutant dans le *Brit. méd. Journal* (janvier 1897) la valeur du lait stérilisé, estime que le lait complètement stérilisé, administré sans aucun aliment frais, *amènera tôt ou tard le* SCORBUT !

Mais c'est surtout en Amérique que des observateurs tels que L. Starr, Jacobi, Emmet Holt, Benjamin Lee, Northrup et Floyd Crandall s'accordent à incriminer l'usage exclusif du lait stérilisé à propos de la fréquence du scorbut qu'ils observent, paraît-il, chez leurs nourrissons. On a même accordé à ce scorbut infantile une dénomination spéciale, on l'a appelé *maladie de Barlow*, du nom du médecin qui a fait les premières recherches anatomo-pathologiques sur cette affection et mis en lumière la conformité des lésions du scorbut infantile et de celui de l'adulte.

Nous ne savons pas quelle peut être l'étiologie des lésions

signalées chez les nourrissons de New-York surtout, nous ignorons si le lait stérilisé des Américains présente à cet égard des affinités spéciales (d'autres médecins américains vantent au contraire l'emploi du lait stérilisé), mais ce que nous pouvons dire c'est que jamais en France, à Paris notamment où l'on consomme depuis de nombreuses années une grande quantité de cet aliment, aucun observateur n'a signalé de pareils accidents (1).

Il en est sans doute de ces derniers comme de tous ceux que l'on a attribués au lait stérilisé lui-même et qui ne sont en réalité imputables qu'aux fautes commises dans la diététique, dans la technique d'ailleurs très simple à suivre de l'allaitement, principalement à la suralimentation et à l'alimentation prématurée. C'est ainsi que W. B. Cheadle, qui croit être le premier à avoir distingué nettement les affections scorbutiques infantiles et à les avoir rapportées au régime spécial susceptible de les produire, considère que la première cause de cette affection est l'*abus des farineux* : il estime en outre, comme Barlow du reste, que ce scorbut est toujours associé au rachitisme.

D'ailleurs quelques faits contradictoires ne peuvent pas prévaloir contre l'expérience du plus grand nombre des observateurs.

M. Marfan extrait du travail consciencieux de Bendix les conclusions suivantes :

1° Un enfant bien portant assimile aussi bien les substances azotées et la graisse du lait stérilisé que celles du lait non stérilisé;

(1) Nous apprenons que M. Netter vient de signaler un cas bien observé de scorbut infantile chez un nourrisson alimenté au lait stérilisé. Mais rien ne prouve qu'il faille incriminer nécessairement ce lait : nous pensons que le cas doit être analysé plus minutieusement au point de vue des fautes de diététique qui ont pu être commises par les parents et nous sommes convaincu qu'on pourra alors relever dans l'alimentation de ce nourrisson quelque grossière erreur, comme les médecins en rencontrent chaque jour. — Nous n'avons pu rencontrer aucun cas analogue signalé dans la bibliographie de la pédiatrie française.

2° Il en est de même des enfants dyspeptiques : et, s'ils assimilent le lait moins bien que les enfants sains, il n'existe sous ce rapport aucune différence entre l'assimilation du lait stérilisé et celle du lait non stérilisé ;

3° La stérilisation ne modifie que fort peu le goût et l'odeur du lait. Si les enfants font quelquefois des difficultés pour prendre le lait stérilisé, ils n'y pensent plus au bout de quelques jours et le prennent aussi bien que n'importe quel autre lait ;

4° Le lait stérilisé ne provoque pas de troubles du tube digestif ; au contraire, son emploi est suivi d'une amélioration de l'appétit et de l'état général et d'une régularisation de la digestion.

Nous verrons en effet que l'heureuse influence du lait stérilisé ne s'exerce pas seulement à titre préventif ; M. G. Lyon fait remarquer qu'il est héroïque dans tous les cas de dyspepsie infantile, diarrhées, états cachectiques, tuberculose, syphilis (laquelle pourtant prédispose particulièremeut aux troubles digestifs), etc.

Enfin, M. Marfan déclare qu'une longue observation lui a appris que l'usage du lait stérilisé, surtout avec les procédés perfectionnés, aux conditions énoncées plus haut, donne d'excellents résultats. Les non moins longues observations de MM. Variot et Comby notamment, ainsi que celles de tous les médecins français et étrangers dont nous reparlerons, confirment pleinement les conclusions favorables de M. Marfan (1).

2° Le lait pasteurisé. — Le lait bouilli.

C'est, frappés des objections adressées à la stérilisation absolue du lait par le surchauffage, — objections dont nous avons vu la valeur subordonnée seulement à la non-observation des précautions simples examinées plus haut, objections qui avaient

(1) M. le Pr Pinard se servait, dès 1889, du lait stérilisé industriellement dans son service d'accouchement.

surtout de l'importance il y a quelques années, lorsque l'opération était moins perfectionnée qu'aujourd'hui, — que des industriels et des médecins ont songé à chauffer le lait au-dessus de 100° par la pasteurisation, à 100° au bain-marie, et même ont proposé de revenir à la simple ébullition.

Nous avons dit la valeur de la *pasteurisation* qui ne détruit à 75° que les ferments lactiques et les microbes pathogènes du lait, les germes des ferments de la caséine résistant à ce chauffage. Nous avons dit que cette opération n'a pas donné, pour le lait, les beaux résultats de la pasteurisation des vins et que, du moment que l'on n'est même pas assuré d'avoir détruit tous les ferments lactiques, on ne peut accorder à cette méthode qu'une médiocre confiance au point de vue de la purification.

Du reste, le lait est également altéré, puisque M. Duclaux a fait remarquer que le goût de cuit et les modificatious des principes du lait par la chaleur commencent justement à se produire vers 75°; — c'est pourquoi les laitiers ne chauffent le lait qu'au-dessous de 70°, dans leur prétendue pasteurisation, afin que les consommateurs ne s'aperçoivent pas du traitement subi par le liquide vendu pour frais. — En outre, M. Marfan déclare qu'ayant goûté du lait pasteurisé et du lait stérilisé, il a trouvé que le lait pasteurisé avait le goût de cuit, moins prononcé seulement que celui du lait stérilisé.

Ce système ne peut pas rendre les services du lait stérilisé dans l'allaitement artificiel. Du reste il est trop compliqué, dès qu'il faut refroidir brusquement le lait, ce qui est indispensable ; de plus il est impossible de conserver ce liquide.

M. Marfan en dit autant du lait stérilisé dans des étuves *sans pression*, puisqu'on ne peut le porter à une température supérieure à 100°. D'ailleurs, ce procédé qui ne présente aucun avantage n'est pas employé en France.

Quant à l'*ébullition*, nous avons vu également ce qu'il faut en penser et quel faible crédit il faut accorder à cette opération telle qu'elle est pratiquée dans les ménages, où l'on se contente le plus souvent de faire *monter* le lait (75° à 85°) sans le faire bouillir. C'est alors une source de dangers pour l'alimentation des enfants.

Les bouilleurs spéciaux qui ont été imaginés compliquent cette opération qui doit rester simple. Nous ne connaissons qu'un appareil de cuisine qui soit utile parce qu'il est assez simple. C'est la casserole en porcelaine à bouchon hermétique percé de trous et qui permet à l'ébullition de se continuer sans surveillance et sans crainte que le lait *se sauve*.

Le lait bouilli pendant 3 à 4 minutes est privé des ferments lactiques et des microbes pathogènes, mais les spores des ferments de la caséine ne sont pas détruits et ce lait ne peut se conserver longtemps qu'en le faisant rebouillir tous les jours ou tous les 2 jours.

Les modifications des principes du lait causées par l'ébullition sont celles que nous avons vues pour la stérilisation et dont aucune ne constitue un vice rédhibitoire. Pour l'ébullition en particulier, le procès de la valeur nutritive a été fait surtout par Vasilieff dans sa thèse de Saint-Pétersbourg, en 1889 : il affirme que les principes azotés du lait bouilli sont moins bien assimilés que ceux du lait cru, les graisses moins encore puisqu'on retrouve, selon lui, une quantité considérable d'acides gras dans les fèces. Mais Drouet a prouvé que la valeur nutritive du lait bouilli est bien suffisante et que sa digestibilité n'est pas diminuée. C'est ce que nous avons suffisamment démontré tout à l'heure pour tous les laits chauffés en général.

Il faut ajouter à cela des reproches spéciaux à l'ébullition que précisément l'on a voulu éviter par la stérilisation.

La composition du lait est modifiée, dit-on, particulièrement par l'ébullition à l'air libre : l'eau s'évapore en partie ; la *frangipane* que l'on rejette pour le biberon contient des matières grasses et des matières protéiques, aussi la valeur nutritive est-elle moindre. — En outre, dit M. Le Gendre, cette pellicule renferme de la chaux et du soufre qui, avec les substances protéiques solubles de la frangipane, ont une valeur indispensable dans la composition du liquide. Cet inconvénient, ajoute-t-il, est évité dans la stérilisation en flacon à goulot étroit laquelle se fait sans frangipane.

A vrai dire, ces reproches sont-ils bien fondés et la frangipane de caséine qui recouvre le lait bouilli et que les ménagères enlèvent est-elle si importante? Non, répond M. Marfan, pas pour les enfants, car cette perte de caséine est un bien pour l'allaitement artificiel, puisqu'un des grands inconvénients du lait de vache pour les jeunes enfants est sa richesse en caséine. C'est là l'opinion de M. Marfan ; nous verrons ce qu'il faut penser de ce danger de la caséine à propos du coupage. — Il y a peut-être de plus sérieuses réserves à faire pour la perte en soufre et en phosphore.

Quant à la perte d'eau qui entraîne une concentration plus grande du liquide au point de vue de la graisse et du sucre, les analyses de M. Duclaux et celles de Crolas montrent que c'est insignifiant.

Nous pouvons en somme dire avec M. Marfan qu'un lait bouilli aussitôt après la traite et consommé dans la journée est un excellent aliment de l'enfant, à la campagne ou près d'une vacherie bien tenue. Mais si ce lait est bouilli de 10 à 20 heures après la traite, comme dans les grandes villes, c'est une pratique détestable pour les nourrissons, surtout en été, et elle est la source de beaucoup de gastro-entérites.

3° Le lait stérilisé à domicile.

Voyons maintenant ce qu'il faut penser du chauffage au bain-marie à 100°, d'après le procédé de Soxhlet.

Ce chauffage a été proposé pour éviter les reproches adressés à la stérilisation absolue, à la pasteurisation, à l'ébullition.

Nous avons dit que ce chauffage à 100° doit être poursuivi pendant assez longtemps, 40 à 45 minutes. Ce procédé est simple, non pas avec l'appareil d'Escherich, mais avec les systèmes dérivés de la marmite de Soxhlet. Nous avons vu la technique de ce mode de chauffage. Quelle est donc sa valeur ?

Voici, d'après M. Marfan, ce qu'il faut en penser. Pour apprécier cette valeur, il faut examiner séparément : 1° les résultats de ce chauffage ; 2° les avantages du procédé spécial de Soxhlet.

I. — Le chauffage au bain-marie à 100° pendant 40 minutes est-il supérieur à la stérilisation : d'une part, quant à la *destruction des microbes*, d'autre part quant aux *modifications des qualités physico-chimiques du lait ?*

a) La stérilisation relative à 100° laisse subsister, nous l'avons dit, un certain nombre de germes du lait et ne détruit pas les spores des ferments de la caséine.

Quelle est la température du lait dans les flacons, alors que l'eau du bain-marie bout à 100° ? On a affirmé qu'elle ne montait pas au-dessus de 80°. M. Chavane répond qu'elle arrive aux environs de 100°. M. Marfan a voulu s'éclairer sur ce point en plaçant un thermomètre spécial dans les flacons à diverses phases de l'ébullition. Il a trouvé qu'après un quart d'heure le lait est à 90°-92° : après une demi-heure à 95°-96°. Jamais il ne l'a vu dépasser ce dernier chiffre. — Il est donc impossible que les *ferments* de la caséine soient détruits.

Il est vrai que les résultats sont variables suivant la durée du chauffage. D'après Feer, un lait chauffé ainsi pendant 15 minutes donne, après 24 heures, plusieurs centaines de microbes. Si le chauffage dure 30 minutes, il n'y en a plus guère que quelques dizaines. S'il dure 45 minutes, on a parfois des ensemencements stériles. — M. Rodet a obtenu des résultats à peu près semblables.

Mais, M. Escherich. et M. Rodet lui-même, ont remarqué que l'analyse bactériologique par la méthode ordinaire donne des résultats insuffisants, car en ensemençant le lait peu de temps après l'action de la chaleur, les germes peuvent être assez rares ou assez affaiblis pour qu'on ne parvienne pas à les cultiver sur les milieux ordinaires. Pour avoir des notions nettes, il faut employer l'étuve à 37° et y laisser plusieurs jours l'échantillon tout entier. On l'ensemence après un certain temps seulement.

Or, M. Marfan a fait plusieurs fois cette expérience avec du lait traité par la méthode de Soxhlet. En voici les résultats :

1° Si le chauffage a été fait suivant les règles ordinaires, pendant 40 minutes, avec des flacons bien lavés à l'eau bouillie chaude et des obturateurs bouillis, le lait mis à l'étuve se coagule presque toujours (9 fois sur 10) après 5 à 20 jours. L'ensemencement du lait fait au moment de la coagulation décèle d'ordinaire le *bac. mesentericus* vulgatus et le *bac. subtilis*. A ce moment le lait a souvent une odeur fétide et presque toujours une saveur amère que Hueppe attribue à la peptonisation d'une partie de la caséine ;

2° Si le chauffage a été fait sans que les obturateurs aient été bouillis, mais simplement lavés ainsi que les flacons, avec l'eau du robinet du laboratoire, le lait mis à l'étuve a donné *dans le quart des flacons,* après 5 à 6 jours, une fermentation lactique très nette avec coagulation, réaction très acide, culture du *bac. coli.*

Ainsi le chauffage de Soxhlet, fait dans les meilleures conditions, ne permet pas de conserver le lait plus de 5 à 6 jours. Aussi M. Budin conseille-t-il de consommer le lait dans les 24 heures. — Mais alors, dit M. Marfan, *au point de vue microbiologique,* il ne présente aucun avantage sur l'ébullition simple et il est inférieur au lait stérilisé.

b) Ceci posé, examinons ce qui a trait aux modifications physico-chimiques du lait par le procédé de Soxhlet. Est-il vrai que, comme on l'a dit, le chauffage à 100° modifie, beaucoup plus faiblement que la stérilisation, ces qualités physico-chimiques ?

En fait, dit M. Marfan, le lait chauffé au bain-marie pendant 40 minutes à 100° présente les modifications que tout chauffage au-dessus de 80° fait subir au lait : la caséine est modifiée : la coagulation par la présure se fait en flocons plus fins que pour le lait cru, ce qui est considéré comme favorable : il arrive souvent que ce lait brunit un peu : il a le goût du lait cuit, voire même une saveur aromatique qu'on ne perçoit pas dans les laits soumis à d'autres procédés de chauffage ; si on le conserve, la graisse finit par perdre son état d'émulsion. Ce sont donc en réalité les mêmes modifications, à peine moins prononcées, que dans le lait stérilisé avec les appareils perfectionnés d'aujourd'hui.

Le lait chauffé au bain-marie n'a-t-il pas les inconvénients de l'ébullition? — Avec sa faible surface de contact avec l'air, ce lait, qui n'est pas porté à la température d'ébullition (101°), évite en partie la pellicule solide de la surface ; la perte des gaz et la concentration du liquide seraient ainsi beaucoup moindres. Mais nous avons vu que ces objections adressées au lait bouilli sont surtout théoriques.

II. — Ce qui a du reste fait le succès du chauffage à 100°, fait remarquer M. Marfan, ce n'est pas la supériorité du procédé quant à la destruction des microbes et quant au peu de modifications des qualités du lait, mais c'est l'*emploi* même de l'appareil de Soxhlet et de ses dérivés, les commodités du procédé au point de vue pratique.

En effet à cet égard les avantages du procédé de Soxhlet sont évidents. On stérilise chez soi, avec un appareil simple et d'un maniement facile, du lait qui a l'avantage d'être, sinon frais, du moins de date récente. La stérilisation étant faite dans de petits flacons dont la contenance correspond à chaque tetée, on ne risque pas de perdre le bénéfice de la stérilisation après la première prise de lait, comme cela peut arriver avec des bouteilles d'un demi-litre. Grâce à ce fractionnement du lait, on évite le transvasement dans un biberon, et l'on a ainsi, pour chaque tetée, une bouteille-biberon stérilisée en même temps que le lait. Enfin le bouchage est automatique et évite les risques d'une imprudence, d'un oubli, d'une faute quelconque de la personne qui serait chargée d'effectuer elle-même le bouchage.

Le contrôle de la réussite de l'opération est facile, grâce au vide qui se fait dans les flacons et qui permet de constater si le bouchon est déprimé et si l'épreuve du marteau d'eau est favorable.

Quelques inconvénients pourtant du côté du bouchage en caoutchouc doivent être présents à l'esprit: l'obturateur de caoutchouc donne très souvent au lait une odeur d'hydrogène sulfuré très forte et une saveur désagréable. Mais ce défaut peut être supprimé si l'on a soin de faire bouillir le bouchon à plusieurs reprises.

En résumé, on peut, dit M. Marfan, négliger le nombre des germes du lait, si ce lait Soxhlet est consommé dans les 24 heures ; c'est du reste ce que M. Chavane fait ressortir lorsqu'il dit que la stérilisation *pratique* qu'il vise et qui se fait aux environs de 100° n'a la prétention de s'appliquer qu'à la provision du lait faite *chaque jour* pour l'enfant : elle met le lait à l'abri des germes de l'atmosphère qui peuvent l'infecter, détruit les microbes pathogènes et arrête les fermentations qui pourraient se produire en attendant la tetée. — Mais il n'y a aucune sécurité si on conserve ce lait.

De plus il est difficile de ne commettre aucune faute avec le procédé de Soxhlet. M. Carstens (1893), puis M. Marfan ont montré combien les erreurs sont faciles ; et Andrew Macpbail, de Montréal, fait remarquer qu'il est bien difficile d'obtenir que les cuisines des ménages soient transformées en laboratoires de bactériologie.

Mais de toutes les objections, la plus grave est celle que l'on fait à ce procédé, comme à l'ébullition : c'est cette faute qui fait le sujet de l'article de M. Marfan ; si le lait n'est pas soumis au chauffage très peu de temps après la traite, il subit un commencement d'altération, surtout pendant l'été et quand on le chauffe, il renferme déjà des produits toxiques issus de l'action des saprogènes. La chaleur détruira les germes, mais non les poisons et l'on observera des troubles digestifs très graves.

M. Marfan a eu maintes fois l'occasion de constater des faits de cet ordre et il raconte celui qui lui a fait abandonner définitivement la méthode de Soxhlet à l'hôpital.

Le lait apporté tous les jours vers 6 heures du matin à l'hôpital des Enfants-Malades était autrefois soumis immédiatement à l'ébullition. Il y a 5 ans M. Marfan demanda que le lait destiné à ses salles fût apporté non bouilli dans le service pour être stérilisé avec les appareils de Gentile ; les résultats ne furent pas très satisfaisants. En effet, ce lait était soumis à la chaleur 12 ou 14 heures après la traite et avait le temps de s'altérer. Au mois de septembre, pendant de très fortes chaleurs, on constata dans les salles une véritable épidémie de diarrhée qui frappa tous les enfants ayant pris de ce lait. Quelques-uns furent très gravement atteints. La fermentation lactique avait commencé dans le lait avant qu'il soit soumis au chauffage. Dès lors M. Marfan revint au lait stérilisé par l'industrie lequel, soumis à l'action de la chaleur aussitôt après la traite, ne donne pas de mécomptes de ce genre.

Nous-même avons constaté les mêmes faits au mois de juillet 1897, pendant les grandes chaleurs, et plusieurs médecins, entre autres M. Lazare, nous ont signalé des cas *mortels* de choléra infantile causé par la stérilisation au bain-marie d'un lait déjà altéré. Nous pouvons citer trois autres cas mortels très caractéristiques qui se sont produits dans la clientèle d'accoucheurs qui emploient constamment le procédé de Gentile. Ces médecins nous ont dit, il est vrai, que ces accidents étaient, à leur connaissance, très rares : mais enfin ils existent. Voici le résumé de ces trois cas.

Cas du Dr C... — Un enfant de six mois est nourri depuis sa naissance au lait stérilisé à domicile dans une famille riche. La mère surveille elle-même l'opération chaque matin et y apporte les soins les plus attentifs. Cet enfant vient parfaitement bien, ainsi qu'un autre enfant de deux ans élevé de la même façon.

Un jour de la fin de juillet, pendant des chaleurs excessives, les *deux* enfants sont pris en même temps de gastro-entérite. Le plus jeune n'a pas de vomissements, mais de la diarrhée, avec de la fièvre; puis surviennent des selles aqueuses, jusqu'à 20 par jour. En quelques jours, malgré tous les soins prodigués, le plus jeune enfant meurt du choléra infantile. L'autre enfant qui avait pris le même lait, mais en quantité moindre, en plus de ses aliments, — d'ailleurs, plus fort, plus résistant, — revient à la santé après quelques jours et se remet bien de cet accident.

Aucune faute grave ne paraît avoir été commise à la maison dans l'opération même de la stérilisation du lait, mais en présence des bons résultats obtenus jusqu'alors et par suite d'une trop grande sécurité acquise, l'on s'était un peu relâché dans les précautions prises d'habitude et l'on avait commis la faute d'employer du lait du soir que l'on n'avait soumis à l'action de la chaleur que le matin suivant, et cela au moment de la plus grande chaleur de juillet. Le lait, conservé depuis plus de 18 heures après les secousses du transport, était déjà altéré lorsqu'on l'a soumis au Soxhlet.

Cas du Dr L... — C'est la même faute commise à la fin de juillet également.

C'est le même accident, choléra infantile, par le même procédé de stérilisation; mais l'enfant a succombé en 12 heures à peine avec des symptômes de diarrhée cholériforme. Il est mort en hyperthermie.

Cas du Dr P... — Il s'agit d'un enfant de dix mois environ, magnifique, ayant remporté un 1er prix au concours de bébés. Il est élevé dans sa famille, avec les mêmes soins attentifs que dans les observations précédentes, au moyen du lait stérilisé par le procédé Soxhlet.

Au mois d'août, il est emmené à la campagne et meurt de diarrhée en quelques jours dans des conditions analogues, pour avoir pris du lait trait la veille, stérilisé le lendemain matin.

Mais il ne faut pas seulement considérer les fautes commises, il faut encore s'inquiéter de la qualité du lait employé, de sa pureté, de sa richesse. Il ne faudrait, en pareil cas, employer que du lait d'une provenance connue et certaine. Il n'en est malheureusement pas ainsi à Paris et dans les grandes villes.

En ce qui concerne la richesse du lait employé, nous avons dit déjà ce qu'il convient d'en penser. M. Marfan fait remarquer que la *moyenne du Laboratoire municipal* est trop faible pour les laits vendus à Paris. D'après le laboratoire, un lait contenant

32 grammes de matières grasses est considéré comme naturel. Or le lait de certaines vaches renferme 42 à 45 grammes de matière grasse par litre; aussi les marchands de lait ne se gênent pas, nous le savons, pour écrémer le lait et y ajouter de l'eau.

Pour éviter cette fraude il faudrait, selon M. Marfan, qu'on exigeât une moyenne de 37 par exemple. « Si les laitiers disent qu'il y a des vaches, les Hollandaises, qui ne donnent que 30 grammes, ce qui est vrai, on leur répondra de vendre ces animaux et d'en acheter de meilleurs » (Lézé).

A l'hôpital des Enfants-Malades, on dose chaque jour la teneur en beurre du lait livré le matin : on exige que la moyenne soit de 36 au moins: elle est le plus souvent supérieure.

Quant à la pureté du lait, Heubner qui emploie le procédé de Soxhlet a reconnu quelles difficultés il présente au point de vue précisément de la qualité du lait et il a eu à son hôpital de Leipzig toutes sortes de déboires avec du lait qui provenait du dehors. Il a dû établir une surveillance permanente dans la ferme qui lui livrait le lait, surveiller minutieusement le lavage des bouteilles et le bouchage. Enfin il ne donne le lait aux nourrissons qu'après une *épreuve de 3 jours* à laquelle il soumet chaque bouteille de lait, celui-ci ayant été stérilisé pendant 45 minutes dans l'eau bouillante et brusquement refroidi. Il lui a fallu toutes ces précautions pour éviter les accidents diarrhéiques qu'il ne pouvait pas éviter auparavant.

En somme Heubner pense que ce ne sont pas les substances albumineuses du lait de vache difficile à digérer qui causent les échecs obtenus dans les villes surtout avec le procédé de Soxhlet, comme on l'a dit ; ce sont tout simplement les mauvaises conditions d'approvisionnement du lait sur lequel on fait porter, dans les villes, la stérilisation. — M. Comby expose ainsi les inconvénients de la stérilisation à domicile :

Le lait stérilisé avec les appareils Soxhlet est parfait, suivant lui, pour les hôpitaux, maternités, asiles, crèches, lorsqu'on prépare chaque matin la provision de la journée, à condition que l'on soit certain de la provenance du lait et que le personnel soit sûr et dévoué. C'est encore pratiquable dans les familles aisées : mais chez les pauvres, les ouvriers des villes, peut-on espérer la stérilisation du lait à domicile, dans le ménage ?

« Et d'ailleurs, écrit M. Comby, la stérilisation du lait à domicile n'est pas tout. Je veux bien admettre que, sans être absolue, elle soit suffisante pour la pratique. Encore faut-il qu'elle s'applique à un produit de bonne qualité et de provenance sûre.

« Le lait que vous stérilisez chez vous n'est pas frais ; il a voyagé, il a subi des manipulations, peut-être des fraudes. Quelquefois, il est vrai, il a pu être pasteurisé à la ferme, c'est-à-dire porté à 70° et refroidi pour être conservé jusqu'à la livraison.

« Mais souvent vous ne savez pas ce que vous stérilisez et, quelle que soit la valeur de votre procédé, il ne saurait donner au lait les qualités organoleptiques et nutritives qu'il n'a pas. Il ne transformera pas un lait de qualité inférieure en lait de bonne qualité.

« Il pare donc aux dangers de l'infection, ce qui est beaucoup, mais ce qui n'est pas tout. *Procédé excellent et de premier ordre à la campagne,* près des fermes et des lieux de production du lait, il est plus défectueux à Paris où le lait n'arrive qu'après une odyssée plus ou moins longue,..... et surtout dans la saison chaude qui oblige les producteurs à user d'antiseptiques chimiques.

« En été, à Paris, il est presque impossible d'avoir du lait frais, non décomposé et non décomposable en quelques heures ; quelques familles peuvent, sans doute, en payant très cher et en usant de la glace, consommer du lait frais de bonne qualité. Mais les pauvres, les ouvriers des faubourgs donnent à leurs enfants, sous le nom de lait, un liquide sans valeur, quand il n'est pas nuisible, qu'ils paient 25 centimes le litre chez les crémiers et les épiciers.

« Le problème se complique ; la stérilisation à domicile n'est appliquable qu'à des privilégiés en petit nombre. La masse ne peut en profiter parce qu'il lui est impossible d'avoir un lait de bonne qualité, un lait inaltéré ou inaltérable surtout pendant les chaleurs de l'été ».

Et M. Comby ajoute : « Ne pourrait-on pas trouver un procédé de stérilisation en grand, fait aux lieux mêmes de production, dans les grandes fermes de la Brie, de la Normandie, etc.? Avec ce système, le lait, immédiatement, ou peu de temps après la traite, est mis en bouteilles, stérilisé, et livré ensuite à la consommation parisienne ».

Cette stérilisation industrielle du lait, nous avons vu qu'elle existe, ce qu'elle est. Elle a fait ses preuves aujourd'hui et nous verrons ses résultats. « Le moment est venu de la comparer à la stérilisation au bain-marie. » Nous avons fait cette comparaison. Il nous reste à conclure et à voir, étant donnés les avantages respectifs des procédés de chauffage pour la stérilisation du lait, quelles doivent être les indications particulières de l'emploi de chacune de ces méthodes.

Choix d'un procédé de stérilisatlon. — L'emploi du lait stérilisé a soulevé, comme nous venons de le voir, de nombreuses objections et, à côté de défenseurs autorisés, il a rencontré des détracteurs plus nombreux peut-être, comme le fait remarquer M. Drapier, dans le corps médical que dans le public. Mais, nous l'avons constaté, parmi ces derniers, nous comptons surtout les *chimistes* ou ceux qui ont délaissé la clinique pour les recherches ardues des laboratoires. Ce sont eux qui soutiennent que non seulement le lait stérilisé perd de ses qualités nutritives, mais qu'en même temps qu'on détruit les bactéries pathogènes, on supprime beaucoup de germes utiles. Les *médecins* au contraire, qui voient diminuer la mortalité des enfants depuis l'emploi du lait stérilisé, considèrent les choses à un point de vue tout opposé et n'hésitent plus à reconnaître les bons effets de la méthode.

Du reste, nous l'avons montré, c'est du laboratoire que sont sorties les réponses aux arguments des chimistes et l'on pouvait entendre, au *deuxième Congrès international de chimie appliquée,* en 1896, des savants affirmer au point de vue chimique, comme au point de vue médical, le bien fondé du principe de la stérilisation du lait et les excellents résultats qu'elle a donnés. C'est ainsi que M. Malièvre, répondant aux objections de quelques-uns de ses collègues, fait remarquer que M. Caméra, qui étudie depuis 10 ans la question du lait stérilisé pour l'alimentation des enfants, en est pleinement satisfait. Il ne suffit pas de savoir, dit-il, si le lait de vache, qui n'est pas pour l'enfant un aliment naturel, a été plus ou moins modifié par les opérations qu'on lui a fait subir, mais si, oui ou non, il peut remplacer, lorsqu'il le faut, le lait de femme. Or on a constaté que dans la première année, le poids des enfants nourris avec du lait stérilisé augmente moins vite que le poids des enfants au sein : mais, vers la fin de cette première année, les enfants au lait stérilisé arrivent au même poids que les autres. Et M. Martin ajoute qui si les enfants prennent du lait stérilisé dès le début, il arrive fréquemment qu'ils dépassent la moyenne.

Aujourd'hui en réalité le procès du lait stérilisé n'est plus à faire et il n'est pas besoin pour le justifier de la remarque de H. Carter, de Birmingham, qui dit que le lait de tout animal étant *stérile* au moment de son excrétion, il est tout naturel et logique que si ce lait, au lieu de passer directement, comme il le doit normalement, de la mamelle dans le tube digestif de l'enfant, est exposé aux germes pendant un temps aussi court que l'on voudra, il est tout naturel que ce lait soit replacé par la stérilisation artificielle et *secondaire* dans les conditions d'asepsie primitives que la nature s'était donné la peine de réaliser !

Beaucoup de ceux mêmes qui combattaient le principe admettent, avec plus ou moins de restrictions, l'emploi du lait stérilisé et M. Saint-Yves-Ménard, malgré ses préférences pour le lait cru, n'hésite pas à déclarer que le lait stérilisé doit remplacer le lait cru partout où la provenance de ce dernier sera suspectée.

Les preuves sont faites aussi bien pour un procédé que pour un autre ; les critiques ont reçu leurs réponses aussi bien de la théorie que de l'expérimentation et de la clinique. Son utilité est surabondamment prouvée et personne ne doit plus hésiter aujourd'hui à donner à l'allaitement artificiel la garantie de la stérilisation du lait.

Mais quel procédé de stérilisation devra-t-on choisir ?

Nous répondrons que tous sont bons, à condition :

1° Que le lait soit soumis à l'action de la chaleur presque tout de suite après la traite ;

2° Que le lait soit consommé le plus tôt possible après l'action de la chaleur.

Le choix du procédé doit donc varier suivant les circonstances, et nous pouvons dire que, laissant de côté l'ébullition et la pasteurisation comme insuffisants ou comme défectueux, nous estimons que des procédés que nous avons examinés deux seulement doivent se partager la faveur des médecins et du public (1).

La *stérilisation à domicile*, tant vantée et recommandée par Henry Ashly, de Manchester, et par Ch. Hunter-Stewart, d'Édimbourg, peut rendre de très grands services dans certains milieux aisés et soigneux et partout où l'on ne peut se procurer du lait stérilisé au-dessus de 100°. De même à la source du lait où l'on est à peu près sûr de sa provenance, l'appareil de

(1) Chacun de ces laits, stérilisés en petites bouteilles ou bien industriellement, ayant ses avantages et ses inconvénients, la Commission de surveillance des Crèches et des Dispensaires de la ville de Paris, en adoptant en principe le lait stérilisé pour l'allaitement artificiel, a décidé que les 2 méthodes de stérilisation seraient essayées concurremment.

A ce propos, nous pouvons faire remarquer que le lait stérilisé industriellement est beaucoup plus maniable pour les distributions telles que celles des Dispensaires. — Nous nous en expliquerons longuement dans la *Sixième Partie* de ce travail.

Soxhlet devra être employé de préférence, sauf en tous cas dans les grandes villes où l'on n'a pas de garanties de provenance et de pureté.

Cette façon de procéder à la stérilisation présente, nous l'avons dit, quelques avantages incontestables comme par exemple celui de pouvoir graduer dans chaque flacon la quantité de lait destinée à une tetée : ce fractionnement maintient chaque repas de l'enfant à l'abri de l'infection. Aussi lorsqu'on peut se procurer du lait de vache frais et que la stérilisation est pratiquée par une personne expérimentée et soigneuse, l'appareil à petites bouteilles sera tout indiqué, à condition que le lait soit donné dans la journée.

La *stérilisation industrielle* par l'autoclave, en usage dans les grandes exploitations connues, fournit à l'allaitement infantile un aliment de *complète sécurité,* comme le fait remarquer M. E. Martin, en même temps que transportable à de grandes distances.

Avec ce procédé on ne risque jamais d'emprisonner des ferments vivants en flacon, ni de consommer les toxines des microbes contre lesquelles la stérilisation est impuissante, comme cela arrive dans la stérilisation relative tardive pratiquée avec l'appareil Soxhlet. On évite également les graves inconvénients des altérations du lait transporté à Paris, surtout en été.

Faite au lieu de production du lait, dans les pays de pâturage où les vaches reçoivent l'hiver des fourrages de bonne qualité, cette stérilisation est parfaite : elle est absolue, et comme elle n'opère que sur un lait absolument frais, elle offre toute garantie contre l'infection. Aussi le lait stérilisé industriellement, quand sa provenance est connue et sa qualité éprouvée, est supérieur à tous les autres et l'on peut dire avec MM. Variot et Comby, que « la stérilisation en grand du lait, telle qu'on la pratique aujourd'hui, est un des bienfaits hygiéniques les plus remarquables de notre époque ».

Bien entendu, les conditions que nous avons indiquées doivent être toujours observées et surtout le lait doit être bien embouteillé et bien hermétiquement bouché. Il doit être consommé le plus tôt possible, et cette condition sera bien plus facilement observée le jour où les industriels se décideront à indiquer sur leurs bouteilles — et sous un contrôle à fixer — la date de la stérilisation.

Quant aux prix de revient des divers laits stérilisés, il faut remarquer qu'à Paris le lait frais de bonne qualité vaut de 60 à 80 centimes le litre ; c'est celui qui doit être employé par les personnes qui tiennent à stériliser elles-mêmes leur lait, bien que ce soit assez dangereux en été. Bien entendu les femmes de la classe ouvrière ne paieront jamais le lait frais plus de 5 à 6 sous et ce sera du lait de qualité inférieure. Dans les hôpitaux et établissements publics où le contrôle est sévère, on peut à la rigueur avoir du lait frais à un prix peu élevé, si la surveillance est étroite, le lait examiné et dosé chaque matin.

Le lait stérilisé industriel est encore d'un prix assez élevé et il faut souhaiter qu'il devienne bientôt moins onéreux pour les petites bourses ; pourtant déjà il n'y a pas une très grande différence entre le prix des bouteilles de lait industriel et le prix du lait frais vendu comme *extra-naturel* à Paris. La question du prix n'est donc pas un obstacle[1].

Pour en finir, c'est à M. Marfan que nous demanderons de formuler comme il suit la conclusion pratique de cette étude sur les différents procédés de chauffage du lait, en établissant succinctement les règles qui doivent présider au choix d'une méthode de stérilisation. M. Vinay et M. Variot ont accepté ces données :

« Êtes-vous dans le voisinage d'une source de lait qui offre

(1) Le lait stérilisé industriellement en usage dans les hôpitaux est vendu chez les détaillants de Paris (dépôts et pharmacies) à raison de 0 fr. 30 la bouteille et 0 fr. 55 ou 0 fr. 60 le litre (deux bouteilles).

les garanties désirables et pouvez-vous soumettre le liquide à l'action de la chaleur quelques instants après la traite ? Usez alors de la méthode de Soxhlet ou usez de l'ébullition qui est presque aussi bonne, si vous assurez la parfaite propreté des vases, des biberons et des tetines ; dans les 2 cas, que le lait soit consommé dans les 24 heures (1).

« Mais êtes-vous éloigné de la source du lait et ne pouvez-vous soumettre le liquide à l'action de la chaleur que plusieurs heures après la traite ? Repoussez la méthode de Soxhlet, repoussez l'ébullition. Alors, la seule ressource possible, c'est le lait stérilisé dans l'industrie. Ce lait soumis au surchauffage aussitôt après la traite se conserve très bien pendant plusieurs jours ».

---

(1) Nous faisons ici toutefois une légère réserve, car nous estimons que Soxhlet a réalisé, avec l'appareil qui porte son nom, un très grand progrès sur l'ébullition simple à laquelle la stérilisation au bain-marie doit toujours être préférée.

CHAPITRE III

VALEUR ALIMENTAIRE DES LAITS. — RECTIFICATION INDUSTRIELLE DU LAIT DE VACHE. — LA QUESTION DU COUPAGE

Lait de femme et laits d'animaux.

La vache n'est pas plus faite pour nourrir un enfant que la femme pour nourrir un veau ! a-t-on dit sous une forme un peu paradoxale et d'un effet littéraire visant manifestement peu à la grâce et à l'élégance. Mais cette réflexion répond bien à l'idée qu'on s'est faite, jusqu'à l'emploi de la stérilisation, de l'allaitement artificiel par le lait de vache, surtout en présence des statistiques déplorables de mortalité qui fixaient le plus clair des résultats de cet allaitement artificiel.

Certes, les conditions sont bien changées ! Toutefois, il existe entre le lait de femme et le lait de vache de telles différences de composition, que l'on s'est demandé et que bien des personnes se demandent encore si, à défaut de lait de femme, le lait de vache constitue bien la meilleure alimentation artificielle pour les nouveau-nés. Ne doit-on pas employer un autre lait se rapprochant davantage du lait de femme ? — Doit-on employer *pur* le lait de vache stérilisé ou doit-on essayer de corriger les différences par le coupage ? — Que doit-on penser des succédanés du lait qui ont été proposés, des différents mélanges et surtout de la *maternisation*, de l'*humanisation* du lait de vache ?

C'est le problème que nous allons essayer de résoudre pour les médecins consciencieux et prudents qui pensent que si c'est un grand point de savoir stériliser le lait, ce n'est pas tout, et qu'il y a lieu de déterminer d'une façon sûre, de fixer précisément quel est le meilleur lait à soumettre à la stérilisation pour être donné utilement aux nourrissons.

Dans sa remarquable communication faite à l'Académie de médecine le 5 août 1890, M. A. Béchamp disait en terminant : « Tout converge à mettre le lait de femme à part. C'est que si l'homme est un animal, il est l'homme et, étant ce qu'il est, il l'est jusque dans le lait que la femme produit, par une fonction *acquise* de la glande mammaire, pour nourrir son enfant. Bref, l'homme est ce qu'il est jusque dans le lait dont sa mère le nourrit. Si les causes finales ont quelque part une application rationnelle, elles l'ont certainement ici ! »

Cette proposition, vigoureusement exprimée, ne souffre aucune controverse au point de vue sentimental. Mais, malheureusement, en pratique, il est impossible de s'en tenir à cette proscription de principe pour tout ce qui n'est pas le lait de femme. Trop d'enfants sont privés du lait de leur mère et il faut pourtant bien que ces enfants soient nourris avec du lait. Nous verrons même qu'en remplaçant par des précautions minutieuses et des artifices soigneusement déterminés ce qu'il manque au lait d'*animal* pour réaliser les conditions que la nature a départies au lait de femme, on peut arriver à donner aux enfants un aliment qui lui permettra de croître et de se développer presque aussi bien que s'il prenait le lait de sa mère, — mieux que s'il tetait une nourrice étrangère. — Il faut donc chercher, pour ces cas trop nombreux, quel est le meilleur *lait animal* à substituer au lait maternel et comment ce lait, une fois qu'il aura été stérilisé, devra être employé.

Voyons rapidement quelle est la composition quantitative des différents laits d'animaux domestiques qu'on peut utiliser pour l'allaitement artificiel, quelles proportions de caséine, de sucre, de beurre, de sels, etc., ils contiennent et comparons-les à celles que présente le lait de femme.

Il faut tout d'abord poser en principe que la composition quantitative du lait des animaux est sujette à de grandes variations, dans une même espèce. Elle change avec la race, la période de l'allaitement, l'heure de la traite, la phase de la traite, le régime alimentaire, les conditions de vie de la femelle laitière. Nous l'avons montré pour la vache. Johanessen, en particulier, l'a montré également pour la femme. Nous pourrions presque dire, d'après cet expérimentateur, que les proportions des composants du lait de femme varient beaucoup plus encore que chez la vache, suivant l'âge, l'époque de la lactation, la vie génitale de la femme, le nombre de ses grossesses, le moment de la tetée, l'alimentation, les conditions physiologiques générales, même la nuance du système pileux ! C'est ainsi que Johanessen, avec 25 femmes en expérience de 20 à 46 ans, du premier au treizième mois d'allaitement, primipares et multipares, etc., a trouvé entre autres indications que la proportion des substances albuminoïdes du lait peut varier de 0,06 à 2 pour 100 (moyenne 1 pour 100) ; la quantité totale d'azote varie de 13 à 23 centigrammes pour 100 centimètres cubes de lait ; la proportion des graisses de 0,63 à 6,65 pour 100 ; celle de sucre de 2,55 à 9,77 pour 100. Le lait est plus riche en albumine, en sucre et en graisse chez les primipares ; — plus pauvre en albumine chez les blondes et les femmes mal nourries (alimentation amylacée) : — plus riche en graisse de 20 à 25 ans, — plus riche en albumine de 25 à 30 ans, — plus riche en sucre au-dessus de 30 ans.

Cette variabilité se rencontre avec plus ou moins d'écarts chez toutes les femelles. Mais ces oscillations n'empêchent pas qu'en prenant des moyennes, on arrive à des chiffres à peu près équivalents pour la composition quantitative dans le lait d'une même espèce animale. Et les recherches de M. Duclaux et de M. Gautrelet montrent que l'analyse du mélange de plusieurs vaches, par exemple, donne des chiffres assez sensiblement voisins.

Voyons quels sont ces chiffres moyens, points de repère indispensables pour le choix d'une espèce animale.

COMPOSITION CHIMIQUE DU

PRINCIPES pour 1000 parties	FEMME					ANESSE				
	V. B.	G. B.	Get.	Ger.	Fe.	V. B.	G. B.	Get.	Ger.	Fe.
Densité.. . .	1032,67	»	1033 »	1031,5	1033,5	1034,57	»	1030,2	1033 »	1032 »
Eau.	889,08	887,70	»	877	900,10	890.12	890,10	»	907	914
Matières fixes.	110,92	113,20	»	123	133,40	109,88	109,90	»	93	118,10
Caséine. . .	39,24	35,10	22,60	19	10,52	35,65	35,70	22,80	17	12,30
Albumine. . .	»	»	»	»	»	»		»	»	»
Beurre. . . .	26,66	35,70	39.40	45	43,43	18,53	18,50	36,65	15,5	30,10
Lactose.. . .	43,64	40,50	62,30	53	76,14	50,46	50,50	58,22	58	69,50
Sels.	1,38	1,91	4,50	1,80	2,14	5,24		6,88	5	4,50
Gaz dissous. .	»	»	212cc	»	»	»	»	168cc	»	»

Les initiales en tête des colonnes représentent les noms des auteurs de tableaux analy

V. B. = Vernois et Becquerel. } Tarnier et Chantreu

G. B. = Gorup-Besancz (*Dictionnaire de chimie physiologique*). }

Get. = Gautrelet.

Ger. = Gauthier.

Fe. = Féry.

DIFFÉRENTES ESPÈCES

	VACHE			CHÈVRE					BREBIS				
.	Ge .	Ger.	Fe.	V. B.	G. B.	Get.	Ger.	Fe.	V. B.	G. B.	Get.	Ger.	Fe.
	1032,5	1031,8	1033,5	1033,53	»	»	1032,3	1033,85	1040,98	»	»	»	»
80	»	865	910,8	873,26	868,50	»	876	869,52	832,32	833	»	»	»
20	»	135	123,32	126,74	135,20	»	124	164,34	167,68	166	»	»	»
70	35,50	36	28,12	24,81	25,30	37	37	44,27	69,78	57,30	»	»	»
80	»	»	»	13,24	12,60	»	»	»	»		»	»	»
70	38,20	40	34	44.02	43,40	40,04	42	60	51,31	60,55	»	»	»
40	59.40	55	52,16	38,33	37,80	42,40	40	48,56	39,43	39,60	»	»	»
30	8,53	4	6	6,25	6,50	5,10	5,6	9,10	7,16	6,30	»	»	»
	215cc	»	»	»	»	370cc	»	»	»	«	»	»	»

els les chiffres des colonnes correspondantes sont empruntés :

Nous donnons ci-dessus un tableau complexe dans lequel nous avons réuni les tables les plus connues dressées à cet égard par les savants les plus autorisés. Les chiffres, on le voit, diffèrent parfois beaucoup pour une même espèce. Nous avons réuni, au tableau emprunté à Tarnier, Chantreuil et Budin, celui de Gautrelet et ceux de Gauthier et de Féry relevés dans le livre de Chavane.

Si nous interprétons ce tableau en en résumant les indications, afin de rechercher quelle est, dans chaque espèce animale, la substance composante dont le taux se rapproche le plus de celui du lait de femme, nous trouvons que :

Au point de vue de la		le lait de		
Au point de vue de la	*densité*	le lait de	*vache*	se rapproche le plus du lait de femme
—	*eau*	—	*ânesse et de chèvre*	—
—	*matières fixes*	—	*ânesse*	—
—	*caséine*	—	*ânesse*	—
—	*beurre*	—	*chèvre et de vache*	—
—	*lactose*	—	*vache*	—
—	*sels*	—	*chèvre*	—
—	*gaz dissous*	—	*vache*	—

M. Langlois fait justement observer que beaucoup des chiffres de ce tableau sont inexacts en ce qui concerne la caséine et l'albumine, la plupart des auteurs n'ayant pas fait dans leurs analyses une distinction assez précise entre ces deux substances. Les moyennes données pour le sucre de lait méritent également d'être corrigées. On admet généralement que les chiffres donnés par M. Féry se rapprochent le plus de la vérité.

Comme l'indique ce tableau, le lait d'ânesse se rapproche comme composition beaucoup plus du lait de femme que tous les autres laits, notamment par sa teneur en caséine, tandis que le lait de vache en contient plus d'un tiers en trop.

En effet, l'on sait que le lait d'ânesse est léger, facile à digérer et les prématurés l'assimilent volontiers. Sa caséine est dans un état de ténuité remarquable. A en croire M. Béchamp, le lait d'ânesse et le lait de femme seraient des laits *sans caséine,* tandis que le lait de vache et le lait de chèvre réaliseraient le type du lait à caséine.

Depuis longtemps Parrot avait fait installer une étable d'ânesses à l'hôpital des Enfants-Assistés, et les enfants, surtout les syphilitiques, tetaient directement les femelles.

Mais, s'il faut reconnaître que le lait d'ânesse représente la meilleure alimentation artificielle, à cause de sa ressemblance très grande avec le lait de femme, il faut bien admettre aussi que ce lait ne peut être indiqué que dans des cas très particuliers. Au point de vue général auquel nous nous plaçons, c'est-à-dire au point de vue pratique, on se heurte à de telles difficultés que cet excellent aliment doit être tout à fait laissé de côté, puisqu'on ne peut employer couramment le lait d'ânesse pour l'allaitement.

En effet, ce lait n'est bon que teté à même le pis par l'enfant ou consommé aussitôt après la traite, car il s'altère avec une surprenante rapidité : on est obligé de traire l'ânesse plusieurs fois par jour et de prendre de grandes précautions pour conserver le lait pendant quelques heures. L'ébullition même ne le met pas à l'abri des fermentations qui le coagulent très vite. Si on le stérilise aux environs de 100°, il prend une teinte rouge brun, comme l'a constaté M. Chavane.

Outre cette extrême fragilité, il faut lui reprocher le faible rendement de l'animal qui ne produit guère qu'un litre et demi par jour, et encore doit-on lui conserver son ânon qui en boit une partie, sans quoi la sécrétion lactée se tarirait rapidement (Saint-Yves-Ménard). Lorsque les marchands le vendent en provision, ils y ajoutent toutes sortes de substances pour l'empêcher de tourner. Si les ânesses sont amenées à domicile, le prix en devient inabordable aux petites bourses. Il se paie fort cher en effet par suite de sa rareté, de son altération rapide, de sa conservation impossible, puisqu'il ne supporte pas même la cuisson. Ajoutons enfin qu'à Paris le lait d'ânesse n'est d'ailleurs pas meilleur qu'un autre, puisque M. Duclaux a constaté que ce lait est d'une pauvreté extrême chez les troupeaux d'ânesses qui se rendent à la porte des malades : il ne renferme plus, d'après cet auteur, que 10 de beurre, 13,3 de caséine, 65,4 de lactose et 4,3 de sels... et le commerce ne le livre pas à moins de 5 à 6 francs le litre !

Le lait de chèvre eut autrefois beaucoup de succès dans l'allaitement artificiel et la chèvre-nourrice est encore un idéal pour beaucoup de mères. A vrai dire, on a fait assez récemment en Allemagne une véritable campagne en faveur du lait de chèvre. Cet animal se prête merveilleusement à ses fonctions de nourrice et, par sa docilité, son entretien facile, jouit dans le public d'une certaine faveur pour l'allaitement des enfants. Or, le lait de chèvre ne peut guère réussir, et encore bien difficilement, qu'avec des nourrissons de plusieurs mois. Tout s'oppose en effet à ce qu'on se serve de ce lait pour les enfants, car c'est peut-être de tous les laits d'animaux celui qui s'éloigne le plus du lait de femme, surtout par sa teneur exagérée en caséine et sa pauvreté en sucre. C'est donc un aliment beaucoup trop azoté pour les nouveau-nés et sa caséine se précipite en flocons très denses qui diminuent considérablement sa digestibilité.

Une des raisons qui avaient mis ce lait en faveur était la croyance que la chèvre était réfractaire à la tuberculose. Rien n'est moins prouvé aujourd'hui. Il existe, du reste, des inconvénients d'un autre ordre : la composition du lait de chèvre est très variable ; il est assez cher. En outre, la chèvre n'a de lait que pendant 4 mois (Tarnier) ; pleine ou non pleine, elle perd complètement son lait de fin septembre à fin novembre et il ne revient régulièrement qu'au mois de mars suivant (Saint-Yves-Ménard). Enfin l'usage d'une chèvre-nourrice n'est pas à la portée de tout le monde et n'offre pas de ressources suffisantes.

M. Marfan insiste en disant que si l'on emploie encore ce lait dans l'allaitement, il est à souhaiter que son usage soit complètement abandonné, car il donne de *très mauvais résultats au biberon*. Même pour les nourrissons qui tettent l'animal, M. Marfan a constaté, à la campagne et dans d'excellentes conditions, de la gastro-entérite dyspeptique assez fréquente.

M. Variot a signalé également deux cas remarquables d'insuccès avec le lait de chèvre qui avait provoqué de l'entérite aiguë, de l'érythème et différents autres troubles chez les nourrissons qui le buvaient.

Quant aux autres laits d'animaux, ils ne sont pas employés, sans doute parce que leur emploi est très difficile. D'après P.-S. Partagas, de Barcelone, c'est le lait de jument qui devrait être donné aux nourrissons, à défaut de lait de femme. Le lait de brebis et le lait de chienne dont les analyses ont été faites par divers auteurs, ne peuvent pas être considérés en pratique.

En somme, nous le voyons, malgré toutes les critiques qui ont pu en être faites, ce sera toujours le lait de vache qui sera de beaucoup le plus employé. Il ne peut en être autrement. Il est d'une production abondante, facile à se procurer partout et en toute saison, d'un prix peu élevé, — toutes conditions qui feront toujours de lui le véritable succédané du lait de femme dans l'allaitement artificiel. Évidemment, il présente avec le lait de femme de grandes différences de composition : d'après M. Saint-Yves-Ménard, le rapport entre ses principes azotés et ses principes hydrocarbonés est d'un quart approximativement, tandis qu'il est d'un tiers environ dans le lait de femme. Seules les proportions de beurre et de gaz et la densité du lait de vache le rapprochent du lait de femme : il renferme près d'un tiers de caséine en plus, le double de sels et un peu moins de lactose, d'après M. Marfan.

Que conclure de ces différences auxquelles on a rapporté en partie, depuis qu'on les connaît, la digestibilité moindre de ce lait pour les nourrissons ? Doit-on corriger ces différences en ajoutant du sucre et en enlevant de la caséine et des sels par le coupage ou par des corrections industrielles ?

C'est là une question des plus discutées et qui est loin d'être résolue unanimement jusqu'à ce jour. Nous nous trouvons en présence de maîtres également autorisés, de médecins également expérimentés, d'observateurs également scrupuleux et consciencieux, partisans convaincus les uns du coupage, les autres de l'emploi du lait pur. Comment nous déterminer en présence de pareilles divergences d'opinions et quelle règle de conduite devons-nous adopter? Examinons les raisons invoquées par les uns et par les autres pour justifier leurs méthodes et exposons successivement les procédés de correction de ménage et de correction industrielle avant d'essayer de prendre un parti raisonné.

Coupage.

Avant que la stérilisation ait acquis ce droit de cité que peu de médecins lui contestent aujourd'hui, le coupage du lait avait été décrété d'utilité par les professeurs et les praticiens les plus en vue.

Parrot, un des premiers ayant préconisé l'usage du lait pur, l'avait érigé en principe pour couper court aux hésitations et aux incertitudes des médecins chargés jusqu'alors de diriger l'allaitement artificiel des enfants. D'Ardenne adopta cette opinion en l'appuyant sur l'idée de nécessité qu'on avait assez généralement du lait *vivant* qui ne devait pas être altéré par un mélange. Mais il y eut bientôt une réaction très grande en faveur du coupage, et ce furent des médecins tels que Trousseau et Depaul, puis Tarnier, qui se déclarèrent partisans du lait *étendu* d'eau ou de décoction quelconque.

Et, en effet, lorsqu'on employait le lait cru, après ce que nous avons vu de l'état de la caséine dans ce liquide, les médecins devaient rencontrer bien des déboires, et beaucoup d'enfants devaient souffrir grandement de ce régime. Le coupage, malgré les dangers d'infection qu'il apportait à l'allaitement, se présentait souvent comme une nécessité pour permettre le bon fonctionnement des organes digestifs des nourrissons.

Mais, depuis que la stérilisation vient modifier l'état du caillot de façon à rendre le lait presque aussi digestible et assimilable que le lait de femme, l'utilité du coupage est-elle restée pour le lait stérilisé ce qu'elle était pour le lait cru ou même bouilli ? Doit-on poser en principe que les nourrissons ne peuvent pas s'alimenter au lait pur ?

M. Marfan, dont nous avons été si heureux de pouvoir suivre l'argumentation en faveur de la stérilisation, examine avec soin, dans son étude sur le lait, la question de l'utilité de ces corrections et expose les raisons pour lesquelles il reste convaincu de la nécessité du coupage. Voyons sur quoi il s'appuie pour soutenir cette opinion qui, disons-le déjà, ne sera pas celle à laquelle nous nous arrêterons, du moins en principe.

M. Marfan est sévère pour le lait pur. Il divise, d'après ses observations, en deux catégories, les enfants soumis dès leur naissance à l'usage du lait stérilisé pur : les uns qui tôt ou tard ont de la gastro-entérite, sans que cette dernière puisse être imputable à la suralimentation ou à une faute dans la pratique de la méthode ; les autres qui semblent se trouver fort bien de cette pratique. Mais dans ce dernier cas, cette prospérité n'est, d'après lui, qu'apparente et, si l'on suit de près ces enfants, on constate divers troubles : constipation plus ou moins opiniâtre avec une selle pénible par jour ou tous les deux jours seulement : les matières sont fermes, pâteuses, d'une couleur jaune très pâle et ressemblant à du mastic des vitriers ; de temps à autre un vomissement, un peu de diarrhée avec des selles liquides jaunes, panachées de vert et de blanc ; très souvent ces enfants sont polyphagiques. Le poids augmente : l'enfant est souvent obèse, mais les chairs sont molles et très pâles ; le ventre est ordinairement tuméfié légèrement tout en restant flasque. Cliniquement, M. Marfan en fait un type particulier de dyspepsie qu'il appelle *dyspepsie du lait de vache pur*. Pour lui, il est vraisemblable que cette dyspepsie témoigne de lésions de gastro-entérite légère.

Et M. Marfan complète ainsi le tableau qu'il fait des nourrissons alimentés au lait pur : cet état se complique parfois, dit-il, de prurigo, d'urticaire, plus rarement d'eczéma ; même il y a un début de rachitisme : chapelet costal, fontanelle restant large, dentition toujours retardée.

Si l'enfant atteint sans autres inconvénients le septième ou le huitième mois, les troubles s'atténuent progressivement et l'enfant progresse régulièrement ; mais assez souvent les signes ordinaires de la gastro-entérite chronique succèdent aux symptômes que nous venons de voir.

« Après cela, ajoute M. Marfan, je ne dis pas qu'on n'ait vu des nourrissons, élevés au lait de vache stérilisé pur depuis les premiers temps de leur vie, tout à fait bien portants et tout à fait semblables à des enfants nourris au sein ; mais ils sont l'exception. »

D'ailleurs, il pense que si on ne donne le lait qu'après le quatrième ou le cinquième mois, on trouve beaucoup d'enfants susceptibles de s'en nourrir sans présenter de troubles d'aucune espèce, encore que, d'après lui, cette règle soit loin d'être générale.

Et il conclut qu'il ne faut jamais donner le lait stérilisé pur pendant les cinq premiers mois de la vie, puisque, comme argument définitif, il ajoute que les troubles ne se produisent pas ou sont très atténués quand on donne du lait de vache corrigé, c'est-à-dire dont on a modifié la composition de manière à la rapprocher de celle du lait de femme.

Nous verrons plus loin que M. Marfan est peut-être bien sévère pour l'allaitement par le lait pur, et nous dirons que ces divers troubles qu'il attribue à l'usage du lait pur, s'ils se rencontrent quelquefois chez les nourrissons ainsi alimentés ne surviennent, d'après les observations cliniques que nous apporterons, qu'à titre d'*accidents*, et que nous ne pensons pas qu'ils se rencontrent plus souvent avec le lait pur qu'avec le lait coupé, lorsque cet aliment est convenablement administré ; ils se rencontrent également du reste chez certains nourrissons allaités par des femmes. Sans vouloir d'ailleurs faire de l'usage du lait pur une règle immuable, nous tiendrons compte des susceptibilités individuelles et des circonstances physiologiques en disant que d'une *façon générale* il est bien établi, au contraire, que la méthode de M. Budin donne d'excellents résultats, non pas seulement dans les maisons d'accouchements où l'on ne suit les enfants que trop peu de temps, mais aussi bien dans les dispensaires pour enfants et dans les familles où les enfants sont suivis depuis de nombreuses années.

Voyons toutefois, pour les cas où le coupage est indiqué, comment cette correction du lait doit être faite, dans les ménages du moins ; nous verrons plus loin les procédés de correction industriels.

D'après M. Marfan, tous les *procédés de ménage* se rattachent à un seul qui doit être exclusivement adopté, c'est le coupage du lait de vache avec addition de lactose. Rappelant que la proportion d'eau ajoutée au lait, suivant l'âge du nourrisson, varie avec les auteurs, il indique le taux des différentes corrections en usage :

Lait :	1.	—	Eau :	3
—	1.		—	2
—	1.		—	1
	2.		—	1
—	3.		—	1

Or, à son sens, il ne peut y avoir que des inconvénients à couper le lait avec 2 ou 3 parties d'eau, car pour donner assez de substances alimentaires, *on est obligé de faire prendre au nourrisson d'énormes quantités de liquide :* le nombre des couches mouillées augmente, mais le poids reste stationnaire et des troubles digestifs surviennent.

M. Marfan préconise donc le coupage par moitié dans les

premiers jours de la vie. Passé le cinquième jour, il fait couper le lait avec un tiers d'eau jusqu'au sixième mois.

En agissant ainsi (lait = 2 parties : eau = 1 partie), on réduit la proportion de la caséine du lait de vache de façon qu'elle devienne à peu près égale à celle du lait de femme. Mais en même temps on appauvrit le lait en graisse et surtout en lactose.

Pour être logique et utile, le coupage doit être fait sans altérer le lait. On a proposé bien des moyens plus ou moins pratiques pour remédier à la diminution de valeur nutritive du lait coupé. Les uns, comme les mélanges d'Enko, ont été abandonnés ; pour la plupart ils ne sont pas réellement nutritifs et ils altèrent le lait en le souillant même quelquefois ; quelques autres sont encore employés dans quelques pays.

Pour le lactose, du reste, l'inconvénient est assez facile à corriger. Soxhlet ajoute 6 pour 100 de lactose à l'eau de coupage. Gautrelet coupe le lait avec moitié d'eau et ajoute 25 grammes de lactose par litre.

Heubner emploie à sa clinique une solution de sucre de lait à 12,3 pour 100 à raison de 1 partie de cette solution pour 2 parties de lait.

Quant à M. Marfan il pense qu'il suffit d'ajouter à l'eau de coupage 8 pour 100 de lactose afin de lui donner la proportion de cette substance que renferme le lait de femme. Au besoin, on pourrait même sucrer avec du saccharose, puisque M. Miura a montré que l'intestin grêle du fœtus et du nouveau-né renferme le ferment inversif qui intervertit le sucre de canne et le rend absorbable.

Le mélange est donc rectifié en lactose. Reste le déficit en beurre. Il faudrait pour le compenser, dit M. Marfan, ajouter 1 pour 100 de beurre au mélange. C'est là la principale difficulté des coupages. Naguère Ritter et Biedert avaient proposé d'ajouter au coupage de la crème de lait, mais il n'est pas toujours facile de s'en procurer : M. Marfan reconnaît d'ailleurs que ce procédé est déjà compliqué et coûteux et que dans toutes ces manipulations la pureté microbienne du lait court de grands risques.

M. Epstein, de Prague, a essayé l'addition d'une graisse spéciale, la *lipanine*, qui s'émulsionne très facilement dans l'eau. M. Marfan a lui-même essayé de la margarine, de l'huile d'amandes douces, de la glycérine, mais sans en obtenir de bons résultats.

Aussi n'a-t-il trouvé qu'un seul moyen de compenser le déficit en graisse, c'est d'ajouter une plus grande quantité de lactose, puisque les graisses et les sucres peuvent se suppléer dans une certaine mesure, au point de vue de la chaleur de combustion qu'ils fournissent. Au lieu d'eau lactosée à 8 pour 100, il est donc bon de se servir d'eau lactosée à 10, 12 ou 15 pour 100. Il préfère pour sa part le mélange : lait = 2 parties ; eau lactosée à 10 pour 100 = 1 partie, et il obtient des résultats bien supérieurs à tous les modes de coupage qu'il a essayés antérieurement.

Bien entendu, ce mélange doit être bien préparé, l'eau de coupage préalablement bouillie pendant 2 à 3 minutes ; lorsqu'elle bout on y jette la dose nécessaire de lactose. Ce n'est qu'après cette précaution que l'eau lactosée doit être mélangée au lait et le mélange stérilisé.

Dans ces conditions, dit M. Marfan, il n'y a ni constipation, ni diarrhée, ni vomissements. Les matières fécales sont plus molles, plus jaunes qu'avec le lait pur, sans être semblables toutefois à celles des enfants au sein. Le seul reproche dont cet aliment soit passible, reconnaît-il, c'est que *les enfants qui s'en nourrissent n'augmentent pas de poids aussi vite* que les enfants élevés au sein et c'est là, d'après M. Marfan, l'argument principal de M. Budin. Mais il ajoute que ce retard est vite rattrapé, grâce à l'intégrité du tube digestif, quand l'âge vient où l'on peut sans inconvénient donner du lait pur.

Quant au déficit en sels que présente le lait coupé, le lait de vache en renfermant plus du double de ce que renferme le lait de femme, il en reste toujours assez, dit-il, après le coupage.

Et M. Marfan ajoute : si les matières ne sont pas tout à fait naturelles, si l'augmentation de poids n'est pas tout à fait normale, cela tient au *déficit en beurre* que l'excès de lactose ne peut compenser. — Il apporte lui-même un argument des plus sérieux contre sa méthode en disant que rien, pas même le sucre, ne peut compenser complètement le défaut de graisse du lait coupé d'eau. Or, dit-il, « la physiologie du jeune enfant nourri au sein nous apprend qu'un excès de graisse est nécessaire pour l'accomplissement d'une digestion normale ; la raison en est peut-être dans cette remarque de M. Escherich que la coagulation de la caséine se fait en grumeaux d'autant plus fins que le lait est plus riche en graisse. »

Le lait de vache étant déjà moins riche en graisse (d'après Gautrelet, Gauthier et Féry) que le lait de femme, il y a donc un grand inconvénient à l'appauvrir encore par le coupage.

Procédés industriels de rectification du lait de vache.

Considérant que le coupage du lait à domicile présentait de nombreux inconvénients, ceux qui étaient convaincus que le lait de vache pur est impropre à l'alimentation des nourrissons ont essayé de préparer d'une certaine façon le lait, de le *materniser* pour suppléer à l'insuffisance nutritive du lait coupé et pour arriver à le rendre semblable au lait de femme.

Bien des moyens ont été proposés, tous plus ou moins compliqués que nous allons exposer très rapidement pour insister plus sur ceux qui semblent présenter l'avantage d'être pratiques et facilement réalisables.

Comme c'est l'excès de caséine qui rend indigeste le lait de vache pur, d'après les partisans de la correction du lait, et que d'autre part le coupage lactosé du lait ne saurait combler le déficit en graisse — d'où, digestibilité encore anormale et croissance insuffisante de l'enfant, — les industriels ont surtout dirigé leurs recherches du côté de la décaséination tout en laissant au lait sa teneur ou même en l'enrichissant en graisse.

Une foule de combinaisons ont été proposées.

Enko indiquait en 1880 un mélange de jus de viande ou de jaune d'œuf au lait de vache; on en fait une émulsion que l'on stérilise. Plus tard, ayant reconnu les inconvénients de l'œuf et de la viande, il modifiait son procédé de façon à se soustraire aux aléas de la fraîcheur de ces substances et il additionnait le lait de 1/2 pour 100 de peptone sèche de Kareeff, ce qui donne, paraît-il, un caillot d'une finesse extrême. De cette façon il arrivait à modifier l'état moléculaire du caillot caséeux. Mais l'inconvénient subsiste de l'incertitude où l'on est toujours de la qualité de ces peptones, comme de la fraîcheur du jaune d'œuf.

Vorcester, s'inquiétant surtout de la pauvreté du lait de vache en *albumine* (ce qui ne semble plus aujourd'hui constituer un inconvénient réel), décrivait en 1895, dans le *Boston med. and Chir. Journal*, un procédé de modification du lait, employé à Dresde, dans le but d'enrichir le lait de vache en lactalbumine, au moyen de blanc d'œuf battu avec le lait auquel on ajoute de l'eau et du sucre.

Les médecins anglais préconisent un mélange dont les proportions ont été fixées par A.-V. Meigs, de Philadelphie.

Crème	2	parties.
Lait	1	—
Eau de chaux	2	—
Eau sucrée à 5 pour 100	3	—

Un tel mélange aurait une analogie presque complète avec le lait de femme et l'eau de chaux modifierait la caséine de telle sorte que le caillot est aussi ténu que celui du lait de femme. Là encore nous retrouvons la nécessité de se procurer de la crème, ce qui n'est pas précisément facile.

Mais les Américains ont singulièrement compliqué la question en voulant la résoudre ponctuellement. C'est ainsi que Morgan Rotch, de Boston, a inauguré un procédé tel que le lait est, pourrait-on dire, fabriqué de toutes pièces. La base en est la centrifugation de la caséine par un séparateur analogue à celui de Gaertner, faisant 6,800 tours à la minute. Mais ce n'est pas tout. D'abord la préparation du lait modifié se fait dans le laboratoire de Walcker Gordon où l'on poursuit le triple but :

1° De produire du bon lait *à domicile même* ;

2° De le conserver bon par une propreté constante et par la pasteurisation ;

3° De modifier les éléments constitutifs du lait *par rapport aux exigences* INDIVIDUELLES *de chaque enfant*.

Pour cela une ferme spéciale est attachée au laboratoire, dans laquelle les vaches sont soumises à une alimentation très particulière, réglée dans les moindres détails, de telle sorte que chaque aliment possède une action bien déterminée sur tel ou tel élément du lait.

Ce lait est dosé au laboratoire et centrifugé. *Toute* la crème est titrée et l'on connaît exactement sa teneur en beurre ; le petit-lait est également titré.

Dans une chambre spéciale, on manipule les divers éléments du lait pour fabriquer des *laits artificiels variant suivant les prescriptions des médecins traitants* qui fixent eux-mêmes le pourcentage en graisse, en protéides, en sucre, qu'ils désirent. Le lait ainsi fabriqué est détaillé en tubes contenant une tetée chacun.

Telles sont les manipulations chimiques compliquées auxquelles on s'astreint au laboratoire de Boston où le lait n'est livré que *sur ordonnance* du médecin. On reconnaîtra que c'est un peu superflu comme précautions, ainsi que le fait remarquer M. Variot, et que, d'autre part, tous ces soins revenant très cher, ce procédé n'est pas absolument pratique.

Mac Clanahan, d'Omaha, indique un procédé d'humanisation

qui se rapproche de ceux de Rotch, de Keating, et de Meigs. En voici la formule :

Crème.	3	onces.
Lait.	2	—
Eau.	10	—
Eau de chaux.	1	—
Sucre de lait.	7	drachmes.

Mais tout cela nous mène loin du *lait* et nous ne pensons pas que l'avenir de l'allaitement artificiel se dissimule dans les officines des pharmaciens. Aussi nous contenterons-nous de relever les seuls procédés possibles de rectification en grand du lait de vache, tels que les ont proposés Gaertner, le Pr Backhaus, Vigier, Dufour, etc. Ce sont les seuls pratiques et les seuls utilisés du reste en France. Nous prendrons comme types la méthode de M. Vigier, de Paris, et celle de Gaertner, de Vienne, réservant pour la fin le procédé imaginé par M. Dufour, de Fécamp.

Lait humanisé de Vigier. — Le rapport de la quantité de caséine étant 19,20 : 35 entre le lait de femme et le lait de vache, M. Vigier a tenté la décaséination du lait de vache en utilisant l'*action coagulante de la présure*. Aussitôt après la traite, on dose la caséine sommairement ; il s'agit de la ramener au taux de la caséine du lait de femme, sans rien faire perdre au lait de ses autres principes. Pour cela on divise la quantité totale de lait en 2 parties telles que l'une d'elles contienne exactement une quantité de caséine égale à celle que contiendraient, chez la femme, les 2 volumes de lait réunis ; cette partie ne subit aucun traitement : la seconde est mise à reposer et quand la crème qui renferme le beurre s'est suffisamment réunie à la surface (1), on la recueille et on la met dans la première partie.

(1) La caséine en se coagulant entraîne dans ses mailles une certaine quantité de graisse, c'est pourquoi on retire autant de crème que l'on peut, avant de faire agir la présure.

A la partie écrémée on ajoute alors un peu de présure et la caséine tombe au fond du vase : le caillot est retiré ; le sérum est décanté et ajouté à la partie non traitée. — Le lait ainsi préparé est stérilisé en bouteilles sous pression : il est un peu rougeâtre : la graisse n'y est pas agglutinée en beurre à la surface.

Comme le fait remarquer M. Marfan, théoriquement on se retrouve à peu près avec le lait du début dépouillé simplement de son excès de caséine.

L'analyse de Gautrelet donne pour 1000 parties de ce lait : caséine = 23,60 ; lactose = 41,04 ; hydrates de carbone ulmiques = 8,10 ; beurre = 37,50 : sels = 7. Ce serait parfait d'après cette analyse. Mais toutes les analyses sont loin de donner pour le beurre un chiffre aussi élevé. En effet, malgré toutes les précautions, il y a toujours des globules gras entraînés avec la caséine et du lactose ; ce déficit en beurre que l'écrémage préalable ne saurait éviter tout à fait est cause que si les enfants, d'après Marfan, digèrent bien ce lait, ont des selles analogues à celles des nourrissons au sein, par contre l'augmentation de poids n'est pas plus considérable qu'avec le lait coupé au 1/3 et lactosé. D'ailleurs le déficit en lactose est plus marqué, puisque, ainsi que l'a montré M. Duclaux, le caillé retient une partie du sucre de lait déjà moins abondant dans le lait de vache que dans le lait de femme. Il suffirait, dit Marfan, d'ajouter 2 pour 100 de lactose pour corriger cet inconvénient.

Lait maternisé de Gaertner. — Dans ce procédé allemand, l'excès de caséine est retiré par l'écrémage centrifuge au moyen de la machine rotatoire ou séparatoire dont nous avons déjà parlé : les parties plus légères que l'eau, c'est-à-dire les corpuscules graisseux, s'amassent vers le centre en formant une colonne de crème : les parties plus lourdes, comme la caséine, sont entraînées à la périphérie où elles forment le *lait maigre* qui ne renferme plus trace de beurre.

Le lait a été préalablement coupé avec de l'eau lactosée à

chaud de façon à ramener la caséine au chiffre de 20 pour 1000 environ. Une fois le lait séparé, un robinet recueille le *lait gras* au centre, pendant qu'un autre robinet recueille le lait maigre de la périphérie ; le réglage du débit du robinet central est fait pour obtenir 35 grammes de beurre par litre environ. On a de cette façon un lait *décaséiné simplement* (1), car l'eau ajoutée en est séparée par le centrifuge. Il est ensuite stérilisé.

Gaertner a donné le nom de *lait gras* (Fettmilch) à ce lait qu'Escherich a appelé *lait concentré de Gaertner* et que l'on nomme encore *lait maternisé* ou même *lait maternel !*

Il a une coloration jaunâtre et les parois des bouteilles qui le renferment se recouvrent de beurre agglutiné, une partie des globules gras ayant perdu leur état d'émulsion : après quelques jours il est très difficile d'émulsionner totalement cette matière grasse.

La composition de ce lait est la suivante, sous le rapport de la caséine et de la graisse, comparée à la composition du lait de femme (Lazard).

	Lait de femme	Lait gras	Lait maigre
	—	—	—
Caséine.	1,7	1,8	1,8
Graisse.	3,1	3,3	0,2

D'après M. Marfan la composition du lait de Gaertner livré à Paris répond à : caséine = 22 ; — lactose = 60,90 : — beurre = 35 ; — sels = 3. Sa composition est donc presque identique à celle du lait de femme.

Escherich qui a, l'un des premiers, essayé le lait centrifugé, a constaté (66e Congrès des médecins allemands, Vienne. 1894)

(1) F. d'Hout, directeur du laboratoire de la ville de Courtrai, pense que le lait écrémé est un aliment aussi bon que le lait entier, sous le rapport de sa richesse en sucre de lait, caséine et phosphates. L'écrémage centrifuge n'en diminue pas la valeur.

Joulin et le Pr Lazarewitz estiment qu'il faut donner le lait pur, écrémé et sucré.

que les selles des enfants sont un peu plus fréquentes et plus molles qu'avec le lait pur, qu'elles ont la réaction acide et la couleur jaune d'or des selles d'enfants nourris au sein ; l'augmentation de poids étant à peu près identique à celle de ces derniers.

D'après Kielmann, ce lait est bien supporté par les enfants.

Thiemich et Papiewski ne le préfèrent pas au lait stérilisé.

Quant aux résultats obtenus à la clinique du Pr Monti, de Vienne, ils ne sont nullement en faveur du lait de Gärtner ; et Popper en a obtenu des résultats fort peu brillants.

Enfin, M. Boissard a expérimenté avec succès, à la maternité de l'Hôtel-Dieu et à l'asile municipal Ledru-Rollin, le lait décaséiné et stérilisé. Pourtant, malgré qu'il soit un partisan convaincu de cette méthode, il écrit : « Les résultats, au point de vue de l'augmentation régulière et quotidienne du poids des enfants, suivant qu'ils étaient alimentés avec du lait stérilisé ou du lait décaséiné, nous ont paru sensiblement les mêmes dans les deux cas. »

M. Marfan a essayé ce lait centrifugé qui lui a donné à peu près les mêmes résultats qu'à Escherich, mais il ne lui a pas paru surpasser beaucoup les laits corrigés par les deux précédentes méthodes. Sans doute, dit-il, son emploi est appelé à rendre de réels services dans l'allaitement, mais il faudra qu'on arrive à empêcher l'agglutination des globules gras, que la stérilisation en soit soigneusement surveillée et que son prix s'abaisse, car il est inabordable à la classe pauvre.

Humanisation pratique du lait de vache, de M. Dufour. — C'est précisément parce que le lait préparé par tous ces procédés n'est pas à la portée de tous, parce qu'il est onéreux et impossible à obtenir en province, que M. Dufour, de Fécamp, à la suite de tentatives infructueuses de M. Vaudin, a proposé un procédé très simple et très pratique qui lui a donné d'excellents résultats à son *Œuvre de la goutte de Lait* et qui est d'une application très facile chez les particuliers.

Il s'agit de diminuer la proportion des matières protéiques et des sels et d'augmenter celles du sucre. M. Dufour, s'appuyant sur la table analytique de Ch. Marchand (1874), estime que les matières grasses sont sensiblement égales dans les deux laits.

Dans un vase de verre d'une capacité de 2 litres, percé à sa partie inférieure d'un trou fermé par un bouchon de caoutchouc, il verse la quantité de lait nécessaire pour la nourriture quotidienne de l'enfant. Le bocal est fermé avec un capuchon de caoutchouc et mis au repos dans un endroit frais pendant 4 heures, au bout desquelles deux couches se sont formées dans le flacon : une supérieure, plus jaune, la crème ; une inférieure, le lait bleu. On soutire alors un tiers du lait bleu dans un récipient et l'on rebouche. De cette façon, les matières protéiques et salées se trouvent diminuées d'un tiers. Puis on ajoute au lait une quantité d'eau égale à la quantité de lait bleu soustraite, dans laquelle on fait dissoudre 35 grammes de lactose et 1 gramme de chlorure de sodium par litre.

On mélange le tout en agitant et l'on stérilise dans des flacons.

M. Dufour fait remarquer qu'il est nécessaire parfois d'ajouter une à deux cuillerées à café de crème fraîche par ration quotidienne, car la courbe des pesées n'est pas toujours suffisamment élevée.

C'est là un procédé qui tient le milieu entre les procédés de rectification par soustraction de substances, comme on le fait dans l'industrie, et le simple coupage. Il participera donc à la double critique que nous allons faire de ces différentes méthodes.

En résumé, d'après M. Marfan, le lait de vache pur, même stérilisé, est impropre à l'allaitement, au moins pendant les 4 ou 5 premiers mois de la vie, et la dyspepsie du lait de vache pur est fréquente. Les procédés de correction que nous avons vus peuvent tous donner de bons résultats. Le grand avantage des laits corrigés par les procédés industriels est d'éviter la manipulation du coupage et l'addition de lactose qui sont longues et minutieuses.

« Il faut, dit-il, pour obtenir de bons résultats, charger de cette opération une personne particulièrement intelligente et soigneuse que le médecin surveillera et dont il fera patiemment l'éducation ».

Critique du principe et de la pratique de la correction du lait.

Cette dernière phrase de M. Marfan est déjà la condamnation pure et simple des coupages du lait de vache stérilisé dans la pratique ménagère de l'allaitement artificiel.

Mais voyons scrupuleusement ce qu'il faut penser du *lait stérilisé pur* pour les nourrissons, d'après l'opinion d'autres maîtres, comme M. Budin, l'instigateur résolu du principe, comme M. Variot dont la conviction est non moins fondée, et d'après ce qu'il nous a été donné d'observer nous-même.

Trois côtés de la question doivent être examinés attentivement : quelle est la valeur des objections faites à cette méthode ? Quels sont les résultats qu'elle donne ? Y a-t-il avantage à corriger le lait des nourrissons ?

Évidemment, si l'on se place à un point de vue théorique exclusivement, il est difficile de comprendre, si l'on ne pénètre pas dans le fond des choses, comment le lait de vache, dont la composition chimique diffère notablement de celle du lait de femme, peut être bien digéré et assimilé par les organes d'un enfant auxquels la nature ne l'avait pas destiné. Comme le fait remarquer M. Variot, la quantité de beurre ou de graisse est presque la même dans les deux laits, mais le sucre de lait prédomine dans le lait de femme, la caséine et les protéides dans le lait de vache. Ce sont ces conditions qui incitent naturellement ceux qui ont la charge de diriger l'alimentation des nourrissons à *mouiller* le lait et à le sucrer.

Nous convenons que cela paraît d'ailleurs logique et très

naturel. Mais les faits ne répondent pas aux apparences et nous pouvons dire dès maintenant que, depuis l'usage du lait stérilisé, ces coupages ne sont plus nécessaires, puisque les enfants en bas-âge supportent bien le lait de vache pur, — partant, ces coupages doivent être délaissés, car ils ne sont pas indifférents : ils peuvent être même une source de dangers.

En effet la pratique du lait pur ne donne nullement entre les mains des médecins d'enfants qui l'emploient depuis déjà plusieurs années les mécomptes qui ont décidé M. Marfan à la repousser. Aussi bien à Paris, dans les crèches, les dispensaires, à l'hôpital et chez les particuliers, qu'en province dans les mêmes conditions, on est très satisfait de cette pratique et nous en avons de précieux témoignages, comme nous le verrons dans la suite.

S'il est vrai que le lait de vache pur s'éloigne du lait de femme par sa composition au point d'en rendre l'usage fort délicat dans l'allaitement, nous avons vu que ce grand inconvénient, très réel, perd de sa valeur lorsque le lait a subi l'action du chauffage, surtout sans ébullition. Nous dirons même que précisément, grâce à l'emploi du lait stérilisé, le coupage nécessaire avec le lait cru devient tout à fait superflu. Nous avons vu en effet que ces masses épaisses, dures et indigestes que forme dans l'estomac le lait de vache cru n'existent plus avec le lait stérilisé dont le caillot fin se rapproche sensiblement de celui du lait féminin.

Certes l'eau jointe au lait diminue la densité du caillot comme l'ont montré les expériences d'Arthus et celles de Chavane : le caillot est plus léger, s'effrite plus vite et est plus facilement attaqué par les sucs digestifs ; mais nous savons maintenant que le chauffage atteint aussi sûrement ce résultat.

Il n'est pas jusqu'à la question des albumines du lait qui ne plaide en faveur du lait stérilisé employé pur. En effet, si l'on se reporte aux analyses de Vassal et de Fleischmann, la quantité totale d'albumine soluble, évaluée par l'un à $3^{gr},55$, et par l'autre à 2 ou 6 grammes par litre, est précipitée par le chauffage et il en résulte un lait moins riche en principes albuminoïdes et par conséquent moins nutritif. Cet argument que l'on avait voulu interpréter au détriment de la stérilisation devient un argument en sa faveur, puisque ce que l'on reproche précisément au lait de vache et ce pourquoi l'on cherche à le corriger, c'est sa richesse en albuminoïdes. Comme le fait remarquer M. Chavane, il faut tirer de ce fait inattendu un nouvel argument pour l'inutilité du coupage lorsqu'on emploie du lait stérilisé. Quant à l'albumine totale elle se trouve diminuée du fait de la presque disparition des albumines solubles, et d'après Gauthier, au lieu de 34 à 36 pour 1000, il n'en reste plus après la stérilisation que 30 pour 1000, circonstance extrêmement favorable.

Dès lors, pourquoi craindre la caséine qui se trouve à la fois diminuée par le chauffage et en même temps rendue facilement digestible et assimilable ? C'est du reste ce que nous dirons aux industriels qui au lieu d'allonger le lait se contentent de lui retirer une partie de sa caséine. Le lait de vache cru est contraire aux dispositions physiologiques de l'estomac de l'enfant qui s'en accommode difficilement : mais le chauffage a changé ces conditions et il serait injuste de discuter aujourd'hui sur le lait de femme d'une part, comparé au lait de vache cru d'autre part. Le lait de vache cru, nous voulons qu'il n'en soit plus question. La stérilisation en a fait un autre lait, lui a retiré ses inconvénients et lui a donné des qualités nouvelles. Puisque cette caséine diminuée est devenue d'une digestion facile, pourquoi en retirer une partie, avec en même temps la graisse si utile, si indispensable et le sucre dont vous réduisez du même coup la quantité ? Mais vous ne retirez pas que cela. En enlevant la caséine du lait de vache, comme l'a montré M. Knöpfelmacher, en janvier 1898, à la *Société impériale de médecine* de Vienne, vous diminuez la quantité de fer et de phosphore dont le lait de femme est riche (à ce propos cet auteur voudrait que l'on ajoute au lait des jaunes d'œufs qui contiennent précisément ce Phosphore et ce Fer). Vous risquez de compromettre ainsi les progrès de l'ossification, comme le fait remarquer Gaube qui déplore également l'appauvrissement en sels et en phosphore.

Quant à l'azote, Lange, l'ayant dosé dans les matières fécales et l'urine des nourrissons nourris au lait de vache stérilisé, a trouvé que l'azote du lait de vache convenablement administré était à peu près dans les mêmes proportions que l'azote du lait de femme.

M. Lazard fait les réflexions suivantes sur les laits décaséinés :

« Cette diminution de la quantité de caséine est-elle vraiment si avantageuse? Dans cette opération que nécessite la fabrication du lait décaséiné et qui sépare en 2 portions le lait préalablement additionné d'une égale quantité d'eau, est-on bien certain de n'enlever que la caséine? Ne supprime-t-on pas du même coup des éléments importants pour la nutrition? Les sels solubles, le chlorure de sodium, par exemple, doivent se trouver réduits de moitié et ce n'est certainement pas indifférent. Cet *appauvrissement en sels* me paraît même plus fâcheux que la présence de la caséine en excès; car cet excès porte sur des chiffres très minimes. La différence est du simple au double entre le lait de femme et le lait de vache, il est vrai : cela paraît énorme, mais en réalité, c'est pour éviter au nourrisson d'absorber *un gramme et demi* de caséine en excès qu'on invente toutes ces machines ! »

Ce n'est en effet, nous le savons, pas tant l'excès de caséine qui est à redouter que la nature du caillot que donne sa coagulation. Or nous sommes pleinement rassurés à cet égard.

D'ailleurs, tous ceux qui ont étudié à fond la question, au point de vue chimique comme au point de vue clinique, montrent que cette teneur de la caséine dans le lait stérilisé est exagérée et que tout ce que l'on dirige contre elle n'est peut-être pas aussi efficace qu'on le pense. C'est ainsi que M. Galanine se montre un adversaire résolu du coupage et des autres moyens de modification employés, et il dit : « Ce serait une illusion de croire qu'en coupant le lait de vache nous le rendons plus semblable au lait de femme. Nous ne changeons pour cela ni les propriétés chimiques de la caséine (que le chauffage a seul le pouvoir de changer), ni les proportions mutuelles de tous les composants ».

En outre, M. Variot, dans une étude très documentée qu'il fait de la question, écrit : « Mais la composition du lait de femme est-elle donc si stable et ne savons-nous pas que rien n'est plus variable que la quantité des principes fixes du lait suivant les nourrices, suivant le régime, suivant l'époque de l'allaitement, etc.

« Il faut donc bien que les organes digestifs du nourrisson se prêtent avec une grande élasticité à la digestion de ces laits, dont la contenance en caséine varie souvent *du simple au double* ».

Et il fait remarquer qu'en effet dans les analyses françaises du lait de femme, la caséine et les matières extractives oscillent, de l'accouchement au 2e mois, entre 45 et 38 grammes par litre, puis se maintiennent entre 36 et 40 grammes (Vernois et Becquerel). Dans une analyse de Lehmann, la caséine s'élève dans le lait de femme à 40,70 par litre ; dans une analyse de Regnault, à 30,90 pour un litre. — Au traité de pédiatrie de Morgan Rotch, M. Variot emprunte un tableau où l'on trouve des oscillations extrêmes dans les quantités de substances protéiques du lait de femme, d'après 14 échantillons de lait provenant de mères allaitant des enfants très bien portants. Voici, pour les substances protéiques, les 14 chiffres qui en indiquent la teneur pour un litre de lait : 41,4 — 37,1 — 41,7 — 32,7 — 37,1 — 10,8 — 35,3 — 20,4 — 30,7 — 16,5 — 19,1 — 22,0 — 13,8 — 21,2 (analysés par Harrington).

On voit quel écart énorme se rencontre dans les quantités de caséine contenue dans des laits de femmes qui allaitent *avec succès* leurs enfants.

Par comparaison, M. Variot a fait analyser jour par jour par

M. Cochinal, dans son service de l'hôpital Trousseau, le lait de vache stérilisé industriellement employé *avec succès* pour l'allaitement artificiel des enfants du service. Nous reproduisons ce tableau en entier.

LAIT STÉRILISÉ INDUSTRIELLEMENT des hôpitaux	DENSITÉ	BEURRE	CASÉINE	LACTOSE	EAU	EXTRAITS	SELS
1er spécimen. . . .	1032	31,5	31	45,65			
2e —	1032	30,7	31,05	47			
3e —	1034	31	30,95	49,8	881,1	118,90	7,01
4e —	1034	30,9	31,04	49,8	881,2	118,80	6,80
5e —	1033,5	31	30,05	50,21	881,85	118,15	6,70

Et M. Variot montre qu'en définitive, entre le lait stérilisé et le lait de femme, il n'y a pas tellement de différences en ce qui concerne les divers composants, même la caséine. Il existe notamment d'aussi grandes différences dans la composition des divers laits de femme, qu'il en existe entre celle du lait de vache stérilisé des hôpitaux et celle de certains spécimens de lait de femme analysés dans l'ouvrage de Morgan Rotch.

« J'admets avec la majorité des chimistes, dit M. Variot, que le lait de vache, en général, est un peu plus riche en caséine que le lait de femme. Mais, je ne saurais trop le répéter, si les organes du nouveau-né ont une assez grande souplesse pour digérer le lait de femme contenant 4 pour 100 de caséine, pourquoi ne pourraient-ils pas supporter un lait de vache qui ne contient guère que 3 à 4 pour 100 de cette même substance ». surtout étant donnée la modification moléculaire utile que la surchauffe fait subir à la caséine au point de vue de sa destination physiologique.

Nous ne saurions trop répéter, d'autre part, comme M. Chavane l'a fait ressortir, que le lait stérilisé étant moins riche en principes albuminoïdes et par là moins nutritif, c'est vraisemblablement à cette particularité qu'il faut attribuer les meilleurs résultats que donne le lait stérilisé, comparé au lait cru.

Ainsi la théorie n'est pas en opposition avec la pratique et il est par conséquent fort naturel de voir des nourrissons prospérer en ingérant du lait de vache stérilisé pur.

M. Variot ne conteste pas que M. Marfan ait observé des nourrissons croissant normalement avec la mixture lactosée qu'il préconise, mais d'après son expérience personnelle, venant corroborer celle de MM. Budin et Chavane et de bien d'autres, il peut affirmer qu'il a vu de très beaux nourrissons élevés au lait stérilisé pur. « Ces résultats divers prouvent simplement, dit-il, que les enfants s'accommodent de ces variations dans les principes du lait et notamment dans la caséine, comme ils s'accommodent du lait d'une nourrice différente. »

Les enfants sont, après tout, le meilleur réactif de la qualité du lait et ils supportent parfaitement le lait stérilisé pur.

Les critiques théoriques adressées à l'emploi du lait stérilisé pur sont fondées, on le voit, bien plus sur des apparences que sur le fond et, si on les porte sur le terrain de la clinique, de la réalité, de l'expérience physiologique, elles tombent d'elles-mêmes devant les faits nombreux et irrécusables qu'on leur oppose. Nous nous en convaincrons au chapitre suivant. Mais avant de discuter les faits pathologiques que M. Marfan a observés et apportés dans le procès qu'il fait de la méthode du lait pur, — discussion qui nous amènera à exposer les résultats cliniques de cette méthode, — nous voulons faire à notre tour le procès du coupage et faire ressortir les graves inconvénients qui s'attachent à son usage.

Nous verrons plus tard que le grand écueil de l'alimentation des nouveau-nés, c'est de donner à l'enfant une nourriture trop substantielle, ou mieux, trop abondante. Mais il n'est pas moins mauvais de leur faire prendre du lait dilué. En effet, l'addition d'eau ne fait qu'appauvrir le lait de vache, sans le rapprocher du lait de femme. Le lait de vache, qui contient normalement moins de graisse et de sucre que le lait de femme, en renferme encore moins une fois additionné d'eau, et sa valeur nutritive est grandement abaissée.

Les statistiques, antérieures à 1892, de la nourrisserie des Enfants assistés, où les enfants étaient alimentés au lait stérilisé, et que Nicolle, dans sa thèse de 1891, qualifie de déplorables, ne tiennent-elles pas, dit M. Chavane, à ce qu'on additionnait le lait d'eau sucrée? Sur les 20 enfants soumis à ce régime, 19 sont morts très rapidement, avec amaigrissement considérable, *sans diarrhée ni troubles digestifs*. Ne peut-on penser que ces enfants ont succombé à une alimentation insuffisante, de même que l'on voit dans les services et aux consultations externes, des nouveau-nés maigrir, diminuer de poids, dormir toujours, parce qu'ils tettent un sein stérile. C'est le même tableau que l'on peut observer chez les enfants nourris au lait coupé, dit Chavane qui, dans sa thèse, en donne quelques exemples frappants. Et il ajoute : « Ce fait n'a rien qui doive étonner si l'on réfléchit à la quantité minime de principes nutritifs qu'on donne à l'enfant en diluant le lait. En administrant 500 grammes de lait coupé par moitié à l'enfant, on ne lui donne plus que 7gr,03 de matières albuminoïdes, 8gr,05 de beurre, 13gr,04 de sucre et 1gr,50 de sels, si nous prenons comme base les chiffres de Féry ».

M. Budin fait la comparaison suivante :

« Le lait de femme contient environ, par litre : eau, 877 ; résidu sec (matières albuminoïdes, caséine, beurre, sucre, sels), 123.

« Dans le lait de vache, on trouve par litre : eau, 865 ; résidu sec, 135.

« Si, à un litre de lait de vache on ajout — comme certains font — 2 litres d'eau, on obtient, pour un litre de mélange, trois fois moins de résidu sec, c'est-à-dire $\frac{135}{3} = 45$ grammes.

« Quand, à un enfant de un ou plusieurs semaines, on donne 500 grammes de ce liquide, il ne prend, en réalité, que $\frac{45}{2} =$ 22gr,5 de résidu sec.

« Cinq cents grammes de lait de femme lui auraient donné au contraire $\frac{123}{2} =$ 61gr,5 de résidu sec.

« Avec la même quantité de lait de femme, il aurait donc pris près de 3 fois plus de résidu sec, c'est-à-dire de matières nutritives ».

Il est vrai que M. Marfan rejette les coupages étendus et les réduit au tiers (1).

Mais, quelle que soit la quantité d'eau ajoutée, il faut bien tenir compte aussi de la capacité stomacale des nourrissons. M. Chavane fait remarquer que les médecins qui conseillent quelquefois de couper le lait aux deux tiers seraient obligés, pour arriver à une ration alimentaire suffisante, de faire absorber des quantités énormes de liquide aux nouveau-nés. Aussi les enfants ainsi nourris ont-ils des urines extrêmement abondantes et des selles très peu copieuses ; ils dorment beaucoup et leur courbe de poids reste stationnaire ou est loin de fournir une augmentation moyenne qui soit satisfaisante.

Un autre inconvénient très grave du coupage tient à la qualité de l'eau à employer, aux corrections que l'on est obligé de faire, au soin qui doit être apporté dans ces nom-

---

(1) Biedert ajoute les trois quarts d'eau. — D'autres font prendre aux nourrissons des coupages décroissant à mesure que l'enfant prend de l'âge. C'est ainsi que le plus souvent on faisait, et l'on fait encore quelquefois, des coupages comprenant d'abord 3 p. d'eau pour 1 p. de lait ; puis 2 p. d'eau et 1 de lait ; 1 p. d'eau et 1 p. de lait ; et enfin 1 p. d'eau et 2 p. de lait. On arrive ainsi progressivement au lait pur qui n'est donné que vers le 5e, le 6e mois ou même plus tard.

Nous ne parlerons pas des médecins qui conseillent encore les coupages à l'eau d'orge, de mauve, de gruau. C'est une pratique absolument blâmable.

breuses manipulations, à la précision même de cette méthode, toutes conditions bien difficiles à réaliser dans les ménages. Que sera l'eau employée pour faire le coupage? Sera-t-elle bien bouillie? Songera-t-on toujours à stériliser en même temps l'ensemble du liquide corrigé? Tout cela à la rigueur pourra encore s'obtenir avec la stérilisation à domicile en petites bouteilles que précisément repousse M. Marfan. Mais avec le lait stérilisé industriellement, quelle garantie aura-t-on de la pureté de l'eau de coupage, puisque cette eau devra être stérilisée à part? — Tout cela est beaucoup trop compliqué, M. Marfan le reconnaît lui-même, et n'est guère réalisable que dans certaines circonstances. Or, ce que nous voulons c'est une méthode *généralement* applicable, présentant le minimum d'aléas, de causes d'infection ou d'erreur. Jamais le lait coupé dans les ménages ne pourra donner cela, surtout dans les intérieurs d'ouvriers qui, d'autre part, ne pourront pas acheter les laits rectifiés dans l'industrie, produits dont on connaît les prix extrêmement élevés.

L'eau de coupage est donc capable de rendre nocif un lait sain, un lait minutieusement stérilisé, et de faire perdre tout le bénéfice de cette purification. Tout coupage est suspect et doit être fait avec circonspection.

Ainsi le coupage du lait stérilisé, en tendant à bien faire, en diminuant la surcharge de caséine, a des inconvénients difficiles à contester, dit M. Chavane : il diminue considérablement la valeur nutritive du lait et exige par conséquent, de la part du nouveau-né, l'absorption d'une quantité de liquide beaucoup plus grande. Ce n'est pas impunément qu'on fait prendre aux nourrissons des tetées trop abondantes pour les faibles dimensions de son estomac, ou qu'on lui donne trop fréquemment le biberon. On arrive rapidement à provoquer la surdistension de l'estomac et ses fâcheuses conséquences. Il est pourtant certain que l'eau jointe au lait diminue la densité du caillot, mais puisque l'état moléculaire du caillot caséeux est modifié favorablement par le chauffage et que c'est le but qu'on se propose afin de le rapprocher de celui du lait de femme, — puisque d'autre part les résultats cliniques sont tout à fait favorables, il vaut mieux éviter tous les inconvénients du coupage, si discuté et si discutable, comme le dit M. Comby, reconnu désormais inutile et superflu, et éviter cette chance nouvelle d'altération du lait par de trop multiples manipulations de ce liquide.

Pourtant, aucun parti pris absolu ne doit exister chez le médecin en faveur de telle ou telle méthode ou contre elle, et il faut tirer parti de toutes les ressources de l'hygiène et de la diététique de l'allaitement. C'est ainsi que nous reconnaissons qu'il peut devenir nécessaire, d'ailleurs, chez certains enfants, de couper le lait stérilisé avec une faible quantité d'eau sucrée bouillie. Il existe parfois des susceptibilités individuelles qu'il faut savoir dépister dès le début de l'allaitement artificiel pour se conformer à la règle de conduite qu'elles imposent au médecin.

Certes, les *nouveau-nés* eux-mêmes supportent généralement bien le lait pur; pourtant, comme le fait remarquer M. Budin, il faut bien se garder d'affirmer que dans les deux premiers mois de la vie surtout, le lait devra toujours invariablement, être administré non mélangé d'eau. « De même qu'on voit des enfants ne pas supporter certains laits de femme trop nourrissants, de même ils pourront ne pas tolérer certains laits de vaches trop chargés en beurre ou en caséine, » des laits trop gras ou trop caséeux « trop forts pour leur estomac, » comme le dit M. Comby.

C'est ainsi que M. Variot a l'habitude de faire diluer le lait stérilisé d'un tiers d'eau jusqu'à la huitième semaine. « A ce moment, dit-il, la capacité de l'estomac de l'enfant appréciée expérimentalement a triplé depuis la naissance ; de 30 grammes sa contenance moyenne s'est élevée à 90 grammes ; l'activité des sécrétions gastro-intestinales s'est accrue dans des proportions analogues et le biberon peut être chargé, sans inconvénient, de lait stérilisé non dilué. »

Nous avons réservé pour la fin les critiques directes que M. Marfan adresse au lait stérilisé pur en précisant cliniquement les inconvénients de ce mode d'allaitement et en décrivant les manifestations pathologiques que l'on rencontre, semble-t-il, exclusivement, d'après lui, chez les enfants ainsi nourris.

Parmi toutes les attaques dirigées contre cette méthode, celle-ci est la plus sensible puisqu'elle repose sur les observations d'un praticien et d'un savant tel que M. Marfan. Nous devons y répondre en disant de suite que la discussion ne porte ici que sur une question d'interprétation et que nous considérons, d'après ce qu'il nous a été donné de constater pendant 3 ans à nous-même, que ces reproches ne sont pas fondés : les troubles organiques attribués à l'usage du lait pur ne lui sont pas réellement imputables.

En effet, les nombreux observateurs qui, comme MM. Budin, Comby, Variot, Chavane, Lazard, Drapier, etc., emploient depuis longtemps le lait stérilisé pur, n'ont pas rencontré la gastro-entérite particulière que M. Marfan caractérise sous l'appellation de *dyspepsie du lait de vache pur* — et cela pas plus chez les nourrissons pendant la période de l'allaitement, que chez les enfants plus âgés qui ont été alimentés ainsi pendant leur première enfance.

Lorsque les troubles que signale M. Marfan se produisent, on peut presque toujours accuser la suralimentation ou une diététique défectueuse. Il suffit le plus souvent de diminuer la quantité des tetées pour voir ces troubles disparaître : on peut s'en assurer en consultant les observations que nous indiquons. Certes, il arrive quelquefois, nous l'avons fait pressentir, que certains nouveau-nés ne supportent pas le lait pur, de même que d'autres ne supportent pas le lait de certaines femmes ; plus souvent encore, surtout dans la population des dispensaires, il arrive que l'enfant auquel on donne du lait stérilisé pur, présente déjà des troubles digestifs anciens, par suite de l'hygiène déplorable qui a présidé jusqu'alors à son allaitement : dans ce cas, il faut quelque temps pour que le tube digestif s'améliore et le lait, quel qu'il soit, est plus ou moins bien supporté. Mais ces faits ne sont pas plus imputables au lait pur qu'à la stérilisation. Un nourrisson sain, qu'il soit pris à sa naissance, ou que l'on substitue à l'allaitement maternel bien conduit le lait stérilisé pur, se trouvera bien de ce régime, croîtra régulièrement et sans troubles digestifs, si les précautions accoutumées sont observées.

« Je puis affirmer qu'aussi bien dans ma propre famille que dans mes relations de clientèle, dit M. Variot, jamais je n'ai vu les accidents que M. Marfan impute au lait stérilisé pur ; je vais plus loin, tous les enfants que j'ai fait allaiter ainsi, sous ma direction, se sont développés dans des conditions si normales, que j'en ai été frappé d'admiration ».

Ce n'est donc pas le lait pur qu'il faut accuser ici, mais des conditions générales d'hygiène de l'allaitement, des dérogations imprudentes aux règles qui doivent être suivies.

Mauvaise diététique, fautes commises dans l'allaitement artificiel par la mère, la jeune mère surtout, qui juge, dans sa sollicitude ignorante, que son enfant prend vraiment trop peu de nourriture et qui, ne voulant pas être accusée de mesurer à son nourrisson le lait qu'elle lui achète libéralement, lui donne abondamment chaque fois qu'il crie. Son ambition est de voir son enfant plus *gros* que tous ceux qu'elle connaît et dont elle jalouse le *volume,* puisque c'est à la *grosseur* que, dans le milieu social qui l'entoure, on mesure la santé des nourrissons. Tel est le grand obstacle de l'allaitement des enfants, telle est l'origine de bien des dyspepsies, de bien des accidents gastro-intestinaux, de bien des troubles généraux de toutes sortes chez les enfants en bas-âge. La jeune mère est enveloppée, poussée, troublée par ses amies *expérimentées* et trop obligeantes conseillères, par les *commères* qui ont toujours une provision inépuisable d'exemples probants d'enfants magnifiques élevés et nourris selon leur malsain idéal. Elles lui font partager sans peine leur reposante conviction qu'une mère qui a élevé elle-même ses enfants — si elles ne sont pas mères, elles auraient pu l'être, et elles ont tout de même vu élever des enfants! — est bien plus à même de diriger l'alimentation d'un nourrisson et son hygiène qu'un médecin, un *homme*, qui ne peut avoir leur expérience et *qui n'a pas mis la main à la pâte*. Les conseils et les prescriptions des médecins sont commentés et discutés dans ces milieux toujours les mêmes où la routine et l'ignorance — qui font les plus solides convictions — ont force de loi et donnent à leurs représentants des airs entendus et confiants qui enlèvent les dernières hésitations de la mère. Alors, en secret et en dissimulant soigneusement au médecin cette particularité, la crédule maman nourrit son bébé suivant les conseils détestables de son entourage : elle augmente les quantités de lait, elle multiplie les tetées, quand elle n'y ajoute pas, pour donner plus de forces à l'enfant, quelque aliment solide, quelque liquide nuisible, quelque mélange *souverain*, pour fortifier les os du bébé et le faire marcher plus tôt. L'enfant souffre : la mère qui craint d'être grondée et qui ne peut croire qu'un enfant puisse souffrir de trop manger, nie sa faute ; et ce n'est souvent qu'après un interrogatoire habile, une enquête minutieuse, des menaces de grave affection, que le médecin apprend d'où vient le mal.

La sollicitude inquiète des mères et les commérages des bonnes femmes sont un écueil considérable à la bonne volonté et aux efforts du médecin qui est obligé d'exercer toute sa sagacité pour découvrir les complots affectueux qui se trament autour du berceau des enfants. Le médecin qui rompt avec les préjugés — cette institution inébranlable — et entre ouvertement en lutte avec celles qui en sont les fidèles dépositaires, les vigilantes gardiennes, est suspect d'inexpérience ; c'est un radical trop avancé contre lequel il faut défendre l'enfant. Il est considéré comme un danger : le pharmacien et la sage-femme sont de bien meilleurs conseillers ! — Et cette lutte sourde est si vraie, cette conspiration si bien organisée, que le médecin est quelquefois obligé de *composer* et de faire des concessions à cette ignorance obtinée et militante. Combien ne voit-on pas de jeunes mères, parfois intelligentes, que leur amour maternel rend crédules et leur inexpérience naïves, ne pas hésiter, malgré toute la confiance qu'elles ont dans leur médecin, entre les prescriptions de celui-ci et les insinuations infatigables, les restrictions habiles, les menaces de maladie, les comparaisons humiliantes, qui leur viennent d'amies ou de parentes trop expérimentées ? Combien d'échecs ne sont-ils pas imputables à ce siège inlassable des commères qui sont bien plus souvent que le médecin autour de la mère, laquelle connaît leur affection et se fie à leur dévouement et à leur expérience.

Voilà où est le mal et la preuve la meilleure en est dans les succès bien plus nombreux que le médecin d'enfants remporte à l'hôpital parmi une population de nourrissons pourtant placés dans des conditions bien inférieures de lutte pour l'existence, où les tares héréditaires ou acquises sont nombreuses. Et néanmoins, dans ce milieu, l'on voit souvent les plus beaux enfants, parce qu'aucune entrave n'est apportée à l'action d'une science dévouée, mais éclairée qui remplace avec avantage l'affection vigilante, mais ignorante du public féminin dont nous parlons. Là il n'y a pas lutte entre la science raisonnée et documentée, et la routine ignorante des préjugés, — entre les indications des médecins et la sollicitude maternelle qui croit que plus l'enfant est entouré, accablé de soins, mieux il s'en trouvera, et qui, dans la foule des soins qu'elle dépense, ne sait pas distinguer les initiatives dangereuses.

Quant aux autres troubles signalés par M. Marfan, ce sont ceux que l'on rencontre aussi bien et presque aussi souvent chez les enfants élevés au sein. La constipation vraie n'est pas habituelle chez les nourrissons alimentés au lait stérilisé pur. Elle se remarque chez eux comme chez beaucoup de ceux qui tettent le lait de femmes et nous n'avons qu'à rappeler le grand nombre d'enfants allaités par leur mère qui ont à souffrir même cruellement et parfois obstinément de cet accident, malgré toutes les précautions d'hygiène alimentaire prises par les nourrices.

S'il est vrai que les selles des enfants, soumis au régime artificiel du lait pur, sont plutôt rares et un peu plus fermes de consistance que normalement, — ce dont généralement ils ne souffrent en aucune façon et ce qui ne les empêche pas de prospérer, sans coliques, — il est exceptionnel qu'une constipation véritable et inquiétante survienne et nécessite un changement de régime. Nous avons pu le constater aussi bien au dispensaire de Belleville, où l'on donne du lait industriel, qu'au dispensaire de la rue du Chemin-Vert, où l'on stérilise sur place le lait distribué.

Les vomissements sont également exceptionnels et nous pouvons affirmer au contraire que le plus souvent si des vomissements existent, l'usage du lait stérilisé les fait cesser.

Nous en dirons autant des selles liquides jaunes, panachées de vert et de blanc et de tous les autres accidents gastro-intestinaux que M. Marfan impute à l'usage du lait stérilisé pur.

Il est un point enfin que signale M. Marfan et que nous voulons retenir avec plus d'attention : « Le poids de l'enfant augmente, dit-il : l'enfant est souvent obèse, mais les chairs sont molles et très pâles ; le ventre est ordinairement tuméfié tout en restant flasque ». C'est ce que dans le public on appelle de la *mauvaise graisse*.

Nous avons entendu assez souvent faire ce reproche à la méthode de l'allaitement artificiel en général, du reste, par des gens du monde qui le répétaient pour l'avoir entendu dire par des médecins qui, eux-mêmes, n'ayant pas essayé cette méthode, se retranchaient derrière cet argument pour expliquer leur abstention. Il est plus grave de le lire dans l'ouvrage de M. Marfan, car l'autorité du maître lui donne un poids et une importance particuliers.

Pour ceux qui n'ont pas observé les enfants nourris comme nous le proposons, il s'agit là d'un préjugé, d'une opinion que l'emploi suranné du biberon avec le lait ordinaire *cru* justifiait pleinement. Avec le biberon comme on le donnait autrefois, quand l'enfant n'était pas athrepsique, il présentait généralement cette intumescence de l'abdomen, cette pâleur des téguments, cette obésité, cette mollesse flasque des chairs.

La réputation du biberon d'antan s'est conservée pour celui qui renferme du lait stérilisé. Est-ce à dire que jamais ces particularités fâcheuses ne se voient chez les enfants ainsi nourris? Nous n'avons pas la prétention de faire mieux que le sein maternel : or, combien ne voyons-nous pas d'enfants au sein, de ces nourrissons-phénomènes, *excessivement* gros, mais pâles, aux chairs molles, même avec d'excellentes nourrices qui n'ont d'autres soins pourtant que celui de leurs enfants. Il s'agit le plus souvent d'ailleurs de ces nourrices opulentes, de celles devant lesquelles s'exclament les bons parents qui méprisent grandement par contre ces femmes de mince apparence, aux seins petits, dont l'allaitement est pourtant bien meilleur.

Les nourrissons prennent trop, sont mal réglés, souvent du reste pour cette raison que les seins devenant douloureux lorsque l'enfant n'a pas teté depuis longtemps, la mère ou la nourrice s'empresse de lui donner à teter pour se soulager elle-même.

Nous en connaissons un exemple frappant chez un enfant de 9 mois qui pèse 11 kilogrammes, dont la mère, exubérante de santé, a des seins majestueux, une source de lait surproductrice, et dont l'enfant très bien soigné, sorti chaque jour, mais mal réglé et pendu constamment au sein maternel, est obèse, pâle, avec des chairs flasques et est incapable de mouvement. C'est un véritable engraissement.

Cela existe pour des enfants au sein ; cela se voit également chez des enfants au lait stérilisé pur, mal réglés, *surnourris*. Mais c'est une exception.

Quant à la pâleur des enfants, elle n'est pas plus fréquente chez ceux dont nous parlons que chez les autres ; elle se remarque chez ceux qui ne sortent pas, qui manquent d'air et de lumière, ces enfants *de serres* ou *de caves*, suivant la classe sociale à laquelle ils appartiennent. Nous pourrions citer la majorité des enfants de dispensaires, nourris au lait stérilisé pur, qui ont une mine superbe ; de même aussi le ventre est normal, ferme comme les chairs. L'embonpoint est légitime : ce n'est pas de la *mauvaise graisse*.

Nous en dirons autant du prurigo, de l'urticaire, de l'eczéma, du début du rachitisme signalés également par M. Marfan. Ce ne sont nullement là des manifestations pathologiques réservées au seul allaitement par le lait stérilisé pur. Tout cela se rencontre accidentellement chez tous les nourrissons, au même degré, qu'ils soient allaités au sein ou artificiellement par quelque méthode que ce soit.

En somme, dans tout cela c'est surtout la suralimentation qu'il faut accuser, aussi bien qu'une diététique maladroite pour être trop zélée, une hygiène défectueuse, des conditions fâcheuses de milieu et une foule de circonstances indépendantes du régime.

Et, malgré toute la rigueur scrupuleuse de nos observations et leur nombre qui nous permet de conclure avec confiance, nous oserions à peine opposer aux affirmations de M. Marfan nos affirmations tout à fait contraires, si nous n'avions pour soutenir nos convictions l'autorité d'autres observateurs non moins consciencieux et éclairés que nous avons cités dans le cours de cette étude.

Nous verrons plus loin, du reste, quelle est la diététique à observer dans l'allaitement artificiel tel que nous le préconisons et comment on peut éviter les inconvénients accidentels signalés par M. Marfan.

Nous avons déjà dit, et nous verrons aussi, qu'il est des cas exceptionnels où il existe une véritable intolérance du lait pur et où il convient de pratiquer le coupage du lait stérilisé d'après les données rigoureuses de M. Marfan.

Pour terminer et pour rentrer dans le domaine des faits précis, nous voulons citer, en manière de conclusion, une phrase de M. Variot, qui fait ressortir l'inconvénient primordial, le vice rédhibitoire du coupage, au point de vue pratique. Il en est du coupage comme de la stérilisation du lait à domicile, il ne peut être réalisé que dans certains milieux et dans certaines circonstances bien déterminées. Cela seul suffirait à condamner cette pratique, malgré tous les avantages qu'elle pourrait présenter, car la première condition d'une méthode d'allaitement des petits enfants, c'est d'être facile et simple à exécuter, à la portée de toutes les classes sociales, de tous les milieux, de toutes les intelligences. Puisqu'elle doit tendre à sauvegarder la santé et la vie des enfants en les défendant contre l'infection, cette méthode d'allaitement doit être avant tout d'une exécution élémentaire, exempte de toute complication de main-d'œuvre et à l'abri de toutes les chances de contamination.

« Dans les hôpitaux ou dans la clientèle bien surveillée, dit M. Variot, l'addition d'eau lactosée, si elle n'est pas utile, n'est pas nuisible. Mais dans les milieux peu fortunés, toutes les manipulations du lait sont dangereuses ; en croyant mieux faire, en voulant corriger le lait, les mères peu éclairées perdront le bénéfice de la stérilisation. Il me paraît donc préférable de poser en règle générale que le lait de vache stérilisé doit être donné pur. »

QUATRIÈME PARTIE

RÉSULTATS CLINIQUES DE L'ALLAITEMENT ARTIFICIEL DES NOURRISSONS PAR LE LAIT STÉRILISÉ

APPRÉCIATIONS DES MÉDECINS SUR CETTE PRATIQUE (Enquête personnelle)

De nombreux documents ont déjà été apportés depuis quelques années pour éclairer l'opinion des médecins et aussi des mères de famille sur les bons résultats que donne, pour l'alimentation artificielle des nourrissons, la purification du lait par la chaleur, opérée d'une manière méthodique, à la lumière des doctrines de Pasteur.

Telles sont notamment les publications annuelles de MM. Budin et Chavane qui font paraître chaque année les résultats de l'allaitement des nouveau-nés par le lait stérilisé en petites bouteilles : d'une part, à la consultation de nourrissons qui continue à la Maternité celle fondée autrefois par M. Budin à l'hôpital de la Charité : — d'autre part, au Dispensaire de la rue du Chemin-Vert où M. Chavane dirige avec un zèle infatigable une surveillance de nourrissons fondée par le Conseil général de la Seine et à laquelle de larges crédits sont affectés par l'Administration. Nous avons suivi avec attention la consultation du jeudi, rue du Chemin-Vert, et aussi celle de la Maternité dont M. Chavane s'est également chargé. M. Chavane a bien voulu nous permettre de relever sur les registres de ces deux établissements quelques observations intéressantes.

Tels sont aussi les résultats publiés pour la province, par

M. Drapier, de Rethel, qui dirige dans cette ville la crèche Hippolyte Noiret.

Telles sont enfin de nombreuses publications indiquées dans l'Index bibliographique qui fait suite à ce travail et dans lesquelles, si l'on s'y reporte, on pourra puiser de nombreuses preuves de l'excellence de la méthode.

Mais il ne s'agit dans tous ces mémoires que de l'allaitement avec le lait stérilisé par la méthode de Soxhlet.

Nous avons voulu ajouter à ce déjà respectable faisceau de preuves des observations et des statistiques portant sur l'emploi du lait stérilisé industriellement aussi bien que du lait stérilisé à domicile.

Nous avons puisé nos exemples, d'une part, nous l'avons dit, au Dispensaire de la rue du Chemin-Vert et à la Maternité où l'on emploie exclusivement le lait stérilisé sur place ; d'autre part à la consultation des nourrissons que M. Variot a fondée et qu'il dirige au Dispensaire du boulevard de Belleville, où seul le lait stérilisé dans l'industrie est en usage.

Nous allons passer en revue les statistiques et les observations de ces 3 établissements, après avoir présenté leur mode de fonctionnement.

CHAPITRE PREMIER

AU DISPENSAIRE DE BELLEVILLE : LAIT STÉRILISÉ INDUSTRIELLEMENT STATISTIQUE ET OBSERVATIONS

M. Variot fonda, il y a longtemps déjà, au centre de Belleville (1), un Dispensaire pour enfants malades, où la population indigente, si nombreuse dans ce quartier, un des moins fortunés de Paris, trouve en même temps à titre gratuit un service régulier de consultations quotidiennes ainsi que les médicaments prescrits par les médecins.

Dans ce milieu pauvre où les préjugés et la misère des parents vouent l'enfant à une alimentation déplorable, où l'allaitement artificiel des nourrissons s'impose souvent comme une nécessité aux mères dont le labeur quotidien et les privations tarissent le sein, où par conséquent la mortalité infantile prend des proportions navrantes, l'attention et la sollicitude du Dr Variot furent tout naturellement attirées sur cette question de l'allaitement artificiel et, puisqu'il fallait sacrifier aux nécessités de l'existence et supporter dans bien des cas le terrible biberon, il chercha du moins à rendre celui-ci moins néfaste.

On parlait du lait stérilisé : M. Variot en fit l'essai. Pour cela, il s'adressa à une société laitière qui lui fournit les bouteilles de lait stérilisé à un prix minimum et, aux mères indigentes qui ne pouvaient ni allaiter elles-mêmes ni faire les frais d'achat du lait stérilisé, le Dispensaire distribua gratuitement celui-ci.

Ces premiers essais, d'abord timides et prudents, donnèrent des résultats excellents, tellement que M. Variot décida d'ajouter

(1) Boulevard de Belleville, n° 124.

aux consultations générales d'enfants malades, une consultation exclusivement réservée aux soins comme à la surveillance des nourrissons.

Bien entendu, dans cette consultation spéciale pour laquelle M. Variot s'adjoignit le Dr Lazard, on encouragea l'allaitement naturel au sein maternel ; mais lorsque celui-ci était impossible, on distribua gratuitement aux mères du lait stérilisé, à la condition que l'enfant soit présenté régulièrement à la consultation.

Comme il fallait s'y attendre dans un quartier aussi besogneux, et en présence des excellents résultats obtenus, bientôt cette consultation prit des proportions considérables et l'on vit de 50 à 60 enfants en profiter chaque vendredi.

Mais les ressources limitées du Dispensaire, qui ne vivait que de ses propres moyens, grâce à la charité privée, ne suffirent bientôt plus à alimenter cette distribution de lait.

Il fallut bien arrêter cette dépense, incompatible avec le budget de l'œuvre. La compagnie laitière continua de fournir aux indigents le lait au prix très réduit de 0,30 centimes la bouteille, par l'intermédiaire du Dispensaire et sous sa surveillance.

De cette façon, la distribution de lait stérilisé n'était plus onéreuse pour l'œuvre et les intéressés avaient au moins l'avantage de payer le lait 50 pour 100 meilleur marché que dans le commerce.

On aurait pu croire que de ce fait la clientèle du Dispensaire serait plus rare : il n'en fut rien, et actuellement l'on peut voir, les jours de consultation, une centaine au moins de nourrissons apportés par leurs mères, pesés, examinés et soignés par le médecin.

Mais les conséquences de ce changement furent que la surveillance des enfants devint beaucoup plus délicate. Lorsqu'on donnait gratuitement le lait, on pouvait exiger une présence régulière, on pouvait, utilement pour les nourrissons, gronder les mères, les menacer d'expulsion lorsque les soins donnés par elles étaient reconnus insuffisants ; celles-ci craignant de perdre le bénéfice de la fourniture gratuite du lait se pliaient à ces exigences, se soumettaient aux obligations imposées, cédaient volontiers et cela pour le plus grand bien de leurs enfants. Lorsqu'il fallut débourser, il leur sembla qu'elles avaient le droit d'en user comme bon leur semblait ; il devenait plus difficile pour le médecin d'exiger et de menacer, car les mères contrariées dans leurs habitudes, ne revenaient plus et, prix pour prix, ayant avec la même somme du lait de laiterie qui, pensaient-elles, était toujours du lait, elles se contentaient d'abandonner la consultation ; inconscientes du tort qu'elles faisaient à leur enfant, elles se débarrassaient ainsi des ennuis et de la contrainte d'une surveillance, des exigences d'une direction attentive et éclairée et elles donnaient à leurs enfants, dans des biberons sales, du lait malsain de crèmerie. C'était presque économique pour elles, cela exigeait beaucoup moins de soins et dispensait de tout contrôle, de toutes observations. De même, il arrivait encore qu'une mère n'amenait son enfant que lorsqu'il avait de la diarrhée ; elle avait alors le lait stérilisé à prix réduit, et une fois son enfant rétabli, elle cessait de venir pour recommencer trop souvent à lui donner le même lait qui l'avait rendu malade ou un lait analogue.

Du reste, au Dispensaire de Belleville, les médecins n'ont pas la même action sur les mères qu'au Dispensaire de la rue du Chemin-Vert par exemple, où les enfants sont adressés par l'Administration et où l'on a beaucoup de prise sur les parents qui, recevant tous des secours de l'assistance, craignent de perdre cette ressource. Il faut donc qu'à Belleville les médecins soient très circonspects, très patients ; il est préférable de supporter quelques désobéissances, de patienter avec les mères, puisqu'aussi bien, si la femme est exclue de la distribution, c'est l'enfant qui en pâtira.

Nous avons tenu à exposer cette situation pour expliquer comment un certain nombre des enfants du Dispensaire de

Belleville sont suivis pendant peu de temps. Toutes les mères ne sont pas intelligentes et soucieuses vraiment de la santé et de la vie de leurs petits ; et il faut qu'elles comprennent bien l'immense avantage qu'on leur offre pour accepter une surveillance régulière de leurs nourrissons et la perte fréquente pour elles de toute une matinée.

Les résultats n'en sont pas moins brillants, comme on peut le voir, malgré les conditions mauvaises où le médecin se trouve placé pour diriger les enfants. Tous ceux qui ont pu suivre régulièrement cette consultation et ont profité de la distribution du lait stérilisé s'en sont bien trouvés. C'est tout ce que nous en retiendrons ici où nous n'avons qu'à considérer les résultats. Nous verrons plus loin, lorsque nous parlerons des établissements bienfaisants pour les enfants, de l'organisation des crèches et des dispensaires, que, même placées dans des conditions budgétaires insuffisantes pour leur permettre la distribution absolument gratuite du lait, ces institutions n'en rendent pas moins, dans une population arriérée, peu éclairée et imbue des pires préjugés sur l'allaitement, des services très appréciables ; en effet, et en plaçant à part les parents intelligents qui comprennent les exigences de la santé des enfants et s'astreignent à observer les prescriptions des médecins, ils est certain qu'à force d'être répétés, les observations et les conseils éclairés finissent peu à peu par s'imposer, par pénétrer dans les masses de la classe populaire et à ébranler, à saper tout doucement cet édifice si terriblement solide et tenace des préjugés qui s'attachent à tout ce qui intéresse l'hygiène de la première enfance. Cette influence salutaire, pour lente que soit son action, n'en est pas moins une nécessité humanitaire et sociale et les fruits qu'elle portera, pour tard venus qu'ils puissent être, n'en seront pas moins précieux.

Voyons quels sont les résultats donnés par l'institution de cette consultation-surveillance de nourrissons au Dispensaire de Belleville, dirigée et suivie avec une attention si méritoire, avec une persévérance et un dévouement si grands par M. Variot et M. Lazard.

N'ayant pu nous procurer encore les chiffres complets, de façon à établir la statistique précise depuis le 1er août 1897, nous ne consignerons ici que la statistique de la première année.

Commencée au mois de septembre 1896, cette consultation a surveillé jusqu'au 1er août 1897, c'est-à-dire pendant un an, 267 nourrissons. (Ce chiffre s'est considérablement accru cette année).

Sur ce nombre, 107 étaient nourris avec le lait stérilisé exclusivement — non compris les enfants inscrits qui n'ont été présentés que deux ou trois fois. Pourtant, pour plus de rigueur, nous comprendrons dans la mortalité le n° 191 qui n'a été vu qu'une seule fois, le n° 217 vu deux fois, le n° 206 et le n° 234 vus 3 fois ; cela fait 111 enfants.

Sur ces 111 enfants nourris artificiellement, il y a eu 6 décès, soit une mortalité de 5,40 pour 100. — Si, à l'exemple de M. Chavane, nous défalquons les enfants présentés seulement 2 ou 3 fois, il ne reste que 2 décès : le n° 53 mort eczémateux comme il était entré dans le service, et le n° 186 qui n'a été vu que 4 fois au Dispensaire. La mortalité se trouverait ainsi réduite pour 107 enfants à 1,86 pour 100.

Voici le détail de ces 6 cas :

I. — Un seul enfant est mort de diarrhée, c'est le n° 217, L... Alice, décédée à 11 mois avec de la diarrhée et des vomissements qu'elle présentait déjà à son entrée au dispensaire le 18 juin ; elle n'a été amenée à la consultation qu'une fois ensuite, le 25 juin. Elle mourut environ trois semaines plus tard. Elle avait été nourrie au sein jusqu'à 5 mois, puis au biberon avec du lait ordinaire jusqu'à son entrée au dispensaire. Nous n'avons pu savoir comment elle avait été soignée après le 25 juin et quelle alimentation elle avait reçu. (Présentée deux fois à la consultation.)

II. — Le n° 53, L... Fernand, atteint d'*eczéma intense de la face à son entrée au dispensaire* le 5 décembre 1896, à 5 mois et demi et élevé jusque-là au biberon ordinaire, est mis au lait stérilisé. Le 13 mars 1897, l'enfant a de la cyanose des mains ; le 27 mars, l'eczéma du visage est extrêmement intense: l'enfant a, ce jour-là, 5 à 6 selles fétides. Il meurt quelques jours après, et le médecin de la ville porte le diagnostic d'eczéma généralisé.

III. — Le n° 186, V... Henri, entre au dispensaire à 6 mois, le 3 mai 1897. Il est élevé au biberon ordinaire et confié à une crèche; il est en pleine cachexie et vomit. L'enfant est mis au lait stérilisé, mais la mère continue de le confier à la crèche des religieuses de la place d'Angoulême. Le 22 mai, la mère déclare qu'elle ne peut plus faire la dépense du lait stérilisé. Pourtant, elle remet son enfant à ce régime le 15 mai, le présente encore à la consultation une fois, le 22 mai. — On apprend quelque temps après que l'enfant est mort, absolument cachectique, *faute de soins*. (Présenté 4 fois à la consultation.)

IV. — Le n° 191, F... Edmond, est présenté au dispensaire à 13 jours, le 15 mai 1897. La mère a déjà perdu cinq enfants en très bas âge. Elle est malade et a sevré son enfant de son propre mouvement. On donne du lait stérilisé. Mais la mère n'a plus présenté son enfant à la consultation. Notre enquête du mois d'août nous a appris que cet enfant était mort à une époque que nous n'avons pas pu déterminer. (Présenté une seule fois à la consultation.)

V. — Le n° 206, L... Marc, entre à 10 mois au dispensaire, le 29 mai 1897. L'enfant a été retiré de nourrice où il était alimenté au biberon. Il ne vient que trois fois au Dispensaire.

Nous apprenons au mois d'août que l'enfant est mort, — cause et époque inconnues.

VI. — Le n° 234, F... Paul, entré à 6 mois à la consultation, le 9 juillet 1897, est mis au lait stérilisé; on le revoit, pour la dernière fois, le 16 juillet, dans un état grave avec de la diarrhée depuis 8 jours. Cet enfant n'est pas soigné. On apprend ensuite qu'il est mort peu de temps après, mais sans diarrhée, paraît-il. (Présenté 3 fois à la consultation.)

On voit que pas un seul des enfants suivis régulièrement n'est mort dans la clientèle du Dispensaire. Les enfants décédés étaient amenés, pour la plupart, très malades déjà à la consultation, et les parents se souciaient peu de suivre les indications qu'on leur donnait et de soigner convenablement les pauvres petits.

37 enfants étaient nourris d'une façon *mixte,* au sein et au lait stérilisé. Sur ces 37 enfants, nous avons enregistré 4 décès,

ce qui porterait la mortalité pour ce mode d'alimentation à 10,8 pour 100. Voici les observations des enfants décédés :

VII. — Le n° 58, S... Henriette, entre à 3 semaines à la consultation, le 12 décembre 1896. Cette enfant est élevée au sein et pesait 3,950 grammes à sa sortie de la Maternité. Elle porte au bras un vaccin unique très enflammé. Elle n'est pas réglée dans son allaitement. Elle est constipée. — Le 19 décembre, bronchite aiguë. — Le 26 décembre, on ajoute au sein trois prises par jour de lait stérilisé. L'enfant n'est pas représentée avant le 13 mai 1897, c'est-à-dire pendant cinq mois. Elle est amenée pour une bronchite. On ne la revoit plus qu'une seule fois deux mois après, le 2 juillet. — L'enquête du mois d'août nous apprend qu'elle est morte, de cause inconnue.

VIII. — Le n° 113, C... Marie, entre à 6 mois au dispensaire, le 24 septembre 1896. Elle est nourrie au sein et a de l'entérite. Une bronchite très prolongée la tient éloignée de la consultation jusqu'au 5 novembre. Elle ne revient ensuite que le 13 février 1897 avec de l'embarras gastrique. L'enfant est *bourrée* dès l'âge de 4 mois avec des panades ; la mère a peu de lait. Le 26 février, la mère ajoute au sein un demi-litre de lait ordinaire. — Le 6 mars, on lui donne du lait stérilisé. Elle n'est plus représentée ensuite que le 13 mars, son frère a la coqueluche. Elle contracte alors une broncho-pneumonie et meurt peu de temps après avec le diagnostic de convulsions (?)

IX. — Le n° 161, P... Léon, entre à 3 semaines au dispensaire, le 7 avril 1897. L'enfant est nourri d'une façon mixte par la mère qui lui donne du lait coupé avec de l'eau de guimauve. Il est amaigri ; il a de la diarrhée et un érythème intense. — Le 10 avril, l'enfant qui vomit le lait de sa mère supporte bien le lait stérilisé qu'on lui donne depuis 2 jours.

Il n'est plus représenté depuis au dispensaire. Au mois d'août, nous apprenons que l'enfant est mort le 15 avril, sans que nous puissions connaître les causes exactes de sa mort ; il s'agit d'accident, croyons-nous. (Présenté 2 fois à la consultation.)

X. — Le n° 177, F... Marius, est présenté à 2 mois à la consultation, le 5 avril 1897. Il est élevé au sein, mais il vomit le lait de la mère. On prescrit donc un régime mixte et on ajoute au sein du lait stérilisé. L'enfant prospère peu et vomit toujours le lait de la mère, 15 mai. — Le 26 juillet, la mère, qui n'était pas revenue à la consultation depuis plus de 2 mois, dit qu'elle a cessé de donner le lait stérilisé. L'enfant vomit du reste toujours le lait maternel. — Nous apprenons au mois d'août que l'enfant est mort rachitique (?) (Venu 3 fois à la consultation.)

La mortalité est donc représentée pour les 37 enfants nourris d'une façon mixte par le chiffre de 10,80 pour 100, si l'on compte les 2 enfants venus seulement 2 ou 3 fois à la consultation, — de 5,71 pour 100, si on les défalque.

Au total 148 enfants ont reçu du Dispensaire le lait stérilisé ; 10 sont morts, ce qui nous donne pour ces enfants, qu'ils soient au lait stérilisé exclusivement ou au régime mixte, une mortalité totale de 6,75 pour 100. — Si nous défalquons les 6 décès de tout à l'heure, nous n'aurons plus pour 142 enfants qu'une mortalité de 2,81 pour 100 avec 4 décès.

La plupart des autres nourrissons surveillés, 100 environ, sont nourris au sein. L'un de ces derniers, l'enfant Amblard, Germaine, surveillée par le dispensaire depuis l'âge de 3 mois, à dater du 5 décembre 1896, a eu un prix au concours de bébés pendant l'été 1897.

De même l'enfant Victor, Renée, nourrie exclusivement au lait stérilisé depuis sa naissance et surveillée par le Dispensaire, a eu au même concours le 1er prix de tous les enfants !

Le lait est distribué chaque matin aux mères par les soins du Pharmacien du Dispensaire. On remet également aux mères à leur entrée une bouteille-biberon graduée avec une tetine.

Les enfants sont pesés tous les 8 jours ou tous les 15 jours, avant la consultation à laquelle les mères sont tenues de présenter leur enfant au moins 2 fois par mois, qu'il soit au sein ou au biberon. Dans ce cas, des instructions précises et souvent réitérées sont indiquées aux mères pour les quantités de lait à donner dans la bouteille graduée, la fréquence des tetées, la propreté du biberon, l'hygiène de l'enfant.

Nous allons énumérer ici les observations résumées de tous les nourrissons élevés artificiellement au lait stérilisé industriellement qui ont été suivis pendant un mois au moins à la consultation du Dispensaire de Belleville, depuis la fondation de cette surveillance jusqu'au milieu de sa dernière année d'exercice. Nous en détacherons les observations de quelque importance pour lesquelles nous avons tracé des graphiques qu'on trouvera plus loin. — Il faut y ajouter les observations des enfants décédés qui sont rapportées aux pages précédentes à propos de la statistique de l'année 1896-1897 (1).

XI. — F... Louis, (n° 1), 5 mois, 24 avril 1896. — Au lait stérilisé pur exclusivement. 8kgr,200 à 10 mois le 11 septembre. Bronchites successives. Quitte la consultation à 13 mois, pesant 9kgr,860, le 31 mai 1897.

XII. — K... Berthe, (n° 22), 2 mois, 31 août 1896. — Enfant née à 7 mois, pesant 1,200 grammes. Elevée au sein par la mère qui a eu des hémoptysies tout le temps de sa grossesse. — Le 5 octobre, l'enfant étant en mauvais état et pesant 2kgr,500 à 3 mois, est mise au lait stérilisé. Elle a d'abord des vomissements après la tetée; puis les vomissements diminuent et cessent au bout d'un mois. L'enfant prend 60 grammes de lait par tetée. — Le 29 novembre, l'enfant, mal soigné, a de la gastro-entérite qui ne dure pas. Les vomissements reprennent au mois de janvier. — L'enfant quitte le dispensaire le 8 février.

XIII. — R... Jean, (n° 29), 5 semaines, 12 octobre 1896. — Au sein d'abord, sevré par la mère le 8 octobre: vomissements, diarrhée, 3kgr,140. — On donne 60 grammes de lait stérilisé par tetée. — Le 14 octobre, vomissements moins fréquents; diarrhée persiste. — Le 14 novembre, l'enfant pèse 3kgr,900. Les vomissements et la diarrhée ont complètement disparu. L'enfant croît régulièrement sans le moindre incident. Il quitte la consultation le 15 janvier 1897, en très bon état. — Au mois d'août, nous apprenons que l'enfant se porte à merveille.

XIV. — D... Gustave, (n° 34), 2 mois, 21 octobre 1896. — Au biberon, lait ordinaire: bronchite, constipation, vomissements, pèse 4kgr,320. On donne le lait stérilisé. Accroissement régulier jusqu'au 5 décembre: 5kgr,370. Alors surviennent des vomissements par suite d'un régime défectueux et, quelques jours après, un peu de diarrhée. — Perdu de vue le 26 décembre.

XV. — C... Marthe, (n° 36), 5 mois, 26 octobre 1896. — Pesait 2 kilogrammes à la naissance. Trois autres enfants morts de méningite. Au sein: très constipée, 5kgr,410. — On lui donne le régime *mixte*. L'enfant refuse

(1) Les chiffres romains indiquent les numéros d'ordre des observations que nous rapportons. Ce numérotage commence avec les enfants décédés.

Les chiffres arabes entre parenthèses qui suivent le nom des enfants répondent au classement des fiches du Dispensaire.

L'âge indiqué pour chaque enfant est celui du nourrisson le jour où il est présenté pour la première fois à la consultation. La date qui suit l'âge est la date d'entrée.

Sauf indication particulière, l'alimentation artificielle est toujours assurée avec le lait stérilisé des hôpitaux, donné *pur*.

d'abord le lait stérilisé. La mère souffre de coliques hépatiques tous les mois et à ce moment le lait se tarit presque. Le 11 décembre, 5^{kgr},770; la mère perd du sang; elle n'a jamais pu nourrir ses 3 autres enfants. Le 8 janvier 1897, l'enfant a de l'irritation cérébrale; il prend peu de lait stérilisé, et à peine le sein; l'enfant est délicat. Il s'accroît lentement jusqu'au 23 mars où il pèse 6^{kgr},150: il est très irritable et crie constamment. Il n'est plus ramené à la consultation. — Nous apprenons au mois d'août qu'il est bien portant et se nourrit mieux, mais il ne prend plus le sein.

XVI. — C... Marcelle, (n° 43), 7 mois, 16 novembre 1896. — Cette enfant a été conçue aussitôt après une fièvre typhoïde de la mère. Nourrie au sein pendant 7 mois. Pèse 6^{kgr},400. Mixte: on donne du lait stérilisé pour remplacer 3 tetées.— Le 5 décembre: 6^{kgr},600, l'enfant est sevrée du sein et mise complètement au lait stérilisé.— Le 12 décembre, 6^{kgr},700: l'augmentation est un peu plus forte depuis le sevrage. Croissance très régulière jusqu'au 3 avril où elle cesse d'être présentée: 7^{kgr},580. — Revue en août, l'enfant continue son alimentation et est très bien portante.

XVII. — R... Eugénie. (n° 44), 3 mois, 14 novembre 1896. — Elevée au sein: vomissements, constipation. 2^{kgr},690. L'enfant est en très mauvais état; la mère a pourtant beaucoup de lait, mais *elle est tout le temps dans le sang.* — Mixte: lait stérilisé trois fois par jour. L'enfant s'accroît assez régulièrement; pourtant les vomissements persistent, aussi bien du lait stérilisé que du lait maternel. — Le 12 décembre: 3^{kgr},350: l'enfant est emmenée à la campagne.

XVIII. — S... Albertine, (n° 47), 3 mois, 4 avril 1896.— Au sein. Bronchite le 20 avril. — Le 21 novembre 1896, 6^{kgr},220. — Mixte : on donne un demi-litre de lait stérilisé. — Le 9 décembre 1896, 6^{kgr},420: l'enfant est délicate, très pâle. La mère n'est pas brillante; elle a perdu 5 enfants vers l'âge de 4 mois, nourris au sein. On donne le lait stérilisé exclusivement. — Le 13 mars, à 14 mois, 7^{kgr},520. L'enfant s'accroît régulièrement. — 8 mai, 7^{kgr},780, rhume. — A la fin de juin, rougeole qui fait tomber son poids de 7^{kgr},840 le 11 juin, à 7^{kgr},590 le 16 juillet. — Le 30 juillet, l'enfant va très bien et a complètement repris. Quitte la consultation jusqu'au 3 septembre où elle n'a plus que 7^{kgr},910. Elle reprend alors régulièrement jusqu'en décembre où elle a une bronchite, puis une congestion pulmonaire. — Le 7 janvier 1898, 8^{kgr},620. A partir de ce moment l'accroissement se fait sans incident. — 18 mars, 8^{kgr},890. — 22 avril, 9^{kgr},240.

XIX. — R... Gérard, (n° 48), 2 mois et demi, 21 novembre 1896. — Au sein, l'enfant va bien et pèse 4^{kgr},450. — Le 11 juin 1897, l'enfant ne croissant plus suffisamment est mis au régime mixte avec 3 biberons par jour: 5^{kgr},610. — Le 25 juin, 5^{kgr},660; l'enfant a une dent; la mère suppose qu'elle est enceinte et se plaint de malaises. Eruption légère de l'enfant; sein matin et soir; biberon 5 fois par jour, 120 grammes chaque fois. — 2 juillet,

5kgr,930. — 16 juillet, 6kgr,200. L'enfant est bien portant et quitte la consultation.

XX. — G... Marius (nº 51), 6 semaines, 17 septembre 1896. — Au sein : vomissements opiniâtres du lait de la mère dès la naissance. Diarrhée. Mère très délicate. La mère a donné, avant l'entrée au dispensaire, du lait coupé d'eau de gruau et de tisane ; gastro-entérite. — Le 28 septembre, l'enfant pèse 4kgr,480 ; on donne du lait stérilisé exclusivement : 7 cuillerées à soupe : le 12 décembre, 8 cuillerées à soupe, l'enfant pèse 4kgr,830. A la fin de janvier, bronchite. L'enfant a néanmoins prospéré. Il pèse 5kgr,540 le 6 février ; on donne 135 grammes par tetée ; puis 150 grammes le 12 février. — Le 26 février, 5kgr,620, augmentation faible, bien qu'il n'y ait aucun trouble de la santé ; l'enfant boit un litre de lait par jour. — Le 6 mars, 5kgr,710, bon état qui se maintient jusqu'au 27 mars : constipation opiniâtre. — Rougeole en avril. — Le 8 mai, 5kgr,490 ; on donne 130 grammes par tetée. — Le 22 mai, 5kgr,700 : on ajoute au lait 50 grammes de viande crue ; mais il s'ensuit un peu de diarrhée ; on remplace, le 4 juin, la viande par deux œufs. — Le 9 juillet, on donne du jus de viande et un œuf à la coque. La croissance est faible par suite d'éruptions dentaires successives. — Le 20 août, 5kgr,840 ; le 3 septembre, 6 kilogrammes, à 14 mois. L'enfant va du reste très bien.

XXI. — B... Renée (nº 54), née le 12 novembre 1896. — Au sein ; diarrhée verte lorsqu'elle est présentée le 5 décembre à la consultation ; elle pèse 3kgr,330. On applique le régime mixte, avec 3×60 de lait stérilisé. — Le 12 décembre, 3kgr,545 ; on fait prendre 3 fois le sein et 4×60 de lait stérilisé. — Le 2 janvier, 3kgr,980. — Le 1er fevrier, le lait de la mère est tari. On ne donne plus que du lait stérilisé. L'enfant prospère très bien. Elle pèse 4kgr,570 le 26 février et est envoyée en nourrice par ses parents.

XXII. — J... Jeanne (nº 55), 2 mois, 5 décembre 1896. — Elevée artificiellement. Pèse 4kgr,480 à son entrée au dispensaire le 5 décembre. — On donne le lait stérilisé. — Le 9 avril, elle pèse 6kgr,500. Mais on supprime le lait à la mère pour refus de faire peser l'enfant.

XXIII. — K. Paul (nº 61), 4 mois, entré le 12 décembre 1896. — Elevé au sein, assez bon état : pèse 5kgr,860. Ne revient que le 6 mars 1897 ; l'enfant qui vient d'avoir la rougeole est pâle et chétif. 6kgr,780. — Le 27 mars, on donne un verre de lait stérilisé matin et soir ; l'enfant a 8 mois et pèse 6kgr,890. — Le 3 avril, on ajoute au sein une bouteille de lait stérilisé par jour. — Le 24 avril, 7kgr,380. — Revu en août, cet enfant était très bien portant et continuait le lait stérilisé, mais exclusivement.

XXIV. — L... Henri (nº 69), 7 mois. — Entrée le 19 décembre 1896 ; pèse 6kgr,270 ; est en bon état. La mère qui élève son enfant au sein demande du lait stérilisé ; on obtient le régime mixte. Coqueluche en février ; rougeole en mars; puis bronchite persistante à la suite. L'enfant résiste à tout cela, mais il ne pèse plus que 5kgr,130 le 20 mars.

XXV. — L... Félix (n° 70), 14 mois. — Entré le 30 novembre 1896 à la consultation des nourrissons pour être *sevré* du sein de la mère. On donne du lait stérilisé. L'enfant pèse 8kgr,530 le 2 décembre. Le lait stérilisé est très bien accepté et l'enfant profite parfaitement. — Le 5 février, il pèse 8kgr,830. — Accidents de dentition le 25 février; il pèse 8kgr,800 le 26 février. — Revu au mois d'août, cet enfant était très bien portant.

XXVI. — J... Berthe (n° 72), née le 7 novembre 1896. — La mère a 5 enfants et après avoir donné le sein pendant plus d'un mois, elle demande à être aidée avec du lait stérilisé. L'enfant pèse 3kgr,160 le 14 décembre; régime mixte qui réussit très bien. Elle pèse 4kgr,410 le 24 avril. — Le 1er mai, bronchite, convulsions; état grave. — Le 8 mai, 4kgr,480. L'enfant se remet rapidement et s'accroît bien. — Le 23 juillet, 5kgr,030. On supprime le lait parce que la mère se refuse à présenter régulièrement son enfant aux pesées.

XXVII. — J... Pauline (n° 73), 14 mois et demi. — Présentée le 17 septembre 1896 avec de la gastro-entérite. On donne du lait stérilisé. L'enfant s'accroît assez bien, de 7kgr,630 le 19 décembre à 8kgr,580 le 24 avril, sans incident.

XXVIII. — V... Nicolas (n° 75), un an. — Présenté le 27 novembre 1896 avec de la bronchite. Sevré du sein le 14 décembre avec le lait stérilisé; l'enfant pèse 7kgr,650. On ajoute au lait un œuf et un tapioca. — Le 15 janvier, 7kgr,850; l'enfant a eu de la bronchite et du coryza. — Le 10 février, 8kgr,170. En février, mars et avril, l'enfant a une succession de bronchites. — Le 10 avril, il pèse 7kgr,880. La mère est chassée de la consultation pour grossièreté.

XXIX. — C... Georges (n° 76), un mois et demi. — Présenté le 28 novembre 1896 pour bronchite et gastro-entérite: l'enfant élevé au biberon boit du lait de crèmerie. La diarrhée est arrêtée par le lait stérilisé. — Mais le 21 décembre, l'enfant a encore des vomissements fréquents; on lui donne 5 cuillerées à soupe toutes les deux heures. — Revu le 31 mars, c'est un très bel enfant.

XXX. — B... Henriette (n° 78), 3 semaines. — Vue le 26 décembre au dispensaire. L'enfant, qui pesait 3kgr,150 à la naissance, est au sein; mais elle prend mal le sein; elle pèse 3kgr,595. — Le 21 juillet 1897, l'enfant est amenée à la consultation des nourrissons. Sa mère lui donne le biberon depuis 4 mois, avec du lait ordinaire; elle a de la diarrhée. On donne du lait stérilisé qui supprime aussitôt la diarrhée. — Le 23 juillet, l'enfant pèse 5kgr,700.

XXXI. — F... René (n° 80), 5 mois. — Présenté le 26 décembre 1896.

L'enfant est au sein et pèse 6kgr,910. — Le 3 avril 1897, régime mixte; on donne une bouteille de lait stérilisé par jour; l'enfant pèse 8kgr,060. — Le 24 avril, 8kgr,640; l'enfant prend le sein 3 fois. — Le 22 mai, 9kgr130, une seule tetée au sein. — Le 4 juin, 9kgr,170; on ajoute un jaune d'œuf dans un des verres de lait. — Le 16 juillet, 9kgr,250; l'enfant est sevré du sein; on donne deux bouteilles de lait et un œuf. — Le 23 juillet, 9kgr,350; enfant nerveux, cris aigus.

XXXII. — B... Joséphine (n° 81), 18 mois. — Présentée le 22 décembre 1896: *Infantilisme;* bronchite et gastro-entérite. On donne du lait stérilisé. L'enfant pèse 7kgr,095 le 26 décembre. Bronchite en février. — Le 11 juin, 8kgr,140. — Le 2 juillet, 8kgr,380; varicelle. — Cette enfant est de petite taille, a le front saillant. La mère a perdu 4 enfants: 2 jumelles mort-nées, — un enfant de 14 mois mort de bronchite, — un enfant mort à 5 jours. Le mari boit.

XXXIII. — D... Eugénie (n° 86), 6 semaines. — Le 4 février 1897, l'enfant est amenée pour de la gastro-entérite. — Le 23 avril, vomissements, diarrhée, teint pâle, mauvais état; biberon avec lait ordinaire. On donne du lait stérilisé à partir du 24 avril: 4kgr,260 à 4 mois. — Le 1er mai, 4kgr.660; tous les troubles ont disparu et l'enfant est déjà en excellent état. — Le 8 mai, 4kgr,850; on donne 90 grammes par tetée; le 22 mai, 5kgr,280; on donne 120 grammes; le 28 mai: 7×120 de lait; le 2 juillet, 6 kilogrammes. — Revue au mois d'août, cette enfant était bien portante.

XXXIV. — B. Juliette (n° 90), 9 mois. — Présentée le 15 janvier 1897, pèse 6kgr,550; cette enfant a pâti en nourrice; éventration. On donne 135 à 160 grammes de lait stérilisé par prise. L'enfant reprend et s'accroît régulièrement. — Le 6 mars, on inscrit sur sa fiche: enfant chétive, mais teint assez bon. Sa progression est légèrement interrompue, à la fin de mars, par une forte poussée dentaire: constipation. — Le 3 avril 6kgr,920. C'est un exemple de croissance retardée que le lait stérilisé parvient à régulariser. — Revue au mois d'août, cette enfant était bien portante.

XXXV. — R... Marcel (n° 95), un mois et demi. — Le 22 janvier, cet enfant pèse 3kgr,705; il est au sein, a des vomissements répétés et de la constipation. — Le 29 janvier, 3kgr,710; on ajoute au sein 3 prises de lait stérilisé. — Le 5 février, 3kgr,900; l'enfant continue de vomir le lait de la mère. — Le 12 février, 4kgr,020; les vomissements du lait maternel persistent: l'explication de ces vomissements échappe. On fait cesser le sein. — Le 26 février, 4kgr,440: les *vomissements ont cessé complètement depuis que l'enfant ne prend plus le sein.* — Le 20 mars, 4kgr,920. Vaccination et rougeole au commencement d'avril. — Le 17 avril, 5kgr,690. — Le 24 avril, 5kgr,700; l'enfant ne prend que 75 grammes de lait par tetée. — Le 19 mai, l'enfant, qui a eu une toux quinteuse, a des vomissements et une diarrhée abondante depuis 24 heures. La diète hydrique dissipe tout cela. Le 22 mai, 5kgr,560. — L'enfant est envoyé en nourrice par les parents.

XXXVI. — D... Ernest (n° 105), 3 mois. — Le 5 février, 6kgr,120; l'enfant élevé au biberon est en bon état. On lui donne 120 grammes de lait stérilisé par tetée. — Le 25 juin, 8kgr,440. Broncho-pneumonie. — Le 9 juillet, 8kgr,490. — Le 23 juillet, 8kgr,640. L'enfant s'accroît très régulièrement et pèse 10 kilogrammes le 29 octobre; 10kgr,200 le 19 novembre, on donne un litre de lait et un œuf; 10kgr,600 le 24 décembre; 11kgr,070 le 21 janvier. Enfant très bien portant.

XXXVII. — S... Marie (n° 116), deux mois et demi, le 12 février: 4kgr,800. — Enfant élevée au sein, mais mal réglée: elle tette 20 fois par jour! vomissements. On donne le régime mixte. L'équilibre physiologique est difficile à retrouver. Du reste l'enfant ne sort pas; elle a de l'érythème fessier le 20 mars, une luxation de l'épaule le 17 avril. — Le 28 mai, elle pèse 5kgr,660; on lui donne 150 grammes par tetée.

Le 31 mai, diarrhée qui ne trouble pas l'état général. — Le 21 juin, diarrhée et vomissements; l'enfant n'est pas réglée. Ces accidents ne résistent pas à une diététique plus sévère. — Le 30 juillet, 6kgr,450. A partir de cette époque, l'accroissement se fait plus régulièrement. — Le 1er octobre, 7kgr,610: diarrhée légère. N'est pas revue avant le 13 mai 1898, 9kgr,950. Convulsions le 17 juin. — Le 8 juillet, 9kgr,860. Une bronchite interrompt sa croissance en décembre. L'enfant n'est pas soignée et se retrouve à 9kgr,950 le 13 mai 1898.

XXXVIII. — P... Germaine (n° 118), 6 semaines. — Le 12 février 1897: pèse 4kgr,050. Elevée au biberon avec lait ordinaire et eau panée; boit 2 litres de lait! Régurgitations. On donne le lait stérilisé: 60 grammes par tetée. Quelques vomissements le 15 février. Mauvais biberon; on donne une bouteille graduée. — Le 27 mars, 4kgr,400. Mal soignée. — Le 15 mai, 4kgr,760; on donne 105 grammes par tetée. — Revue au mois d'août, l'enfant est bien portante.

XXXIX. — D... Henri (n° 126), 10 mois et demi, le 19 février 1897: pèse 9kgr,120. Etait au sein, mais a été sevré il y a 15 jours. On donne le lait stérilisé. L'enfant perce 5 dents successivement à la fin de février. — Le 10 avril, 9kgr,400.

XL. — S. Jeanne (n° 127), deux mois et 24 jours, le 16 février 1897; pèse 4kgr,950. — Au sein, avec en plus des panades; érythème fessier; quelques vomissements; mère très nerveuse. Le 20 mars, selles vertes; on donne le lait stérilisé. — 1er mai, 6kgr,040. L'enfant est mise en nourrice pendant 5 mois. — Le 26 novembre, elle ne pèse plus que 5kgr,680!

XLI. — P... Yvonne (n° 138), 3 mois et demi, le 6 mars 1897: 5kgr,600; bronchite. On donne le lait stérilisé: 105 grammes par prise. S'accroît régulièrement. — Le 24 avril, 6kgr,480; on donne 160 grammes par tetée. L'enfant part à la campagne.

XLII. — D... Henriette (nº 146), 19 jours, le 22 mars 1897. — Pesait à la naissance 1kgr,730. Nourrie au biberon Robert avec du lait ordinaire : diarrhée, érythème fessier. Enfant très chétive. L'enfant présente en outre une séborrhée abondante de la tête, des taches érythémateuses sur la lèvre supérieure et les paupières, des croûtes sur le front. — Le 27 mars, 2kgr,310 ; la diarrhée persiste. On donne du lait stérilisé. — Le 10 avril, 2kgr,300 ; amélioration de l'éruption ; soupçon de syphilis héréditaire. — Le 1er mai, 2kgr,550. — Le 15 mai, 2kgr,730 ; coryza, épistaxis. On donne XX gouttes de liqueur de Van Swieten, matin et soir ; 90 grammes de lait par tetée. — Le 28 mai, 2kgr,900. — *Syphilis héréditaire* certaine. — Le 11 juin, 3kgr,020.

XLIII. — B... Fernande (nº 167), 4 semaines, le 16 avril. — Pesait à la naissance 2kgr,100. Enfant de fille-mère, nourrie au sein. — Le 16 avril, on donne du lait stérilisé, 45 grammes toutes les 2 heures. — Le 17 avril, 2kgr,190. — Le 16 juillet, 3kgr,600 ; la mère a donné des panades ; l'enfant a de la diarrhée. — Le 30 juillet, 3kgr,930 ; la diarrhée a disparu.

XLIV. — Z... Marie (nº 169), 7 mois, le 17 avril. — Enfant jumeau ; pesait 2 kilogrammmes à la naissance. Pèse 5kgr,680 le 17 avril ; était nourrie au sein et au lait ordinaire. On continue le régime mixte avec le lait stérilisé. — Le 22 mai, 6 kilogrammes. — Le 4 juin, 6kgr,100 ; on donne 750 grammes par jour. — Le 18 juin, 6kgr,300 ; on ajoute un œuf à la coque. — Le 25 juin, 6kgr,500. — Le 9 juillet, 6kgr,080 ; diarrhée un peu plus abondante que celle de son frère : diète hydrique ; arrêt le lendemain. — Le 16 juillet, 6kgr,050, reprise de la diarrhée. — Le 30 juillet, 6kgr,420 ; varicelle.

XLV. — Z... Henri (nº 170, 7 mois), le 17 avril, frère de la précédente. — Pèse 6kgr,570 le 17 avril ; même régime. — Le 22 mai, 6kgr,980. — Le 4 juin, 7kgr,220 ; on donne 750 grammes. — Le 18 juin, 7kgr,230 ; enrouement ; un œuf à la coque. — Le 25 juin, 7kgr,420. — Le 9 juillet, 7kgr,360 ; diarrhée : diète hydrique ; arrêt le lendemain. — Le 16 juillet, 7kgr,170 ; reprise de la diarrhée. Les deux enfants ne sortent pas ; ils sont très pâles. — Le 30 juillet, 7kgr,330 ; varicelle. Les enfants, revus plus tard, étaient très bien portants.

La coïncidence de la diarrhée, puis de la reprise de la diarrhée 8 jours plus tard chez ces deux enfants soignés par la même personne, montre bien que ces troubles intestinaux étaient dus à quelque faute d'hygiène alimentaire par la négligence de la mère.

XLVI. — R... Suzanne (nº 198), 3 mois et demi. — Le 17 mai 1897 : 4kgr,650. Enfant nourrie au sein pendant un mois et demi, puis au biberon avec du lait ordinaire et à la semoule. Vomissements fréquents, constipation. On donne du lait stérilisé. — Le 22 mai, 4kgr,700 ; vomissements partiels continuent ; on donne une cuillerée d'eau de Vichy par biberon. — Le 28 mai, 4kgr,570 ; on donne par tetée 90 grammes de lait et 25 grammes d'eau bouillie. — Le 4 juin, 4^{kgr},550 ; 90 grammes de lait pur. — Le 2 juillet, 5 kilogrammes. — Le 9 juillet, 4^{kgr},890 ; diarrhée ; potion tanin et acide lactique : lait coupé avec un demi-litre d'eau bouillie toutes les 3 heures seulement. — Le 10 juillet, diarrhée arrêtée ; on donne 100 grammes de lait pur. — Le 23 juillet, 4^{kgr},850 ; 120 grammes de lait. — Le 6 août, 4^{kgr},930. L'enfant va bien.

XLVII. — W... Louise (n° 209), 5 mois, le 29 mai 1897. — Elevée au biberon avec du lait ordinaire ; depuis 3 jours, diarrhée et vomissements ; rougeole. On donne du lait stérilisé. — Le 5 juin, 4^{kgr},600 ; 90 grammes par tetée. — Le 11 juin, 4^{kgr},790 ; diarrhée légère persiste, 5 selles ; 105 grammes de lait pur ; le 18 juin, 4^{kgr},970 ; 120 grammes par prise. — Le 25 juin, 4^{kgr},930 ; la diarrhée qui persistait légèrement avec 120 grammes, disparait en ne donnant que 105 grammes. — Le 2 juillet, 4^{kgr},800 ; on donne 130 grammes ; le lendemain diarrhée ; diète hydrique ; diarrhée guérie en 24 heures. On diminue légèrement la quantité de lait. — Le 9 juillet, 4^{kgr},860. — Le 30 juillet, 5^{kgr},420. L'enfant va bien.

Cette observation montre le rôle que joue parfois la quantité du lait absorbé dans l'éclosion des troubles intestinaux, chez les enfants dont l'estomac et l'intestin ont été *blessés* par un régime alimentaire défectueux.

XLVIII. — R... René (n° 219), 6 mois, le 18 juin 1897. — La mère, ayant 6 enfants, a nourri celui-ci au biberon depuis un mois avec du lait ordinaire : vomissements, diarrhée. — Le 18 juin, 5^{kgr},600 ; on donne 150 grammes de lait stérilisé par prise. — Le 2 juillet, 5^{kgr},920. — Le 1er octobre, 6^{kgr},550 ; salivation ; 4 à 5 selles très jaunes ; dentition fatigante. — Le 10 décembre, 8 kilogrammes ; légère diarrhée ; l'enfant perce des dents. — Le 14 janvier, 8^{kgr},500 ; impetigo de la face et du nez. — Le 11 mars, 9^{kgr},490 ; l'enfant commence une bronchite qui s'accentue ensuite et le fait diminuer de poids. — Le 24 mars, 9^{kgr},220. — Le 15 avril, l'enfant est complètement guéri, 9^{kgr},320. — Le 6 mai, 9^{kgr},450. — Le 17 juin, 10^{kgr},370.

XLIX. — V... Alexis (n° 222), 18 jours, le 25 juin 1897 : 3^{kgr},950. — Elevé au biberon ordinaire ; l'enfant a du muguet. On donne 65 grammes de lait stérilisé coupé d'un quart d'eau bouillie. — Le 2 juillet, 4^{kgr},100. — Le 23 juillet, 4^{kgr},500 ; on donne 90 grammes de lait pur. L'enfant a pendant un jour une diarrhée légère. — Le 6 août, 4^{kgr},580.

L. — M... Paul (n° 231), 13 mois, le 6 juillet 1897. — Nourri au lait de vacherie ; gastro-entérite. Mis au lait stérilisé qui, en 2 jours, supprime la diarrhée. — Le 6 juillet, 7^{kgr},250 ; l'enfant va très bien, malgré la grande chaleur. — Le 16 juillet, 7^{kgr},630. — Le 13 août, 8^{kgr},030. Enfant très bien portant.

LI. — M... Louis (n° 233), un mois et demi, le 9 juillet 1897 : 3kgr,700. — L'enfant prenait le sein et du lait de crèmerie. Diarrhée. La mère est faible; elle souffre de gastralgie. — Le 23 juillet, 3kgr,960, on donne 75 grammes par tetée. — Le 30 juillet, 4kgr,280. — L'enfant va bien lorsque nous le revoyons au mois d'août.

LII. — D... Félix (n° 238), 3 mois, le 12 juillet 1897. — Elevé au sein, mais sevré depuis un mois avec du lait ordinaire. Diarrhée, vomissements. On donne 60 grammes de lait stérilisé par tetée. — Le 16 juillet, 4kgr,760. — Le 6 août, 4kgr,800. — Le 13 août, 5kgr,100; on donne 120 grammes de lait. Bronchite le 27 août. — Le 8 septembre, 5kgr,430. — Le 1er octobre 5kgr,800; nouvelle bronchite. — Le 29 octobre, 6kgr,380; l'enfant a, pendant un jour, 2 selles liquides. — Le 5 novembre, 6kgr,480 ; l'enfant est très bien portant.

LIII. — S... Raymond (n° 247), 9 mois, le 10 juillet 1897 : 8kgr,320. — Nourri au lait ordinaire : diarrhée, vomissements. On donne du lait stérilisé et la diète hydrique 3 jours après pour arrêter la diarrhée. L'enfant n'est représenté à la consultation que le 18 octobre, 9kgr,900. — Le 24 décembre, 10kgr,500 ; une bronchite arrête quelque temps la croissance. — Le 14 janvier 1898, 10kgr,520. — Le 18 février, 11kgr,130. — Le 15 avril, 11kgr,700. L'enfant est très bien portant.

LIV. — T... Ernestine (n° 257), 2 mois le 23 juillet 1897 : 3kgr,750. — Nourrie au biberon Robert ; diarrhée, vomissements. On donne 75 grammes de lait stérilisé par tetée et la diarrhée est aussitôt arrêtée. L'enfant pèse 3kgr,880 le 30 juillet ; on donne 90 grammes de lait.

LV. — D... Auguste (n° 258), 6 mois et demi, le 12 juin 1897. — L'enfant prend le sein : c'est un très beau nourrisson. — Le 12 juin, la mère tousse et se dit fatiguée ; on donne 120 grammes de lait stérilisé 3 fois par jour pour la soulager. — Le 30 juin, 8kgr,250. — Le 30 juillet, 8kgr,730 ; l'enfant va très bien. Comme la mère est rétablie, on supprime le lait stérilisé et la mère ne donnera plus que le sein.

Cette observation montre quel utile parti on peut tirer du lait stérilisé dans l'allaitement au sein, lorsqu'un accident quelconque nécessite un repos partiel et temporaire de la nourrice.

LVI. — B... Louis (n° 261), 11 mois, le 24 juillet 1897. — Enfant nourri au lait de crèmerie. Cet enfant qui pèse 7kgr,350, a de la gastro-entérite intense et notamment une diarrhée rebelle depuis 8 semaines, que *rien* n'a pu arrêter. On donne le lait stérilisé et aussitôt la diarrhée est supprimée. — Le 30 juillet, 7kgr,620, l'enfant n'a plus que quelques vomissements. On lui donne un jaune d'œuf en plus du lait.

LVII. — Il en est de même pour le (n° 266), enfant de 5 semaines qui avait le 26 juillet une diarrhée rebelle due au lait de crèmerie, et qui fut guérie aussitôt par l'usage du lait stérilisé. Cette enfant pesait 2^{kgr},830.

LVIII. — B... Georges (n° 255), 5 semaines, le 14 mai 1897. — Nourri d'abord au sein; sevré pour abcès du sein de la mère. Biberon avec lait ordinaire coupé d'eau. Enfant cachectique; convulsions. On donne 30 grammes de lait stérilisé et 15 grammes d'eau bouillie. — Le 20 mai, 2^{kgr},790. — Le 27 mai, 3^{kgr},020. On donne le lait pur. — Le 3 juin, 2^{kgr},990. — Le 10 juin, 3^{kgr},200. — Le 17 juin, 3^{kgr},260. L'enfant paraît mieux supporter le lait coupé; on rétablit le coupage. — Le 24 juin, 3^{kgr},460; l'enfant est bien portant.

Exemple d'intolérance du lait pur, l'estomac de l'enfant étant accoutumé à des coupages étendus.

LIX. — L... Henri (n° 270), 6 semaines, le 3 septembre 1897: 2^{kgr},570. — *Syphilis héréditaire:* liqueur de Van Swieten. Régime mixte. L'enfant reprend très vite avec l'alimentation bien réglée et s'accroît assez régulièrement. — Le 1er octobre 2^{kgr},740. — Le 22 octobre, 3^{kgr},030; on supprime complètement le sein; l'enfant ne prend plus que du lait stérilisé. — Le 15 novembre, 3^{kgr},230. — Le 19 novembre, bronchite, quelques vomissements; boit très peu; un peu de muguet sur la langue. Friction mercurielle. — Le 3 décembre, 2^{kgr},920. — Le 10 décembre, 3^{kgr},130. — Le 17 décembre, reprise de la bronchite; quelques vomissements; on suspend les frictions. — Le 24 décembre, 3^{kgr},090. — Le 31 décembre, 3^{kgr},230. L'enfant reprend sa croissance interrompue. — Le 28 janvier, 3^{kgr},650. — Le 11 février, frictions. — Le 11 mars, 4^{kgr},010; 90 grammes de lait par tetée; on suspend la friction. Aucun incident jusqu'au 10 juin, 4^{kgr},290. — L'enfant est bien portant.

LX. — T... Edmond (n° 272), 3 mois, le 3 septembre 1897: 3^{kgr},400. — Athrepsie: l'enfant était nourri au biberon avec le lait de crèmerie; vomissements et diarrhée verte. On donne le lait stérilisé, et en quelques jours les vomissements et la diarrhée ont disparu. — Le 17 septembre 3^{kgr},800; l'enfant va bien. On donne 90 grammes de lait toutes les 2 heures.

LXI. — V... Françoise (n° 274), née le 10 juillet 1897. — Pesait à la naissance 3^{kgr},250. L'enfant présentée le 3 septembre pèse 4^{kgr},140; elle a des vomissements. Elle est nourrie au lait stérilisé, mais elle en prend un litre par jour: elle n'a pas 2 mois! — Le 24 septembre, 4^{kgr},780. Les vomissements persistent: on diminue encore la quantité. A partir de ce moment elle s'accroît régulièrement. — Le 29 octobre, 5^{kgr},810; elle a de la bronchite. — Le 19 novembre, faute de diététique amène 5 selles jaunes un peu liquides. On donne 150 grammes par tetée: la diarrhée s'arrête facilement. — Le 26 novembre, 6^{kgr},270. — Le 7 janvier, 6^{kgr},690. — Le 11 février, 7 kilogrammes; l'enfant tousse depuis quelque temps. — Le 15 avril, 7^{kgr},650; l'enfant a eu de la bronchite. Elle est guérie et est en parfaite santé.

LXII. — L... Marcel (n° 276), 2 mois, le 10 septembre 1897. — *Enfant prématuré*, pesait 2^{kgr},500 à la naissance. L'enfant pèse 3^{kgr},490 le 10 septembre. Il est nourri au sein, mais ne tette que d'un côté. Vomissements depuis la naissance, presque à chaque tetée. A pris de la farine lactée pendant 15 jours, ce qui a augmenté les vomissements qui sont maintenant incoercibles. — La mère a perdu 6 enfants en bas-âge, dont 3 de diarrhée. On donne une bouteille de lait stérilisé en même temps que le sein. Ce régime réussit parfaitement et les vomissements disparaissent. — Le 1er octobre, 3^{kgr},690. — Le 5 novembre, 4^{kgr},300. — Le 14 janvier, 5^{kgr},450; l'enfant prend le sein et une bouteille en 4 fois. — Le 18 mars, 6^{kgr},400. Survient de la bronchite; adénopathie cervicale. L'enfant boit peu. La grippe persiste pendant 3 semaines environ. — Le 8 avril, l'enfant ne pèse plus que 6^{kgr},150. Mais il se rétablit complètement et ne prend plus que le lait stérilisé. — Le 15 avril, 6^{kgr},270. — Le 20 mai, 6^{kgr},890. — Le 24 juin, 6^{kgr},940. L'enfant est très bien portant.

LXIII. — V... Francine, n° 278, 2 mois, le 10 septembre 1897: 5^{kgr},190. — L'enfant était au biberon ordinaire; on donne le lait stérilisé. Il s'accroît très bien jusqu'au 3 novembre, 6^{kgr}.380. Mais l'enfant est mis à cette époque à la crèche de Tenon où on lui donne du lait coupé pendant un mois, la mère étant à l'hôpital. A son retour, le 17 décembre, 6^{kgr},700 l'enfant a de la grippe et de la bronchite.

LXIV. — K... Fernand (n° 350), un an, le 19 novembre 1897: 9^{kgr},340. — L'enfant était nourri au lait stérilisé *coupé d'eau panée*. On donne le lait pur. L'enfant s'accroît bien jusqu'au 7 janvier, 10^{kgr},330. A partir de ce moment la courbe des pesées subit des perturbations singulières entre 10 kilogrammes et 10^{kgr},400. — Le 6 mai, 10^{kgr},350, on apprend que l'enfant était gardé pendant la journée par son frère âgé de 10 ans, qui lui donnait le biberon. On remédie à cet inconvénient et l'enfant reprend régulièrement sa croissance interrompue. — Le 27 mai, 10^{kgr},750. — Le 17 juin, 10^{kgr},950. — Le 8 juillet, 11^{kgr},220. L'enfant est bien portant.

LXV. — O... Jules (n° 351), 3 mois, le 16 novembre 1897: 3^{kgr},680. — *Enfant très retardé*, bien que nourri au sein. Il pesait 2 kilogrammes à la naissance. Il a de la bronchite. On donne le régime mixte avec 3 prises de 120 grammes de lait stérilisé. L'enfant prospère assez bien à partir de ce moment. C'est ainsi qu'il pèse 4^{kgr},190 le 10 décembre; 4^{kgr},470 le 24 décembre. La mère ne donne plus le sein que la nuit à partir du mois de janvier. — Le 21 janvier, 4^{kgr},700. — Le 11 février, 4^{kgr}.990. L'enfant tousse à la fin de février. — Le 25 mars, 5^{kgr},460: on donne 135 grammes toutes les 2 heures et demie. — Le 6 mai, 5^{kgr},900; l'enfant est complètement sevré du sein et ne prend plus que du lait stérilisé. Bronchite à la fin de mai. Vacciné le 18 juin. Il pèse 6^{kgr}.300 le 8 juillet et est en bonne santé.

LXVI. — G... Renée (n° 69, nouvelles fiches). 3 mois, le 2 avril 1898:

3^{kgr},880. — Enfant en mauvais état; nourrie avec du lait ordinaire coupé avec eau panée, eau de mauves. Erythème du siège. On donne le lait stérilisé; l'enfant ne tarde pas à reprendre vigoureusement. — Le 22 avril, 4^{kgr},440; on donne 7×90 grammes de lait stérilisé. — Le 13 mai, 4^{kgr},660. — Le 10 juin, 4^{kgr},950. — Le 24 juin, 5^{kgr},250. L'enfant prospère bien et n'a pas présenté dans sa croissance le moindre incident.

LXVII. — D... Marcel (n° 96, nouvelles fiches), 6 semaines, le 11 février 1898: 4^{kgr},590. — L'enfant recevait le biberon avec du lait ordinaire; diarrhée. La diarrhée est arrêtée aussitôt; mais l'enfant présente un nervosisme accentué qui est cause, dit la mère, qu'il n'est pas présenté à la consultation avant le 15 avril: 5^{kgr},940. L'enfant, à partir de ce moment, prospère du reste régulièrement. — Le 13 mai, 6^{kgr},440. — Le 27 mai, 6^{kgr},820. — Le 24 juin, 7^{kgr},500. Enfant bien portant.

LXVIII. — G... Jeanne (n° 104, nouvelles fiches), 2 mois, le 28 février 1898. — Nourrie au sein et surtout au lait ordinaire coupé d'un tiers d'eau. — Le 15 mars, 3^{kgr},730; on supprime le biberon et l'enfant ne doit prendre que le sein. Mais lorsqu'on représente l'enfant le 8 avril, 4^{kgr},750, la mère ayant jugé le sein insuffisant annonce qu'elle n'a donné que du lait stérilisé. L'enfant s'accroît régulièrement. — Le 15 avril, 4^{kgr},910. — Le 6 mai, 5^{kgr},300; on donne 135 grammes par prise. — Le 13 mai, 5^{kgr},530; l'enfant ne prend que 120 grammes. — Le 3 juin, 5^{kgr},990. Vaccinée le 10 juin. — Le 8 juillet, 6^{kgr},630. L'enfant est bien portant.

LXIX. — R... Madeleine (n° 134, nouvelles fiches), 3 semaines, le 4 mars 1898. — Pesait 4^{kgr},250 à la naissance. Ne pèse plus que 3^{kgr},590; est pourtant nourrie au sein. — Le 6 mai, 3^{kgr},620. — Le 13 mai, 3^{kgr},620; pensant que le sein est insuffisant, on institue le régime mixte avec 90 grammes de lait stérilisé par tetée. — Le 20 mai, 4 kilogrammes. — Le 3 juin, 4^{kgr},550. — Le 17 juin, 4^{kgr},900. — Le 1er juillet, 5^{kgr},420. L'enfant prospère à merveille.

LXX. — G... Alice (n° 145, nouvelles fiches), née le 24 juin 1897. — L'enfant a 8 mois lorsqu'on la présente le 25 février 1898: 7^{kgr},360. L'enfant a été nourrie au sein, mais la mère a commencé à donner de la soupe: diarrhée, vomissements intenses. On donne le lait stérilisé et l'on supprime la soupe; la diarrhée et les vomissements cessent immédiatement.

LXXI. — D... Aimé (n° 147, nouvelles fiches), 3 semaines, le 21 février 1898: 3^{kgr},110. — Enfant chétif, vomissements, nourri au sein. — Le 25 février, 3^{kgr},140; on donne du lait stérilisé, par 60 grammes, pour la journée; le sein la nuit. — Le 11 mars, 3^{kgr},550. — Le 25 mars, 4^{kgr},040; on donne 90 grammes de lait stérilisé. L'enfant vomit le lait de la mère; le lait stérilisé n'est pas vomi. — Le 22 avril, 4^{kgr},700; on donne 105 grammes et on supprime le sein. — Le 6 mai, 4^{kgr},900; éruption suspecte; hernie. — Le 9 juin, 5^{kgr},450. — Le 8 juillet, 6^{kgr},720. L'enfant est bien portant.

LXXII. — S... Adolphe (n° 154, nouvelles fiches), 3 mois, le 7 mars 1898 : 3^{kgr},110. — Pesait 3^{kgr},500 à la naissance et 4^{kgr},300 à 2 mois. L'enfant prend le sein et du lait pasteurisé. Le père est tuberculeux.

A son entrée à la consultation, on supprime le biberon et on ne fait prendre que le sein à titre d'essai. — Le 9 mars, la mère a donné un peu autre lait. On donne alors 4×90 grammes de lait stérilisé pur. — Le . mars, 4^{kgr},270. — Le 18 mars, 4^{kgr},260. L'enfant a, paraît-il, toujours vomi le lait de la mère; il vomit moins le lait stérilisé, à en croire cette dernière qui a du reste très peu de lait. On donne 6×90 de lait stérilisé. — Le 25 mars, 4^{kgr},330; les vomissements ont cessé. — Le 1er avril, 4^{kgr},460 ; on remet l'enfant à 75 grammes.

LXXIII. — L... Marcel (n° 163, nouvelles fiches), 4 mois, le 28 janvier 1898: 5 kilogrammes. — Insuffisance du lait de la mère. Régime mixte avec le lait stérilisé par prises de 125 grammes. — Le 4 février, 5^{kgr},300 ; l'enfant ne prend plus le sein que la nuit. Il prospère régulièrement. -- Le 4 mars. 6 kilogrammes. — Le 15 avril, 6^{kgr},650. — Le 20 mai, 7^{kgr},520. — Le 17 juin, 7^{kgr},850. — Le 8 juillet, 8^{kgr},050.

LXXIV. — B... Georgette (n° 206, nouvelles fiches). 19 jours, le 16 avril 1898: 3^{kgr},100. Nourrie au biberon avec du lait coupé par moitié. Erythème fessier très intense. On donne 45 grammes de lait stérilisé pur par tetée. — Le 22 avril, 3^{kgr},270. — Le 29 avril, 3^{kgr},520. — Le 13 mai, 3^{kgr},800. — Le 10 juin, 4^{kgr},650. — Le 1er juillet, 5^{kgr},380. L'enfant s'accroît très régulièrement et se porte parfaitement.

LXXV. — C... Germaine (n° 216, nouvelles fiches), 10 mois, le 22 avril 1898: 6^{kgr},970. — *Enfant arriéré.* On lui donne du lait stérilisé et elle s'accroît sans aucun incident, en mettant rapidement ses dents. — Le 29 avril, 7^{kgr},300. — Le 20 mai. 7^{kgr},510; une dent. — Le 3 juin. 7^{kgr},650. — Le 1er juillat, 8^{kgr},070. — Le 8 juillet. 8^{kgr},040; l'enfant a été vaccinée et a mis une dent. Bien portante.

LXXVI. — F... Aimée (n° 227, nouvelles fiches), un mois et demi, le 22 avril 1898: 3^{kgr},110. — Nourrie au biberon ordinaire. On donne le lait stérilisé, 60 grammes par tetée. — Le 6 mai, 3^{kgr},400; l'enfant a quelques régurgitations après les tetées; on abaisse à 45 grammes par prise. Les vomissements cessent en quelques jours. — Le 3 juin, 3^{kgr},740. — Le 24 juin, 4^{kgr},200. L'enfant va très bien.

LXXVII. -- B... Adrien (n° 228, nouvelles fiches), 4 semaines. — Le 13 mai 1898: 3^{kgr},830. — A été nourri au sein jusqu'à 15 jours; puis au biberon avec du lait ordinaire coupé d'eau. Diarrhée verte. On donne du lait stérilisé, 60 grammes par tetée. — Le 27 mai, 4^{kgr},020. — Le 3 juin, 4^{kgr},240; on donne 75 grammes par tetée. — Le 17 juin 4^{kgr},360 ; diarrhée légère par suralimentation, cesse dès qu'on observe le régime. — Le 24 juin, 4^{kgr},520. — Le 8 juillet, 4^{kgr},820. -- Bien portant.

LXXVIII. — G... Charles (n° 230, nouvelles fiches), 7 mois. — Le 13 mai 1898 : 5kgr,920. — Au sein jusqu'alors, enfant très arriéré ; rachitisme ; adénopathie cervicale très développée. La mère a cinq autres enfants. On donne du lait stérilisé que l'enfant vomit en partie après chaque tetée, pendant les premiers jours. — Le 27 mai, 5kgr,790. — Le 3 juin, 5kgr,970. — Le 10 juin, 6kgr,240. — Le 1er juillet, 6kgr,390. L'enfant semble bien reprendre ; il digère bien.

LXXIX. — D... Marcel (n° 231, nouvelles fiches), 2 mois. — Le 13 mai 1898 ; 5kgr,380. — L'enfant est surtout nourri au lait de crèmerie ; la mère, albuminurique, avait, dit-elle, peu de lait au début notamment, et elle ne donne qu'une ou deux fois le sein. L'enfant a de la diarrhée verte. — On le met au sein exclusivement. — Le 16 mai, 5kgr,140 ; l'enfant a diminué de poids et il est constipé. — Le 20 mai, 5kgr,210 ; constipation toujours grande ; l'enfant crie tout le temps et tette mal ; comme il ne s'accroît pas, on ajoute au sein 120 grammes de lait stérilisé, 2 fois par jour. — Le 27 mai, 5kgr,290 ; l'enfant va mieux et commence à s'alimenter mieux. — Le 24 juin, 5kgr,960. — Le 1er juillet, 6kgr,030. L'enfant s'alimente régulièrement et sa santé est bonne.

LXXX. — C... Georges (n° 249, nouvelles fiches), 5 mois. — Le 20 mai : 6kgr,970. — Nourri au biberon ordinaire ; bronchite. On donne 150 grammes de lait stérilisé par tetée. — Le 27 mai, 7kgr,250. — Le 3 juin, 7kgr,290 ; on donne 6×160 grammes de lait. — Le 17 juin, 7kgr,520. — Le 8 juillet, 7kgr,930. L'enfant va bien.

LXXXI. — M... Maurice (n° 188, nouvelles fiches), 3 mois. — Le 28 janvier 1898 : 4kgr,370. — Nourri au sein ; diarrhée verte, 5 à 6 selles. On donne le lait stérilisé pur exclusivement et la diarrhée disparaît. — Le 4 février, 4kgr,440. — Le 25 février, 4kgr,770 ; on donne 120 grammes par tetée. — Le 1er avril, 5kgr,150. — Le 6 mai, 5kgr,470. L'enfant va bien.

Voir la suite de ces 81 observations du Dispensaire de Belleville, un peu plus loin, au début des tableaux graphiques.

CHAPITRE II

AU DISPENSAIRE DE LA RUE DU CHEMIN-VERT : LAIT STÉRILISÉ PAR LA MÉTHODE DE SOXHLET

Le Dispensaire de la rue du Chemin-Vert, dans le XIe arrondissement (quartier Popincourt), est une maison de secours que possède l'Assistance publique et où le Conseil général de la Seine, en présence des excellents résultats obtenus par M. Budin à la Charité puis à la Maternité, fit organiser, sur l'initiative de M. P. Strauss, une consultation de nourrissons avec distribution gratuite de lait stérilisé aux mères indigentes qui ne peuvent allaiter leurs enfants.

C'est en réalité une surveillance des enfants nouveau-nés secourus qui fut inaugurée le 6 juin 1895 et dont la direction fut confiée au Dr Chavane qui eut là l'occasion très belle d'organiser, sur le modèle des consultations de la Charité, mais avec des commodités bien plus grandes, l'œuvre utile à laquelle il avait collaboré déjà à l'hôpital avec M. Budin.

L'autorité qu'il peut avoir sur les mères déjà secourues par l'Assistance publique et l'appui moral de la présence fréquente, aux consultations, de M. Tinière, le chef dévoué du troisième bureau de l'Assistance, lui ont permis de faire là, en même temps qu'une œuvre utile, une expérience décisive et de suivre longtemps les enfants dont il a entrepris la surveillance.

30 enfants en moyenne sont vus aux consultations et doivent être présentés chaque jeudi. Une brochure renfermant l'énoncé d'instructions sommaires, mais formelles, est remise à chaque mère apportant son enfant pour la première fois. Elle est tenue

de s'y conformer strictement ainsi qu'à toutes les prescriptions et indications des médecins, sous peine d'être d'abord privée de la layette qui n'est offerte que comme récompense aux mères donnant satisfaction, puis, après avertissement, de se voir, en cas de récidive et de faute grave, retirer non seulement le lait, mais encore le secours d'allaitement fourni par l'Assistance publique.

Ce lait distribué en plus du secours en argent améliore considérablement la situation de la clientèle du Dispensaire et l'encourage à se soumettre de bonne grâce à la surveillance médicale hebdomadaire. C'est de la charité vraiment utile et bien entendue.

En outre, une surveillance à domicile, exercée par des dames déléguées, s'oppose dans une certaine mesure aux fautes commises par les familles dans l'allaitement des enfants et soutient la bonne volonté des parents. Enfin, nous l'avons dit, une ample distribution fréquente de layettes et de vêtements aux mères les plus méritantes et due à quelques personnes charitables, en particulier à l'*œuvre des layettes*, entretient l'émulation et contribue beaucoup, dit M. Chavane, à développer la propreté et la bonne tenue des enfants.

Il s'agit donc « d'une direction de l'alimentation des nourrissons bien portants que nous cherchons à élever d'une façon rationnelle, médicale. A chaque instant ils ont besoin d'être protégés contre les préjugés encore si répandus dans le public et qui coûtent, hélas ! la vie à tant d'enfants. Les mères viennent chercher là des conseils sur l'hygiène et la manière d'élever leurs enfants. C'est en un mot une surveillance active exercée d'une façon régulière et suivie pendant cette période de la vie, la première enfance, de 1 à 20 mois » (Chavane).

L'immeuble est vaste. Un laboratoire très bien installé existe où sont stérilisées chaque matin plus de 200 bouteilles de lait au moyen de 3 grands appareils de Gentile, de 50 bouteilles chacun. Cette opération, ainsi que celle si minutieuse du rinçage préalable des bouteilles, est faite, de même que la distribution (1) du lait chaque matin, par une femme dévouée, la surveillante de la maison de secours qui, comme le dit M. Chavane, « l'a merveilleusement secondé et a mis dans cette œuvre toute son intelligence et tout son cœur ».

Le recrutement des enfants incombe exclusivement au troisième bureau de l'Administration de l'Assistance publique (Enfants assistés). Ce sont des enfants qui habitent le XIe arrondissement et qui sont pris au hasard parmi ceux dont les mères reçoivent un secours d'allaitement. Toutefois il faut dire que l'on se plaît à désigner tout particulièrement les enfants athrepsiques et en mauvais état, c'est-à-dire ceux qui ont le plus besoin d'une direction énergique et éclairée, ce que M. Chavane réalise parfaitement.

Chaque enfant est donc pesé le jeudi et examiné par le médecin qui inscrit lui-même son poids et les observations le concernant sur un registre. Les pesées sont reportées sur une fiche confiée à la mère. Le médecin inscrit en même temps sur le registre le régime de l'enfant dont il règle l'alimentation au point de vue du nombre des repas et de la quantité de lait qui les compose. Les mères nourrices sont soumises aux mêmes soins et reçoivent des conseils sur leur propre hygiène, comme sur celle de leurs nourrissons.

Voici la teneur de la feuille de recommandations remise à chaque mère :

Instructions aux mères et aux gardes

A moins d'indications spéciales données par le médecin, les mères devront se conformer *strictement* aux instructions suivantes :

1° Les repas de l'enfant, *qu'il reçoive le sein ou le biberon*, auront lieu toutes les 2 heures pendant le jour et 2 fois pendant la nuit;

2° Les bouteilles de lait stérilisé seront conservées au frais ;

---

(1) Les mères emportent chaque matin, dans un panier à compartiments, leur provision de lait en bouteilles, une par repas, pour la journée.

3° La tetine sera nettoyée soigneusement après chaque tetée et conservée dans l'eau fraîche ;

4° La bouteille de lait sera tiédie et débouchée au moment *même* du repas de l'enfant ; le bouchon de caoutchouc remplacé immédiatement par la tétine qui la transforme en biberon ;

Tout biberon autre est sévèrement proscrit.

5° Le lait sera donné pur ;

6° Si l'enfant n'a pas bu complètement sa bouteille, ce qui en reste ne doit jamais être présenté à un nouveau repas ;

7° Les mères qui confient leur enfant à des gardes sont responsables, vis-à-vis du médecin, de la non-observation par celles-ci des règles précédentes.

Les enfants qui ont été admis depuis la fondation, 6 juin 1895, jusqu'au 5 août 1897, sont au nombre de 127. Ne voulant pas toucher à la statistique que M. Chavane s'est réservé de faire pour la seconde année d'exercice de son service, nous nous contenterons de donner les résultats résumés de sa première année, résultats qu'il a publiés dans une brochure (*Une année de consultation rue du Chemin-Vert*, par le Dr Chavane, ancien interne de la Maternité de Paris. Épinal, 1897).

Contentons-nous de dire que M. Chavane nous ayant confié les registres du Dispensaire, nous avons pu constater que pour cette seconde année inédite, les résultats ne sont pas moins brillants et confirment pleinement ceux de la première année.

Voici comment M. Chavane présente les résultats de l'exercice 1896-1897.

Pendant la première année, 63 enfants ont été admis à la consultation. De ce nombre il faut en défalquer 13 qui ne sont venus que très irrégulièrement dans le service et dont 3 sont morts :

Les nos 15 et 32 qui ne sont amenés qu'une fois à la consultation sont nourris par la mère à sa manière et meurent tous deux, aux mois de juillet et septembre, de diarrhée.

Le n° 23, entré à 4 mois, le 27 juin 1895, à la consultation. Prenait le sein la nuit et le biberon Robert la journée : l'enfant avait de la diarrhée, n'était pas nourri. On lui laisse le sein en ajoutant du lait stérilisé. Le 19 septembre, la mère sèvre d'elle-même son enfant. A partir du 3 octobre, la mère voyant que l'enfant allait bien, augmentait et n'avait plus de diarrhée, donne de la panade en place de lait. L'enfant meurt le 12 octobre de diarrhée.

Restent 50 enfants qui ont suivi régulièrement la consultation: 19 nourris exclusivement au sein; 16 d'une façon mixte; 15 artificiellement. Mais cette classification est celle de l'entrée dans le service; chez presque tous les enfants élevés au sein, on a dû employer après quelque temps l'allaitement mixte et, au bout d'un temps variable, tous ne recevaient plus que du lait stérilisé. « Ce n'est pas, dit M. Chavane, que nous ne cherchions à favoriser de toutes nos forces l'alimentation au sein ou, à son défaut, l'allaitement mixte chaque fois qu'il est possible, mais il ne faut pas oublier que les femmes de notre clientèle sont misérables, se livrent pour la plupart à des travaux fort rudes et ne peuvent prendre qu'une nourriture insuffisante. Aussi sont-elles en général de déplorables nourrices, et leur lait est vite insuffisant s'il ne disparaît complètement ».

Quoi qu'il en soit, sur ces 50 enfants, 3 sont morts, soit une mortalité de 6 pour 100. Un seul d'entre eux a succombé à des troubles gastro-intestinaux, le n° 37.

Voici comment se sont produits ces décès.

Le n° 30, jumeau né avant terme en état de faiblesse congénitale; son frère est mort presque à la naissance. Celui-ci n'a survécu que grâce à un séjour de 2 mois dans la couveuse. Il est arrivé dans le service pesant 5 livres à 2 mois et demi avec 2 grosses hernies inguinales irréductibles qui le privaient de sommeil. Quelques semaines après il succombait.

Le n° 31. Mère morte de tuberculose pulmonaire 21 jours après son accouchement.

L'enfant est amené dans le service à 8 mois. Il fait bientôt de la tuberculose des ganglions mésentériques et succombe à 16 mois à une broncho-pneumonie tuberculeuse qui durait depuis un mois.

Le n° 37 seul a succombé à la diarrhée. Alimentation mixte, puis artificielle. Confié à une garde peu soigneuse; la mère ne l'est pas davantage. Au bout de quelques mois diarrhée, sans doute par suite de quelque faute grave commise dans l'administration du lait. Cette diarrhée datait de plus de 8 jours et l'enfant n'avait reçu aucun soin. Quand la mère se décida à s'en occuper il était trop tard. L'enfant succombait deux jours après.

« Des 47 enfants qui nous restent, ajoute M. Chavane, aucun, malgré les grandes chaleurs de l'été, malgré les conditions éminemment défavorables dans lesquelles ils étaient élevés, aucun n'a présenté de troubles digestifs graves. Tous sont bien portants, bien développés, quoiqu'un certain nombre aient payé tribut aux affections si fréquentes du premier âge ».

C'est ainsi que les numéros 10, 17, 20, 28, 35, 52 ont eu la rougeole dont ils ont fort bien guéri. — Un superbe enfant, le n° 25, a parfaitement résisté à une broncho-pneumonie grave. — Le n° 17 a eu, avant et après sa rougeole, des hémorragies intestinales abondantes. Sa mère est tuberculeuse. C'est pourtant aujourd'hui un bel enfant. — Le n° 6 a eu une paralysie douloureuse des membres supérieurs.

Tous ces 47 enfants, malgré cette morbidité, ont triomphé de tous les dangers qui entourent les petits enfants.

Nous devons ajouter qu'à leur entrée dans le service, les nourrissons n'étaient pas toujours bien portants. Un grand nombre étaient atteints d'accidents intestinaux graves dont ils se sont parfaitement tirés, grâce à la nouvelle alimentation et à la surveillance.

Tels sont les n°s 8, 12 et 35 (voir les observations complètes avec graphiques) et les n°s 24 et 40 dont nous allons donner les observations résumées.

N° 24, R..., Marcel, né le 4 avril 1895, pèse 3,960 grammes à 4 mois. On lui donne 8 × 100 de lait stérilisé. Il a une athrepsie à forme grave. Il revient très vite à la santé. Trois mois plus tard c'est un des plus beaux enfants du Dispensaire.

N° 40, D..., Henriette, née le 10 novembre 1895, nourrie au biberon. La mère qui ne peut acheter tous les jours de quoi lui suffire, calmait ses cris incessants en lui offrant des croûtes de pain qu'elle suçait avec avidité ; aussi à 3 mois et demi, l'enfant pesait 3,610 grammes, lorsqu'elle fut amenée au Dispensaire. Quelque temps après, grâce au lait stérilisé, sa santé redevenait meilleure ; elle est aujourd'hui en parfait état et ne présente plus trace de l'athrepsie grave dont elle était alors atteinte. A 7 mois cette enfant pèse 5,700 gramme.

Disons enfin, avec M. Chavane, que si nous recherchons la mortalité des 13 enfants qui, désignés pour faire partie de la consultation, ont cessé d'y être amenés après une ou deux présences, on trouve que 3 sont morts, sur 13, de diarrhée, les nos 15, 23 et 32, comme nous l'avons vu. « Cela donne une proportion de décès de 23 pour 100. Et cette mortalité de 23 pour 100 est peut-être au-dessous de la réalité, car nous n'avons pas pu savoir exactement le sort de ces 13 enfants.

D'autre part le relevé des enfants dans le XIe arrondissement, défalcation faite de ceux envoyés en nourrice à la campagne, nous a fourni les chiffres suivants :

Enfants nés ou élevés dans l'arrondissement, de janvier 1895 à janvier 1896 = 3,482.
Enfants morts = 544.
Moyenne pour 100 = 15,62.

Et la plupart des enfants gardés à Paris, ajoute M. Chavane, sont élevés au sein par leur mère.

Ils appartiennent à toutes les classes de la société ; beaucoup par conséquent sont dans des conditions meilleures que ceux dont nous avons à nous occuper ».

Cet abaissement de la mortalité infantile, sous l'influence d'une alimentation convenable et d'un lait rendu inoffensif, concorde du reste avec les chiffres relevés depuis 5 ans par MM. Budin et Chavane aux consultations de la Charité et de la Maternité, comme nous allons le voir, et aussi avec ceux fournis par le Dispensaire de Belleville, comme nous l'avons vu.

CHAPITRE III

A LA MATERNITÉ (SURVEILLANCE EXTERNE DES NOURRISSONS) LAIT STÉRILISÉ EN PETITES BOUTEILLES

C'est en 1892 que M. Budin communiqua pour la première fois à l'Académie de médecine les résultats qu'il avait obtenus avec le lait stérilisé donné aux nourrissons dans son service d'accouchements à la Charité. Mais ces observations ne portèrent que sur des nouveau-nés ne restant que 10 à 15 jours à l'hôpital et perdus de vue ensuite.

En juin 1892, MM. Budin et Chavane installèrent à l'hôpital une consultation externe ou plutôt une surveillance des nourrissons nés dans le service et que les mères venaient présenter tous les vendredis pour les faire peser, examiner au point de vue de leur santé, et pour avoir des conseils sur la direction de l'allaitement et de l'hygiène des enfants.

Aujourd'hui que cette consultation a pris à la Maternité une importance très grande, le principe reste le même. On distribue aux nourrissons, non allaités par leur mère, du lait stérilisé chaque matin à l'hôpital en petites bouteilles.

Voyons comment M. Budin, qui vit un des premiers le bénéfice que l'on devait retirer de la stérilisation du lait, en vint à l'emploi raisonné de ce mode d'allaitement.

Depuis 1887, à la Charité, le poids de chaque enfant était inscrit, dans son service, sur une feuille spéciale placée à la tête du lit de la mère. Comme toutes les accouchées n'ont pas de lait en quantité suffisante et que le poids des enfants diminue de ce fait, il faut leur venir en aide, au moins momentanément, car il est possible qu'au bout de plusieurs jours leur sécrétion mammaire devienne suffisante. Autrefois des nourrices étaient attachées à cet effet au service d'accouchement : « mais, dit M. Budin (Note sur l'allaitement des nouveau-nés. Budin et Chavane, 1892), ces nourrices conservaient leur propre enfant, aussi s'occupaient-elles surtout de ce dernier, ne donnant que peu de lait aux nouveau-nés qui leur étaient confiés. Comme elles ne pouvaient être constamment sur pieds, on faisait boire du lait de vache aux enfants pendant la nuit et nous avions parfois des accidents de diarrhée infectieuse. Nous avons remplacé les nourrices au sein par des nourrices sèches et leur lait par du lait d'ânesse. Ce lait réussit en général, malheureusement il est très cher, de plus il s'altère rapidement ; certains enfants le vomissaient et avaient de la diarrhée. Nous avons alors, bien qu'en hésitant, essayé le lait stérilisé vendu en ville et qui paraissait avoir été porté aux environs de 110° à 115° ; mais de temps en temps on rencontrait des bouteilles dont le contenu était altéré. Malgré les recommandations que nous avions faites de toujours goûter le lait au préalable, après plusieurs semaines de succès, nous avons eu des désastres. Le 26 novembre, 5 enfants ont été pris de diarrhée infectieuse et plusieurs ont succombé. Les bouteilles étaient-elles primitivement mauvaises ? Avaient-elles été laissées en vidange ? Nous ne saurions l'affirmer. Nous avons immédiatement cessé l'emploi du lait pris en ville et nous avons résolu de faire usage de lait que nous stériliserions nous-mêmes, à l'hôpital, avec l'appareil de Soxhlet ».

Telle est la genèse de l'emploi du lait stérilisé dans le service de M. Budin. Faisons remarquer toutefois que les conditions industrielles de stérilisation du lait et de conservation hermétique en bouteilles ont beaucoup changé depuis cette époque où les procédés étaient primitifs et encore dans la période des tâtonnements. Si au début on ne pouvait pas constamment s'y fier, les progrès accomplis aujourd'hui et les précautions prises par les industriels mettent les nourrissons à l'abri de pareils dangers.

Les nombreuses preuves qu'en ont données la longue expérience du Dispensaire de Belleville ainsi que celle des Dispensaires de M. Comby et de M. Dubrisay, comme aussi la pratique de médecins tels que MM. Variot, Lazard, Dufestel, etc., dans leur clientèle, en font foi.

Mais revenons à la pratique du lait stérilisé en petites bouteilles à 100°. Quel fut le résultat de la première année d'expérience de M. Budin à la Charité? Nous extrayons ces données de la même communication de 1892 :

Sur les 191 enfants observés pendant les 15 premiers jours de leur naissance, nous trouvons une augmentation moyenne de 22gr,59 par jour, soit :

28gr,17	pour	l'allaitement	maternel ;
18 16		—	mixte ;
14 24		—	artificiel.

Mais il ne faut pas interpréter ces chiffres d'une façon rigoureuse, car M. Budin fait remarquer que c'était précisément la courbe du poids du nourrisson au sein qui dirigeait le médecin et le conduisait, si l'allaitement maternel paraissait insuffisant, à donner à l'enfant le supplément nécessaire ou même à abandonner complètement le sein. De sorte que le chiffre moyen d'accroissement pour l'allaitement maternel n'est fourni que par des enfants qui prospéraient parfaitement au sein, tandis que les moyennes d'allaitement mixte et artificiel sont forcément moins belles, puisque c'est justement parce que les enfants ne prospéraient pas, ne s'accroissaient pas suffisamment avec le sein, qu'on substituait petit à petit l'allaitement artificiel. « Il est extrêmement probable, dit M. Budin, que la courbe eût été meilleure si l'on avait eu recours d'emblée à l'allaitement artificiel », comme le prouvent, d'ailleurs, quelques observations d'enfants à qui les circonstances avaient fait donner d'emblée le lait stérilisé.

Voyons maintenant ce qui s'est passé du côté du tube digestif des nouveau-nés.

Sur les 89 enfants nourris au sein,	6 ont eu de la diarrhée ;
Sur les 91 nourris d'une façon mixte,	7 —
Sur les 11 enfants nourris artificiellement.	*aucun* n'a eu de troubles digestifs.

Les faits publiés par Uhlig, Conrad, Moor, Comby, Vinay, Davis, ont déjà montré, ajoute M. Budin, que l'usage du lait stérilisé réussit bien dans certaines diarrhées des enfants. Les résultats obtenus chez les nouveau-nés sont en rapport avec ceux constatés chez les enfants plus âgés. Ils digèrent bien le lait stérilisé.

Ce lait était donné *pur*, sans le moindre coupage.

Tels furent les débuts du lait stérilisé à la Charité, pendant la première année. La thèse de M. Chavane vint en 1892 affirmer ces bons résultats.

Depuis cette époque, la consultation externe de surveillance des nourrissons a continué régulièrement à la Charité, puis à la Maternité où elle fonctionne actuellement d'une façon brillante sous la haute direction de M. Budin et le contrôle immédiat de M. Chavane.

Chaque année ces deux médecins publient une note semblable à celle de 1892 dans laquelle ils consignent leurs résultats annuels. Nous y puiserons quelques chiffres auxquels nous ajouterons quelques observations que M. Chavane nous a confiées et que l'on trouvera d'autre part.

A partir de 1892 fut donc organisée à la Charité une consultation hebdomadaire de nourrissons, où les femmes ayant accouché dans le service et habitant dans le voisinage venaient régulièrement chaque vendredi présenter leur enfant. On y encourage l'allaitement au sein, on supplée à l'insuffisance de celui-ci par l'allaitement mixte avec le lait stérilisé et on remplace au besoin le sein par l'allaitement artificiel complet.

De cette façon, MM. Budin et Chavane ont pu réaliser l'expérience qu'ils se proposaient de faire du lait stérilisé chez les nourrissons de tout âge.

Pendant cette année 1892-1893, 6 enfants seulement ont été nourris exclusivement au lait de vache stérilisé. Les observations de ces 6 enfants sont rapportées dans les notes de 1893, avec graphiques à l'appui. Les courbes en sont remarquables.

Ces excellents résultats sont encore confirmés dans les notes à l'Académie, de 1894, où l'on voit des courbes de l'année précédente complétées et représentant toute la période d'allaitement du nourrisson depuis sa naissance jusqu'au sevrage. Des observations vraiment remarquables y sont consignées. Nous en reproduisons quelques-unes d'autre part.

Dans son rapport à la Commission des Crèches (*Obstétrique*, septembre 1896), M. Budin résume ainsi son expérience déjà longue de surveillance des nourrissons. Voici les chiffres qu'avec M. Chavane il a obtenus à cette consultation de la Charité et de la Maternité depuis sa fondation jusqu'en 1896.

« Sur 617 enfants qui s'y sont présentés, 330 ont été suivis, quelques-uns pendant très longtemps, une année, deux années même, tous pendant un mois au moins.

« Parmi ces 330 enfants :

72 ont été nourris exclusivement au sein ;
186 ont eu l'allaitement mixte ;
35 nourris d'abord au sein ont eu ensuite l'allaitement mixte, puis l'allaitement artificiel ;
37 ont été soumis, dès le début, à l'allaitement artificiel.

« Nous avons pu relever la mort de 15 enfants (4,5 pour 100) : 3 étaient nourris au sein, 12 avaient l'allaitement mixte ou l'allaitement artificiel.

4 sont morts de broncho-pneumonie à la suite de la rougeole ;
3 de syphilis ;
3 de méningite tuberculeuse, etc.

« Aucun enfant, que nous sachions, n'a succombé à la diarrhée ou au choléra infantile qui, surtout pendant les chaleurs de l'été, font tant de victimes parmi les enfants au biberon ».

Il est vrai que dans les circonstances particulières qui se présentent pour les nourrissons surveillés ainsi, ceux-ci risquent bien moins d'être rendus malades par suite d'une mauvaise alimentation à un moment quelconque de leur allaitement, puisqu'ils sont suivis et dirigés, en somme, depuis leur naissance à l'hôpital.

Nous avons nous-même relevé sur les registres de la consultation des nourrissons à la Maternité le chiffre des enfants inscrits depuis la communication de M. Budin en 1896. Nous avons trouvé 249 enfants inscrits depuis le 18 janvier 1896 jusqu'au 1er août 1897. En tout par conséquent 833 enfants ont été soumis à la surveillance depuis la fondation en 1892.

Nous ne pouvons donner les résultats statistiques depuis la dernière communication Budin-Chavane. Nous nous contenterons de rapporter quelques observations.

La tâche de MM. Budin et Chavane est très facilitée, comme nous le disons plus haut, par les conditions mêmes des enfants dont on s'occupe et parce que, comme le font remarquer ces médecins, on ne surveille que des personnes sorties du service, « habituées déjà à nous écouter. Lorsque les mères ne veulent pas se soumettre à nos conseils, nous refusons de nous occuper d'elles davantage, sans cela nous ne serions bientôt plus obéis par personne ».

En effet, la tâche des médecins n'est pas toujours facile, lorsqu'il s'agit de diriger surtout l'allaitement des enfants. « L'obéissance n'est guère le fait des femmes du peuple accessibles aux conseils plus ou moins bizarres qui leur sont donnés par leur entourage ».

En somme, le but essentiel que se proposent de pareilles institutions, — qu'il s'agisse des dispensaires ouverts à tous, comme celui de Belleville, ou bien destinés seulement à la direction de l'allaitement des nourrissons nés dans le service, comme à la Charité, ou appartenant à des mères secourues et surveillées d'autre part, comme rue du Chemin-Vert — ce but est exprimé dans cette phrase de M. Budin : « Au lieu d'abandonner à elles-mêmes des femmes désireuses de bien faire, mais ignorantes, pauvres, et n'ayant pas assez de lait ou n'en ayant pas du tout, il nous paraît préférable de les surveiller, de les diriger et de les aider ».

Il existe à Paris bien d'autres œuvres analogues, et même en province, mais nous n'avons voulu apporter les résultats et les statistiques que pour celles que nous connaissons et que nous avons pu suivre.

D'ailleurs, nous donnons ces trois établissements comme des modèles du genre au point de vue pratique, les uns, comme la Maternité et le Dispensaire de la rue du Chemin-Vert, sachant disposer pour le mieux des larges ressources qui leur sont octroyées ; les autres, comme le Dispensaire de Belleville, tirant de leur faible budget le maximum de bienfaits.

CHAPITRE IV

OBSERVATIONS AVEC GRAPHIQUES

Observations, avec courbe d'accroissement en poids, des nourrissons surveillés(1) par le Dispensaire de Belleville, élevés artificiellement et au régime mixte(2).

Le tracé fin représente la courbe moyenne d'accroissement en poids, d'après les données de M. Sutils. — Les chiffres de la marge verticale représentent les poids en grammes. Les chiffres inférieurs de la marge horizontale représentent les semaines. Les dates de repère sont inscrites dans la marge horizontale placée au-dessus de la précédente.

Graphique 1. — *Allaitement artificiel.* — Belleville, n° 57. — V. Renée, née le 12 octobre 1896. — La mère a eu 3 autres enfants vivants. Enfant présentée à la consultation de nourrissons le 12 décembre 1896, en bon état. La mère n'ayant, dit-elle, pas de lait, l'enfant a été élevée au lait stérilisé depuis sa naissance.

L'allaitement artificiel est donc continué sous la surveillance du Dispensaire. On donne 90 grammes par tetée, le 16 février. L'enfant s'accroît avec une régularité parfaite ; santé superbe. Le 17 mai, 3 dents ; l'enfant a été très nerveuse. On donne 150 grammes par tetée. Le 4 juin, une nouvelle dent ; un peu de diarrhée. En juillet, un jaune d'œuf.

---

(1) Il est bon de faire remarquer que la plupart des nourrissons ne sont apportés au Dispensaire que parce qu'ils sont malades, le plus souvent atteints de gastro-entérite, de dyspepsie aiguë ou chronique, d'entérite, etc. Il est donc rare que l'on ait à faire porter les observations sur des enfants sains et bien portants au moment de leur entrée à la consultation. D'autre part, très souvent, dès que les troubles pathologiques sont dissipés, les mères cessent de présenter les nourrissons qu'il est dès lors impossible de suivre pendant longtemps.

(2) Voir, pour les observations moins importantes des nourrissons de ce Dispensaire nourris au lait stérilisé, p. 347.

L'enfant cesse d'être présentée au dispensaire. On la revoit à la fin d'août

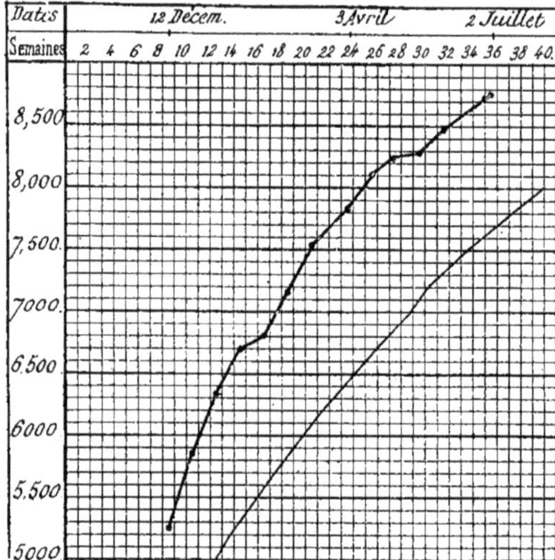

GRAPHIQUE 1. — Allaitement artificiel. — Belleville, n° 57. — V. Renée.

chez sa mère. Elle est très bien portante. Elle mange. Elle a eu, au concours de bébés, le premier prix de tous les enfants présentés.

Graphique 2. — Allaitement artificiel. — Belleville, n° 100. — M. André,

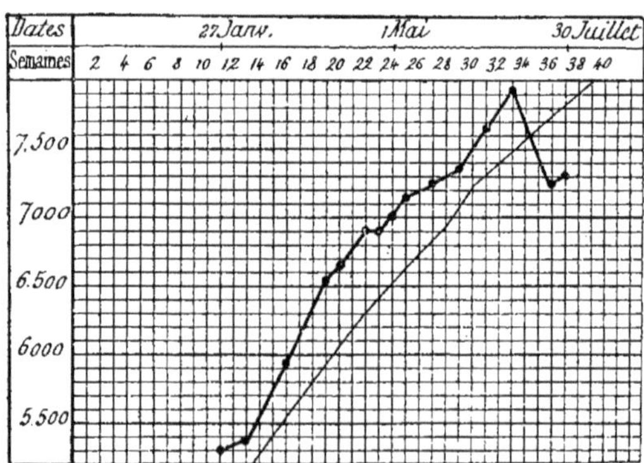

GRAPHIQUE 2. — Allaitement artificiel. — Belleville, n° 100. — M. André.

né le 10 octobre 1896. — Entre au Dispensaire le 29 janvier 1897. Nourri au lait stérilisé. Croissance très régulière. — Léger arrêt le 24 avril : le biberon étant cassé, la mère a donné le lait à l'enfant au moyen d'ustensiles malpropres. — Le 4 juin, on donne 135 grammes par prise.

Après le 2 juillet, la mère tombe malade et l'enfant est soigné par sa grand'mère qui ne suit pas les prescriptions du médecin du Dispensaire : l'enfant a de la diarrhée. — Le 30 juillet, il a encore 4 à 5 selles par jour.

Puis la mère s'occupe de nouveau de son enfant qui, dès lors, va bien.

Graphique 3. — *Allaitement mixte.* — Belleville, n° 112. — A. Jean, né le 20 novembre 1896. — Au sein depuis 2 mois et demi avec une mère très

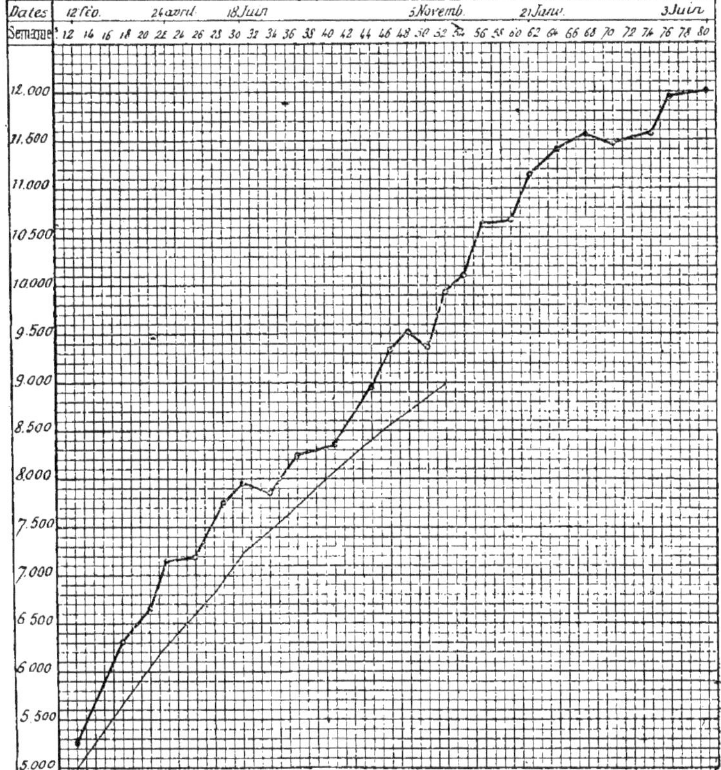

GRAPHIQUE 3. — Allaitement mixte. — Belleville, n° 112. — A. Jean.

bonne nourrice. Vient demander du lait stérilisé parce que, obligée de travailler, elle ne peut plus allaiter. On impose l'allaitement mixte avec seulement 2 prises de lait stérilisé pour soulager la mère, à partir du 12 février. — Le 25 mars, on apprend que la mère se sert du biberon Robert que l'on supprime. Accroissement excellent. 125 grammes par tetée le 24 avril ; l'enfant ne prend plus le sein que la nuit. — Du 24 avril au 15 mai, l'enfant a la varicelle. L'enfant a 7 mois le 20 juin ; comme il a un appétit considérable, on donne 180 grammes de lait et 2 jaunes d'œuf par jour. — Le 9 juillet, l'enfant est *nerveux* et a un peu de diarrhée. On abaisse à 150 grammes par prise et la diarrhée cesse aussitôt. A part cette petite chute de poids et une autre survenue le 5 novembre probablement de même origine, l'accroissement en poids se fait très bien. Cet enfant est un nourrisson magnifique dont la santé ne laisse rien à désirer.

Graphique 4. — Allaitement mixte. — Rachitisme. — Belleville, n° 248. — R. Émile, né le 6 novembre 1896. — Élevé au sein : *rachitique.* —

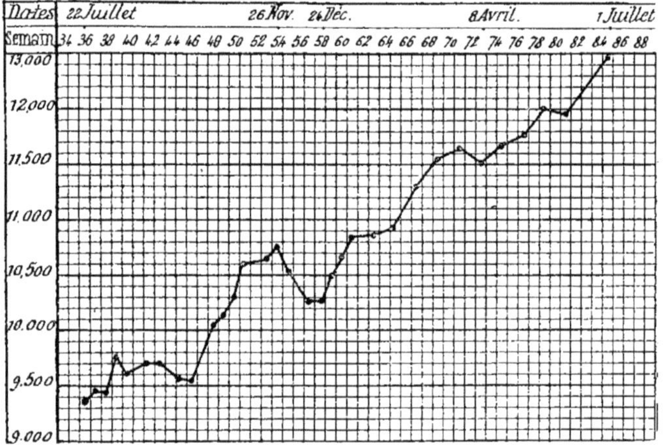

GRAPHIQUE 4. — Allaitement mixte. — Belleville, n° 248. — R. Émile. — *Rachitisme.*

Entré le 22 juillet 1897 : 9k,390. — On ajoute au sein le lait stérilisé. — 4 dents du 30 juillet au 6 août. Perce une dent du 19 au 26 novembre 1897. — Le 3 décembre, bronchite et éruption dentaire. — Le 17 décembre, l'enfant continue à bien boire ; il ne prend plus que du lait stérilisé. Aucun trouble intestinal. Grippe fébrile. — Le 8 avril, rhume. L'enfant est bien portant et prospère désormais régulièrement.

Graphique 5. — Allaitement mixte. — Belleville, n° 212. — G. Auguste, né le 13 juin 1897. Pesait à la naissance 4kgr,500. Ne pèse plus que 4kgr,310 quand on l'apporte à la consultation le 25 juin. La mère a 5 autres enfants et l'allaitement la fatigue d'autant plus qu'elle a une tumeur abdominale. On établit donc l'allaitement mixte. — Le 2 juillet, constipation. — Le

9 juillet, diarrhée légère ; on apprend que la mère est épileptique et a des crises diurnes et nocturnes très fréquentes. On augmente la quantité de lait stérilisé : 90 grammes par tetée. L'enfant s'accroît régulièrement. — Le 17 septembre, l'enfant a de la diarrhée ; il a dû y avoir une faute commise : on met l'enfant au sein exclusivement ; diète hydrique. La diarrhée est arrêtée aussitôt. — Sur ces entrefaites l'enfant a de la bronchite à la

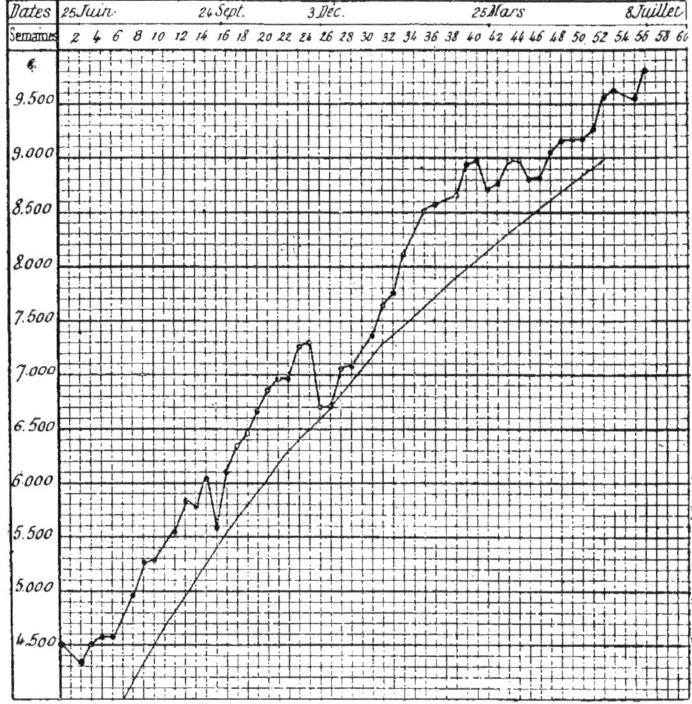

GRAPHIQUE 5. — Allaitement mixte. — Belleville, n° 212. — G. Auguste.

fin de septembre. — Le 12 novembre, a de nouveau de la bronchite, qui reprend le 26 novembre et devient de la broncho-pneumonie au commencement de décembre. L'enfant, qui s'était bien rétabli, a de nouveau, le 18 mars, une bronchite intense qui, après s'être calmée un peu, reprend de nouveau vers le 10 avril et fatigue le bébé pendant plusieurs semaines encore. — Malgré tous ces troubles pulmonaires fort graves, l'enfant a bien résisté, grâce à l'alimentation saine qui lui a été donnée.

Graphique 6. — Allaitement mixte, puis artificiel. — Belleville, n° 207. — P. Robert, né le 24 mai 1897. — Nourri au sein pendant 2 semaines. — On prescrit l'allaitement mixte avec 75 grammes de lait stérilisé pur par tetée. L'enfant, dont le poids était au-dessous de la moyenne, s'accroît rapidement et en 4 semaines, son poids a notablement dépassé la moyenne.

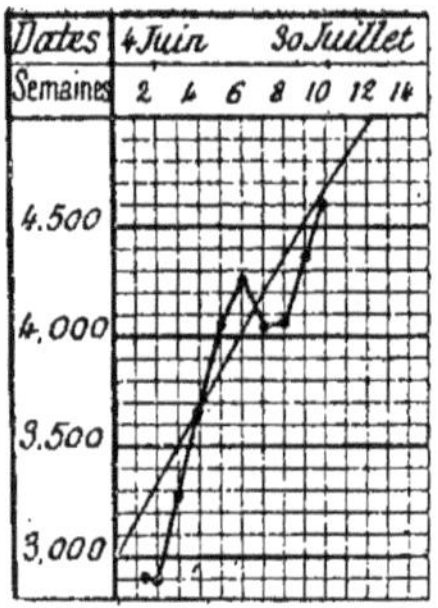

GRAPHIQUE 6. — Allait mixte, puis artificiel. — Belleville, n° 207. — P. Robert.

Au commencement de juillet, cet enfant est confié à une gardeuse et, pendant plus de 15 jours, il ne sort pas ; son poids diminue. Dès qu'on l'a soustrait à ce *péril,* l'enfant reprend sa croissance et augmente de poids avec la même régularité qu'avant l'interruption. On donne 90 grammes le 23 juillet. L'enfant est très bien portant.

Graphique 7. — Allaitement mixte, sevrage du sein. — Belleville, n° 102.

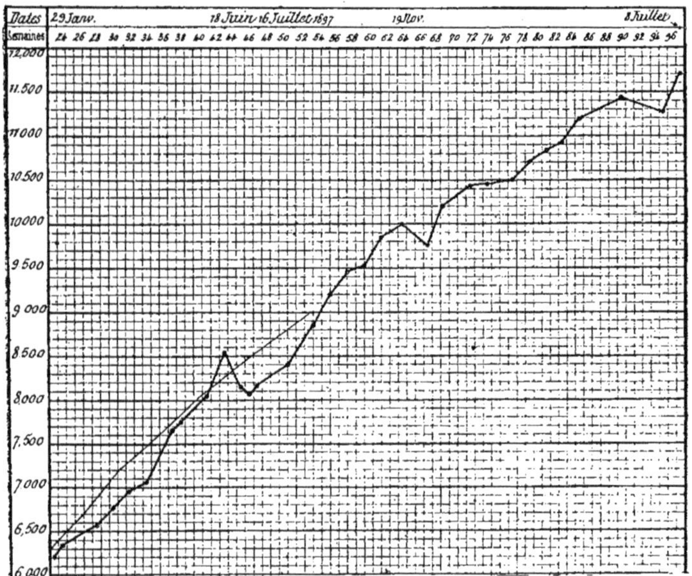

GRAPHIQUE 7. — Allaitement mixte, sevrage du sein. — Belleville, n° 102. — G. Albert.

— G. Albert, né le 20 août 1896. — Enfant nourri d'abord au sein, puis, depuis quelque temps, allaitement mixte avec le lait ordinaire.

Entre au dispensaire le 29 janvier 1897. On continue l'allaitement mixte avec le lait stérilisé. L'enfant profite bien ; il prend le sein 3 fois par jour et 4 fois le lait stérilisé.

Le 17 avril, sevrage du sein ; l'enfant ne prend plus que du lait stérilisé. — Le 15 mai, l'enfant a mis 2 dents pendant la semaine. — Le 4 juin, 140 grammes de lait toutes les 3 heures et, en plus, un œuf à la coque par jour. — Rougeole le 18 juin. Complètement guéri le 9 juillet. — Très bien portant le 16 juillet. — Sa croissance très régulière est de nouveau interrompue, à la fin de novembre, par une bronchite et, au mois de juin, par une fatigue indéterminée. Sa courbe de poids monte de nouveau et l'enfant est très bien portant lorsqu'il quitte la consultation le 8 juillet.

Graphique 8. — *Allaitement mixte, puis artificiel.* — Belleville, n° 180. — P... Alice, née le 15 avril 1897. — Au sein jusqu'à l'âge de 15 jours. —

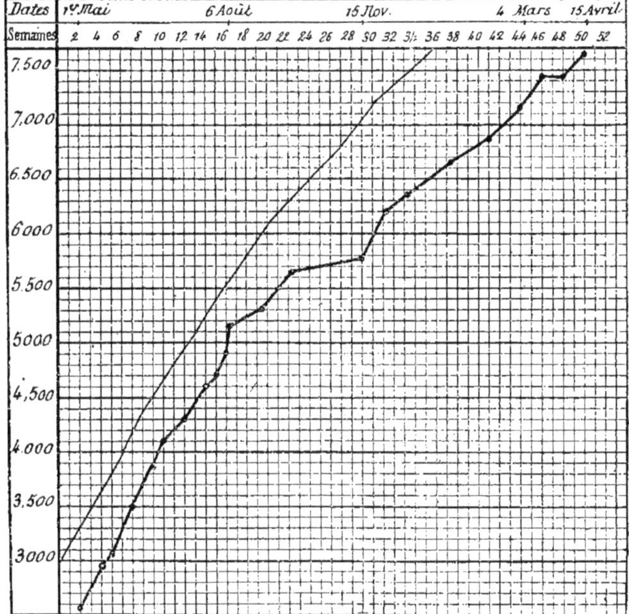

GRAPHIQUE 8. — Allaitement mixte, puis artificiel. — Belleville, n° 180. — P. Alice.

A son entrée à la consultation, on prescrit l'allaitement mixte avec le lait stérilisé jusqu'à 5 semaines : 45 grammes, puis 75 grammes de lait pur par tetée. — Le 30 juillet, on donne 105 grammes par prise, à 3 mois et demi. — Du 24 septembre au 15 novembre, l'enfant n'a pas été présentée ; sa mère n'avait pas le temps de s'en occuper. Elle reprend ensuite son accroissement plus régulièrement. — Le 4 mars 1898, on donne 135 grammes par tetée et un jaune d'œuf par jour. — Le 1er avril, percée de deux dents ; deux selles liquides ; il n'y paraît plus le lendemain. L'enfant va bien.

Graphique 9. — *Allaitement artificiel.* — Belleville. — M... Charles, né le 6 avril 1897. — Nourri au biberon ordinaire. Entré à 3 mois à la consultation, le 6 juillet, il pèse 5kgr,400 : vomissements ; bronchite. On donne du lait stérilisé. — Le 23 juillet, 120 grammes par prise ; poids 6 kilogrammes. — Le 27 juillet, la mère a donné de l'eau panée ; l'enfant a de la bronchite,

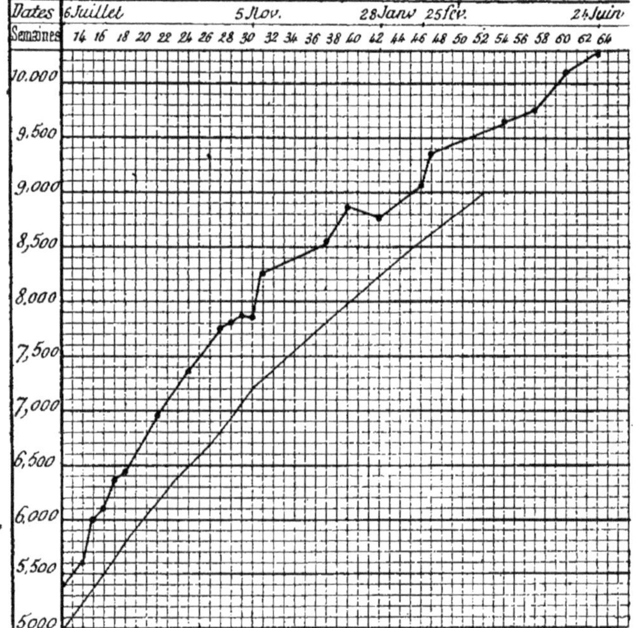

GRAPHIQUE 9. — Allaitement artificiel. — Belleville. — M. Charles.

qui recommence au commencement de septembre. — Dans les premiers jours d'octobre, l'enfant est vacciné ; furoncle du front. — Le 5 novembre, percé deux dents ; le poids fléchit légèrement. — Le 28 janvier 1898, opéré d'adhérences et de concrétions préputiales. — Le 25 février, bronchite. — Va bien ensuite. Quitte le 24 juin.

Graphique 10. — *Allaitement artificiel.* — Belleville, n° 74. — S... Fernand, né le 17 novembre 1896, présenté au dispensaire le 19 décembre 1896.

— L'enfant qui a un mois, et qui était alimenté au lait de crèmerie, présente, depuis sa naissance, des vomissements rebelles qui cessent dès qu'on fait prendre le lait stérilisé : 75 grammes par tetée. — Le 19 février, 90 grammes toutes les 2 heures et demie. — Le 26 février, quelques vomissements surviennent et, dans la semaine qui suit, on constate un mouvement fébrile accompagné de diarrhée ; on coupe le lait avec moitié d'eau bouillie ; potion au tanin et à l'acide lactique. — Le 6 mars, la diarrhée a déjà presque disparu. — Le 20 mars, rougeole. — Le 10 avril, 105 grammes de lait pur toutes les 2 heures et demie. — Le 17 avril, congestion

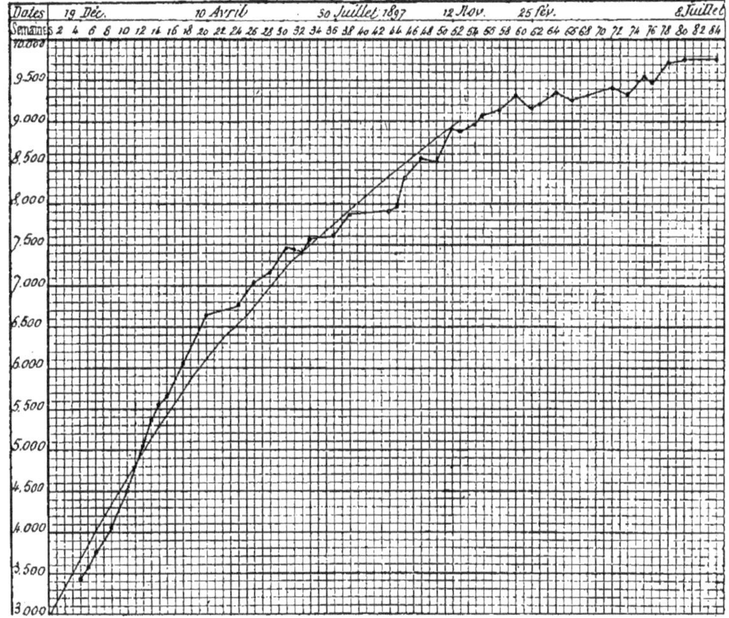

GRAPHIQUE 10. — Allaitement artificiel. — Belleville, n° 71. — S. Fernand.

pulmonaire. — Le 22 mai, 135 grammes. — Le 4 juin, 150 grammes de lait par tetée. — Le 25 juin, le 2 juillet, on constate une diminution de poids qui s'explique parce que la mère, au lieu de donner 150 grammes par tetée, n'avait donné que 120 grammes. — Le 15 novembre, l'enfant a avalé une pièce de 1 franc qu'il a rendue en 36 heures. — Le 21 janvier, percé deux dents dans la semaine. — Le 25 février, l'enfant tousse un peu, depuis 15 jours déjà au dire de la mère. Cette bronchite la fatigue assez longtemps. — Le 10 juin, l'enfant a été vacciné. — Ce nourrisson est en excellent état.

Graphique 11. — *Allaitement artificiel.* — Belleville, n° 152. — S... Georges a été nourri pendant 3 semaines au lait Nicolas avec un biberon Robert. Il est présenté, le 3 avril, au dispensaire. Il vomit le lait qu'il

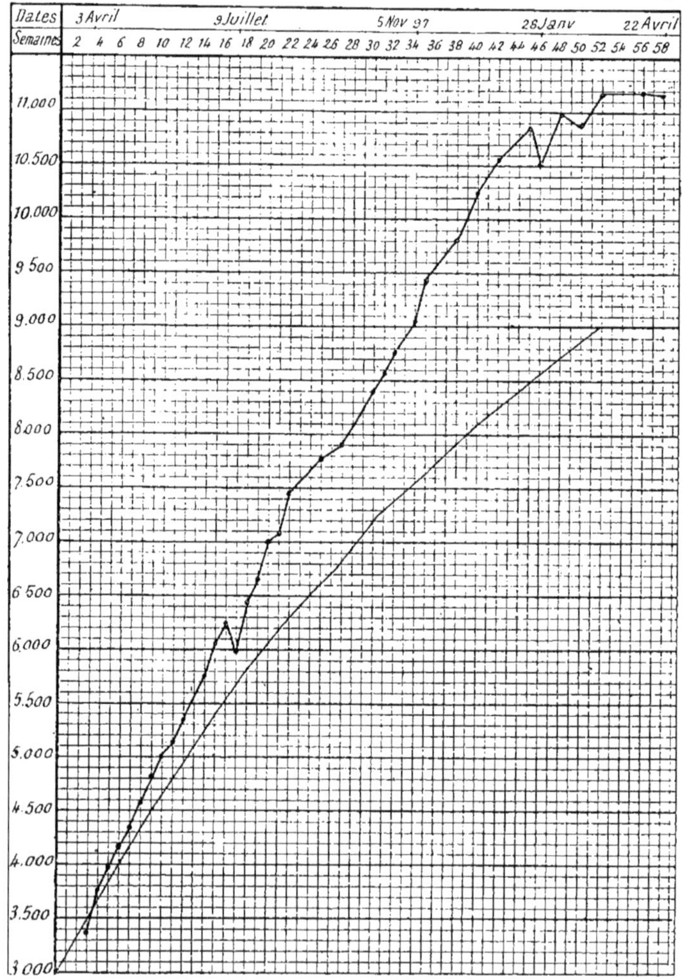

Graphique 11. — Allaitement artificiel. — Belleville, n° 152. — S. Georges.

prend. Ces vomissements sont arrêtés dès qu'on fait prendre le lait stérilisé du Dispensaire, pur, 75 grammes par tetée. — Le 24 avril, survient un peu de diarrhée et quelques vomissements qui sont arrêtés avec la solution de bicarbonate de soude. — 90 grammes de lait par tetée. — Le 8 mai, les vomissements ont repris : eau de Vichy ; on réduit les prises de lait à 80 grammes. Les vomissements cessent. On donne alors 90 grammes, puis on augmente progressivement les prises de lait : 120 grammes, puis 125 grammes, le 18 juin.

Le 9 juillet, diarrhée, arrêtée par la potion au tanin et à l'acide lactique ; diminution de poids ; mais l'enfant a un très bon aspect. Du reste, ces différents accidents n'ont pas modifié, sauf le dernier, l'augmentation très régulière du poids de l'enfant qui se maintient toujours dans un excellent état. — Le 3 décembre, il prend 160 grammes par tetée et un œuf par jour. — A la fin de janvier survient une grippe légère, mais tenace, qui interrompt un peu la croissance. L'enfant tousse encore à la fin de février et il a finalement une bronchite en mars. D'ailleurs l'état général est très bon.

Graphique 12. — *Allaitement artificiel.* — Belleville, n° 184. — L... Marcelle, née le 8 avril 1897. — Élevée au biberon, cette enfant est amenée à la

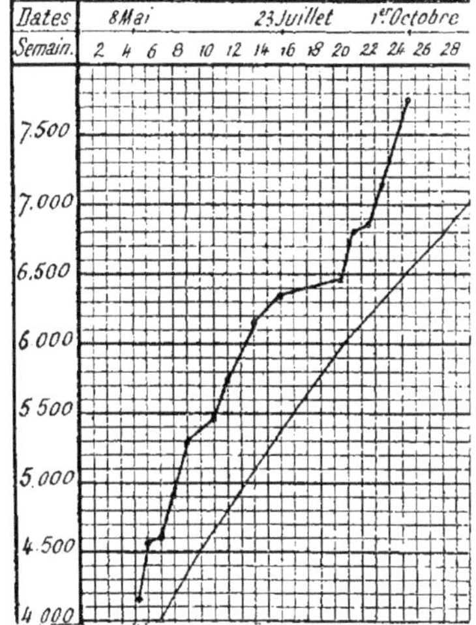

GRAPHIQUE 12. — Allaitement artificiel. — Belleville, n° 181. — L. Marcelle.

consultation, le 8 mai. — On donne le lait stérilisé, 75 grammes par prise, — puis 85 grammes, — puis 90 grammes, le 22 mai ; on n'avait donné par erreur que 75 grammes pendant la semaine précédente, d'où augmentation faible de poids. — Le 4 juin, 105 grammes : le 18 juin, 120 grammes. — Enfant bien portante : partie pour la campagne, le 23 juillet, elle y a eu un peu de diarrhée. — Revue, le 24 août, l'enfant est magnifique, quoique son accroissement en poids ait été faible. — Le 10 septembre, on lui donne 150 grammes par prise et elle s'accroît d'une façon remarquable. — Cesse de venir à la consultation à partir du 1er octobre.

Graphique 13. — *Allaitement artificiel.* — Belleville, n° 192. — P... Raymond, né le 27 avril 1897. — Cet enfant, nourri au biberon ordinaire, avait à 2 semaines des vomissements très abondants. — Entre à la consul-

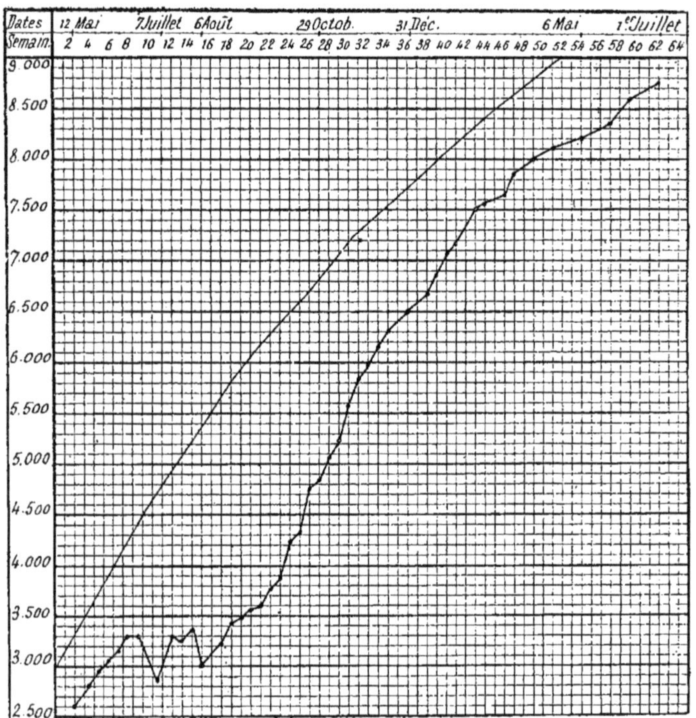

GRAPHIQUE 13. — Allaitement artificiel. — Belleville, n° 192. — P. Raymond.

tation le 12 mai et est mis au lait stérilisé, 45 grammes par tetée : les vomissements cessent. — 60 grammes, le 27 mai ; — 75 grammes, le 4 juin ; — 90 grammes, le 11 juin. — A la fin de juin, survient une diarrhée grave que la diète hydrique et les potions ne font qu'atténuer. Enfin elle s'améliore peu à peu et 15 jours après elle a complètement disparu. On apprend alors que, depuis 3 semaines, l'enfant était confié à une gardeuse qui n'a jamais eu de nourrisson à élever et qui s'était écartée absolument des prescriptions hygiéniques et alimentaires du médecin du dispensaire. Après une nouvelle chute de poids, du 30 juillet au 6 août, l'enfant s'accroît régulièrement. — Le 29 octobre, 120 grammes de lait par tetée. — Vacciné le 14 mai. — L'enfant a parfaitement prospéré et est en excellent état le 1er juillet.

Graphique 14. — *Allaitement artificiel.* — Belleville, n° 182. — W... Suzanne, née le 15 octobre 1896. — Élevée au biberon avec du lait ordinaire jusqu'à 6 mois. — Entre à la consultation du dispensaire le 15 avril 1897. On donne 135 grammes de lait stérilisé par tetée. — L'enfant a de la bronchite. Accroissement régulier. — Le 22 mai, 160 grammes. — Le 4 juin, diarrhée abondante ; l'enfant a été soignée par la grand'mère qui lui donnait du lait coupé avec moitié d'eau. — L'enfant, mieux soignée,

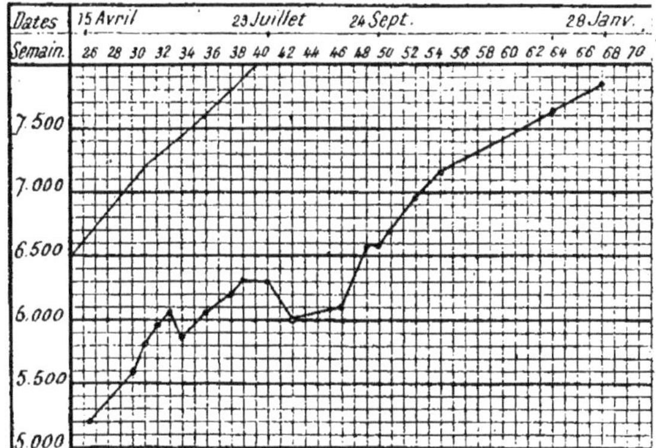

GRAPHIQUE 14. — Allaitement artificiel. — Belleville, n° 182. — W. Suzanne.

prospère régulièrement, lorsqu'au milieu de juillet, elle est atteinte d'un abcès ganglionnaire de la parotide, ce qui trouble d'autant plus l'état général qu'on est à l'époque des grandes chaleurs. Après une perte de poids sensible, l'enfant reprend son accroissement, d'abord lentement, à partir du 6 août, — puis d'une façon plus rapide. A partir du 28 janvier 1898, l'enfant ne prend plus de lait.

Graphique 15. — *Allaitement artificiel.* — Belleville, n° 183. — F... Jeanne, née le 8 novembre 1896. — Enfant nourrie au lait stérilisé Gallia depuis sa naissance. Aucun trouble digestif. — La mère qui a 5 enfants vient demander le lait du dispensaire. L'enfant a un excellent aspect. On donne 135 grammes de lait par tetée. — La croissance est interrompue à la fin de juin par la varicelle et, à la fin de cette maladie, par l'éruption d'une dent qui s'accompagne d'une façon tout à fait passagère de quelques selles diarrhéiques. — Le 6 août, l'enfant va très bien. — Le 5 novembre, bronchite. — Le 13 novembre, l'enfant boit peu et tousse encore ; on lui donne du jus de viande à partir du 3 décembre. — Le 17 décembre, grippe,

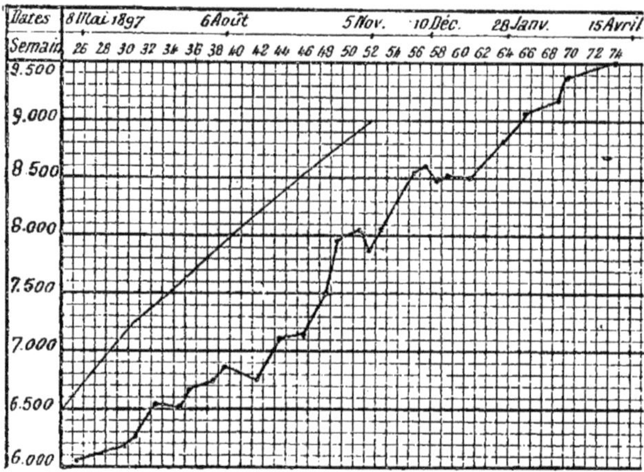

Graphique 15. — Allaitement artificiel. — Belleville, n° 183. — F. Jeanne.

bronchite, qui persiste jusqu'au milieu de janvier. — L'enfant arrive à retrouver l'équilibre de sa santé et quitte le dispensaire très bien portante.

Graphique 16. — *Allaitement mixte, puis artificiel.* — Belleville, n° 121.

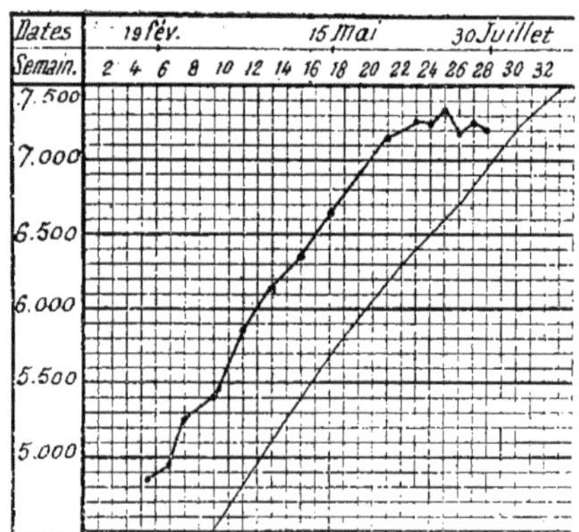

Graphique 15. — Allaitement mixte, puis artificiel. — Belleville, n° 121. — B. Cénile.

— B... Céline, née le 13 janvier 1897. — La mère a 4 autres enfants. Jugeant que son lait était insuffisant elle a déjà commencé de donner du lait de vache à son enfant, en plus du sein. L'enfant est amenée au Dispensaire à 5 semaines, le 19 février ; elle a des vomissements, mais elle est malgré cela en bon état. On continue l'allaitement mixte, avec le lait stérilisé, 75 grammes par tetée. L'enfant vomit le lait de la mère à chaque tetée et ne vomit jamais le lait stérilisé. — Le 20 mars, on donne 120 grammes par tetée ; — le 3 avril, la mère ne donne plus que 2 fois le sein et 5 prises de 90 grammes de lait stérilisé. — Le 17 avril, l'enfant ne prend plus le sein que la nuit. Comme elle vomit toujours le lait de la mère, on supprime le sein. — Le 1er mai, on apprend que la mère donne plusieurs fois le biberon pendant la nuit. — Le 15 mai, 90 grammes par prise ; le 11 juin, 150 grammes. — Le 9 juillet, diarrhée légère arrêtée sans difficulté. — A la fin de juillet, l'enfant souffre de la chaleur excessive. — Revue au milieu d'août, très bien portante.

Graphique 17. — *Allaitement artificiel*. — Belleville. — V... René, né le 20 juillet 1897. — Entre au dispensaire à 7 semaines, le 7 septembre.

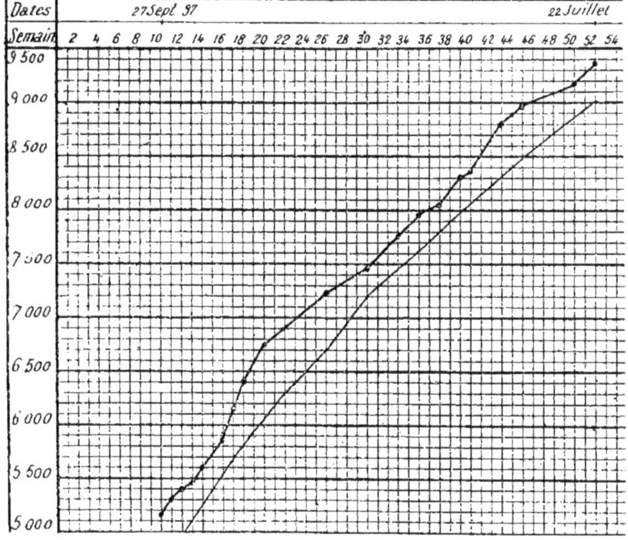

GRAPHIQUE 17. — Allaitement artificiel. — Belleville. — V. René.

Élevé artificiellement dès sa naissance, n'a jamais bu que du lait stérilisé. Le régime indiqué étant bien observé par la mère, l'enfant a présenté une courbe remarquable d'accroissement en poids, quelle que soit la saison. — Il quitte le Dispensaire le 22 juillet 1898 pour être emmené à la campagne. — N'a jamais présenté le moindre trouble.

Graphique 18. — *Allaitement artificiel.* — Belleville, n° 115. — F... Maurice, né le 24 décembre 1896. — Cet enfant a été nourri pendant 7 semaines au biberon avec du lait de crèmerie ; à chaque biberon, il vomit abondamment. — A son entrée au dispensaire, le 12 février 1897, il est mis au lait stérilisé ; les vomissements diminuent aussitôt ; ils se reproduisent bien encore à chaque prise de lait, mais ils ne sont plus que partiels. C'est ainsi que l'augmentation de poids est faible pendant 2 semaines. — On diminue un peu la quantité de lait et les vomissements cèdent peu à peu pour disparaître complètement au commencement de mars. — L'accroissement se fait alors régulièrement; on augmente progressivement la quantité de lait et, sauf quelques vomissements passagers le 17 avril, l'enfant prospère bien. — Il part pour la campagne le 8 mai. — Revu au mois d'août chez lui, il est très bien portant : c'est un très bel enfant. Le lait stérilisé a toujours été continué. — Les quantités de lait pur données ont été : 60 grammes, le 26 février ; — 90 grammes, le 10 avril ; — 95 grammes le 24 avril.

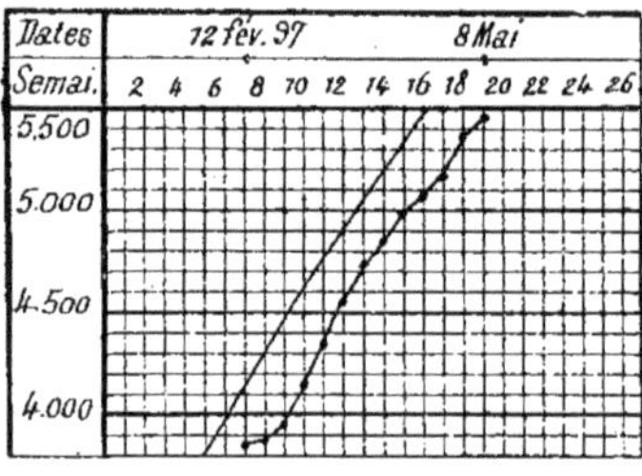

GRAPHIQUE 18. — Allaitement artificiel Belleville, n° 115. — F. Maurice.

Graphique 19. — *Allaitement artificiel.* — Belleville, n° 65. — B... Yvonne, née le 22 mai 1896. — *Jumelle.* — La sœur de B... Yvonne est

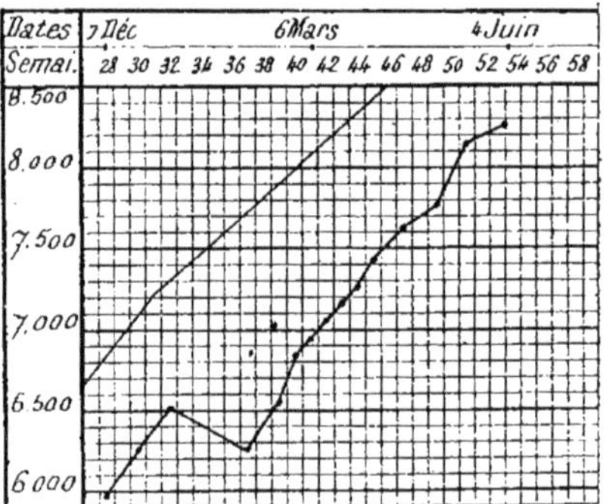

GRAPHIQUE 19. — Allaitement artificiel. — Belleville, n° 65. — B. Yvonne.

morte avant l'âge d'un mois. Élevée au sein ; puis allaitement mixte jusqu'au 7 décembre, et surveillée par le dispensaire depuis le 22 juin 1896. Mise au biberon exclusivement, avec le lait stérilisé, à partir du 7 décembre. — A depuis quelque temps de la bronchite qui persiste jusqu'à ce que la coqueluche vienne entraver sa croissance pendant 5 semaines, du 2 janvier au 5 février 1897. — Le 6 mars, 160 grammes par tetée ; — le 3 avril, 200 grammes toutes les 2 heures. La croissance se fait très régulièrement et l'enfant se porte très bien, lorsqu'elle quitte le dispensaire. — Revue chez elle à la fin du mois d'août : sa santé est excellente.

Graphique 20. — *Allaitement artificiel.* — Belleville, n° 123. — C... Augustine, née le 29 janvier 1897. — Nourrie au biberon dès sa naissance et vomissant tout ce qu'elle prend, on la met au lait stérilisé à son entrée au dispensaire à 3 semaines, le 19 février ; 45 grammes de lait pur par tetée. Les vomissements cessent aussitôt. — Le 5 mars, 75 grammes de lait. L'enfant ayant alors des vomissements abondants, on diminue les quantités

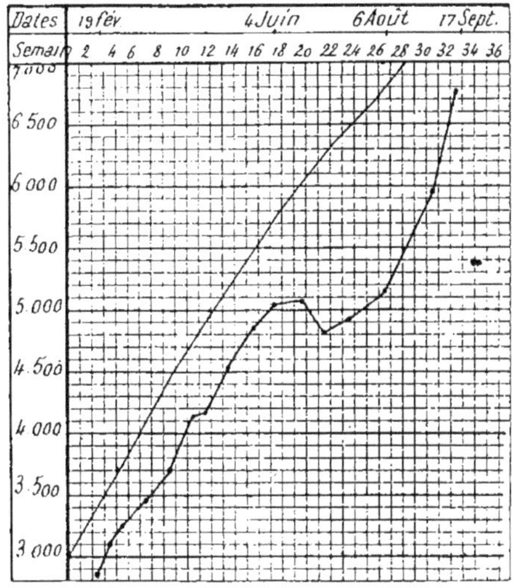

GRAPHIQUE 20. — Allaitement artificiel. — Belleville, n° 123. — C. Augustine.

de lait et les vomissements cessent. On reprend 75 grammes, 15 jours après ; l'enfant n'a plus que quelques régurgitations qui se continuent jusqu'au 24 avril. Puis tout rentre dans l'ordre. — Le 22 mai, on donne 115 grammes ; — le 4 juin, 120 grammes. — Le 18 juin, l'enfant a eu de la diarrhée sans cause connue ; on donne 125 grammes. Cette diarrhée ne persiste pas. — Elle reprend le 6 juillet, puis elle cesse. On apprend alors que la mère a été successivement malade, puis en voyage, et que l'enfant était pendant ce temps confiée à des soins mercenaires. Dès que la mère recommence à s'occuper de son enfant, celle-ci se porte très bien et la diarrhée cesse complètement. — Au milieu de septembre, l'enfant a regagné, relativement à la courbe moyenne, ce qu'elle avait perdu en poids.

Graphique 21. — *Allaitement artificiel.* — Belleville, n° 103. — H... Marcel, né le 26 novembre 1896. — Élevé au sein maternel pendant 2 mois. L'enfant a de la gastro-entérite. Insuffisance du lait de la mère. Mis au biberon avec le lait stérilisé pur à la consultation générale du Dispensaire, le

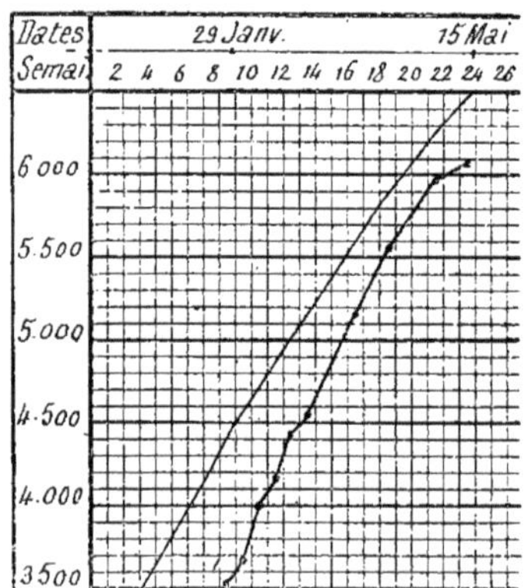

GRAPHIQUE 21. — Allaitement artificiel. — Belleville, n° 103. — H. Marcel.

26 janvier 1897 ; — déjà amélioré à son entrée à la consultation des nourrissons, le 29 janvier. — L'enfant prospère et son état, assez précaire à son entrée, est excellent au milieu de février. — Le 15 mai, l'enfant qui ne prenait jusqu'alors que 100 grammes par tetée, prend 140 grammes de lait stérilisé. Il se porte bien. Revu en août, l'enfant est en bonne santé.

Graphique 22. — *Allaitement artificiel.* — Belleville, n° 149. — C... Germaine, née le 24 décembre 1896. — Enfant nourrie au lait ordinaire. —

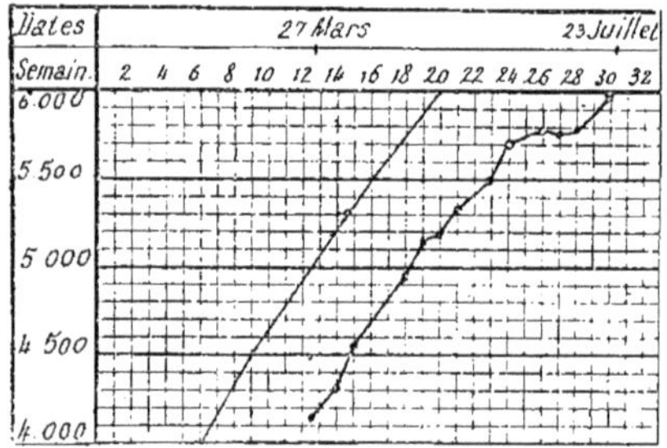

GRAPHIQUE 22. — Allaitement artificiel. — Belleville, n° 149. — C. Germaine.

Entre le 27 mars 1897 au dispensaire avec la coqueluche. On lui donne le lait stérilisé, 90 grammes par tetée. — Le 4 juin, 135 grammes par prise. — Arrêt dans sa croissance à la fin de juin ; constipation. Reprend ensuite son accroissement normal en poids. L'enfant a très bon aspect. Revue chez elle, au milieu du mois d'août, cette enfant est en très bonne santé.

Graphique 23. — *Allaitement artificiel.* — Belleville, n° 82. — B... Paul, né le 26 novembre 1896. Elevé au sein jusqu'à l'âge de 8 semaines, cet enfant est sevré par la mère lorsqu'il est présenté à la consultation. On donne le lait stérilisé. Le 21 février 1897, l'enfant a de la diarrhée assez abondante; il prend 120 grammes par tetée. — Le 1er mars, l'enfant est présenté avec de la diarrhée verte; on donne du sirop de papaïne. — Le

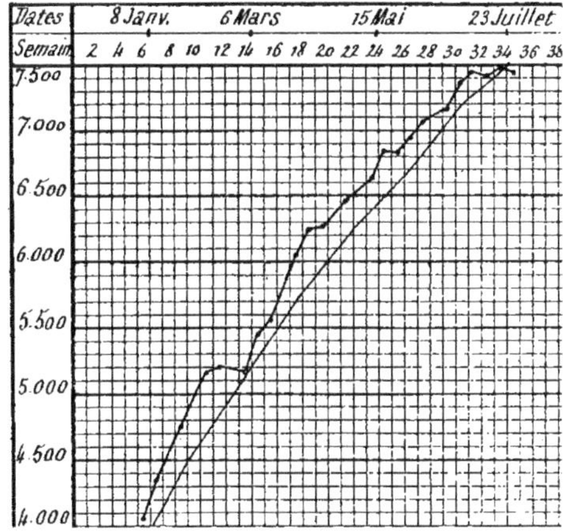

GRAPHIQUE 23. — Allaitement artificiel. Belleville, n° 82. — B. Paul

6 mars, l'enfant a encore 4 selles diarrhéiques et l'on reconnait que la diarrhée est due à ce que l'enfant était confié à une gardeuse depuis 15 jours. Dès qu'on a retiré l'enfant de chez cette femme, l'état du nourrisson redevient excellent. — Le 3 avril, l'enfant est enrhumé. — Le 17 avril, on donne 120 grammes; le 15 mai, 140 grammes. — Le 16 juillet, on ajoute au lait un œuf à la coque par jour. L'enfant s'accroît d'une façon très régulière, mais à cette date il est atteint d'une bronchite qui arrête sa croissance. — Revu plus tard, cet enfant se portait bien.

Graphique 24. — *Allaitement artificiel.* — Belleville, n° 62. — H... Georges, né le 12 septembre 1896. La mère a 5 autres enfants. L'enfant présenté le 12 décembre est pâle, délicat. Nourri jusqu'alors avec du lait ordinaire coupé avec une décoction de blé. — Est mis au lait stérilisé. Déjà 15 jours après, le 12 décembre, on constate que l'enfant a un bien meilleur aspect et que son état est bien plus satisfaisant. — Le 3 avril, on donne 135 grammes de lait par tetée. — Le 24 avril, l'enfant ayant diminué de poids, la mère signale qu'il a eu de la diarrhée et des vomissements pendant deux jours, ce qui a coïncidé avec l'éruption de deux dents. — Vu pour la der-

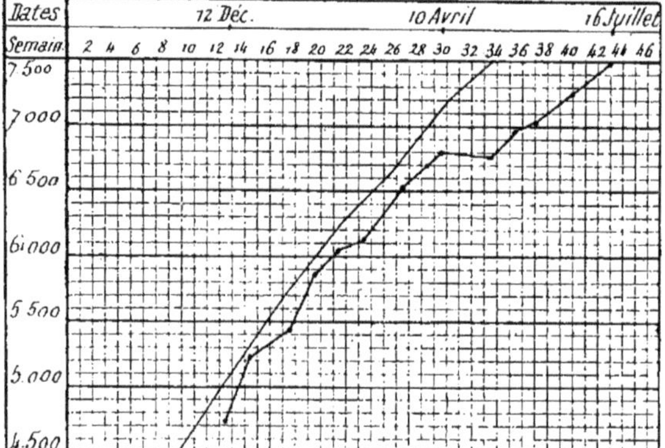

GRAPHIQUE 24. — Allaitement artificiel. — Belleville, n° 62. — H. Georges.

nière fois le 16 juillet, l'enfant est en très bon état et sa croissance est redevenue régulière.

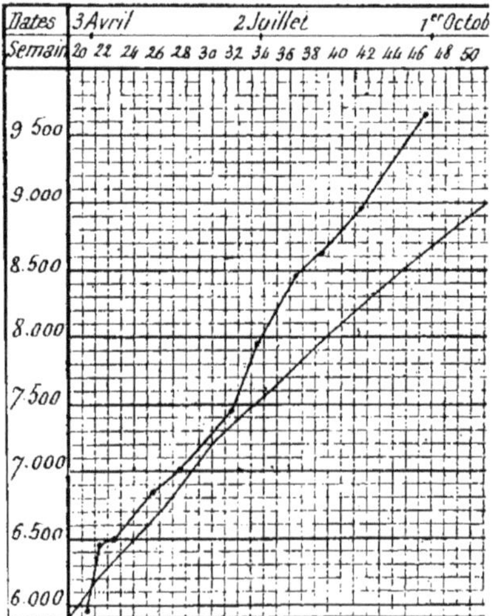

GRAPHIQUE 25. — Allaitement artificiel. — Belleville, n° 153. — L. Marcel.

Graphique 25. — *Allaitement artificiel.* — Belleville, n° 153. — L... Marcel, né le 31 octobre 1896. La mère a 3 enfants. Nourri au biberon avec du lait ordinaire qu'il vomit à chaque fois. Puis, pendant six semaines, on ne donne à l'enfant que de l'eau panée pour arrêter, paraît-il, les vomissements qui n'en persistent pas moins.

Entré le 3 avril 1897 à la consultation. L'enfant a deux dents; on donne 135 grammes de lait stérilisé toutes les trois heures; les vomissements disparaissent.

A signaler des spasmes du larynx qui se reproduisent très souvent; pas d'enrouement. — Bronchite légère le 17 avril.

L'enfant prospère à merveille pendant les chaleurs notamment. Santé parfaite. — Quitte le dispensaire le 1er octobre, dans un état excellent.

Graphique 26. — *Allaitement artificiel.* — Belleville, n° 68. — C... René, né le 30 septembre 1896. Mère tuberculeuse, très chétive, hémoptysies. Trois fausses couches à 3 mois. C'est le premier enfant qu'elle élève.

Enfant né à 8 mois, pesant 1,250 grammes à la naissance.

Nourri au biberon à tube jusqu'à son entrée au Dispensaire, le 19 décembre. — Vomissements. Hernie ombilicale. On donne du lait stérilisé pur à la cuillère; 6 cuillerées à soupe par tetée. L'enfant est très chétif. La dyspepsie persiste et les vomissements sont rebelles. Il est vrai qu'on s'aperçoit le 15 janvier que l'enfant porte un bandage herniaire en caoutchouc qui lui serre fortement l'abdomen. Après avoir remédié à cet inconvénient, les vomissements cessent et l'enfant prospère bien. — Le 15 février, 90 grammes de lait par tetée; son état est bon. — Le 27 mars, on constate dans son accroissement un temps d'arrêt d'abord inexpliqué: mais le 3 avril, on reconnait une bronchite profonde (broncho-pneumonie?) qui vient tout expliquer. — A sa rentrée à la consultation, le 24 avril, érythème scarlatiniforme. Constipation opiniâtre qui persiste pendant 8 jours. — Le 1er mai, 120 grammes par tetée. Légère diminution de poids le 22 mai. On ajoute au lait, un, puis 2 jaunes d'œuf par jour, le 22 mai. Le 11 juin, la dyspepsie reparaît avec quelques vomissements; il s'y ajoute bientôt un peu de diarrhée que l'éruption des dents doit probablement expliquer. — Le 23 juillet, 135 grammes par tetée. — Bien portant, en bon état, le 6 août. — Absent pendant un mois, jusqu'au 3 septembre, il revient avec un poids un peu diminué et a, paraît-il, 4 selles par jour; il est probable que l'enfant n'a pas été bien soigné pendant cette absence. Mais il reprend vite avec un régime sévère, jusqu'au 12 novembre, où une percée de dents amène facilement quelques vomissements et un peu de diarrhée; aussitôt que les deux dents qui le fatiguaient sont sorties, tous les troubles disparaissent. — Le 10 décembre, un nouveau travail dentaire amène aussitôt une diarrhée légère. — Lorsqu'il est atteint de grippe, compliquée de bronchite, le 17 décembre, il n'existe aucune diarrhée, seulement quelques vomissements. — Dans les premiers jours de janvier, percée d'une dent avec encore de la diarrhée et des vomissements. — Le 11 mars, bronchite légère: l'enfant boit moins bien. — Puis il s'accroît lentement sans aucun incident nouveau, jusqu'au 8 juillet où il quitte la consultation en bon état.

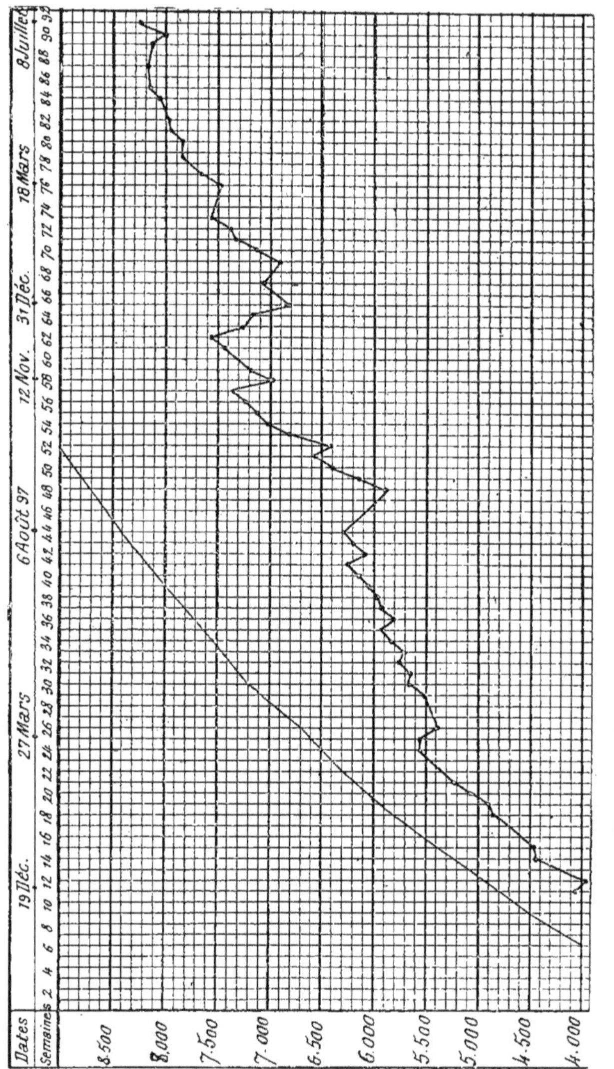

GRAPHIQUE 26. — Allaitement artificiel. — Belleville, n° 68. — C. René.

En somme, enfant extrêmement délicat et troubles dyspeptiques, antérieurs à l'emploi du lait stérilisé, réveillés par le travail dentaire. Du reste, les difficultés du début ont été surmontées et l'équilibre de la santé a été retrouvé.

Graphique 27. — *Allaitement artificiel.* — Belleville, n° 50. — M... Marthe, née le 26 septembre 1896. — La mère n'a pu élever aucun enfant. Elle a perdu six enfants nourris au biberon. Cette enfant est nourrie avec du lait de crèmerie, coupé avec de l'eau de mourron : constipation et vomissements rebelles. — A son entrée à la consultation, le 28 novembre, on lui

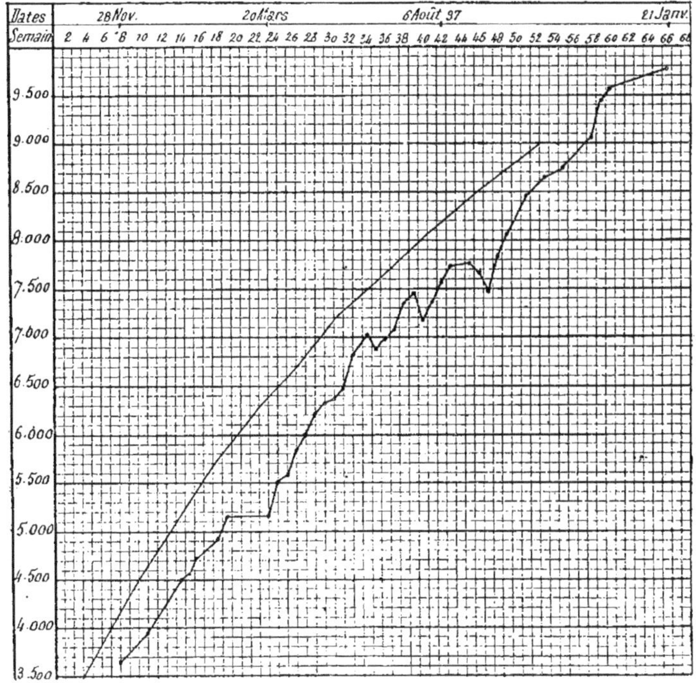

GRAPHIQUE 27. — Allaitement artificiel. — Belleville, n° 50. — M. Marthe.

donne le lait stérilisé. — Elle est ramenée le 2 décembre avec une bronchite capillaire : état grave. Les vomissements persistent après sa guérison jusqu'au milieu de janvier ; le 15 janvier, un peu de diarrhée. Tout rentre dans l'ordre. — Rougeole du 26 février au 20 mars et toux persistante à la suite. — Au commencement de mai, eczéma du cou. — Au milieu de juillet, diarrhée légère coïncidant avec l'éruption de plusieurs dents. Puis bonne santé. — Le 6 août, l'enfant se porte très bien. — Le 3 septembre, coqueluche. — Le 10 septembre, congestion pulmonaire. — Après sa guérison, l'enfant reprend vite et s'accroît régulièrement jusqu'au 21 janvier 1898, date à laquelle elle quitte la consultation.

Graphique 28. — *Allaitement artificiel.* — Belleville, n° 101. — P... Maurice, né le 12 décembre 1896. — La mère a perdu trois enfants successivement d'accidents convulsifs (méningite); elle les nourrissait au sein. C'est pourquoi elle a élevé ce dernier enfant au biberon avec du lait ordinaire bouilli coupé d'eau par moitié.

L'enfant arrive au Dispensaire le 29 janvier 1897; il a de la diarrhée et des vomissements; il est très agité et la mère redoute pour lui le sort de ses

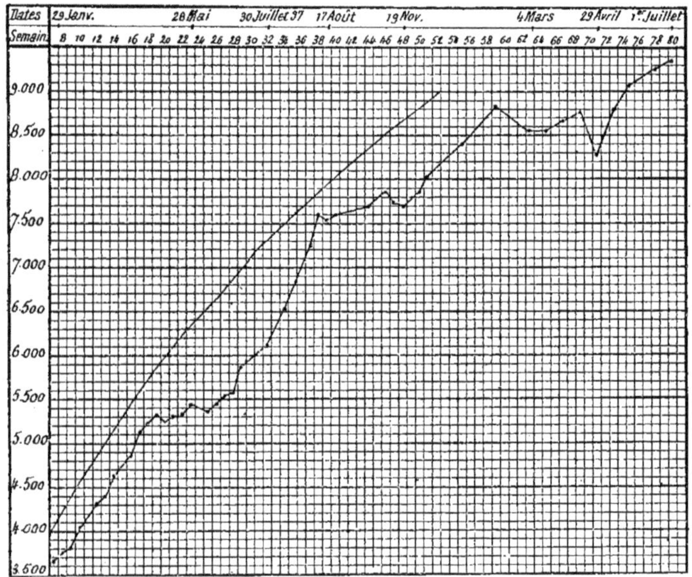

Graphique 28. — Allaitement artificiel. — Belleville, n° 101. — P. Maurice.

autres enfants. On donne le lait stérilisé qui arrête aussitôt la diarrhée et les vomissements. — Le 6 mars, éruption suspecte aux bras et aux jambes: syphilis? — Cette éruption persiste, mais le 24 mai, on reconnaît sa nature eczémateuse. — Le 8 mai, diarrhée et vomissements peu accentués qui cèdent la même semaine à une diététique plus sévère. — Rougeole du 28 mai au 11 juin. — Après la rougeole, l'eczéma reparaît et l'éruption augmente le 2 juillet, pour diminuer quelques jours après. A partir de ce moment, l'enfant va bien. — Le 17 septembre, il a percé trois dents. — Le 12 novembre, il a eu un peu de diarrhée et des vomissements par négligence des parents. — Le 18 mars, éruption dentaire; l'enfant tousse beaucoup. — Le 25 avril, vomissements, cris, agitation, photophobie, symptômes méningitiques: nouvelle terreur de la mère. Mais tout s'arrange et, à partir de ce moment, l'enfant va bien.

Graphique 29. — *Allaitement artificiel.* — Belleville, n° 71. — P. G.... François, né le 12 novembre 1896. Cet enfant, nourri jusqu'à 5 semaines au biberon avec du lait de crèmerie, est *très bas* lorsqu'on le présente à la consultation le 17 décembre, Il est mis au lait stérilisé, 4 cuillerées toutes les 2 heures, et son état s'améliore sensiblement. Le 29 janvier, on note: *état très prospère.* — Au commencement de mars, une bronchite trouble sa santé; elle persiste le 20 mars et s'accompagne de diarrhée. Puis la guérison survient bientôt et l'état de l'enfant redevient excellent. — Il quitte le dispensaire le 3 avril. — Revu chez lui au mois d'août, l'enfant était très bien portant.

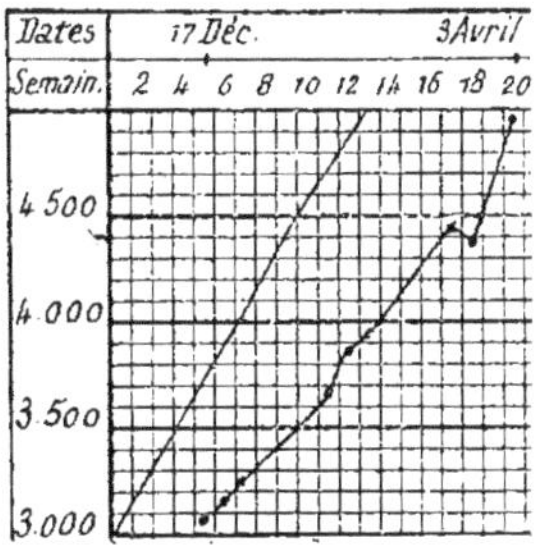

Dates: 17 Déc. — 3 Avril
Semain.: 2 4 6 8 10 12 14 16 18 20
4.500
4.000
3.500
3.000

GRAPHIQUE 29. — Allaitement artificiel. Belleville, n° 71. — P.-G. François.

Graphique 30. — *Allaitement artificiel.* — *Athrepsie.* — Belleville, n° 239. — F... Félix, né le 16 avril 1897. Enfant nourri pendant les trois premiers mois au biberon avec du lait ordinaire et de l'eau panée: gros ventre, cachexie, facies caractéristique; diarrhée et vomissements. Présenté à la consultation le 16 juillet, on donne du lait stérilisé, par prises de 60 grammes. Aussitôt la diarrhée et les vomissements sont arrêtés. Huit jours après, l'enfant va bien mieux et semble tout à fait reprendre. — Pourtant, le 30 juillet, il survient encore un peu de diarrhée et aussitôt l'enfant paraît être en très mauvais état. Il est probable qu'on a coupé le lait avec quelque mélange. On insiste pour donner le lait pur et l'enfant n'est ramené que le 10 août; il n'a plus de diarrhée, mais a très mauvais aspect. On a peu d'espoir de le sauver, surtout pendant les chaleurs. — Le 3 septembre, on donne 90 grammes par tetée. L'enfant reprend très sensiblement et, le 24 septembre, il est en très bon état. — Le 8 octobre, 135

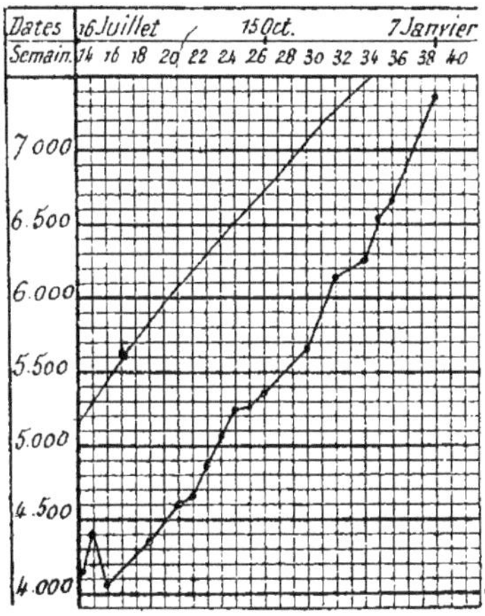

Dates: 16 Juillet — 15 Oct. — 7 Janvier
Semain.: 14 16 18 20 22 24 26 28 30 32 34 36 38 40
7.000
6.500
6.000
5.500
5.000
4.500
4.000

GRAPHIQUE 30. — Allaitement artificiel. Belleville. n° 239. — F. Félix. — *Athrepsie.*

grammes toutes les trois heures, puis 150 grammes. L'enfant s'est si bien remis qu'à l'époque où l'on cesse de l'amener, c'est-à-dire en janvier 1898, il se rapproche de la courbe moyenne et est tout à fait bien portant.

Graphique 31. — *Allaitement artificiel.* — *Enfant prématuré.* — Belleville, n° 83. — C..., né le 12 novembre 1896. La mère, très maigre, crache du sang. Enfant né à 7 mois et demi; très faible. Entre au dispensaire le 4 janvier; on lui donne trois cuillerées de lait et une cuillerée d'eau bouillie par tetée. L'enfant, qui était nourri au lait de crèmerie, vomit depuis sa naissance; comme les vomissements persistent avec le lait stérilisé coupé, on lui fait prendre le 15 janvier 60 grammes de lait pur. Les vomissements sont encore fréquents; on ne donne que 45 grammes pendant deux semaines et les vomissements deviennent beaucoup plus rares. — Le 6 février, on donne 75 grammes: le 26 février, les vomissements ont presque cessé; ils disparaissent complètement les jours suivants. — Le 20 mars, on apprend

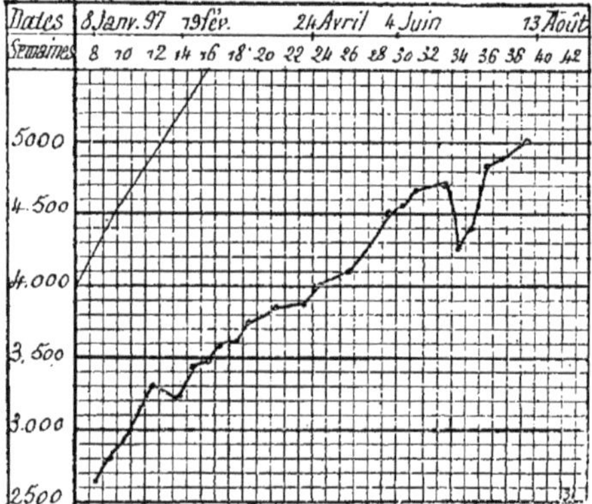

GRAPHIQUE 31. — Allaitement artificiel. — *Enfant prématuré.* — Belleville, n° 83. — C.

que l'enfant n'épuise pas le biberon; on donne 45 grammes par prise, et le 27 mars 75 grammes toutes les deux heures et demie. On constate ce jour-là une éruption indéterminée. — Le 10 avril, selles fréquentes. — Le 24 avril, l'enfant n'a pris que 75 grammes 6 fois par jour, depuis 15 jours: les selles ont diminué de fréquence. — Le 4 juin, 100 grammes par tetée, puis 120 grammes le 11 juin. — Le 25 juin, diarrhée, 8 selles par jour. — Le 7 juillet, muguet. — Le 30 juillet, l'enfant ne prenait que 120 grammes au lieu de 120 grammes pendant la semaine. On rétablit 110 grammes. L'enfant reprend vite sa croissance et semble sauvé. — Revu à la fin du mois d'août, l'enfant se portait bien. — En somme, enfant extrêmement débilité par une gastro-entérite qui l'avait atteint profondément; l'enfant trouve en lui-même peu de ressources physiologiques pour résister. Enfin le régime, sévèrement observé à la fin, triomphe de toutes ces difficultés.

Graphique 32. — *Allaitement artificiel.* — *Syphilis héréditaire.* — Belleville, n° 144. — P... Marcel, né le 1er octobre 1896. Cet enfant pesait 3,000 grammes à la naissance; allaitement mixte pendant 2 mois; puis on ne lui donne plus que le biberon avec du lait de crèmerie.

Il est présenté à la consultation générale du dispensaire le 18 janvier 1897, et l'on note sur sa fiche: *Cachexie; état déplorable; ulcération de la région trochantérieure; éruption de la face et du cou; sillon auriculaire ulcéré; frein de la langue très court.* On fait remplacer le lait de crèmerie par le lait stérilisé.

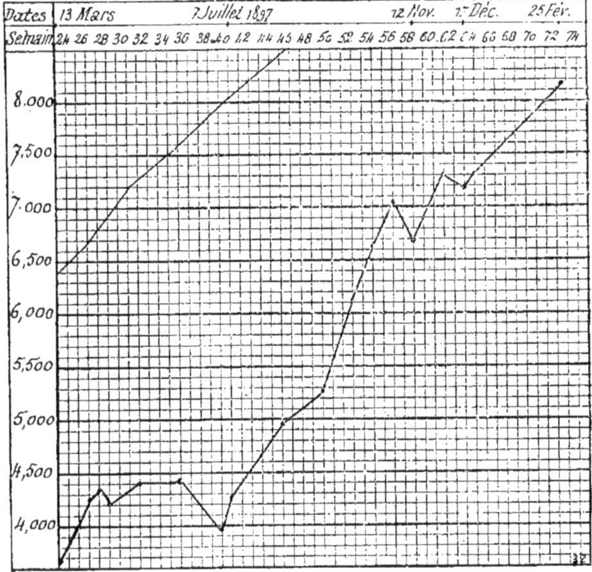

GRAPHIQUE 32. — Allaitement artificiel. — Belleville, n° 144. — P. Marcel. *Syphilis héréditaire.*

Mais il n'est apporté à la consultation de nourrissons que le 13 mars; il pèse 3,650 grammes à 5 mois et demi. On institue l'allaitement régulier avec le lait stérilisé.

Le 27 mars, en présence des érosions fessières et fémorales, des éruptions cutanées, du thorax en voûte, on soupçonne la syphilis héréditaire: liqueur de Van Swieten, XL gouttes par jour. — Le 3 avril, l'éruption papuleuse persiste. — Le 17 avril, l'enfant tousse; il a moins bu pendant la semaine écoulée. On continue la liqueur de Van Swieten. — Le 1er mai, éruption persistante. — Le 8 mai, rougeole. — Le 1er juin, cachexie, furoncles généralisés à la suite de la rougeole. — Le 4 juin, l'enfant est couvert d'abcès; état de cachexie profonde. Entre à l'hôpital, puis est emmené à la campagne jusqu'au 2 juillet où il rentre à la consultation et est remis au lait stérilisé du dispensaire. Son état s'améliore rapidement. Nous le revoyons au milieu du mois d'août, il est bien portant et continue à être présenté à la consultation. Il a parfaitement traversé la période des chaleurs. — Du 29 octobre au 12 novembre, l'enfant est placé au dépôt pendant que sa mère est en couches. — Le 17 décembre, grippe, bronchite. — Du 24 décembre au 25 février 1898, la mère ayant été malade pendant deux mois, l'enfant a été confié à d'autres personnes et nourri au lait de crèmerie. A cette date, il reprend le lait stérilisé du Dispensaire et recommence à être soigné par sa mère. Il a du reste assez bon aspect et se porte aussi bien que possible.

Graphique 33. — Allaitement artificiel. — Retour de nourrice. — Belleville, n° 110. — B... Suzanne, née le 1er mai 1896. Cette enfant était en nourrice où elle était très mal soignée, nourrie au biberon depuis longtemps. Elle arrive au Dispensaire dans un très mauvais état, à 9 mois. Mise aussitôt

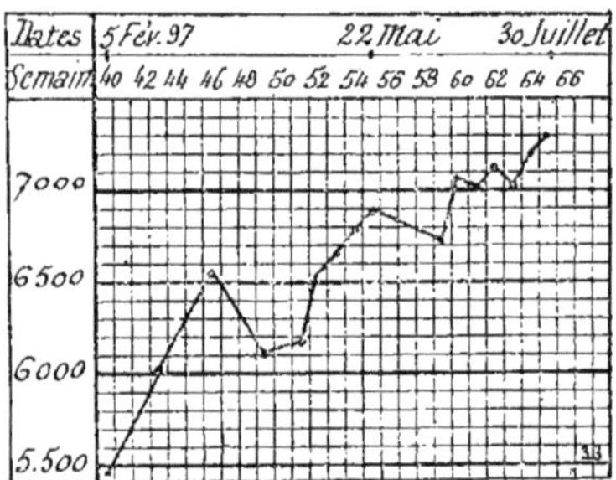

GRAPHIQUE 33. — Allaitement artificiel. — *Retour de nourrice.* — Belleville, n° 110. B. Suzanne.

au lait stérilisé, 160 grammes par tetée, l'enfant s'en trouve très bien et elle prospère jusqu'à la fin de mars. Elle est atteinte à cette époque de rougeole, compliquée de bronchite, puis de congestion pulmonaire. Elle guérit, mais présente, le 10 avril, de la laryngite. Puis elle reprend sa croissance régulière. — Le 8 mai, 150 grammes par tetée. — Le 22 mai, un œuf à la coque ; le 4 juin, 2 œufs. Mais vers le 10 juin, survient de la diarrhée provoquée par une faute de diététique. La mère a en effet donné du tapioca, malgré les recommandations qui lui avaient été faites. Deux fois encore la mère commet de semblables imprudences qui ont un retentissement immédiat sur l'accroissement de l'enfant. Puis le régime devenant plus sévère, tout rentre dans l'ordre et l'enfant prospère assez régulièrement.

Graphique 34. — Allaitement mixte, puis artificiel. — Belleville, n° 77.

L... Alice, née le 21 avril 1896. Elevée au sein jusqu'au début de novembre. Elle ne fait partie de la consultation de nourrissons qu'à partir du 21 décembre. A cette époque, elle a cessé de prendre le lait stérilisé qu'on avait ajouté au lait maternel depuis deux mois; elle vomissait le lait stérilisé que la mère avait donné d'elle-même, probablemect en trop grande quantité. — Le 21 décembre, on donne du lait stérilisé à raison de 4 cuillerées à soupe, 4 fois par jour. — Le 15 janvier, elle n'augmente plus de poids et l'on fait cesser le sein complètement. On donne alors 125 grammes de lait stérilisé par tetée. Tout va bien. L'enfant est vaccinée le 5 février. — Le 20 mars, rougeole jusqu'au 24 avril. — Le 22 mai, l'enfant refuse de s'alimenter, bien que son état général soit bon; eau de Vichy, magnésie. — Le

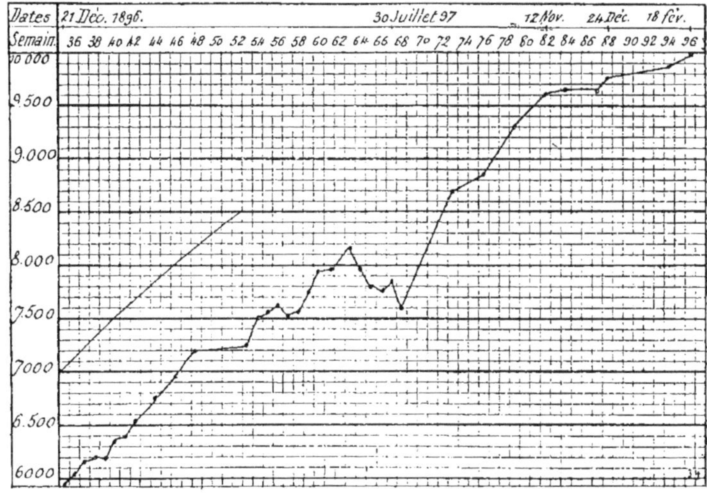

GRAPHIQUE 34. — Allaitement mixte, puis artificiel. — Belleville, n° 77. — L. Alice.

4 juin, 200 grammes par tetée. — Le 9 juillet, diarrhée légère: l'enfant a refusé de s'alimenter toute la semaine: elle prenait à peine 100 grammes par tetée. On la remet à 150 grammes. — Le 16 juillet, deux dents; l'enfant a recommencé à boire bien le lait. — Le 23 juillet, deux nouvelles dents; elle perce encore deux grosses dents le 6 août; 3 ou 4 selles diarrhéiques. L'enfant a été fatiguée par ces éruptions dentaires subintrantes, en pleines chaleurs de l'été. — Au milieu de novembre, grippe traînante, suivie de bronchite en décembre: un peu de diarrhée et quelques vomissements. L'enfant continue de tousser un peu jusqu'au mois de février. Pourtant son état général est bon.

Graphique 35. — Allaitement artificiel. — Intolérance du lait pur au

début. — Belleville, n° 165. — D... Marcel, né le 14 février 1896, d'abord élevé au sein pendant trois semaines; vomissait le lait de la mère qui le mit alors au biberon avec du lait ordinaire coupé d'eau bouillie: il vomit encore après chaque tetée. Présenté au Dispensaire à 9 semaines, le 17 avril, l'enfant est mis au lait stérilisé pur, 90 grammes toutes les deux heures et demie. — Le 24 avril, les vomissements persistent, mais ils

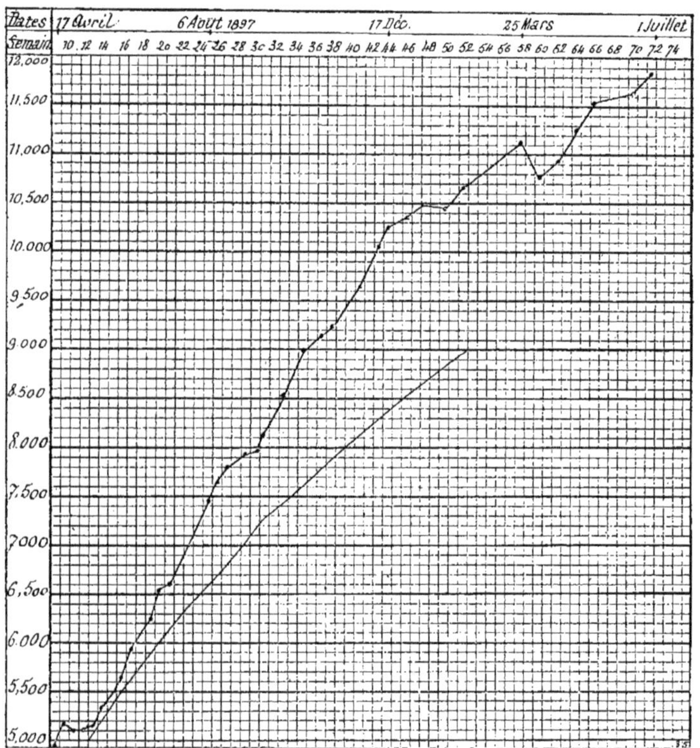

GRAPHIQUE 35. — Allaitement artificiel. — Intolérance du lait pur au début (ainsi que du lait maternel). — Belleville, n° 165. — D. Marcel.

ne sont plus que partiels. On réduit chaque prise à 75 grammes. — Le 1er mai, les vomissements persistent, on essaie de la solution bicarbonatée. — Le 8 mai, l'estomac est toujours irritable. On donne du KBr ajouté à de l'eau de chaux. — Les vomissements persistent le 15 mai, on supprime tout médicament et l'on fait couper le lait avec un tiers d'eau bouillie. Ce n'est que trois semaines après que les vomissements diminuent avec 90 grammes de lait coupé. — Le 11 juin, les vomissements ont définitivement cessé. L'enfant, à partir de ce jour, se porte très bien, reste quatre semaines à la campagne et en revient le 6 août en parfaite santé, prenant régulièrement son lait pur auquel l'estomac s'est enfin habitué. Il s'accroît très régulièrement sans aucun incident, malgré les grandes chaleurs. L'enfant est d'ailleurs bien soigné par sa mère. — Le 10 septembre, on donne 90 grammes toutes les deux heures. — Le 2 novembre, l'enfant boit un peu moins. — Le 26 novembre, la mère consulte le médecin pour de l'onanisme précoce qu'elle a surpris chez son enfant. — Le 11 mars, on donne 135 grammes. L'enfant prospère merveilleusement sans le moindre trouble digestif. C'est un bébé magnifique lorsqu'il quitte la consultation le 1er juillet à 17 mois.

Observations, avec courbe d'accroissement en poids. des nourrissons surveillés par le Dispensaire de la rue du Chemin-Vert, élevés artificiellement et au régime mixte (1).

Graphique 36. — *Allaitement artificiel.* — Chemin-Vert, n° 21. — A... Marius, né le 25 mai 1895. Mère très fatiguée, tuberculeuse, peu de lait. L'enfant prend le sein maternel seul pendant les premières semaines, puis la mère voyant son enfant insuffisamment nourri, sèvre d'elle-même son enfant du sein et le nourrit au lait de vacherie. — Le 20 juin, à son entrée au Dispensaire, on constate chez l'enfant une hernie inguinale droite volumineuse.

On ajoute au sein 3×50 grammes de lait stérilisé par jour. Mais la mère, voyant que son nourrisson n'a pas assez à prendre, sèvre de nouveau l'enfant du sein et donne le lait de vacherie en plus des 3×50 de lait stérilisé. Diarrhée.

La semaine suivante, on donne 8×50 de lait stérilisé. La diarrhée a disparu. Mais l'enfant n'a pas assez de lait : 8×80, puis 8×100 les semaines suivantes. L'accroissement se fait bien. Le 25 juillet, la hernie a beaucoup augmenté : bandage. Dès qu'on a remédié à cet inconvénient, l'accroissement reprend très régulièrement, traversé de bronchites fré-

(1) Les nourrissons inscrits à la consultation de M. Chavane, rue du Chemin-Vert, sont suivis bien plus régulièrement et bien plus longtemps que ceux Dispensaire de Belleville. Il s'agit ici, nous l'avons dit, de familles indigentes, secourues par l'Assistance publique, auxquelles le secours et la distribution gratuite du lait ne sont conservés qu'à la condition qu'elles se soumettent entièrement au règlement du Dispensaire et aux prescriptions du médecin. Un inspecteur va fréquemment dans les ménages, ainsi que des dames patronnesses, afin de s'assurer des soins donnés aux enfants.

quentes qui viennent interrompre la croissance, ou par quelque accident du côté de la hernie. C'est ainsi qu'il faut signaler :

Du 22 août au 5 septembre, l'enfant malade n'est pas présenté, le médecin du bureau de bienfaisance a trouvé l'enfant trop faible pour le laisser sortir; diarrhée. — Le 19 septembre, selles fétides. — Le 24 octobre, mère malade ; l'enfant a de la bronchite. — Pendant les mois de janvier et février, bronchite et toux fatigante à plusieurs reprises. — Le 19 mars, bronchite.

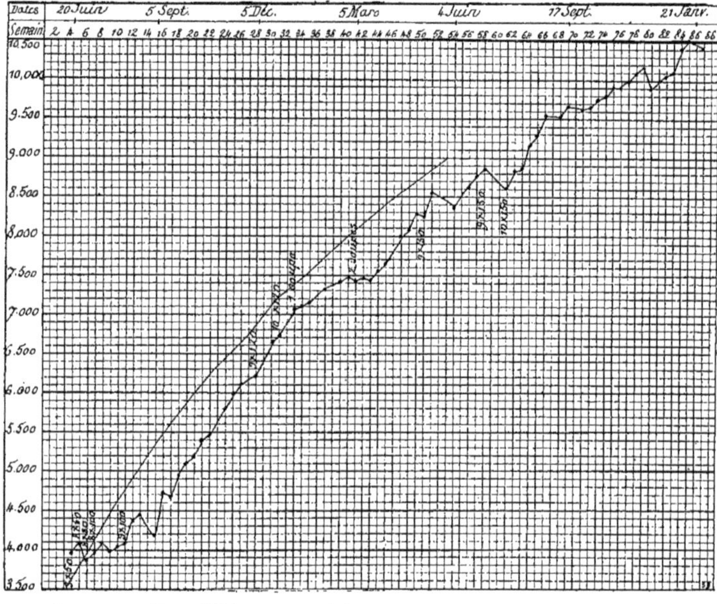

GRAPHIQUE 36. — Allaitement artificiel. — Chemin-Vert, n° 21. — A. Marius.

— Le 4 juin, selles fétides: benzo naphtol. — Le 16 juillet, trois dents. — Le 20 août, hernie très difficile à contenir; nouveau bandage. Le 27 août, trois nouvelles dents. — Le 3 décembre, bronchite. — Enfin, en janvier, l'enfant a 10 dents à 20 mois ; il se porte bien et est complètement sevré. Le lait lui est retiré le 21 janvier 1897.

Graphique 37. — *Allaitement mixte.* — *Athrepsie.* — Chemin-Vert, n° 11. — M... Madeleine, née le 24 février 1897. L'enfant a 2 mois et 20 jours lorsqu'elle est présentée le 13 mai à la consultation dans un état d'athrepsie très grave. L'enfant est mourante; diarrhée abondante. Était nourrie à la farine lactée, le sein pendant la nuit seulement. On donne d'abord 4×50, puis 8 jours après 7× 50 de lait stérilisé, la mère continuant à donner le sein pendant la nuit. — Le 24 juin, 8 × 50de lait. — Le 15 juillet, un peu de diarrhée dans la journée. — A partir du 24 juin, l'accroissement en poids se fait d'une façon très régulière, remarquable chez cette enfant qui était mourante un mois auparavant, et malgré les désordres fonctionnels qui ont pu résulter de l'athrepsie.

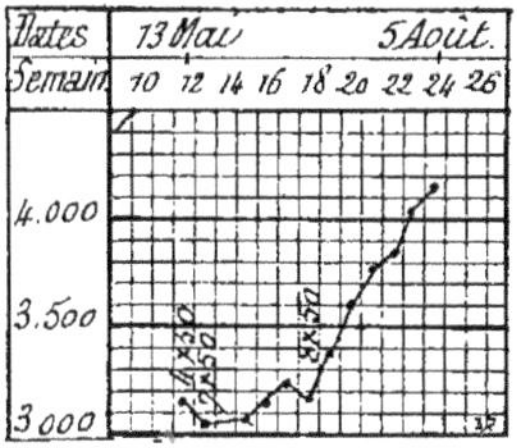

GRAPHIQUE 37. — Allaitement mixte. — Chemin-Vert, n° 11. — M. Madeleine. — *Atrepsie.*

Graphique 38. — Allaitement mixte, puis artificiel. — Polype intestinal. — Chemin-Vert, n° 17. — P... Henri, né le 26 mai 1895. Mère tuberculeuse; Enfant au sein pendant deux semaines. Entre au Dispensaire le 13 juin 1895. on ajoute au sein 6 × 50 de lait stérilisé. — Le 27 juin, la mère a donné deux fois à l'enfant du lait de crèmerie. Ne vient pas à la consultation du 8 août pour cause de maladie. — Le 15 août, érythème. — Le 29 août, mère

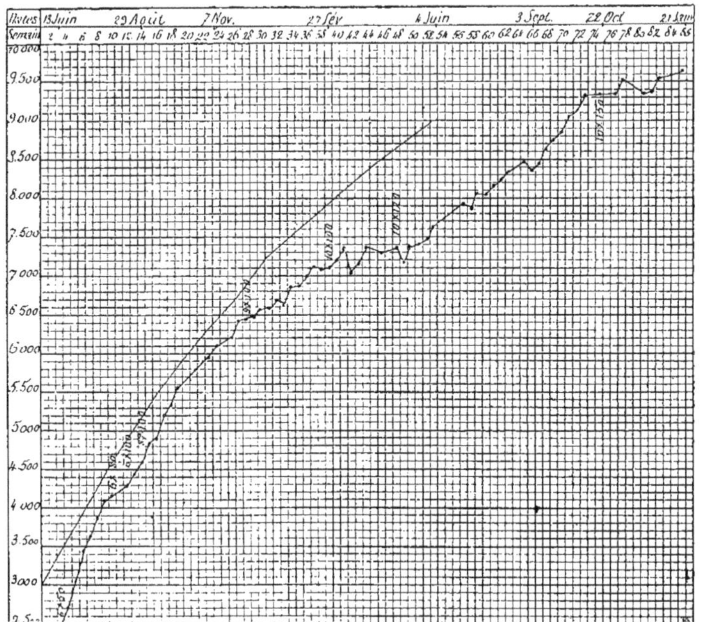

GRAPHIQUE 38. — Allaitement mixte, puis artificiel. — Chemin-Vert, n° 17. — P. Henr *Polype intestinal.*

malade. — Le 26 septembre, l'enfant, qui a 8×100 de lait stérilisé, prend encore le sein deux ou trois fois par jour. — Du 3 octobre au 31 novembre, rougeole. — Le 7 novembre, l'enfant a des hémorragies intestinales pour lesquelles M. Broca a diagnostiqué un polype intestinal. — Le 21 novembre, M. Chavane voit l'enfant qui est exsangue; il ne le fait pas peser. — Le 28 novembre, l'enfant va beaucoup mieux; il a mis une dent. — Nouvelles hémorragies les 6, 7, 9 et 10 décembre. — Le 26 décembre, l'enfant est sevré du sein: la mère est très malade (phtisie); l'enfant a deux dents. — Le 23 janvier, diminution de poids, la mère ayant donné de la panade et de l'eau panée. — Du 27 février au 7 mai, l'enfant met cinq dents. — Au mois de juin, bronchite. — Le 3 juillet, quelques filets de sang dans les garde-robes. L'enfant a 8 dents. — Le 23 juillet, deux nouvelles dents. — Le 3 septembre, hémorragie intestinale peu abondante. — Le 22 octobre, bronchite. — Le 17 décembre, l'enfant a perdu un peu de sang. — Le 11 janvier 1897, lait supprimé. L'enfant a 20 mois et possède 14 dents.

Graphique 39. — Allaitement maternel, puis artificiel. — Syphilis héréditaire. — Chemin-Vert, n° 34. — P..., Gabriel, né le 23 juillet 1895. La

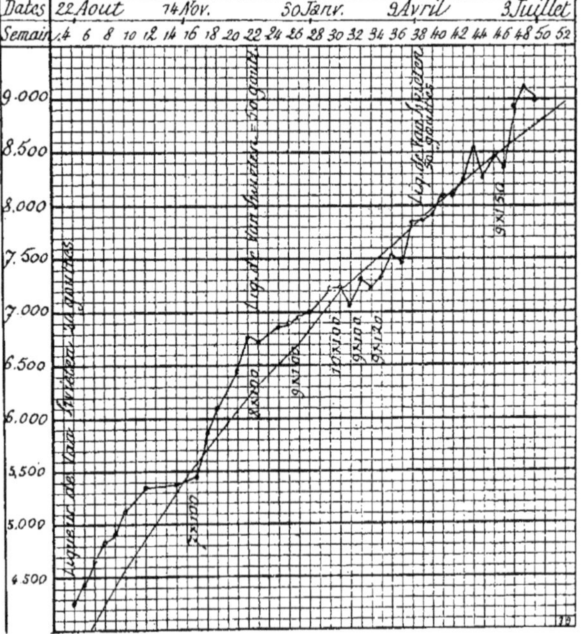

GRAPHIQUE 39. — Allaitement maternel, puis artificiel. — Chemin-Vert, n° 31. — P. Gabriel. *Syphilis héréditaire.*

mère, syphilitique, n'a pas eu de fausses couches. Elle nourrit son enfant au sein exclusivement jusqu'au 14 novembre. — A ce moment la mère est réglée et elle sèvre d'elle-même son enfant avec le biberon Robert et du lait de crèmerie. L'enfant a des coliques et de la diarrhée. On donne alors 7×100 de lait stérilisé et l'enfant reprend sa croissance régulière. — Le 16 janvier, survient une éruption spécifique sur les membres ; comme l'enfant est confié à une gardeuse, on prévient cette dernière. — Le 27 février, diarrhée et vomissements. L'éruption ne cesse que le 19 mars. — Le 2 avril, début de la déformation crânienne. — Le 9 avril, éruption syphilitique. — Le 3 juillet, la mère cesse de venir et on lui supprime ses secours. Elle fait dire qu'elle s'en f... désintéresse !

Graphique 40. — *Allaitement artificiel.* — Chemin-Vert, n° 102. — P..., Gaston, né le 22 août 1896. Enfant placé en nourrice dans le Cher pendant 5 mois au biberon. On le ramène malade et on lui donne à Paris du lait de vacherie bouilli. L'enfant a de la diarrhée lorsqu'on le présente au

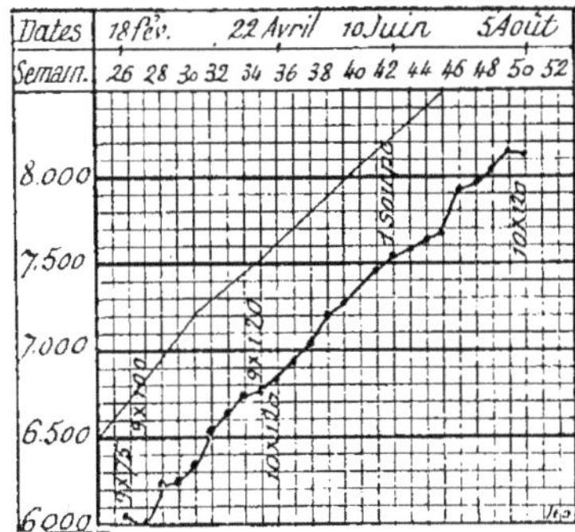

GRAPHIQUE 40. — Allaitement artificiel. — Chemin-Vert, n° 102. — P. Gaston.

Dispensaire le 18 février 1897. Cette diarrhée cesse dès l'usage du lait stérilisé. — Le 25 février, tendance à l'eczéma. — Le 3 mars, selles fétides. — A partir de ce moment, sa croissance se fait très régulièrement, sans accident.

Graphique 41. — *Allaitement artificiel.* — Chemin-Vert, n° 75. — T..., Rose, née le 19 janvier 1896. L'enfant a 5 mois et demi lorsqu'elle est présentée le 9 juillet au Dispensaire. Elle est sevrée depuis un mois déjà ; elle est en assez mauvais état. On lui donne 10×100 de lait stérilisé par jour.

L'enfant a assez souvent un peu de diarrhée et des selles fétides ; mais elle n'est pas bien tenue et ces différents accidents sont dus à l'insuffisance des soins. La mère néglige si bien son petit qu'on lui supprime en juin la layette qui est donnée aux bonnes mères.

Voici les annotations de la fiche de ce nourrisson : 23 juillet, nerveux la nuit; bains. — 6 août, selles très fétides avec vomissements; 10 centigrammes de calomel; benzo-naphtol. — 13 août, 2 dents; 4 selles par jour assez liquides; benzo-naphtol. — 1er octobre, 2 dents; en tout : 6 dents. — 12 novembre, 2 selles liquides. — 19 novembre, diarrhée fétide; benzo-naphtol. — 10 décembre, toux, coryza. — Commencement de janvier, la

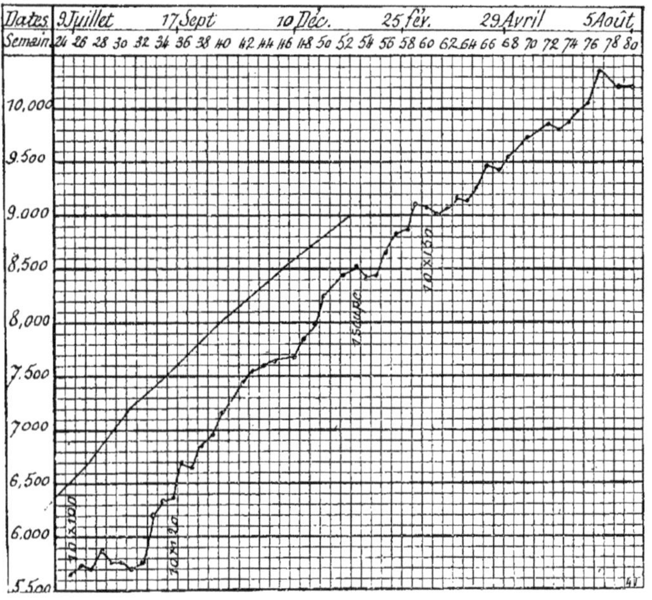

Graphique 41. — Allaitement artificiel. — Chemin-Vert, n° 75. — T. Rose.

mère prétend qu'elle ne peut s'occuper de son enfant, parce qu'elle a du travail pressé. — 28 janvier, diarrhée légère; benzo-naphtol. — 25 février, un peu de diarrhée dans la journée. — 18 mars, l'enfant a 13 dents. — 8 avril, une dent; selles fétides. — 29 avril, 2 dents. — 17 juin, enfant mal tenue.

Graphique 42. — *Allaitement mixte.* — Chemin-Vert, n° 11. — F..., Alexandre, né le 17 mai 895. L'enfant a 13 semaines lorsqu'il est amené à la Consultation. Il est nourri au sein de la mère. Il a un *air vieillot* et très mauvaise mine. A-t-il assez ? — A sa seconde visite, la semaine suivante, on ajoute au sein 4 × 50 de lait stérilisé par jour. — Déjà la semaine suivante l'enfant *marque mieux,* sa figure s'est *remplie.*

Le 28 novembre, 2 dents. — Le 5 décembre, on sèvre complètement l'enfant du sein de la mère qui n'a plus de lait, et on lui donne 10 × 120. Le

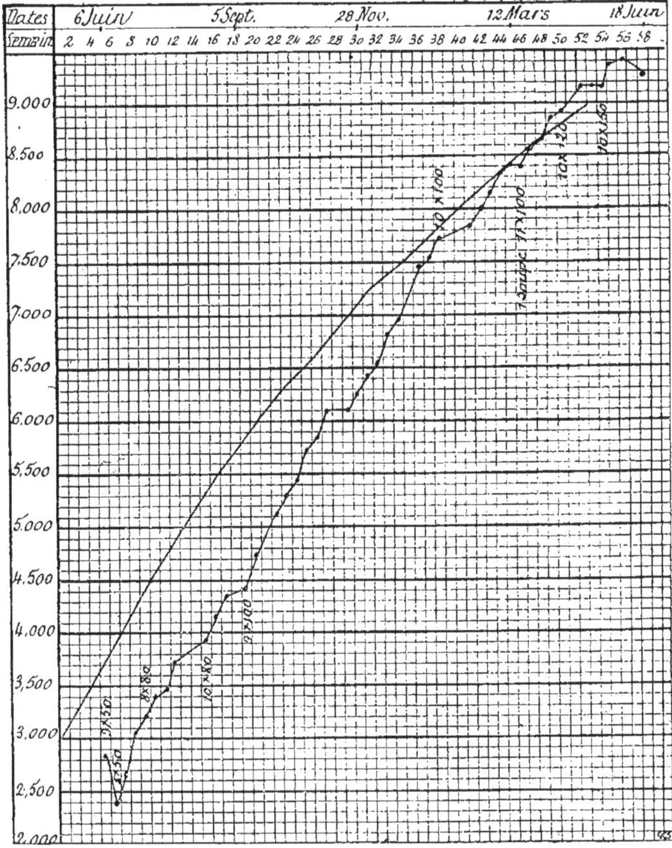

GRAPHIQUE 42. — Allaitement mixte. — Chemin-Vert, n° 11. — F. Alexandre.

26 décembre, la mère quitte le service d'elle-même, son enfant se portant bien. Elle n'est jamais revenue.

Graphique 43. — Allaitement artificiel. — Athrepsie grave. — Chemin-Vert, n° 12. — G..., Suzanne, née le 5 mai 1895. C'est la sixième enfant d'une femme que ce surcroît de famille et la mort de son mari obligent à travailler dehors. Ne pouvant l'allaiter, elle le nourrit au biberon à tube avec du lait de crèmerie. Athrepsie rapide. L'enfant est si malade que le médecin appelé a jugé au bout de quelques jours son état désespéré. Elle entre au Dispensaire dans ces conditions, âgé de un mois et pèse 2^{kgr},810, le 6 juin. On lui donne 9 × 50 de lait stérilisé. — Absence de 2 semaines : un médecin du dehors qui a vu l'enfant a diagnostiqué : Rougeole(?) le 13 juin. — Le 20 juin, en présence de la baisse de poids, on diminue la quantité de lait, 5 × 50.

Le 27 juin, l'enfant va beaucoup mieux.

Le 11 juillet, la mère a donné de l'eau panée. On donne 8 × 80 grammes de lait. Le 25 juin, l'enfant a eu la veille 5 à 6 selles liquides fétides ; cette enfant est sale, mal tenue.

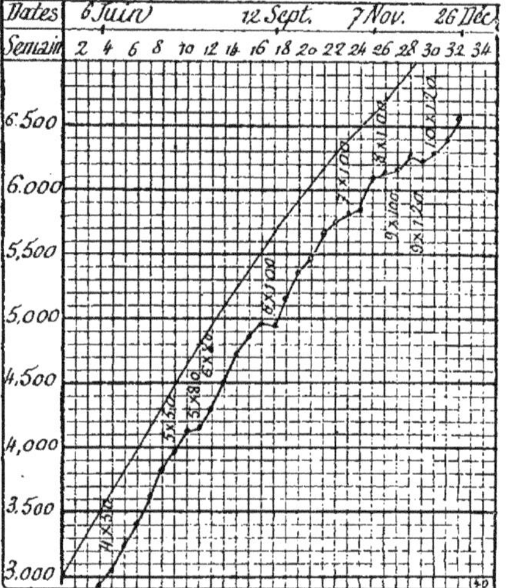

Graphique 43. — Allaitement artificiel. — Chemin-Vert, n° 12. — G. Suzanne. *Athrepsie grave.*

Le 12 septembre, la mère est malade et l'enfant mal soignée a de la diarrhée. — Enfin l'enfant, véritablement ressuscitée, s'accroît rapidement (12 décembre, coqueluche? — vaccinée le 11 mars) pour atteindre et dépasser la moyenne de son âge à la fin d'avril 1896. — A un an, elle a 4 dents et pèse 9^{kgr},350.

Le 18 juin, la mère renonce à amener son enfant à la consultation.

Graphique 44. — Allaitement artificiel. — Chemin-Vert, n° 100. — B..., Jean, né le 13 janvier 1897. La mère n'a pas nourri son enfant au sein, parce que la sage-femme lui a dit qu'elle ne pouvait pas nourrir, n'ayant pas de bouts de sein. — Jusqu'à la deuxième semaine, la mère a donné à l'enfant un litre de lait coupé avec un demi-litre d'eau ; en tout un litre et demi de liquide par jour.

L'enfant entre à la Consultation le 28 janvier. Il a un pied bot. — On lui donne 9 × 80 de lait stérilisé.

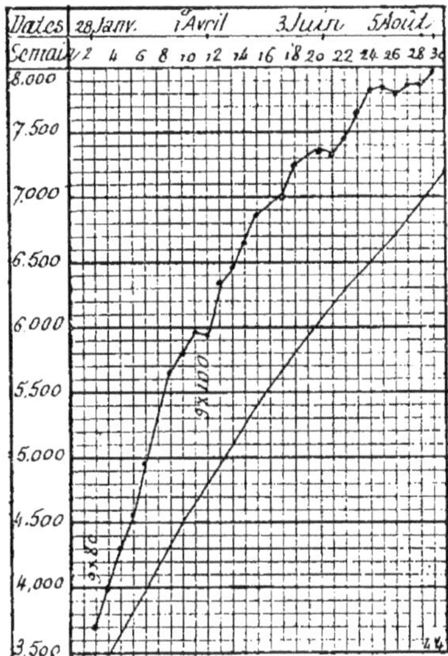

GRAPHIQUE 44. — Allaitement artificiel. — Chemin-Vert, n° 100. — B. Jean.

Il s'accroît rapidement et régulièrement. — Vacciné le 30 avril.

Cet enfant est en excellent état.

Graphiques 45 *et* 46. — *Allaitement mixte.* — Chemin-Vert, n°s 54 et 55. — T..., Jeanne et T..., Marie. *Jumelles*, nées le 10 janvier 1896, prématurément, avant 8 mois. Allaitement mixte avec du lait de crèmerie pendant 5 semaines. — A partir de leur entrée à la consultation, le 13 février, la croissance se fait régulièrement. On ajoute au sein de la mère 4, puis 5, puis 6 bouteilles de 50 grammes de lait stérilisé, par enfant. Le 7 mai, Jeanne a quelques vomissements. Le 25 juin, les deux enfants ont un peu de diarrhée fétide arrêtée aussitôt par le benzo-naphtol. Elles mettent ensemble leurs deux premières dents vers le 20 octobre. — Jeanne tousse un peu le 19 novembre. — Au commencement de janvier 1897, la mère a donné du pain à manger aux deux nourrissons et la diarrhée ne s'est pas fait attendre ; on l'arrête avec le benzo-naphtol. En même temps les enfants toussent. Le 18 mars, la mère est chassée de la consultation pour

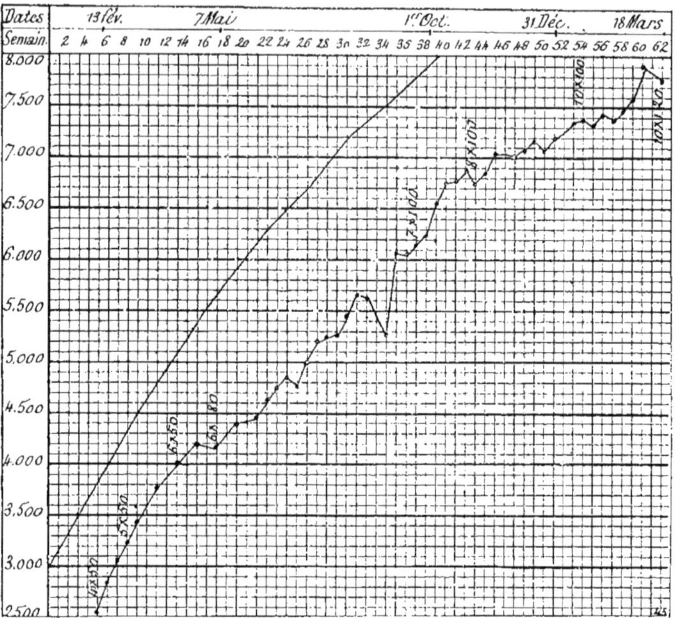

Graphique 15. — Allaitement mixte. — Chemin-Vert, n° 51. — T. Jeanne (Jumelle).

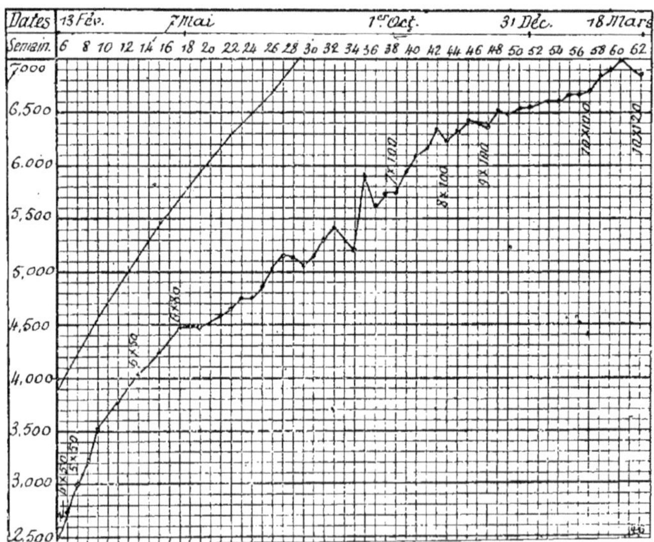

Graphique 16. — Allaitement mixte. — Chemin-Vert, n° 55. — T. Marie (Jumelle)

grossièreté. Elle ne tenait aucun compte des recommandations qui lui étaient faites et n'acceptait pas les observations.

Graphique 47. — Allaitement mixte, puis artificiel. — Chemin-Vert, n° 42. — G..., Louis, né le 11 novembre 1895. A son entrée au Dispensaire, le 23 janvier 1896, l'enfant a 10 semaines. Il est gardé pendant toute la journée par sa grand'mère; sa mère ne pouvant lui donner le sein que la nuit et aux heures des repas. — On ajoute donc au sein 3, puis 4, puis 5, puis 6 bouteilles de 80 grammes de lait stérilisé. — Vacciné le 21 mai; érythème vaccinal 8 jours après. — Il a le 26 juin 5 à 6 selles diarrhéiques dont le benzo-naphtol a aussitôt raison. — Il met 3 dents à la fin d'août;

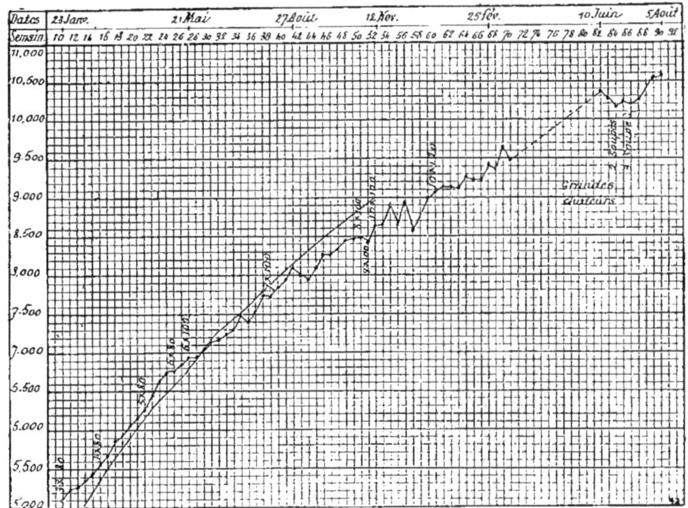

GRAPHIQUE 47. — Allaitement mixte, puis artificiel. — Chemin-Vert, n° 42. G. Louis.

puis 2 autres le 22 octobre, ce qui provoque de la constipation. — L'enfant a 8 dents en tout. — Sevré complètement du sein le 12 novembre 1896. — Bronchite le 3 décembre. — Eczéma de la face le 25 février 1897; tousse la semaine suivante et, à la fin de mars, prend la coqueluche. Absence de 12 semaines après lesquelles il revient très bien portant et continue de prendre au Dispensaire 10 × 120 grammes de lait par jour, auxquelles bouteilles on ajoute 3 soupes, le 5 août. — L'enfant a 14 dents depuis le 17 juin.

Graphique 48. — Allaitement mixte, puis artificiel. — Alimentation prématurée : enfant mourant de faim. Chemin-Vert, n° 35. — F..., Louise.

Cette enfant, née le 15 octobre 1894, au sein depuis sa naissance, meurt littéralement de faim lorsqu'elle est présentée à la consultation ; la mère lui donne du pain à manger. Cette enfant de 10 mois et demi pèse le poids d'un enfant de 3 mois. On ajoute au sein du lait stérilisé 5 $\times$ 100 grammes le 29 août 1895, à son entrée. Peu à peu, on augmente la quantité de lait stérilisé en diminuant les tetées au sein, et le lait de la mère est complètement supprimé le 5 mars 1896. Entre temps, elle a eu 2 dents le 3 octobre; elle en avait 6 le 24 octobre et 12 le 20 février. — Le 13 février, érythème en plaque, toux. — Le 27 février 1896, diarrhée fétide.

Cette enfant, très affaiblie à son entrée, reste d'une susceptibilité extrême à l'égard des maladies. C'est ainsi qu'au mois de novembre 1895 elle avait la rougeole qui se guérissait mal et, au mois de décembre, une bronchite

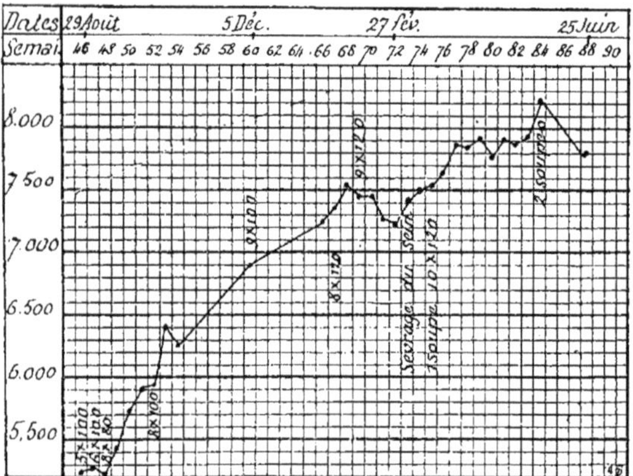

Graphique 48. — Allaitement mixte, puis artificiel. — Chemin Vert, n° 35. — F. Louise.
Alimentation prématurée ; enfant mourant de faim.

tenace. Au mois de février 1896, l'enfant semblait dépérir, mais on ne tardait pas à apprendre que pendant tout le mois précédent elle avait été confiée à ses jeunes sœurs et tout à fait négligée. — Enfin l'enfant est sevrée du sein le 5 mars et prend 10 $\times$ 120 grammes par jour. On y ajoute une soupe le 19 mars. — Le 16 avril, diarrhée pendant 2 jours. Le 24 avril, douleur faciale gauche; diarrhée fétide passagère. — Le 28 mai, on donne 2 soupes ; puis l'enfant ne revenant que le 25 juin, on apprend qu'elle a eu une bronchite grave, peut-être capillaire.— Après cette date, la mère cesse de présenter son enfant.

M. Chavane accompagne cette observation des réflexions suivantes: « Un des faits les plus intéressants que nous ayons observés nous a été fourni par le n° 35. La mère ayant très peu de lait, trop misérable pour en acheter à la crèmerie, donnait à son enfant environ un litre par jour d'eau panée pour compléter l'alimentation. Aussi nous fut-il amené dans un état lamentable, atteint de diarrhée cholériforme; il pèse à 10 mois et demi 5kgr,250. — Il a néanmoins guéri, sa dentition s'est faite rapidement, mais il a fallu plusieurs mois pour effacer l'empreinte laissée par cette alimentation si défectueuse au début. »

Graphique 49. — *Allaitement artificiel.* — Chemin-Vert, n° 61. — M..., Eugène, né le 3 novembre 1895. L'enfant est âgé de 27 semaines lorsqu'il entre à la consultation des nourrissons, et il est déjà nourri au biberon.

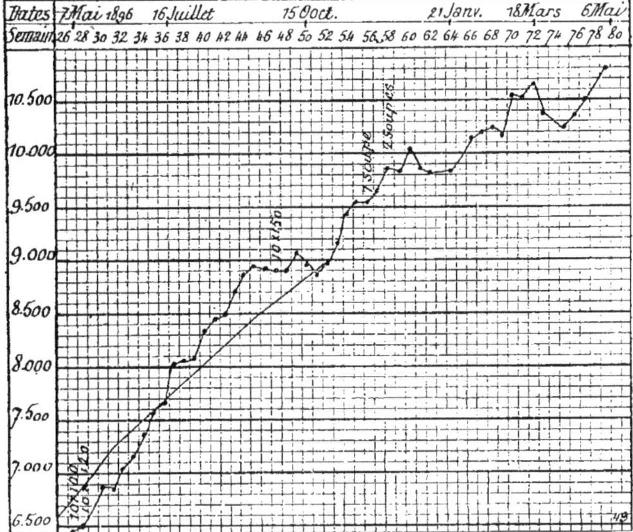

GRAPHIQUE 49. — Allaitement artificiel. — Chemin-Vert, n° 61. — M. Eugène.

A son entrée, le 7 mai 1896, on constate qu'il est atteint d'une hydrocèle double. On lui donne 10 × 100 grammes de lait stérilisé par jour, et 10 × 120 la semaine suivante. Sa croissance est souvent interrompue par des convulsions (25 juin 1896 et 25 mars 1897), des furoncles et des abcès multiples (en juillet 1896 surtout), des selles fétides (4 juin, 17 et 24 septembre, 31 décembre 1896 et 25 mars 1897), de la toux, avec même, le 15 octobre 1896, une menace de broncho-pneumonie. — La mère accouche d'un autre enfant le 18 janvier 1897. — Le 18 février, on note sur sa fiche: *très bel enfant.* — Lorsqu'il quitte le service, le 6 mai 1897, son accroissement est redevenu très régulier, après les convulsions du mois de mars, et sa santé est excellente. Il a 12 dents.

Graphique 50. — *Allaitement mixte.* — *Syphilis congénitale.* — Chemin-Vert, n° 67. — D... Marie, née le 2 mai 1896. — La syphilis remonte chez la mère au milieu de la grossesse (époque certaine). — Syphilis grave dès le début chez l'enfant et non traitée : Syphilides des yeux, du tour de la bouche, du menton. — Ventre développé, foie gros ; paraît grave.

A son entrée au Dispensaire, le 18 juin, l'enfant est *mourante* : traitement spécifique et sain exclusivement. — Le 9 juillet, l'enfant va mieux, sa

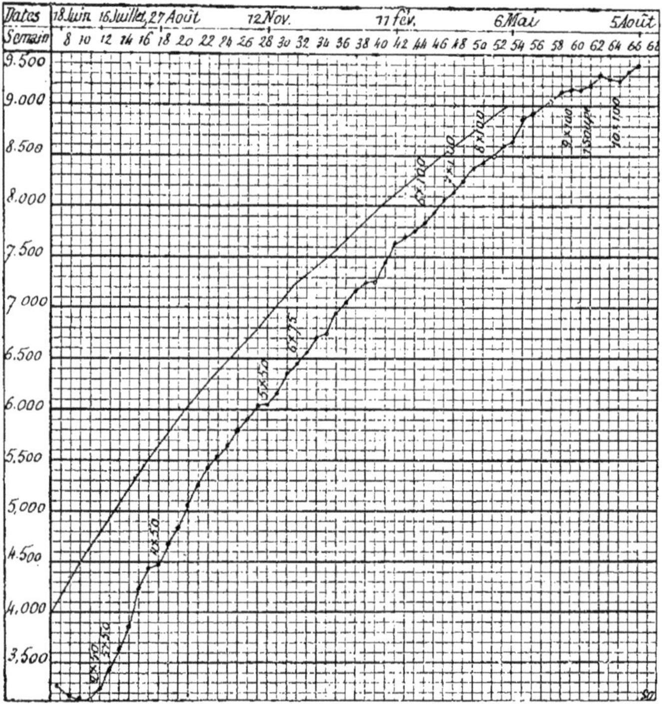

GRAPHIQUE 50. — Allaitement mixte. — Chemin-Vert, n° 67. — D. Marie.
Syphilis congénitale.

figure commence à se déterger ; fissures autour de la bouche. — Le 16 juillet, on ajoute au sein 2 × 50 de lait stérilisé, puis successivement 4 × 50 ; 5 × 50 (1 dent) ; 6 × 75, le 3 décembre : on interrompt le traitement jusqu'à la fin de janvier 1897. La croissance se fait avec une régularité remarquable, malgré les nombreux accidents spécifiques qui apparaissent successivement. — La mère est réglée le 15 avril ; on donne 8 × 100 ; l'enfant a 9 dents.

Elle est en excellent état le jour où nous interrompons le relevé des observations du Dispensaire ; elle prend à ce moment 10 × 100 de lait par jour : 5 août 1897.

On peut remarquer que la courbe des pesées a commencé son ascension régulière à partir du jour où l'on a institué l'allaitement mixte (16 juillet 1896).

Graphique 51. — *Allaitement artificiel.* — Chemin-Vert, n° 48. — M... Auguste, né le 27 novembre 1895. — La mère a cessé d'allaiter son enfant parce que son lait a disparu. — A son entrée à la consultation, le 6 février 1896, l'enfant présente une hydrocèle congénitale volumineuse à droite, une hydrocèle légère à gauche, et une hernie ombilicale. On donne

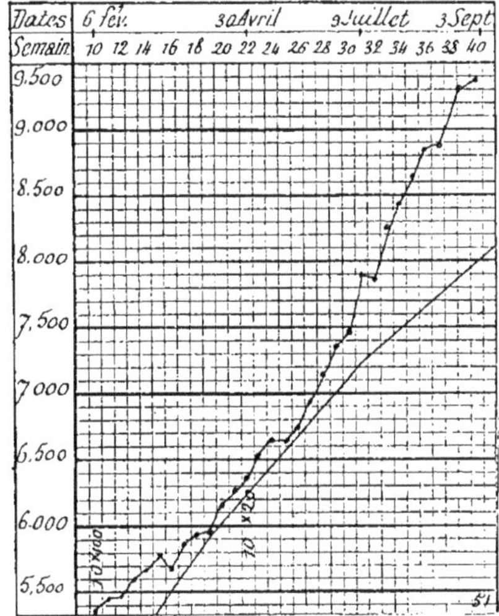

GRAPHIQUE 51. — Allaitement artificiel. — Chemin-Vert, n° 48. — M. Auguste.

10 × 100 grammes de lait stérilisé par jour. — Le 19 mars, bronchite. — Le 3 juillet, l'enfant souffre d'une toux qui le fatigue surtout le soir et lui enlève le sommeil.

Le 3 septembre 1896, l'enfant, qui est en excellent état, part pour la campagne.

Graphique 52. — *Allaitement mixte, puis artificiel.* — *Syphilis congénitale.* — Chemin-Vert, n° 47. — T... Georges, né le 18 septembre 1895. — Présenté à la consultation le 6 février 1896, l'enfant a 20 semaines et présente des syphilides anales papuleuses. Il a la tête couverte d'une épaisse couche de crasse. Traitement spécifique. — On ajoute au sein 5×100 grammes de lait. — 15 jours après, bronchite. — Le 26 mars, bronchite et coryza ; la déformation crânienne apparaît. Puis, tandis que son accroissement se fait très bien, il a quelques petites interruptions provoquées par des rhumes (30 juillet, 1er octobre), poussées d'eczéma (août), quelques selles fétides (le 28 mai), un déménagement des parents le 26 novembre,

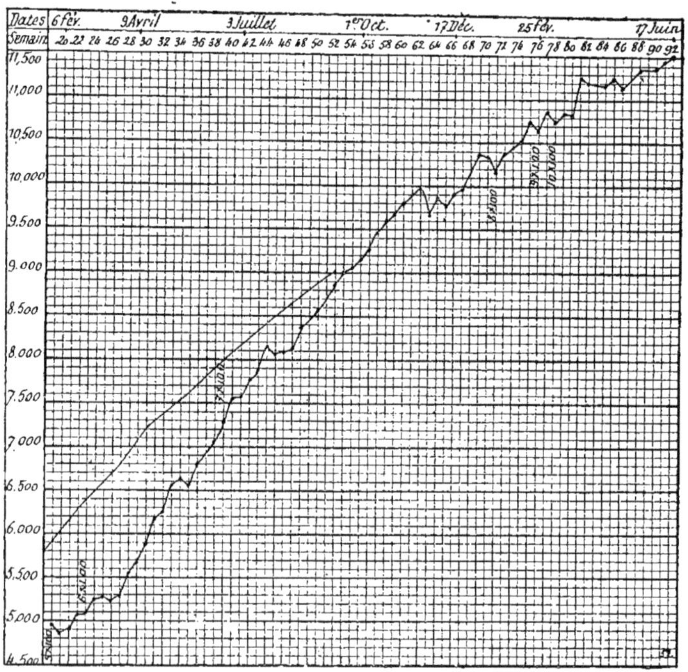

Graphique 52. — Allaitement mixte, puis artificiel. — Chemin-Vert, n° 47. — T. Georges. *Syphilis héréditaire.*

des indispositions de la mère, une bronchite avec fièvre le 17 décembre, l'éruption des dents. — Sevré complètement du sein le 25 février 1897.

A sa sortie du service, à l'âge de 21 mois, c'est un très bel enfant, d'aspect robuste, très gai. Il a 14 dents.

Graphique 53. — *Allaitement artificiel.* — *Athrepsie : retour de nourrice.* — Chemin-Vert, n° 8. — W... Germaine, née le 6 février 1895. — Enfant en très mauvais état, retirée mourante de nourrice, avec tous les caractères de l'athrepsie, diarrhée, vomissements, développement exagéré du ventre, maigreur extrême des membres : elle a 4 mois et pèse 5kgr,360. — A son entrée au Dispensaire, le 6 juin, on lui donne 8×120 grammes de lait stérilisé. — Le 20 juin, l'enfant, confiée à une gardeuse négligente, ne prospère pas. Dès qu'elle est mieux soignée, elle s'accroît régulièrement, si bien que le 19 septembre, elle mérite sur sa fiche, la mention « *Enfant magnifique* ». Elle met une dent le 3 octobre et a un peu de diarrhée. — La mère reste alors 17 semaines sans la ramener à la consultation. — Représentée le 30 janvier 1896, l'enfant est toujours en bon état. La semaine suivante, les parents déménagent leur appartement, d'où négligence à l'égard de l'enfant

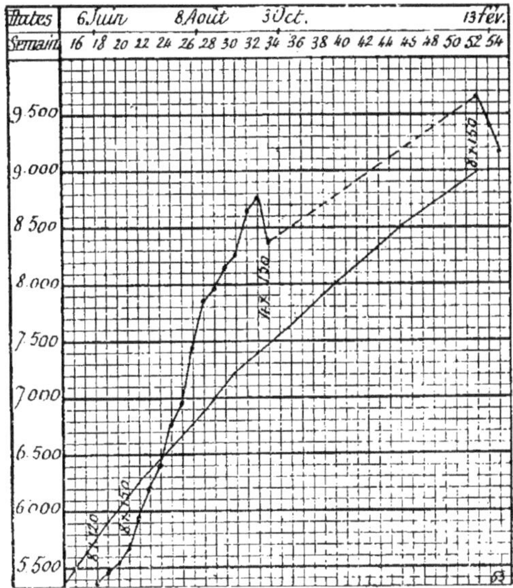

GRAPHIQUE 53. — Allaitement artificiel. — Chemin-Vert, n° 8. — W. Germaine.
Retour de nourrice. — Athrepsie.

qui réagit par une perte de poids de 450 grammes. On donne une soupe en plus du lait 8×150 grammes. — Les parents ayant changé de quartier, l'enfant ne fait plus partie de la consultation (Règlement administratif).

Graphique 54. — *Allaitement artificiel.* — *Athrepsie très grave : suralimentation prématurée et mauvais lait.* — Chemin-Vert, n° 79. — B... Octave, né le 4 juin 1896. — Enfant d'une fille-mère de 19 ans. Soigné par sa grand'mère qui est une femme inintelligente. L'enfant est nourri au biberon avec du lait de crèmerie ; on lui donne de la bouillie, de la soupe à l'orge. Il prend 1 litre et demi de lait par jour. — Enfant très malade, athrepsique : diarrhée, vomissements ; pâleur ; maigreur extrême des membres.

Entre au Dispensaire le 23 juillet, à 7 semaines. On lui donne 8×80 de lait stérilisé, puis 9×80. — Le 6 août, l'enfant va toujours mal : potion ; 9×50 grammes de lait. — Le 17 septembre, on écrit sur sa fiche : « *Décidément » l'enfant va mieux;* en effet, on n'avait plus d'espoir de le sauver. — Le 15 octobre, abcès de la cuisse droite. — Le 22 octobre, diarrhée, 6 selles. — Le 29 octobre, l'enfant très malade est envoyé à la Crèche de

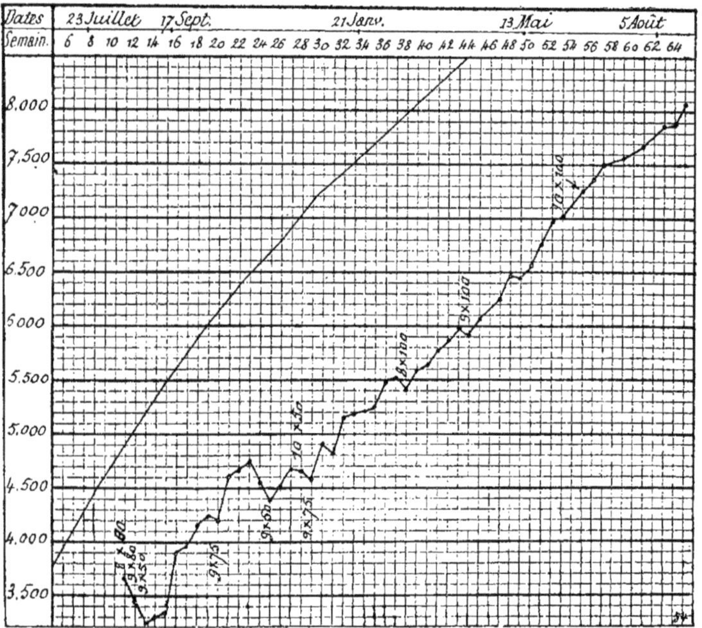

GRAPHIQUE 54. — Allaitement artificiel. — Chemin-Vert, n° 79. — B. Octave.
Athrepsie très grave par suralimentation prématurée et mauvais lait.

Tenon où la mère n'entre pas, car elle gagne 2 francs par jour pour nourrir 4 personnes : c'est la *misère noire.*

Le 5 novembre, l'enfant va mieux ; puis il se remet tout à fait.

Le 31 janvier 1897, l'enfant se plaint, semble malade ; mais il n'y a rien de sérieux. — Le 18 mai, il tousse un peu. — Le 1er juillet, on donne une soupe, mais, l'enfant ayant de la diarrhée, la soupe est supprimée. — Le 29 juillet, on redonne une soupe qui, cette fois, est bien supportée. — Le 5 août, l'enfant va bien. — C'est une véritable résurrection.

Observations, avec courbe d'accroissement en poids, des nourrissons surveillés par la consultation externe spéciale de la Maternité, élevés artificiellement et au régime mixte (1).

Graphique 55. — *Allaitement mixte, puis artificiel.* — Maternité, n° 666. — M... (garçon), né le 11 juin 1896. — L'enfant présenté à la consultation

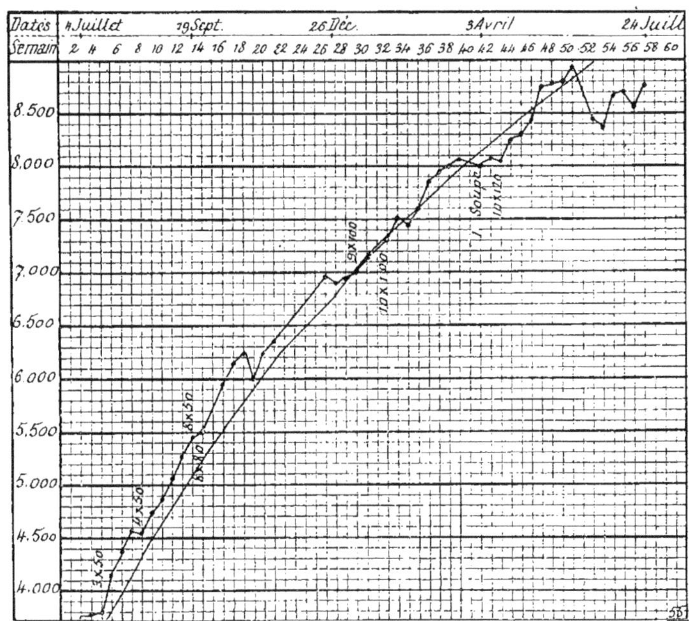

GRAPHIQUE 55. — Allaitement mixte, puis artificiel. — Maternité, n° 666. — M. (garçon).

le 4 juillet, porte à la langue une ulcération que l'on prend pour une gomme, mais dont on reconnaît bientôt la non-spécificité. — L'enfant est au sein. Mais à partir du 18 juillet, on y ajoute 3 × 50 grammes de lait stérilisé. — Le 19 septembre, la mère est victime d'un accident et la sécrétion

(1) Il s'agit d'enfants nés à la Maternité et dont l'allaitement et l'hygiène sont dirigés et surveillés par une consultation externe faite tous les 8 jours à l'hôpital. On y distribue, comme au Dispensaire du Chemin-Vert, le lait stérilisé en petites bouteilles, chaque matin.

lactée est tarie. L'enfant ne reçoit donc plus dès lors que du lait stérilisé. — A la fin de novembre, coqueluche. — Le 26 décembre, bronchite à la suite de la coqueluche. — Le 3 avril, on ajoute au lait une soupe par jour. — Le 6 juin, rougeole ; puis un peu de diarrhée et de vomissements à la fin de juin.

L'enfant est très bien portant lorsque nous le voyons pour la dernière fois, le 24 juillet. Il a 8 dents.

Graphique 56. — *Allaitement artificiel.* — Maternité, n° 770. — R... (fille), née le 17 mars 1897. — Pesait à la naissance 3kgr,900. — Commence à faire partie de la consultation à partir du 3 avril. — La mère n'ayant pas de lait, on donne 8×50 grammes de lait stérilisé. — Le 17 avril, le lait de

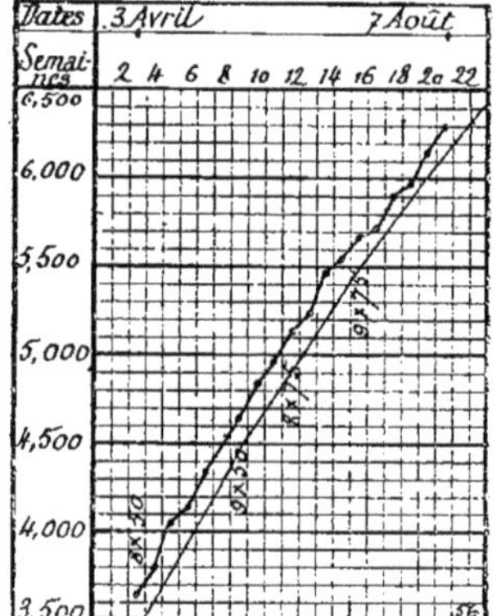

GRAPHIQUE 56. — Allaitement artificiel. — Maternité, n° 770. — R. (fille).

la mère est un peu revenu, mais d'une façon passagère, et l'on continue l'allaitement artificiel.

L'accroissement en poids se fait avec une régularité parfaite et le parallélisme de sa courbe avec la ligne moyenne des pesées est remarquable.

Graphiques 57 *et* 58. — *Allaitement mixte.* — Maternité, nos 640 et 640 *bis.* — L... Albert et L... Louis, *jumeaux,* — nés le 8 mai 1896. — Les 2 enfants, après être sortis avec leur mère de la Maternité, prennent, en plus du sein, du lait de crèmerie.

Ils font partie de la consultation à partir du 30 mai et on donne à chacun 2×50 de lait stérilisé.

Les 2 enfants partent à la campagne au mois d'août et y restent 9 semaines. Pendant ce temps, la mère leur a donné souvent un litre de lait par jour à chacun.

A leur retour à la consultation, Albert a une hernie ombilicale. Ils mettent ensemble des dents au mois de novembre, ce qui provoque chez Louis une légère diarrhée passagère. Puis les 2 enfants toussent au mois de décembre ; ce rhume fait fléchir un peu leur courbe d'accroissement. — Ils

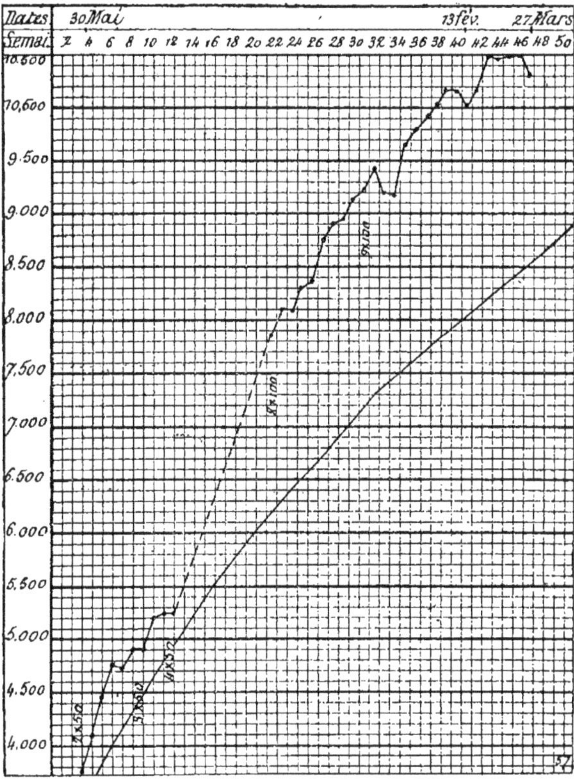

Graphique 57. — Allaitement mixte. — Maternité, n° 610. — L. Albert (Jumeau).

mettent des dents au commencement de février et ont un peu de diarrhée, le 13 de ce mois.

Louis ayant eu une croissance plus régulière que celle de son frère jumeau, ayant 6 dents (son frère n'en a que 4) et n'étant pas fatigué par la toux, est sevré du sein, le 13 février. On lui donne 10 × 100.

Quant à Albert, il tousse de nouveau, surtout au mois de mars et il a une bronchite assez sérieuse, le 27 mars.

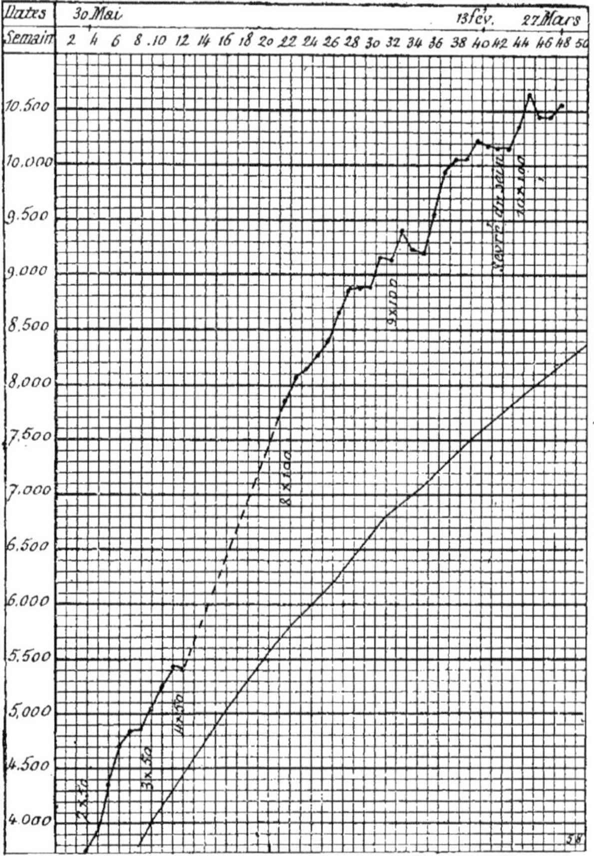

GRAPHIQUE 58. — Allaitement mixte. — Maternité, n° 640 *bis*. — L. Louis (Jumeau)

Tous deux sont de très beaux enfants.

Graphique 59. — *Allaitement mixte*. — Maternité. n° 711. — D... (fille), née le 16 octobre 1896. — La mère a des pertes depuis son accouchement. — Elle présente son enfant à la consultation le 7 novembre 1896. Celle-ci a de l'érythème. La mère étant un peu affaiblie par ses pertes, on ajoute au sein 3×50 grammes de lait stérilisé.

Le 5 décembre la mère est malade (affection fébrile).

A la fin de décembre, l'enfant est atteinte de bronchite.

Le 16 janvier, les pertes de la mère sont revenues pendant 2 jours, peu abondantes.

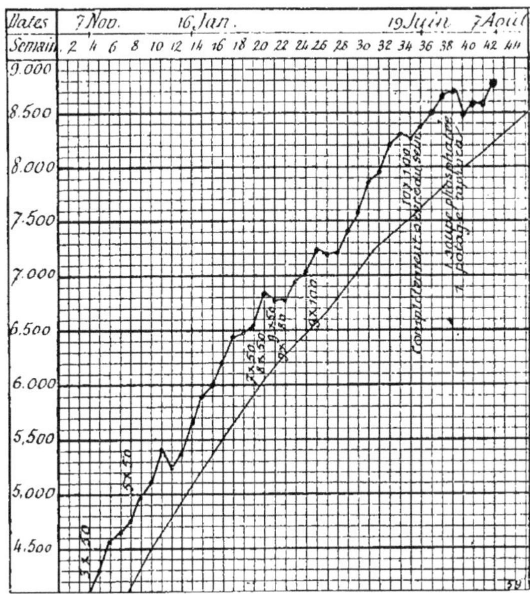

Graphique 59. — Allaitement mixte. — Maternité, n° 711. — D. (fille).

Le 19 juin, l'enfant est complètement sevrée du sein; elle a 10 $\times$ 100 de lait stérilisé. — Au mois de juillet, on lui donne une soupe phosphatée, puis du tapioca. — L'enfant est en excellente santé.

Graphique 60. — *Allaitement mixte*. — Maternité, n° 695. — E... (garçon), né le 3 juin 1896. — Pesait à la naissance 1,900 grammes. — Nourri au sein exclusivement.

Présenté à la consultation le 21 juillet 1896. — A la fin de septembre, la mère ajoute d'elle-même au sein 2 $\times$ 70 grammes de lait stérilisé chez elle avec l'appareil de Gentile.

Le 12 janvier, l'enfant prend 600 grammes de lait stérilisé, puis 800 grammes, puis un litre par jour.

Enfin le 6 mars, on ajoute une soupe au litre de lait.

Cet enfant vient très bien, n'a pas présenté le moindre incident dans le cours de sa croissance. Il est vrai qu'il est très bien soigné.

Il est en excellent état.

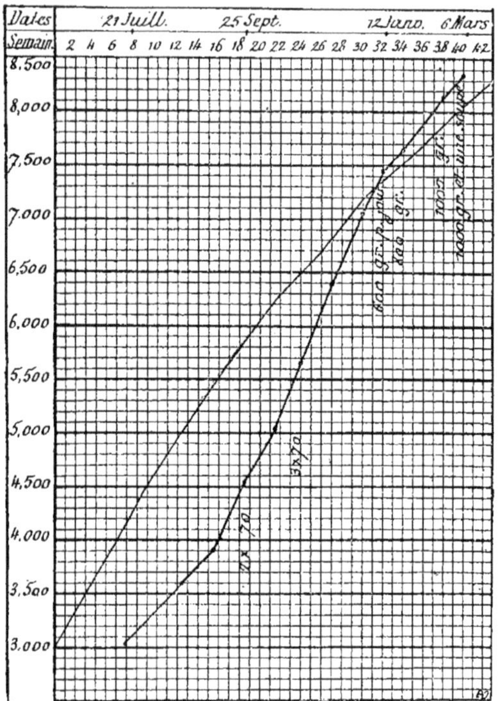

GRAPHIQUE 60. — Allaitement mixte. — Maternité, n° 695. — E. (garçon).

Graphique 61. — *Allaitement mixte.* — Maternité, n° 610. — L... (garçon), né le 15 mars 1896. — L'enfant pèse 3,050 grammes à sa naissance. — Il est nourri au sein exclusivement pendant 2 semaines.

Entre à la consultation de nourrissons le 28 mars. On ajoute au sein 4 × 50 grammes de lait stérilisé.

En juillet, la mère a ajouté, pendant un jour, un demi-litre de lait de vacherie ; elle prétend qu'elle n'a plus de lait.

La croissance de l'enfant se fait très régulièrement, traversée à la fin de décembre par une bronchite, ralentie par la dentition au mois de mai 1897, et interrompue au mois de juillet par un état très grave de l'enfant qui, après avoir présenté une diarrhée sans importance, est atteint de rougeole avec broncho-pneumonie, compliquées de convulsions.

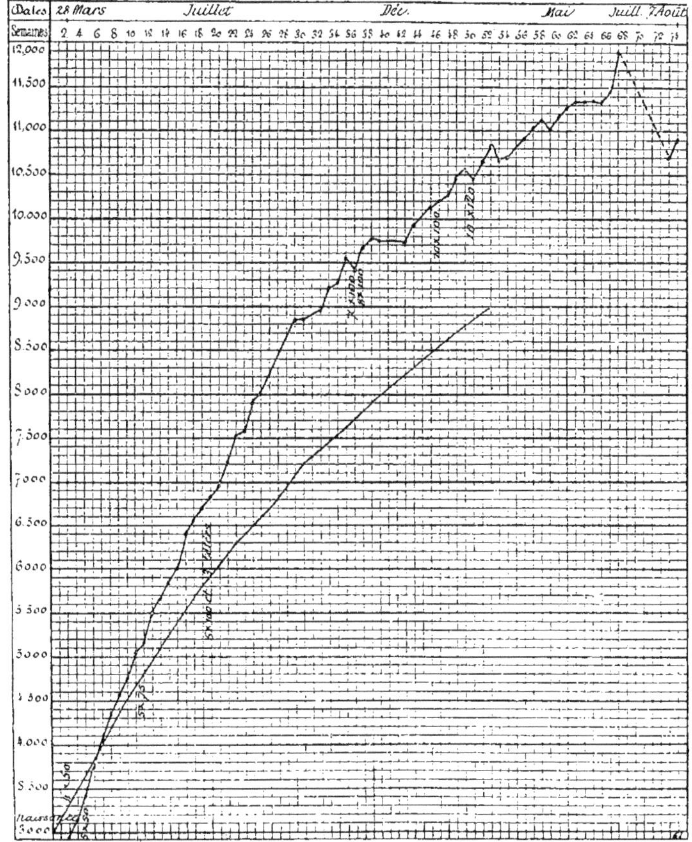

GRAPHIQUE 61. — Allaitement mixte. — Maternité, n° 610. — L. (garçon).

La dernière fois que nous voyons l'enfant, le 7 août, il a commencé à reprendre son accroissement régulier. — Il a 11 dents.

Graphique 62. — *Allaitement mixte.* — Maternité, n° 767. — C... (garçon), né le 9 février 1897. — Cet enfant placé au Pavillon des Débiles de la Maternité pesait à sa naissance 2,390 grammes.

L'enfant est au sein exclusivement pendant 8 semaines, mais son poids reste presque stationnaire. Il est vrai que la mère déclare que son petit

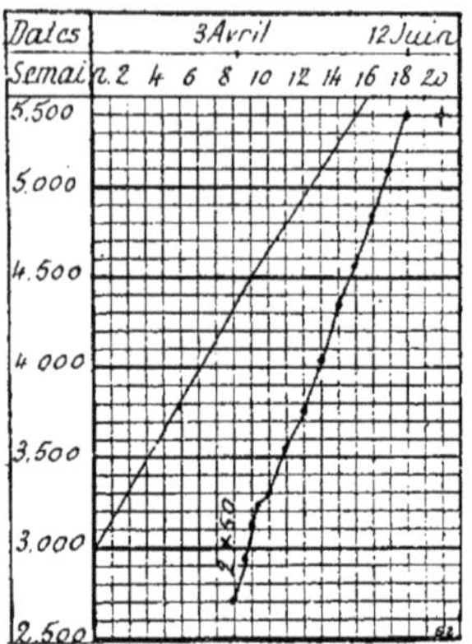

Graphique 62. — Allaitement mixte. — Maternité, n° 757. — C. (garçon).

n'est pas seul à teter ; son mari (probablement soumis au régime lacté !) prend sa part, à même, de ce lait économique !

A son entrée à la consultation, l'enfant est atteint de convulsions. On ajoute au lait de la mère 2 × 50 de lait stérilisé. — En mai, hernie ombilicale. — Le nourrisson s'accroît rapidement et se rapproche de la courbe moyenne. — Mais au mois de juin il est atteint de la variole et meurt le 27 juin.

Graphique 63. — *Allaitement artificiel* — Maternité, n° 673. — V... (garçon), né le 18 janvier 1896. — L'enfant a 25 semaines lorsqu'il est amené à la consultation le 11 juillet. — La mère a eu la diphtérie, et de la diarrhée depuis cette maladie. Quant à l'enfant, allaité d'une façon mixte, il a de la diarrhée et des vomissements depuis un mois : 8 à 10 selles par jour et autant de vomissements.

La mère lui donnait 2 litres de lait ordinaire depuis qu'elle lui avait retiré complètement le sein, après sa maladie. — L'enfant est en *fort mauvais état*. On lui donne à son entrée 10 × 120 de lait stérilisé. La diarrhée et les vomissements disparaissent aussitôt. Au mois de novembre, il a la coqueluche et, consécutivement, une bronchite à la fin de décembre ; puis encore une bronchopneumonie à la fin de janvier. L'enfant, qui a résisté à tous ces assauts, traverse encore en mars une rougeole qui le tient éloigné pendant 5 semaines de la consultation. — Enfin l'enfant se rétablit et reprend son accroissement d'une façon à peu près régulière.

Graphique 64. — *Allaitement artificiel.* — *Athrepsie ; retour de nourrice.*

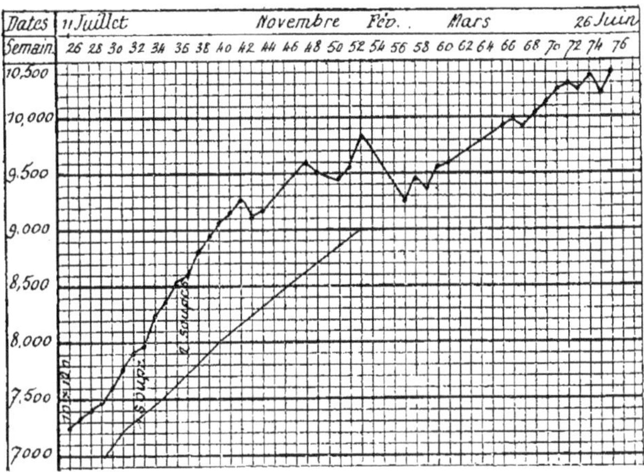

GRAPHIQUE 63. — Allaitement artificiel. — Maternité, n° 673. — V. (garçon).

— Maternité, n° 703. — G... (garçon), né le 19 mai 1895. — Ancien enfant du Pavillon des Débiles de la Maternité. Sa mère tuberculeuse est morte le lendemain de son accouchement.

L'enfant est présenté à la consultation de nourrissons le 26 septembre 1896.

Il a 16 *mois et demi* et pèse 5,280 *grammes !* — C'est un athrepsique, avec gros ventre, en mauvais état. Il revient de nourrice et n'a pas dû être alimenté pendant les jours qui ont précédé son entrée à la consultation, car en une semaine, il gagne 1.340 grammes avec 10 × 150 grammes de lait stérilisé par jour.

Sa croissance est interrompue à la fin d'octobre par une poussée considérable d'abcès furonculeux. On en ouvre 20 le 31 octobre. — Il en revient d'autres encore. — Quelques semaines après, éruption du cuir chevelu et ganglions cervicaux.

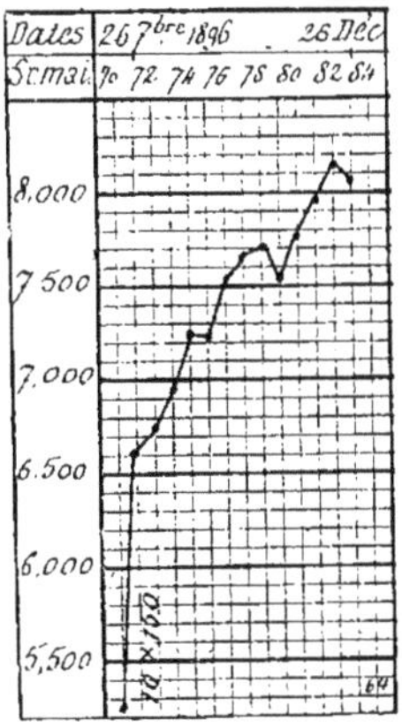

GRAPHIQUE 64. — Allaitement artificiel. — Maternité, n° 703. — G. (garçon).

Le 26 décembre, le lait est refusé par mesure disciplinaire. L'enfant a 10 dents.

Observations diverses d'allaitement artificiel au lait stérilisé.

Graphique 65. — *Allaitement artificiel.* — *Enfant nourri au sein mater-*

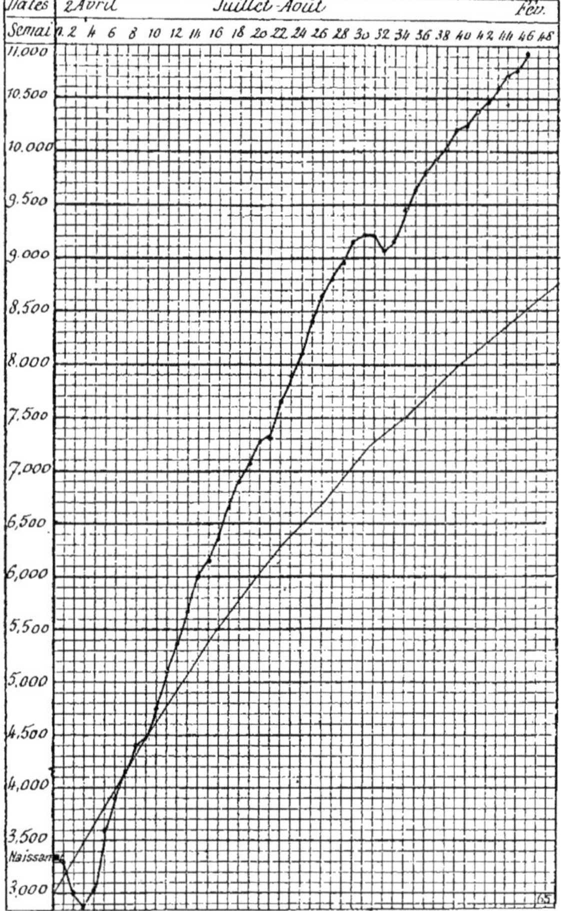

GRAPHIQUE 65. — Allaitement artificiel. — Enfant nourri par la mère et déjà en voie d'affaiblissement par suite d'un allaitement insuffisant. — G. Thérèse. — (Obs. communiquée par le Dr Drapier. — Crèche de Rethel).

nel et déjà en voie d'affaiblissement par suite d'un allaitement insuffisant. — (Obs. de M. Drapier, de Rethel). — G..., Thérèse, née le 13 mars 1896. — Mère, primipare, essaie de nourrir. La montée du lait semble se faire normalement et l'enfant boit régulièrement ; cependant, dans le cours de la 2e semaine, la petite fille crie beaucoup. Le 25 mars, je constate que le poids est tombé à 3,000 grammes. — Voyant l'insuffisance de l'allaitement maternel, je fais ajouter au régime 200 grammes de lait bouilli coupé d'eau par moitié.

Le 2 avril, l'enfant ne pèse plus que 2,850 grammes ; elle est très affaiblie ; dort 4 heures ; on est obligé de la réveiller pour la faire boire. En présence de cette situation inquiétante, je fais comprendre à la mère la nécessité de sevrer l'enfant et de la mettre au lait stérilisé ; trouvant la petite fille très faible et craignant qu'elle ne supporte pas le lait pur, je le fais couper d'un quart d'eau. Le 9 avril, l'enfant pèse 3,030 grammes ; elle supporte parfaitement le lait stérilisé ; nous décidons de le donner pur. — La semaine suivante, le poids est remonté à 3,615, l'enfant buvant de 90 à 100 grammes par tetée et 9 tetées par jour.

Depuis cette époque, elle n'a cessé d'augmenter, sauf vers la 30e semaine où elle a eu quelques insomnies dues à la dentition. — La petite fille a traversé la période si dangereuse des chaleurs, sans avoir aucun trouble digestif. Elle est âgée actuellement de 17 mois (février 1897) et n'a pas encore été malade.

Graphique 66. — Allaitement artificiel. — Enfant né avant terme, cachectisé par des troubles gastro-intestinaux anciens ; absolument moribond lorsque M. Drapier a été appelé auprès de lui. — (Obs. de M. Drapier, de Rethel). — B..., Edmond, né le 10 septembre 1896. — Enfant très délicat, né à 7 mois et demi. N'a pas été pesé à sa naissance. Nourri au biberon avec du lait ordinaire coupé d'eau. — Appelé près de cet enfant âgé de 7 semaines, je le trouve tellement affaibli que je ne laisse entrevoir à la mère aucun espoir de le sauver. L'enfant vomit tout ce qu'il boit ; il a de la diarrhée verte depuis 6 jours ; sa maigreur est extrême ; le visage est ridé, d'aspect sénile ; les jambes couvertes d'érythème avec desquamation épidermique ; il pèse 2,500 grammes. — Je fais prendre à l'enfant une cuillerée à café d'huile de ricin, mélangé de sirop de gomme et je recommande de ne donner comme boisson que de l'eau bouillie additionnée de cognac. — Le lendemain les vomissements sont arrêtés ; je fais essayer toutes les 4 heures, 30 grammes de lait stérilisé coupé avec partie égale d'eau ; dans l'intervalle eau bouillie et cognac. — Cette alimentation étant bien tolérée, je conseille au bout de 4 jours de doubler la ration de lait et de rapprocher les repas, d'abord toutes les 3 heures, puis toutes les 2 heures.

Je fais prendre également 4 fois par jour une cuillerée à café d'une solution acidulée de pepsine afin de faciliter la digestion du lait. L'enfant paraît s'accommoder assez bien de ce régime ; les vomissements ont disparu, la diarrhée a diminué et a cessé d'être verte. Néanmoins le poids reste toujours le même ; au bout de 3 semaines je trouve 2,500 grammes. Il faut modifier l'alimentation de l'enfant ou se résigner à le voir mourir d'inanition.

C'est dans ces conditions défavorables que je commence l'usage du lait

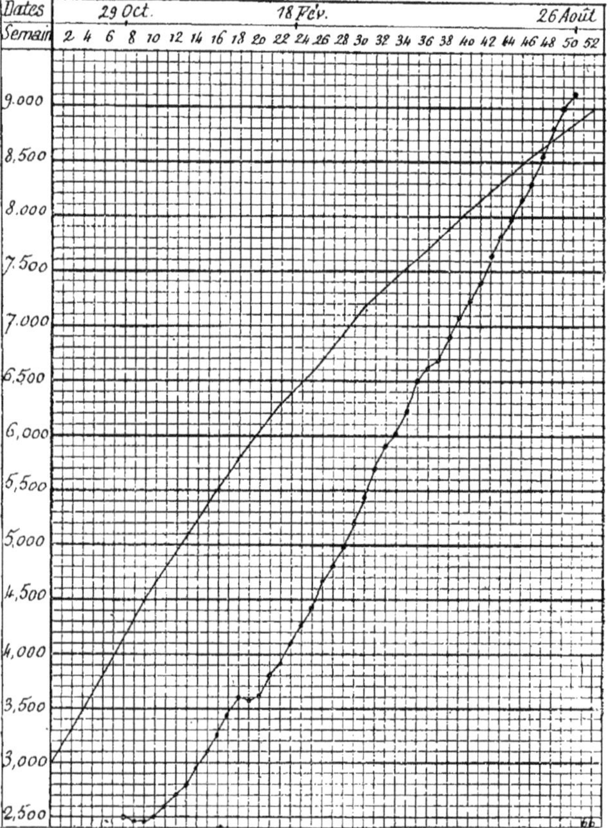

GRAPHIQUE 66. — Allaitement artificiel. — *Athrepsie.* — (Obs. communiquée par le Dr Drapier. — Clientèle).

stérilisé pur, selon la méthode de Budin qui m'a toujours réussi jusqu'ici. Mais j'avoue que, dans le cas actuel, je ne l'employais qu'avec la plus grande hésitation. Aussi je recommande aux parents de ne pas dépasser 50 grammes de lait par tetée et de ne donner à boire que toutes les 3 heures. A ma grande surprise, ce changement de régime fut parfaitement toléré par l'estomac de notre petit malade : il ne survint rien de particulier les 2 premiers jours. Le 3e jour, la mère augmente spontanément la dose du lait ; il y eut un vomissement dans le milieu de la journée, à la suite d'une absorption de 80 grammes de lait. Ce petit incident fit voir aux parents le danger qu'il y aurait à changer trop vite le régime alimentaire et, à partir de ce moment, on se garda bien de faire aucune modification sans m'en prévenir. Au bout de 8 jours, l'enfant avait gagné 100 grammes ; après 4 semaines, son poids atteignait 3,000 grammes. — A dater de cette époque, l'augmentation de poids fut régulière quoique assez faible ; il n'y eut qu'un léger arrêt causé par une diarrhée survenue brusquement, sans que j'aie pu en découvrir la cause.

Graphique 67. — Obs. communiquée par le Dr Variot (Clientèle). — En-

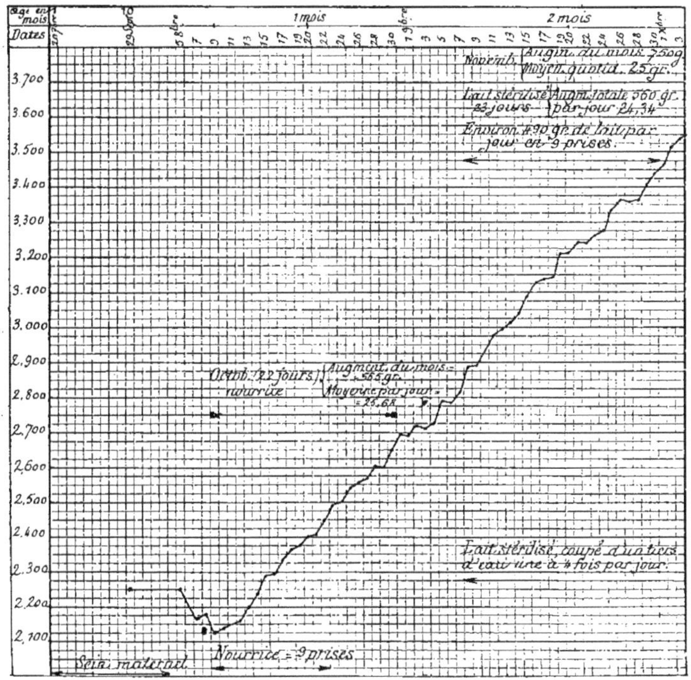

GRAPHIQUE 67. — Allaitement artificiel. — (Obs. communiquée par M. le Dr Variot)

fant né le 20 septembre 1896. — *Allaitement artificiel* à partir de l'âge de 1 mois et demi. Courbe des pesées faites par la mère.

Jusqu'à l'âge de 2 mois et demi, le lait stérilisé fut coupé d'abord 3 ou 4 fois par jour, puis 1 à 2 fois par jour avec un tiers d'eau. Ensuite le lait fut donné pur. — Il s'agit de lait stérilisé industriellement. — La diététique observée fut la suivante au point de vue du nombre de tetées et des heures auxquelles elles étaient données :

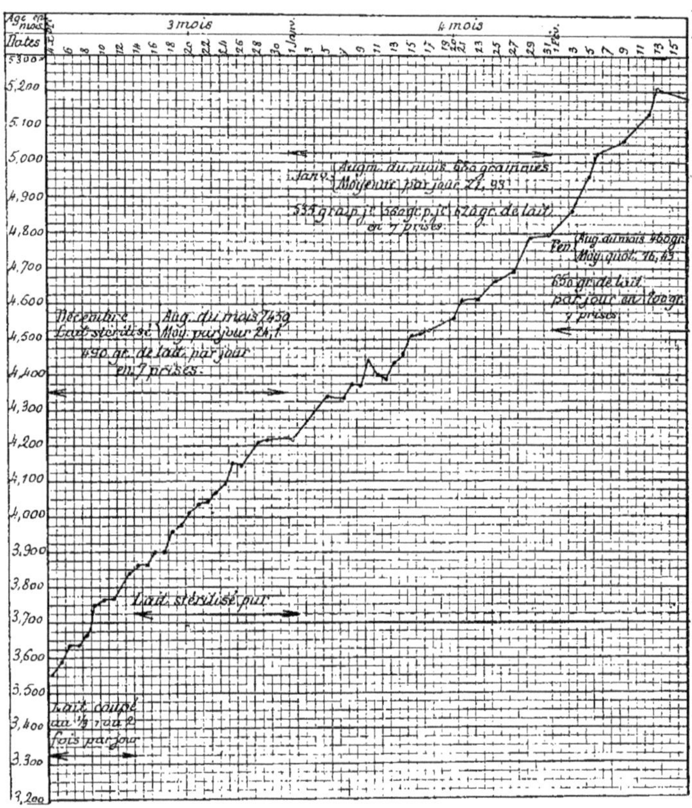

GRAPHIQUE 67 *(Suite)*.

1er et 2e mois. — 9 tetées par jour, à 4 h., 7 h., 9 h., 11 h., 1 h. 1/2, 4 h., 6 h., 8 h., 11 h.

3e au 5e mois. — 7 tetées par jour, à 3 h. ou 3 h. 1/2, 7 h. 1/2, 10 h. 1/2, 1 h., 3 h. 1/2, 6 h. 1/2, 10 h.

6e au 12e mois. — 6 tetées par jour à 7 h., 10 h., 1 h., 4 h., 6 ou 7 h., 9 h. 1/2.

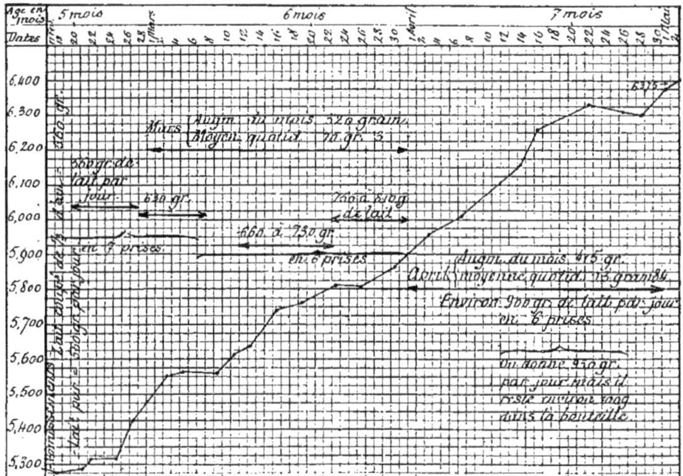

GRAPHIQUE 67 (Suite).

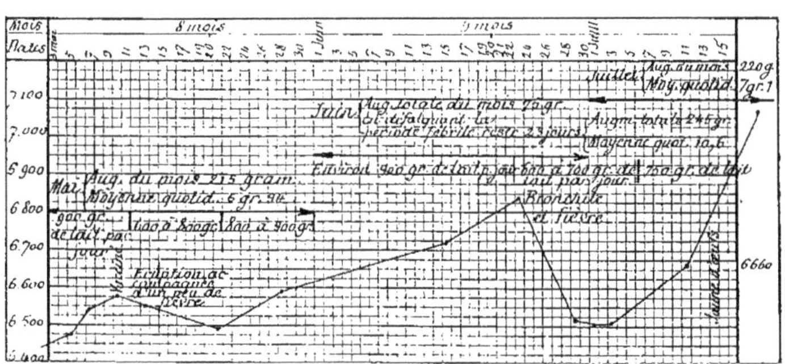

GRAPHIQUE 67 (Suite).

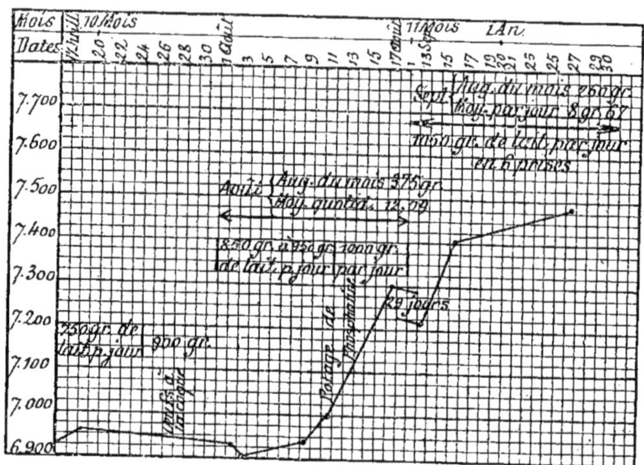

Graphique 67 (*Suite*).

CHAPITRE V.

RÉSULTATS DE NOTRE ENQUÊTE AUPRÈS DES MÉDECINS

Aux résultats de l'emploi du lait stérilisé que nous avons pu constater nous-même le plus souvent et dont chaque médecin peut se rendre compte à Paris en visitant les Dispensaires où nous avons recueilli ces observations, — nous tenons à en ajouter d'autres obtenus dans la clientèle privée ou dans des établissements publics éloignés de la province et de l'étranger. Ici ce ne sont généralement pas des chiffres, des statistiques : ce sont plutôt des opinions fondées sur une pratique journalière longue et attentive, qui nous ont été communiquées par des médecins comme MM. Berlioz, Rodet, Bézy, Poirier, Guillon, Dufestel, Rivière, Rousseau-Saint-Philippe, Drapier, Sutils, Lazard, Lardier, Dufour, Courtault, Pommageot, Gravière, Baudoin, etc., en France, — Dhooghe, en Belgique, — W.-P. Carr, De Schweinitz, en Amérique, — Rudolf Fischl, Escherich, en Autriche, — Heubner, en Allemagne, — etc., lesquels nous ont fait l'honneur de nous donner leurs appréciations sur la méthode et de nous confier les résultats de leur pratique et de leurs observations en ce qui concerne l'allaitement des nouveau-nés.

Il nous a paru intéressant, en effet, de faire une sorte d'enquête auprès de savants et de médecins s'occupant spécialement et depuis longtemps des questions d'allaitement, en choisissant, d'une part, ceux que leurs travaux et leur longue expérience ont mis en vue et investis d'une autorité toute particulière; et d'autre part, des praticiens, les plus sûrs observateurs, pensons-nous, les moins suspects d'opinion préconçue et de parti pris, puisque du succès de leur méthode dépend leur propre succès professionnel.

D'ailleurs, s'il est donné à tous les médecins, au début de leur carrière et n'ayant pas une expérience suffisante pour déterminer nettement, en toute connaissance de cause, leur choix parmi les méthodes proposées, — s'il leur est donné de consulter facilement les travaux des maîtres, de prendre connaissance des théories, il leur est difficile de s'adresser aux médecins exerçant simplement, loin des écoles, et dont l'avis, tiré de la seule pratique, est pourtant si précieux.

Nous avons pensé faire ainsi œuvre utile et donner à nos conclusions une portée plus étendue, une force plus grande, en nous entourant de la garantie de toutes les expériences et en nous assurant l'approbation des compétences les plus diverses.

Nous apportons ici le résultat de cette enquête en nous contentant de consigner impartialement les opinions diverses que nous avons recueillies, — nous réservant seulement, lorsque nous rencontrerons des critiques, d'y répondre sommairement ou d'indiquer, par une note de renvoi, les pages de notre travail où nous avons examiné ces objections.

— *M. le Dr Rodet*, professeur à la Faculté de médecine de Lyon et actuellement professeur à Montpellier, est un des premiers qui aient étudié la question du lait stérilisé et un de ceux qui ont le plus fait pour son progrès. Ses travaux techniques à cet égard sont bien connus ainsi que ses recherches microbiologiques; il a même fait construire un appareil nouveau pour la stérilisation à domicile.

M. Rodet a bien voulu nous donner lui-même quelques éclaircissements et quelques conseils. Nous sommes heureux de pouvoir apporter à notre travail cet appoint et de nous appuyer sur cette autorité.

N'ayant pas de service d'hôpital, M. Rodet n'a observé que des faits isolés et ne peut nous fournir de statistique. Il a, dit-il, surtout observé des enfants soumis à l'allaitement mixte par le lait maternel et par le lait stérilisé, et il a toujours vu cette méthode parfaitement réussir. « J'ai observé des enfants vraiment superbes, soit parmi ceux qui étaient soumis à l'allaitement mixte, soit parmi ceux pour lesquels un allaitement très défectueux par une nourrice mercenaire avait été remplacé par l'emploi exclusif du lait stérilisé. J'ai acquis la conviction que le lait de vache, même employé exclusivement, quoi qu'on ait pu dire sur sa composition chimique et sur la soi-disant insuffisance de sa valeur alimentaire, peut donner lieu à un développement régulier et normal, et procurer une nutrition vraiment parfaite ».

Et il nous rappelle l'expérience, publiée dans la *Revue d'hygiène* de 1894 (p. 1025), qu'il avait entreprise dans le but de vérifier s'il y avait quelque chose de fondé dans cette idée que le chauffage amoindrit la valeur nutritive du lait, « idée dangereuse qui porte quelques médecins à préférer le lait cru ». Il a vu que, dans un lot de chiens frères alimentés exclusivement avec du lait, la croissance était au moins égale, chez ceux qui recevaient le lait bouilli, à ce qu'elle était chez ceux qui recevaient le lait cru.

D'autre part, ajoute-t-il (nous reviendrons plus loin sur ce sujet), « j'ai vu, comme bien d'autres, les déboires et les déceptions de l'allaitement mercenaire. M. Variot a mille fois raison de les dénoncer et de faire remarquer combien, à côté des cas heureux, sont fréquents les insuccès : le lait d'une nourrice ne convient pas à l'enfant qui le digère mal ; le lait de cette autre se tarit : les nourrices se refusent à donner des tetées régulières ou à s'astreindre elles-mêmes à des précautions hygiéniques. Pour ces divers motifs, auxquels viennent s'ajouter des défectuosités dans la santé de la nourrice ou des questions de famille, le changement de nourrice s'impose et se répète.

pour le même enfant, au prix d'un retard dans son développement à chaque changement : si bien que sont devenus presque rares les cas où l'allaitement d'un enfant est fait jusqu'au sevrage par la même nourrice ».

Et M. Rodet ajoute : « On a trop de tendance, dans le procès du lait stérilisé, à englober dans le même jugement ou plutôt à rapprocher l'allaitement maternel et l'allaitement mercenaire, pour leur opposer l'allaitement au lait stérilisé. L'allaitement par la mère mérite d'être mis absolument à part. C'est, bien entendu, la méthode de choix, dont les avantages tiennent à la combinaison du lait maternel et des *soins maternels. L'allaitement mercenaire n'a de commun avec cette méthode que la nature du lait, condition qui ne mérite pas d'être maintenue au premier rang*. C'est peut-être quelque chose que la qualité humaine du lait, mais c'est singulièrement moins important que les soins maternels. *L'allaitement par le lait stérilisé, tel qu'il doit être pratiqué, par la mère, comporte précisément ces soins maternels, qui contrebalancent, et au delà, la valeur du lait*, si tant est que celle-ci soit inférieure. Si bien que j'arrive à ce jugement, que d'aucuns pourront trouver un peu paradoxal, que l'allaitement au lait stérilisé, donné par la mère, est une méthode plus *naturelle* que l'allaitement par une nourrice mercenaire.

« D'ailleurs, l'allaitement mercenaire, fût-il supérieur, ce qui n'est pas prouvé, à l'allaitement par le lait stérilisé, qu'il mériterait d'être combattu pour un motif que l'on oublie trop ou que l'on feint d'ignorer et que j'ai été heureux de voir franchement exprimé par M. Variot dans un de ses articles : l'allaitement mercenaire est une pratique véritablement immorale ! La femme qui, pour vendre son lait, abandonne son mari et ses enfants, y compris le dernier né voué à de nombreuses chances de mort, commet un acte foncièrement immoral, et quiconque lui achète ses services se fait son complice : on pense s'excuser par une certaine sécurité que l'on donne au nourrisson, mais on oublie l'enfant de la nourrice, que, par contre, on expose dans de toutes autres proportions ».

Nous avons été si heureux de voir le savant professeur de Montpellier exprimer avec tant de force et en des termes aussi précis cette idée que nous tenions précisément à exposer et à développer, que nous n'avons pas résisté au plaisir de donner *in extenso* cette partie de sa lettre. Si notre peine et notre mérite s'en trouvent diminués, la portée et la valeur de cette partie de notre travail s'en trouveront singulièrement renforcés. Comme il s'agit là d'une théorie qui nous est chère, nous sommes bien aise d'apporter à sa défense cet appui solide et autorisé.

Pour en revenir au lait stérilisé, M. Rodet ne s'est pas contenté d'émettre des opinions spéculatives et d'expérimenter sur des enfants étrangers. Comme tant d'autres médecins, sa conviction était absolue et il l'a prouvé en n'hésitant pas à employer dès le début cette méthode dans sa propre famille, ainsi que M. Variot l'a fait chez lui avec un plein succès.

C'est ainsi qu'un premier enfant, soumis à l'allaitement mixte par le lait maternel et par le lait stérilisé, supportait mieux ce dernier qui à plusieurs reprises répara chez l'enfant de légers troubles digestifs. Le résultat final en fut excellent et la santé de l'enfant a toujours été parfaite.

Chez un second nourrisson, le lait stérilisé fut employé exclusivement dès la naissance. Malheureusement l'enfant fut emporté à 7 mois par des troubles convulsifs ; mais jusque-là son développement avait été absolument normal, même au-dessus de la moyenne, et il avait eu ses premières dents à 3 mois (ce qui va singulièrement à l'encontre du reproche, que certains ont fait au lait stérilisé, de provoquer du rachitisme et de retarder la dentition).

M. Rodet, venant ensuite à parler de l'application de la méthode d'allaitement par le lait stérilisé, dit : « Il est clair que la méthode d'allaitement au lait stérilisé est délicate dans son application et qu'il faut y mettre du soin si on veut lui faire donner tout ce dont elle est susceptible ».

Faut-il préférer le lait stérilisé du commerce ou le lait stérilisé à domicile ? « Pour mon compte, je préfère ce dernier. Voici ce que je reproche au lait du commerce : d'abord on ne connaît pas la date de la stérilisation d'une bouteille et, y eût-il une date sur l'étiquette, pourra-t-on toujours s'y fier ? — En second lieu, si le degré plus parfait de la stérilisation par cette méthode assure une conservation plus prolongée, c'est un écueil, car le lait qui vieillit quelque peu subit, en l'absence d'altérations microbiennes, des modifications chimiques dont les principales portent sur la matière grasse qui cesse d'être émulsionnable et prend un goût désagréable, indice d'altération chimique. Pour l'allaitement artificiel, il n'y a aucune utilité à conserver le lait plus de 2 à 3 jours, et le chauffage à 100° dans un bon appareil suffit largement à assurer ce résultat.

« Je sais bien qu'on objecte que la méthode de stérilisation commerciale permet de soumettre à la stérilisation du lait très frais, tandis que la stérilisation à domicile s'applique le plus souvent à du lait qui n'est pas parfaitement frais et risque même de porter sur un lait déjà dangereusement altéré. — Mais d'abord est-on bien sûr que, dans une entreprise industrielle, le lait est soumis à la stérilisation dans les meilleures conditions, et, d'un autre côté, je ne partage pas l'opinion de ceux qui pensent qu'une abondante pullulation microbienne existant dans le lait avant la stérilisation a une grande importance. J'ai si souvent vu très bien supporté du lait que l'analyse montrait extrêmement riche en microbes avant le chauffage à 100° !

« Si l'altération qu'a pu subir le lait avant la stérilisation a atteint un degré redoutable, on en est averti par la coagulation du lait au moment du chauffage : les microbes qui pullulent dans le lait non chauffé sont, en effet, surtout des ferments du sucre de lait, des producteurs d'acide, et dès que ce dernier est en quantité importante, il fait, lorsqu'intervient l'action adjuvante de la chaleur, coaguler la caséine. Dira-t-on que ce n'est pas l'acide que l'on redoute, mais les toxines ? — Mais, outre qu'il n'y a guère de chances pour que les toxines soient respectées par 100°, ces ferments du sucre de lait ne sont pas d'actifs producteurs de toxines : et celles-ci sont le produit de microbes qui ne pullulent abondamment que dans une seconde phase. Or, le critérium de la coagulation par le chauffage à 100° empêche, je crois, de consommer un lait qui aurait dépassé la première phase, celle de la pullulation des ferments acides.

« Aussi, lorsqu'on observe des accidents dans la pratique de la méthode de Soxhlet, je ne crois pas qu'ils tiennent à ce que le lait n'était pas assez frais avant la stérilisation ; je crains qu'ils ne soient plutôt imputables à un défaut dans la stérilisation, résultant d'une défectuosité de l'appareil.

« Dès le jour où je me suis occupé de cette question, j'ai pensé qu'il importait de donner une stérilisation aussi bonne, la chose le mérite, qu'on l'obtient avec les appareils de laboratoire. Pour cela, il faut que le lait, *dans les flacons*, soit soumis à une température aussi élevée que possible, *égale à celle du bain*, et que cette température s'applique *à tous les points du flacon* d'une façon uniforme. Il faut, de plus, que la température soit maintenue un temps suffisamment long, et exactement mesuré, en rapport avec la saison, le temps que l'on veut conserver le lait, etc. ».

Nous ajouterons que tels sont les principes que M. Rodet a voulu observer dans l'appareil qu'il a fait construire à Lyon.

— Dans cette dernière partie de sa lettre, M. Rodet soulève la question de la stérilisation du lait à domicile et en montre de nouvelles difficultés qui viennent s'ajouter aux reproches de complication que l'on peut faire à l'appareil de stérilisation. En effet, si ces précautions sont possibles dans un laboratoire, voire même dans une crèche sous la surveillance constante d'un médecin, pourra-t-on les voir observer pendant un an et plus, et tous les jours, dans une famille ? Ne devra-t-on pas craindre des négligences, des oublis, des inattentions de la part de la mère ? — Or, on sait quelles conséquences redoutables entraîne trop souvent la moindre faute : nous en avons donné des exemples.

En outre, nous tenons à éclaircir un point qui, dans la lettre de M. Rodet, semble en contradiction avec ce que nous avons signalé, à savoir le danger de stériliser du lait déjà altéré. Il n'y a pas là contradiction avec ce que nous préconisons ; en effet, nous disons que l'emploi de la méthode à domicile est recommandable dans les petites villes, à la campagne, partout où l'on a des chances de se procurer du lait *frais, pur* et *récent*. M. Rodet est trop bon observateur pour que nous puissions mettre en doute la certitude dont il nous fait part qu'un lait, où même des saprophytes ont déjà pullulé, est encore bon une fois stérilisé, à condition, bien entendu, qu'il n'en soit pas encore arrivé à la phase de la coagulation acide. — Malheureusement, le fait que le lait n'a pas encore subi cette coagulation ne saurait être une garantie dans les grands centres où le lait arrive *conservé*, mis à l'abri d'un accident visible qui lui enlève son *aspect marchand*, *impur* par conséquent, parce qu'on a employé pour le conserver des substances étrangères à la composition du lait, des moyens mécaniques, physiques ou chimiques. Nous avons vu de nombreux exemples des dangers d'un pareil lait, très malsain, mais où la coagulation, preuve apparente de la tare, est rendue chimiquement impossible ; la confiance de celui qui en use est trahie précisément par la dissimulation que les marchands savent assurer de l'acidité microbienne que rien ne vient révéler au consommateur.

Dans ces cas-là, c'est-à-dire dans les grandes villes qui emploient pour leur consommation un lait d'importation plus ou moins lointaine — à moins que l'on ne soit absolument convaincu de la pureté, — comme pour le lait des hôpitaux et du Dispensaire du Chemin-Vert, par exemple — on ne doit employer que le lait stérilisé du commerce, qui donne de bien plus sérieuses garanties. En effet, les compagnies, les industriels ont tout intérêt à ne livrer que du bon lait, récent et garanti contre tout accident, car il est bien évident que, les bouteilles portant la marque de l'établissement, celle qui provoquerait un accident serait l'origine d'une campagne dangereuse pour la réputation de la maison. Le meilleur moyen pour éviter que les industriels ne se relâchent de leurs soins et de leur attention, serait, pour le médecin, d'en aviser les marchands afin de les mettre en garde, et au besoin même de publier dans un journal de médecine les cas avérés dans lesquels tel lait aurait été sûrement une cause d'accidents. — Il est vrai que les industriels, eux-mêmes, recommandent aux mères de goûter chaque bouteille avant de la donner à l'enfant, car il peut arriver accidentellement qu'un bouchage défectueux, malgré toutes les précautions, ait laissé pénétrer de l'air. — Les maisons reprennent et échangent très volontiers ces mauvaises bouteilles. — Enfin, nous pouvons ajouter que M. Variot, qui a élevé chez lui trois nourrissons avec du lait du commerce, n'a dû mettre de côté que *quelques* bouteilles ne semblant pas devoir lui donner une entière sécurité (*Lettre du 25 juillet* 1897).

M. le Dr Rousseau-Saint-Philippe, de Bordeaux, nous a fait aussi l'honneur de nous écrire longuement. Les indications qu'il nous donne nous paraissent d'autant plus précieuses qu'on sait avec quel zèle et quelle attention éclairée il s'emploie à tout ce qui touche la première enfance.

Il est l'un des premiers qui aient préconisé le lait stérilisé et déterminé son emploi. Il nous a donné du reste les meilleurs encouragements pour poursuivre notre étude en nous montrant de quel intérêt et de quelle portée sont ces questions d'alimentation. Il estime que précisément ces questions ne sont pas au point et que toutes les observations et les remarques qui seront apportées en contribution à ce problème seront intéressantes et pourront en faire avancer la solution.

Depuis plus de 6 ans déjà, on ne se sert, dans le service de M. Rousseau-Saint-Philippe, que du lait stérilisé, ou plutôt pasteurisé, dit-il, car il est chauffé à l'aide de l'appareil de Soxhlet.

D'autre part, il a pu, comme Président de l'importante Société protectrice de l'Enfance de Bordeaux, faire adopter, « mais non sans peine », la distribution aux mères secourues de lait stérilisé, mais alors *industriellement*.

« Ces femmes, nous écrit M. Saint-Philippe, ont d'abord été hostiles à du lait ainsi préparé et *enveloppé*. Nos dames patronesses ont elles-mêmes accueilli avec un sourire discrètement dédaigneux ce progrès de la science *en bouteille*. Puis les résultats sont venus parler d'eux-mêmes. Des enfants chétifs et athrepsiques ont été rendus à la vie. La mortalité de nos petits protégés a été sensiblement *inférieure à celle des enfants de la ville*. Bref, la démonstration s'est faite éclatante et tout le monde s'est rendu à l'évidence. En sorte qu'aujourd'hui nos *Dames* se servent de ce lait pour leurs propres enfants, et nos *Femmes* en prennent de supplément pour leurs nourrissons !

« Notre fabrication, après de nombreux tâtonnements, est arrivée à donner du lait dont la couleur n'est pas trop changée, dont la saveur n'est pas mauvaise -- quoiqu'il garde ce léger goût de lait de coco que j'ai rencontré un peu partout où se prépare le lait dit *industriel*. Le fournisseur de la Société stérilise à 102°, 104° pendant l'hiver et pousse jusqu'à 110° pendant les grandes chaleurs. Le bouchage est celui des bocks lyonnais avec armature métallique.

« Maintenant les qualités vivantes du lait, sa puissance nutritive sont-elles conservées par un tel procédé ? Ce sont les chimistes qui devraient répondre. L'empirisme semble dire que oui. — D'autre part, les microbes sont-ils détruits tous ? La microbiologie dit que non ! Mais les microbes nuisibles doivent l'être, puisque, encore une fois, les résultats parlent en faveur de cette hypothèse.

« Malheureusement, les industriels ne stérilisent pas sur place : le nôtre pas plus que les autres. Et ce serait bien indispensable, car c'est au sortir du pis de la vache que l'opération aurait le plus de chance d'être bonne ».

Ensuite, M. Rousseau-Saint-Philippe nous trace en quelque sorte le canevas que nous avions adopté pour notre travail. Nous avons constaté avec plaisir qu'il envisageait la question au même point de vue que nous-même et nous n'avons pas été peu flatté de cette coïncidence.

Dans notre avant-propos, au moment où nous exposions le plan que nous nous proposions de suivre, nous avons rapporté quelques fragments d'un passage de cette lettre, afin d'étayer la justification de notre programme. Voici la teneur de ce passage :

« Ce qu'il faut dire aussi, c'est que la stérilisation du lait n'est la solution que d'une partie du problème. A quoi sert-elle si *primitivement* le lait est de qualité inférieure ou mauvaise ? Il faut donc répandre la doctrine que c'est à la *formation* du lait, à sa cueillette, qu'il faut s'attacher aussi. Les soins à donner aux vaches, la surveillance de leur santé, de leur nourriture, des étables, des épizooties, etc., importent tout autant que l'opération pratiquée sur le lait, après sa sortie des pis. Cela on ne l'a pas assez dit — et cela a été et est encore la cause de nombreux insuccès ».

Puis il passe à la diététique de l'allaitement :

« L'administration du lait stérilisé mérite encore d'être faite avec le plus grand soin. En général — et les médecins eux-mêmes — on donne *de trop grandes quantités* pour débuter : d'où les indigestions et tous les accidents de la suralimentation. J'estime qu'il faut diminuer les doses très sensiblement si l'on veut réussir sûrement l'élevage. Par exemple, ne pas donner pendant les premiers jours plus de 200 à 250 grammes dans les 24 heures et n'augmenter la dose que la balance à la main et les déjections devant les yeux. Je trouve que 500 grammes de lait stérilisé qui sont sans conteste plus nourrissants que 600 et même que 700 grammes de lait ordinaire, c'est beaucoup trop, et il n'y faut arriver que dans le second mois, à moins d'exceptions, d'enfants très vivaces et très gourmands, par exemple, digérant très bien et très vite.

« Quant au coupage, que Budin déclare inutile, je suis d'avis que si le lait est donné, comme je l'indique, en petites quantités, l'addition d'eau est en effet inutile. Mais là encore, il ne peut y avoir de formule absolue. Certains enfants digèrent très bien le lait pur. D'autres non. La surveillance des selles et de la réaction sur l'économie sera le seul critérium.

« Aux uns, il faudra le lait pur ; à d'autres, dont les fonctions intestinales sont imparfaites, il faudra le lait légèrement additionné ; mais on devra là encore et plus que jamais *mesurer les quantités*.

« A mon sens, les précautions du début sont les plus importantes. Si on les oublie, les déboires se préparent. La dyspepsie gastro-intestinale s'établit et, quoi qu'on fasse ensuite, on ne peut rétablir le bon fonctionnement du travail digestif; force est de renoncer à l'alimentation artificielle ou même mixte. Que d'insuccès sont encore dus à ces fautes de diététique! — Ce ne sont pas les familles, ce sont les médecins eux-mêmes qui devraient diriger cette très difficile et très délicate entreprise, au moins au début... et *il faudrait qu'ils fussent bien pénétrés de tous ces préceptes pour donner de bons conseils.*

« De même, si l'on envisage la question en grand, ce ne sont pas de vulgaires et grossiers *laitiers* qui devraient avoir et garder cette grosse charge de présider à la répartition du lait dans les villes. Le lait est aussi important, sinon plus, pour la santé publique que l'eau. Le lait est l'aliment indispensable de la première enfance ; c'est le seul. Or il arrive le plus souvent très mauvais à l'estomac des enfants, adultéré, empoisonné de toutes les façons.

« N'est-ce pas les municipalités qui devraient revendiquer cette grave responsabilité d'avoir à le délivrer? Et si elles ne veulent pas ou ne peuvent se charger de la *distribution,* ne pourraient-elles exercer une surveillance sérieuse, *efficace,* sur cette distribution et même sur la production. La santé, l'avenir des générations y sont tellement intéressés qu'on se demande avec stupéfaction comment les choses, à notre époque de lumière et de progrès, peuvent encore se passer comme elles se passent! C'est quand on fait, comme moi, une consultation gratuite hospitalière qu'on voit, pendant l'été, les désastreux effets de l'état de choses actuel. Votre Conseil municipal de Paris, sous l'inspiration de M. Strauss, l'a enfin compris et il a mis le *Lait* à l'étude ».

Et M. Rousseau-Saint-Philippe ajoute : « Voilà tout ce qu'il faut dire, si vous voulez traiter réellement la question du lait stérilisé! » (*Lettre du* 22 *août* 1897).

Dans une lettre du 3 août 1897, *M. le P*r *Berlioz,* de Grenoble, nous rappelle sa statistique, communiquée à l'Académie de médecine par M. Budin, le 1er juin 1897, et nous donne des indications sur la méthode qu'il a adoptée.

Il n'emploie que le lait stérilisé à 110° dans un autoclave et repousse tous les appareils de ménage Soxhlet et autres, parce que le lait n'est pas suffisamment stérilisé et parce que l'opération, confiée le plus souvent à des domestiques, ne donne aucune sécurité. « Ces appareils, ajoute-t-il, ne sont tout au plus acceptables que dans les ménages où le père ou la mère font eux-mêmes la stérilisation. » Depuis 1894, il a obtenu du Conseil municipal de Grenoble un crédit afin de distribuer du lait stérilisé aux nourrissons des pauvres pendant les mois chauds de l'année. — Il distribue le lait, stérilisé à 110° pendant 30 minutes, en petites fioles de 200 grammes (1).

M. le Dr Pommageot, de Bains-les-Bains (Vosges), veut bien nous féliciter du sujet que nous avons choisi, pour l'intérêt qu'il présente et surtout pour l'utilité qu'il y a à le traiter. Il voit, dit-il, avec plaisir, que nous sortons de la banalité théorique, pour éclairer la question avec des faits et des observations qui sont tirés de la pratique journalière.

Il nous parle principalement des *petits côtés* du sujet, qui intéressent surtout le praticien, laissant à d'autres ce qui a trait aux examens et analyses bactériologiques, chimiques, microscopiques, etc. — Mais, à son point de vue, ces petits côtés ont une extrême importance parce qu'ils sont une des causes principales des succès ou des mécomptes constatés dans l'allaitement artificiel.

Que penser du lait stérilisé ?

« Sans être scolastique, dit-il, je distingue : ou l'on n'est pas sûr de la provenance du lait, ou l'on en est sûr.

« Dans le premier cas, sans aucune hésitation, on ne doit employer que du lait stérilisé pour l'allaitement des enfants ; sans cela les entérites ne manqueront pas de mettre la vie ou tout au moins la *santé future* de l'enfant en péril.

« *Tel est l'estomac de l'enfant, tel est l'estomac de l'adulte* ».

---

(1) Voici les résultats que M. Berlioz a obtenus en 1894, 1895 et 1896. La mortalité moyenne pour ces 3 années des nourrissons de 0 à 1 an, alimentés au lait stérilisé, a été de 27,9 pour 1000. Pendant le même temps, la mortalité par diarrhée des autres enfants a été de 69,3 pour 1000 enfants. Le bénéfice est donc de 41,4 pour 1000. Et M. Berlioz explique que c'est là certainement un bénéfice minimum, car la mortalité des enfants au lait stérilisé ne porte que sur des enfants pauvres et nourris au biberon, tandis que la mortalité générale porte sur des enfants de toutes classes et dont un grand nombre sont allaités au sein. De plus, les enfants au lait stérilisé morts de diarrhée étaient déjà malades avant qu'on leur eût donné le lait.

Aux mères qui, donnant à leur enfant une alimentation défectueuse, répondent quelquefois au médecin que l'enfant n'en profite pas moins et qu'il ne paraît pas s'en porter plus mal, on ne saurait trop répéter qu'elles préparent ainsi, sous le couvert actuel d'une santé régulière (car on voit assez souvent des enfants ne pas réagir de suite contre l'allaitement mauvais), le mal pour plus tard, en se rendant elles-mêmes responsables des dyspepsies futures avec tout leur cortège de gêne, de malaises, de complications, de conséquences et de dangers. Heureusement l'on peut voir certains enfants qui, avec une sorte d'instinct, de perspicacité, si l'on peut dire, paraissent être plus raisonnables que leurs parents et refusent obstinément, avec un entêtement qui fait le désespoir de la famille, les soupes, les mélanges et tout ce que la *fatale prévoyance* des mères, leur sollicitude exagérée veut leur faire accepter.

Heureusement aussi des enfants se rencontrent dont l'estomac sensible refuse lui-même les aliments prématurés et rejette par des vomissements opiniâtres tout ce qu'on lui donne en dehors du lait.

Mais trop souvent les nourrissons supportent tout cela avec une apparence de prospérité qui encourage les parents ; alors, lorsque l'athrepsie ne vient pas un beau jour démolir cruellement ce fragile édifice de santé superficielle, le rachitisme, vengeur des lois naturelles d'hygiène alimentaire, guette l'enfant plus âgé, et la dyspepsie lui réserve pour plus tard tous ses ennuis et toutes les servitudes hygiéniques que comporte son traitement.

Bien que nous ayons l'occasion de traiter plus tard de la diététique de l'allaitement, nous n'avons pas voulu laisser passer l'occasion que nous fournit la si judicieuse remarque de M. Pommageot, sans protester déjà contre les fautes commises chaque jour dans ce sens, malgré les avis des médecins, et signaler les inconvénients sérieux de cette déplorable habitude.

Mais revenons à la lettre de M. Pommageot qui continue :

« On ne peut donc trop donner d'attention à la préparation de la nourriture des nouveau-nés.

« Ce premier point ne souffre pas d'exception ». (Il s'agit de la nécessité de stériliser le lait de provenance inconnue).

« Voyons ce qu'il faut penser d'un *lait connu* : il va sans dire que l'animal qui le fournit est sain.

« Je le donne alors tel que les traites le fournissent et, autant que possible, encore chaud. Nous ne pouvons mieux faire que la nature ; il faut s'en rapprocher le plus possible.

« Mais pour pouvoir alimenter un enfant de cette sorte, faire une traite fraîche juste à l'heure de chacun de ses repas, il faut être dans certaines conditions de fortune, de logement, qui ne se rencontrent que rarement en ville, mais que l'on trouve cependant souvent à la campagne. Alors ce procédé réussit à merveille, car il n'y a pas d'appareil stérilisateur meilleur que les glandes lactogènes.

« J'admets encore quelques exceptions à ce mode de faire et je permets pour les repas de nuit le lait des traites du soir simplement réchauffé, c'est-à-dire porté à la température du corps humain.

« Mais pourquoi et comment, avec un lait de provenance sûre, a-t-on des échecs ? — Je vais vous le dire : n'accusons pas toujours la composition du lait, mais ceux qui le manipulent.

« Trop souvent le pis des animaux est malpropre avant de traire ; on ne le lave pas ; de là des détritus de fumier mêlés au lait et que l'on retrouve au fond des seaux.

« Quand on filtre le lait récolté de cette sorte, on le fait dans les fermes et les villages au moyen d'une *couloire* garnie d'un linge plus ou moins net de souillures. Ce linge sert longtemps ; il est à peine lavé, n'est pas échaudé après chaque opération.

« Les vases où le lait est placé ne sont pas toujours sains. Les mains des fermiers ne sont pas toujours propres. Le logement du lait, les buffets, les crédences sont imprégnés de bien des odeurs, de moisissures, de champignons microscopiques, etc.

« Aussi il n'est pas rare que le lait fourni dans ces conditions soit mauvais : les diarrhées vertes, les selles en grumeaux l'attestent trop souvent.

« Dans ces cas, si on ne peut pas obtenir plus de propreté, si la laiterie n'est pas absolument pure de toute souillure, — il faut alors stériliser le lait ».

On le voit, M. Pommageot, qui vit à proximité de la campagne et voit souvent les paysans chez eux et les animaux dans leurs étables, fait aux procédés de laiterie les reproches que nous avons énumérés plus haut et reconnaît que, même pris à la source, le lait n'est pas souvent à l'abri des germes. Aussi, à la campagne bien souvent et dans les villes presque toujours, recommande-t-il la stérilisation préalable pour la consommation des nourrissons surtout.

Dans l'opuscule que M. Pommageot a publié chez Baillière, « L'hygiène des petits enfants », il indique le mode de stérilisation qu'il préconise.

— *M. le Pr Bézy*, de Toulouse, qui occupe à la Faculté la chaire de clinique des maladies des enfants, a organisé, à l'Hôtel-Dieu et au Dispensaire d'enfants, des consultations où l'on apporte un soin particulier à la direction de l'allaitement des nourrissons. Sur chaque feuille de consultation est inscrite, au dos, une longue suite de conseils sur l'allaitement : on y explique aux mères les soins qui doivent présider à cette importante fonction ; on y préconise avec énergie l'allaitement maternel au sein et, en cas de nécessité, si l'on doit employer l'allaitement artificiel, le lait bouilli et stérilisé. — Des renseignements très précis sont en outre donnés sur la diététique de l'allaitement, le nombre des tetées, les quantités de lait, etc.

Du lait stérilisé est d'ailleurs distribué au Bureau de Bienfaisance et au Dispensaire d'enfants pendant l'été.

Dans la lettre qu'il nous adresse, M. Bézy pense que « le lait stérilisé est une excellente chose, mais qu'il y a lieu de bien établir :

« 1° Qu'il est très inférieur au lait maternel, vérité qu'il faut bien répéter aux jeunes mères bien portantes, mais désireuses d'aller au bal, au théâtre, au concours hippique, ou de serrer leur corset. Vérité qu'il faut aussi bien répéter aux maris (surtout à ceux qui se marient sur le tard et veulent réparer le temps perdu) qui voient dans les périodes d'allaitement un temps d'arrêt pour les rapprochements conjugaux ;

« 2° Qu'il ne pare qu'à certains inconvénients et non à tous ;

« 3° Que le lait stérilisé doit être *stérilisé* pour tout de bon. — Que d'erreurs à ce sujet, et comme il faudrait surveiller les laitiers !

« 4° Qu'il faut répandre à profusion ces notions dans les masses par tous les moyens (conférences populaires, enseignement, etc.). J'ai fait dans ce but des feuilles de consultation gratuite avec des instructions en ce sens ».

Dans une leçon clinique qu'il a faite sur la digestion des nourrissons et qui a paru dans les *Archives médicales de Toulouse* (1er janvier 1897), M. Bézy insiste sur ces indications.

— *M. le Dr Sutils*, de La Chapelle-la-Reine, médecin-inspecteur de la Protection du premier âge dans Seine-et-Marne, dont on connaît la haute compétence et l'expérience éprouvée pour tout ce qui touche à la première enfance, — a bien voulu nous donner son opinion, fondée sur sa longue et attentive observation, et nous faire part des conclusions qu'il a tirées de sa pratique personnelle.

Nous ne saurions mieux faire que de reproduire les notes qu'il nous a adressées sur la question. Il écrit :

« La question de la stérilisation du lait est à l'ordre du jour ; elle a une grande importance et j'en suis très partisan, mais avec des restrictions.

« Pour les grandes villes, comme Paris, et même pour des villes bien moins importantes, dans lesquelles le lait n'arrive qu'après avoir passé par plusieurs mains, après avoir été écrémé, ballotté, mélangé, exposé aux intempéries, additionné de bicarbonate de soude, souvent même bouilli dans les laiteries (sans parler des fraudes), — on ne prendra jamais assez de précautions en toutes saisons et le Pr Budin a grandement raison en menant une campagne active à ce sujet, en indiquant les mesures à prendre de suite et celles que l'on pourrait prendre pour l'avenir.

« Ici, à la campagne, la question n'est plus la même. Il y a des vaches dans presque toutes les maisons ; les nourrices n'ont que l'embarras du choix si elles n'ont pas de vaches elles-mêmes. Elles trouvent plusieurs fois par jour du lait frais, non écrémé, n'ayant pas supporté de transport, n'ayant subi aucune addition ou altération. Les conditions ne sont donc pas celles de la ville.

« L'enfant qui boit du lait à Paris est sur le même rang que l'enfant de nos campagnes qui boit du lait additionné d'eau ; il a en moins la qualité et la fraîcheur.

« On aura donc raison de faire stériliser le lait à Paris en toute saison, mais ce n'est nullement nécessaire chez nous. La période dangereuse, juin, juillet, août, septembre, variable suivant les années, avec la température, doit être ici la seule pendant laquelle le lait stérilisé sera employé. Souvent cette période ne commence qu'en fin juillet, mais cette année (1897) elle a commencé un mois plus tôt avec les chaleurs.

« Pendant le reste de l'année, il est préférable de donner le lait naturel avec lequel je n'ai jamais eu d'accident, — le biberon à tube étant formellement interdit dans ma circonscription.

« Voici d'ailleurs ma façon de procéder :

« Aussitôt que les chaleurs commencent à se faire sentir, aussitôt que le premier cas de diarrhée m'a été signalé, je recommande aux nourrices de faire stériliser leur lait, leur indiquant les dangers auxquels sont exposés leurs nourrissons, si elles ne suivent pas mes conseils.

« Pour obtenir ce résultat et ne pas grever leur budget, je leur procure à bon compte des bouteilles à limonade, avec bouchage à ressort, et, à partir de ce moment, j'exige de toutes les femmes qui prennent des nourrissons au biberon qu'elles s'engagent à cette stérilisation jusqu'au mois d'octobre, — faute de quoi je refuse le certificat. Les froids arrivés, je les laisse libres de continuer ou de donner le lait naturel.

« Je crois être dans le vrai en agissant de cette façon, mais j'avoue que je ne le serais peut-être pas en ville.

« Autres pays, autres mœurs !

« J'ajouterai que je ne trouve pas de résistance pendant les chaleurs, mais que je n'obtiendrais probablement rien en hiver, les nourrices ne voulant s'imposer un surcroît de travail que si elles ont peur pour la santé de leurs élèves. Or, pendant l'hiver, les affections intestinales graves sont exceptionnellement rares ; je n'ai jamais perdu d'enfant par ces affections à cette époque.

« Quant au résultat de la stérilisation, il est excellent ; aussi la mortalité estivale a fortement diminué depuis quelques années, les résultats de ma statistique en font foi ».

En effet, l'on peut constater, dans les statistiques de morbidité et de mortalité du service de Protection de l'Enfance, que dans Seine-et-Marne, la circonscription du Dr Sutils est *de beaucoup* la moins éprouvée, grâce à sa vigilance, à son dévouement et à ses sévères exigences d'inspecteur.

Nous souhaitons que tous les médecins chargés de ce service à la campagne s'inspirent de son exemple et sachent obtenir des femmes, qu'ils dirigent et surveillent, des soins et des précautions aussi indispensables à la santé et à la vie de leurs nourrissons.

— La région des Vosges, est on le sait, de toute la France, une de celles où, de quoi qu'il s'agisse, le progrès a le plus de chance de voir appliquer vite et bien ses découvertes salutaires et les améliorations qu'il comporte en toutes choses. Des esprits éclairés y sont attentifs à tout ce que l'esprit humain réalise de bon et d'utile. Cela est particulièrement vrai pour ce qui touche aux sciences médicales et, loin de toute Faculté, on y voit les médecins, tenus au courant de tout ce qui se fait et se dit dans le domaine de leur art, s'appliquer au plus tôt à contrôler par eux-mêmes les tentatives faites en avant, et en tirer, les premiers, les résultats les plus favorables. Mais cet esprit d'innovation ne va pas sans un judicieux bon sens et une prudence des plus réfléchies ; c'est pourquoi, en cas de doute, l'on attend qu'une réforme ait fait ses preuves dans le cercle restreint où on l'expérimente d'abord, avant de l'appliquer en grand : alors on sait en tirer tout le meilleur parti et les anciens errements, reconnus mauvais, sont sans retour abandonnés.

C'est ce qui s'est produit dans le département des Vosges. Lors de la dernière réunion annuelle du comité départemental des médecins-inspecteurs du premier âge, le 12 juillet 1897, le rapport très complet de M. P. Roche, sous-inspecteur des Enfants-Assistés, présente des développements très suggestifs et pleins d'enseignement, en ce qui touche à la mortalité du premier âge. Il y montre en effet l'efficacité de l'application *judicieuse* de la loi Roussel dans le département.

En 1896, il y eut, dans le département des Vosges, 1.050 enfants soumis à l'inspection médicale. Alors qu'en 1883, la mortalité des enfants protégés était encore de 13,46 pour 100, nous voyons cette mortalité descendre en 1896 à 7,40 pour 100.

Si nous prenons la mortalité générale de tous les enfants de 1 jour à 2 ans, en y comprenant les enfants protégés et ceux élevés dans leur famille, nous atteignons le chiffre de 19,50 pour 100, — d'où il suit qu'après défalcation des enfants protégés, la proportion de la mortalité des enfants élevés dans leur famille serait de près de 25 pour 100, un quart !

Ces chiffres sont éloquents, Mais si, entrant dans le détail, nous recherchons les causes de la mortalité infantile, pour les enfants protégés, nous trouvons que l'entérite entre encore dans une proportion de 16,50 pour 100 dans le total de la mortalité. Or, cette cause de léthalité peut être diminuée dans une très forte proportion, comme le fait remarquer le rapport. Aussi M. le Dr Lardier, vigoureusement appuyé par MM. Lafite et Le Bègue, propose et fait décider que l'on favorisera, dans toute la mesure du possible, même en offrant des gratifications aux gardes et aux sevreuses, l'emploi du lait stérilisé.

Le Dr Lardier a été chargé de la rédaction d'une notice qui doit être distribuée à profusion à toutes les personnes qui s'adonnent à l'élevage des petits enfants. Le Préfet a, d'autre part, promis au Comité de seconder, autant qu'il serait en son pouvoir, cette heureuse et utile innovation.

« Si l'emploi du lait stérilisé se vulgarise, ajoute l'auteur de la note du *Mémorial des Vosges* (16 juillet 1897), il y a tout lieu d'espérer que la mortalité des enfants du premier âge sera réduite, les années prochaines, à 4 ou 5 pour 100. Quel est le département qui pourra présenter pareille statistique? Pour nous, nous nous réjouissons sincèrement de voir que nos efforts sont loin d'être stériles » (1).

M. le Dr Lardier, à qui nous nous sommes adressé, nous confirme la décision du Comité départemental de la Protection du premier âge pour les mesures à prendre dans le but de favoriser l'administration du lait stérilisé aux enfants soumis à l'inspection médicale.

---

(1) Nous tenons à faire remarquer qui si nous ne produisons pas ici de statistiques complètes pour les départements, c'est que leur enseignement n'est que très relatif, puisque les modes d'élevage des nourrissons ne sont connus que d'une façon incomplète et seulement pour les enfants surveillés. Comme nous le fait remarquer le Dr E. Guillon, « il est encore impossible, dans les départements, de savoir quels sont les enfants élevés par le sein maternel, par le sein mercenaire ou par le biberon, et, à fortiori, par le biberon contenant du lait stérilisé ».

Il a également obtenu du Bureau de Bienfaisance de Rambervilliers qu'il délivrât, sur les indications des médecins, du lait stérilisé à tous les enfants indigents ou nécessiteux.

« Cette pratique, ajoute-t-il, est en vigueur depuis plusieurs mois dans la commune que j'ai l'honneur d'administrer et je puis dire que, grâce à cette innovation, nous avons pu sauver la vie à quelques bébés élevés dans leur famille ou en dehors du giron maternel ».

Enfin M. Lardier termine en disant : « Je suis persuadé que l'extension de ce mode d'alimentation chez les petits enfants ne peut avoir que des résultats extrêmement favorables ».

M. le Dr Poirier, de Boulogne-sur-Seine, veut bien nous donner son appréciation. « Mon expérience personnelle, écrit-il, dans un pays où il y a beaucoup d'enfants et beaucoup de mauvais lait, me permet de conclure avec énergie que le lait stérilisé est certes le seul remède à opposer au fléau épouvantable des diarrhées, gastro-entérites, etc., qui décime les enfants ; mais je ne voudrais pas affirmer d'une façon trop absolue que le lait stérilisé *pur* doit toujours être donné : bien des enfants ne le digèrent que coupé d'eau bouillie ».

A l'appui de ces quelques cas d'intolérance du lait pur qu'il a rencontrés dans sa pratique, M. Poirier nous adresse le tableau des poids et l'observation très intéressante de son propre bébé, lequel n'a bien digéré le lait stérilisé que lorsqu'on s'est décidé à le couper avec environ 1/5 d'eau. On avait dû, à partir du troisième jour après la naissance, donner le biberon 5 à 6 fois par 24 heures, parce que la mère n'avait que peu de lait. La sécrétion lactée ne s'établissant pas franchement chez la mère, on se décida, après 17 jours d'allaitement mixte, à prendre une nourrice. Celle-ci n'avait plus de lait au bout de quelques jours. On prend une seconde nourrice qu'on est encore obligé d'abandonner au bout de 2 mois. On prend une troisième nourrice qui donne encore à teter au moment où M. Poirier nous écrit : L'enfant qui avait alors 6 mois en était déjà à sa troisième nourrice mercenaire !

Nous avons tenu à résumer ici cette observation bien intéressante à deux points de vue surtout. Elle montre d'une part un des inconvénients des nourrices, même lorsque ces femmes sont choisies avec le soin et l'attention qu'un père, médecin, doit, on le comprend, apporter à l'examen de la nourrice destinée à son propre enfant. Elle montre aussi que chez une jeune mère bien portante, dans d'excellentes conditions hygiéniques, bien que la montée du lait se soit faite normalement, la sécrétion lactée peut fort bien être insuffisante pour nourrir le nouveau-né : cela vient à l'encontre de l'opinion trop absolue, à notre avis, de ceux qui prétendent qu'une mère saine, surtout pendant les premiers mois, peut toujours nourrir son enfant.

M. le Dr Drapier, de Rethel, médecin de la crèche Hippolyte Noiret, a une expérience toute spéciale du lait stérilisé, car il fut un des premiers médecins de province qui ait érigé en méthode l'emploi de ce lait dans l'allaitement des enfants.

La crèche H. Noiret a commencé à fonctionner à Rethel le 10 janvier 1893. Pendant cette première année la mortalité générale des enfants de la crèche est de 17 pour 100. Mais si l'on compare cette mortalité à la mortalité infantile moyenne de la ville pour une période de 5 ans, on voit qu'elle lui est très inférieure, puisque de 1885 à 1890, la mortalité est de 30 pour 100 pour les enfants de la localité, s'élevant jusqu'à 38 pour 100 chez les nourrissons des ouvrières en laine. Cette mortalité de la crèche est même inférieure à celle des enfants de la classe aisée de la ville, qui est de 19,60 pour 100.

Ces chiffres sont éloquents et sont de nature à convaincre les esprits les plus incrédules de l'utilité des crèches... bien tenues et dirigées médicalement.

Quelle était la mortalité par diarrhée des enfants nourris au biberon à la crèche pendant l'année 1893? Elle était de 13 pour 100, c'est-à-dire 6 décès sur 46 enfants pauvres nourris artificiellement.

Mais ici une remarque très importante s'impose. Jusqu'au qu'au mois de septembre, c'est-à-dire pendant 8 mois, dont les mois de grande chaleur, l'alimentation artificielle des enfants était assurée au moyen de *lait bouilli* dans des vases en verre, et *coupé d'eau* en proportion variable suivant l'âge du nourrisson. Le biberon était le « Parfait nourricier » choisi pour la commodité de son nettoyage et de son entretien.

Ce n'est qu'à partir du mois de septembre que M. Drapier, à la suite de la communication de M. Budin à l'Académie sur l'emploi du lait *stérilisé pur*, résolut d'essayer cette méthode chez les enfants de 4 à 5 mois. Plus tard, lorsqu'il fut convaincu que ce lait était parfaitement digéré, il le fit donner à tous les nourrissons.

Ce fut donc au mois de septembre 1893 qu'il commença, à la crèche, l'emploi du lait stérilisé en petites bouteilles.

En 1894, sur 58 enfants nourris au biberon à la crèche, il n'y avait que 3 décès dus à des affections gastro-intestinales, soit 5 pour 100.

En 1895, le chiffre de ces décès s'abaisse à 2 sur 65 enfants, soit 3 pour 100.

Dans une lettre adressée à M. Budin en juin 1896, M. Drapier ajoutait : « J'ai pu faire comprendre à un certain nombre de parents l'avantage du lait stérilisé et 14 enfants ont pris ce lait chez eux, même le jour où ils ne fréquentaient plus la crèche : aucun de ces 14 enfants n'a présenté la plus légère indisposition pendant l'été ».

Dans le n° 5 de *l'Obstétrique* (15 septembre 1896), M. Drapier écrit, sur le fonctionnement de sa crèche et sur l'hygiène alimentaire qui y est observée, un article des plus intéressants et des plus décisifs que les médecins consulteront avec beaucoup de profit. Nous y relevons ce passage :

« Depuis le mois de septembre 1893, 170 enfants ont été

élevés à la crèche au lait stérilisé pur. Si j'ajoute à ce chiffre 34 cas observés dans ma clientèle, cela fait un total de 204 enfants chez lesquels j'ai pu constater les effets du lait stérilisé ». Dans ce nombre aucun enfant n'a refusé le lait stérilisé, « aussi, dit-il, ai-je été fort surpris d'entendre affirmer que beaucoup de nourrissons ne pouvaient s'habituer au goût spécial de ce lait ».

M. Drapier a bien voulu correspondre avec nous et nous adresser des notes, des observations, des conseils.

« Je vais vous donner aujourd'hui (lettre du 20 août 1897) mes conclusions basées sur une expérience de 4 années, en répondant à vos questions.

« 1° Je n'ai jamais essayé le lait stérilisé industriellement ; néanmoins, je crois qu'il faut toujours donner la préférence au lait stérilisé à domicile car, malgré la longue conservation du lait stérilisé, il faut toujours se défier des altérations possibles au bout de plusieurs jours. D'un autre côté, la stérilisation à domicile est très facile à faire et tous les clients auxquels je l'ai conseillée se sont vite habitués à la pratiquer.

« Il y aurait une exception à faire à cette règle pour les personnes habitant les grandes villes, dans lesquelles le lait n'est distribué que 5 ou 6 heures après la traite. Il peut arriver que l'on stérilise du lait déjà fort altéré et que l'on ne détruise pas les toxines. Il est bien évident qu'il ne faut opérer qu'avec du lait frais.

« 2° Au sujet du coupage. — Principe absolu : je n'emploie que du lait pur.

« A la crèche où les enfants sont admis à l'âge de *un mois*, tous prennent le lait stérilisé pur et, sauf le cas de dyspepsie très-accusée par suite d'un mauvais régime antérieur, je n'ai jamais eu à modifier ma méthode.

« Aux chiffres cités dans mes articles, je puis ajouter 34 nourrissons mis au régime du lait stérilisé pur depuis le commencement de l'année et sans aucun échec.

« En clientèle, je commence par le lait stérilisé coupé de moitié d'eau pour la première semaine, un tiers pendant la deuxième semaine ; puis je diminue rapidement la proportion d'eau pour donner le lait pur vers le 20e jour.

« Je n'ai trouvé aucun inconvénient à cette manière de faire et j'y vois de grands avantages.

« Le point important est de bien proportionner la quantité du lait au pouvoir digestif de l'estomac de l'enfant. Il m'est arrivé souvent de voir des enfants de 5 à 6 semaines présenter quelques troubles digestifs avec 100 grammes de lait et se remettre immédiatement en faisant diminuer cette ration de 10 ou 15 grammes. C'est affaire de tâtonnements, chaque estomac ayant une capacité variable selon le tempérament et la force de l'enfant ».

De tout cela, étant donnée la grande compétence de M. Drapier, par suite de sa longue expérience, de sa pratique étendue et de la précision de toutes ses observations, il résulte un enseignement très important, notamment au point de vue de la diététique de l'allaitement des nourrissons avec le lait stérilisé. Nous en profiterons largement dans un chapitre ultérieur.

Mais nous voulons retenir quelques points sur lesquels il est bon d'attirer l'attention, en nous contentant de les signaler sans commentaires qui feraient à cette place double emploi avec ce que nous en disons ailleurs.

Il ressort notamment de l'enseignement tiré de la pratique de M. Drapier, que :

1° Le lait bouilli ne saurait remplacer indifféremment le lait stérilisé dans l'allaitement ; les chiffres de mortalité de la crèche de janvier à septembre 1893, période pendant laquelle le lait bouilli fut employé avec pourtant toutes les précautions d'asepsie les plus rigoureuses, d'une part, — les chiffres de la statistique fournis à partir de septembre 1893, c'est-à-dire à partir de l'emploi du lait stérilisé, d'autre part, — ces chiffres comparés en font foi : la stérilisation fait donc bien subir au lait de vache, comme nous l'avons montré, une modification moléculaire et qualitative qui adapte davantage cet aliment à la fonction digestive des nourrissons.

2° Le lait pur est bien préférable au lait coupé : les enfants profitent mieux ainsi de leur allaitement, sans aucune fatigue digestive.

3° Il est important de veiller à ce que les nourrissons ne prennent pas des quantités de lait supérieures à leur capacité digestive.

4° Les enfants sont indifférents au *goût* que la stérilisation peut donner au lait et ils s'y habituent sans aucune difficulté.

5° M. Drapier, qui n'emploie que le lait stérilisé à 100° par la méthode de Soxhlet, reconnaît que dans les grandes villes cette méthode peut présenter de nombreux inconvénients. Il est indiqué, dans ce cas, de donner la préférence au lait stérilisé par l'industrie aussitôt après la traite.

M. le Dr Dufestel, de Paris, qui s'est adonné tout particulièrement à la médecine infantile qu'il exerce depuis longtemps déjà dans le cœur du quartier si populeux du haut Belleville, est, en même temps qu'un esprit très indépendant, un observateur sagace et un praticien prudent. En présence des bons résultats qu'avait donnés au Dispensaire de Belleville (dont il est un des médecins) l'emploi du lait stérilisé, il commença, dès 1892, à l'appliquer dans sa jeune clientèle.

Comme il tient un état de tous les enfants qu'il a soignés ou dont il a dirigé l'allaitement, il lui a été facile de nous communiquer les observations d'un nombre considérable d'enfants élevés en ville au lait stérilisé, d'une façon mixte ou exclusivement artificielle, *sans qu'aucun cas malheureux ait été observé*, mais seulement quelques cas d'intolérance.

Il ne s'est jamais servi que du *lait stérilisé dans l'industrie*, car il considère que le lait stérilisé à la maison en petites bouteilles est dangereux, à Paris du moins, ce liquide étant de mauvaise qualité, souvent aigri avant la stérilisation. Il a pu constater, en effet, pendant ses visites de nuit, qu'une *vacherie* du quartier (mauvaise hygiène du reste ; pas d'air, alimentation défectueuse, drêches, etc.), qui passe pour ne livrer que du lait des vaches de l'établissement, reçoit la nuit des bidons de lait vendu ensuite pour du lait frais de la vacherie. Les vaches y sont pour la *figuration*, et d'ailleurs le lait qui provient d'elles, pour être frais, n'en est certainement pas beaucoup plus sain.

Voici la réponse que M. Dufestel a bien voulu faire au questionnaire qu'il nous avait engagé à lui adresser.

« 1° Les inconvénients de la stérilisation à domicile, à Paris, sont sérieux. Je ne crois pas qu'on puisse, dans la classe ouvrière, laisser la mère de famille stériliser son lait, en admettant qu'elle eût du bon lait. La femme n'a, dans ces conditions, ni le temps, ni le soin nécessaires pour mener à bien cette délicate opération. Souvent les mères avouent avoir donné à leur enfant du lait du commerce sans ébullition préalable, faute de temps.

« La stérilisation du lait, par les différents appareils dérivés de Soxhlet, exige un certain temps, — du feu, — un soin particulier, ne serait-ce que pour le bouchage des flacons. Sur 20 mères, une ou deux le feront bien. — Il faut du reste connaître, avoir vu ce qu'est la propreté des intérieurs de nos faubourgs pour comprendre ce que sera la stérilisation dans ces conditions.

« 2° La question du coupage du lait et son opportunité dans certains cas d'intolérance ? — *Je n'ai pas observé d'intolérance pour le lait stérilisé chez les enfants mis à ce régime dès leur naissance.* Mais quand, pour une raison quelconque, on soumet un enfant de un ou plusieurs mois au lait stérilisé, il est *quelquefois* difficile de le faire accepter par l'estomac. C'est alors qu'il devient nécessaire de le couper, car certains enfants le vomissent.

« J'attribue d'ailleurs une partie de ces accidents au changement de lait. On donne, avec le lait stérilisé des hôpitaux (que j'emploie presque exclusivement) un liquide plus chargé en matériaux fixes et en matières grasses que le lait que l'enfant vient de quitter, surtout si ce lait était du lait écrémé et mouillé de Paris. Il faut alors parfois beaucoup de persévérance pour le faire tolérer. Le coupage devient nécessaire. J'ai vu un cas d'intolérance complète, même après coupage, et chez des parents soigneux. Dans un autre cas j'ai attribué l'insuccès au peu de persévérance des parents ».

Il est important de remarquer, en insistant sur cette circonstance, que le lait stérilisé pur a toujours été parfaitement toléré lorsque les enfants n'ont pas reçu d'autre lait auparavant. Cette remarque semble bien indiquer que l'estomac des enfants est capable, dans sa souplesse physiologique, de se faire, de s'adapter à la longue, à un lait insuffisamment nutritif, surtout lorsqu'un coupage intempestif vient diminuer encore la valeur quantitative du liquide déjà mouillé et écrémé ; cela peut même se présenter avec un lait de femme trop pauvre. Ces deux cas se rencontrent avec une fréquence grande dans les populations souvent surmenées ou mal nourries du quartier où ces faits sont observés. On comprend qu'alors, si l'on vient à substituer à un lait aqueux et pauvre un liquide riche et légèrement condensé, l'estomac du nourrisson, modifié fonctionnellement en vue du premier régime, aura parfois des révoltes, lorsqu'on le soumettra à un régime très différent, et devra souffrir pendant la période de transition plus ou moins longue qui lui sera nécessaire pour s'accommoder à une nouvelle fonction.

D'ailleurs, à côté des cas d'intolérance que nous venons de signaler, des cas où un enfant nourri avec un lait quelconque prend difficilement le lait stérilisé, M. Dufestel nous a dit avoir observé également d'autres cas où un enfant élevé avec le lait stérilisé se refuse à accepter d'autre lait. M. Dufestel en a eu un exemple frappant dans sa propre famille. C'est ainsi qu'ayant sevré un de ses enfants avec du lait stérilisé, celui-ci ne voulut plus supporter d'autre lait, si bien que, pendant deux années encore, l'enfant emmené en vacances à la campagne refusait absolument le lait du pays. On dut faire venir à la campagne une provision de lait stérilisé.

« 3° Quant à ce que je pense du lait stérilisé, je suis, dans la majorité des cas, partisan du lait stérilisé industriellement et bouché avec des *bouchons paraffinés* (1), à l'exclusion de tout autre système de bouchage, du caoutchouc par exemple.

« Ce lait est à peu près identique toujours. Il m'a donné des résultats merveilleux ; il est assez facilement accepté, surtout au début de l'allaitement ; il se conserve longtemps. Je vous ai dit que j'en ai fait voyager en Bretagne où il s'est conservé 2 mois *sans altération*. Chez ma mère on en a conservé plus de 6 mois (2). Le goût parait surtout intolérable aux parents, mais non à l'enfant.

---

(1) Le Dr Dufestel, voulant se rendre compte des méthodes industrielles de stérilisation, a visité des usines. Il a vu en particulier, dans l'une d'elles, un procédé qui lui a paru défectueux. Il consistait dans le chauffage du lait en bouteilles ouvertes à 104° à l'autoclave ; ce lait était retiré de l'autoclave à l'air libre, ce qui le faisait entrer de suite en ébullition. Après quoi, l'on dégageait le trop plein du lait, puis on le bouchait à l'air libre au moyen de bouchons à bascule (système des bouteilles de bière) et on le replaçait à l'autoclave. — M. Dufestel considère que ce mode de fermeture est mauvais et que ce lait n'est pas vraiment stérilisé ; d'autre part, il est bouilli et présente les inconvénients qu'a signalés M. Budin au point de vue du taux nutritif. Mais nous avons dit que dans les procédés qui tendent à être les seuls actuellement employés, comme pour le lait stérilisé des hôpitaux, le bouchage se fait automatiquement dans l'autoclave même, de façon que l'ébullition ne se produise pas et aussi que le lait ne soit pas exposé à l'air. Enfin, nous avons préconisé le bouchage au liège paraffiné comme étant celui qui présente le plus de garanties.

(2) Le lait bien stérilisé et surtout bien bouché se conserve très bien et sans modifications moléculaires trop sensibles (grâce au *tour de main* actuel), puisque

Quant à faire accepter dans les familles le lait stérilisé (1), j'ai eu beaucoup de mal au début, en 1892, 1893, 1894. Mais aujourd'hui, c'est assez facilement accepté ; d'ailleurs tout dépend pour cela de la confiance de la famille dans le médecin.

« J'ajouterai que, depuis la généralisation de l'emploi du lait stérilisé, je ne fais presque plus de visites en été pour ces terribles diarrhées vertes, ce choléra infantile, qui emportaient l'enfant en quelques jours, parfois en quelques heures. Je ne vois plus que rarement ces accidents (2).

« Mon opinion finale est que le lait stérilisé, sans, bien entendu, valoir l'allaitement maternel, a rendu de très grands services et en rend encore chaque jour ; qu'il a été un grand progrès dans l'allaitement des nourrissons et l'alimentation des enfants, et qu'il serait à désirer que son emploi soit généralisé ».

Lorsque nous priâmes M. Dufestel de nous communiquer quelques observations de nourrissons au biberon, nous trouvâmes, dans un paquet de fiches qu'il nous remit, 17 cas d'allaitement artificiel que nous ne ferons qu'énumérer ici. Le lait employé est uniquement du lait stérilisé industriellement.

B... — Un enfant sevré au lait stérilisé, à 9 mois, sans aucune difficulté.

C... — Deux enfants nés en 1892 et 1894, élevés au lait stérilisé sans jamais aucun accident.

Cl... — Trois enfants nés en 1892, 1893 et 1895, allaités de même, exclusivement, avec le même succès.

M. Dufestel a pu *retrouver intactes au bout d'un an* des bouteilles laissées l'année précédente à la campagne. Après qu'on eût goûté ce lait qui fut trouvé bon, ne présentant aucune différence de composition ni de goût, l'enfant put le boire sans inconvénient.

D'ailleurs M. Dufestel insiste, lui aussi, sur la nécessité de goûter chaque bouteille avant de donner du lait au nourrisson, car il peut se faire que dans la provision quelques flacons ne conviennent pas.

(1) Pour M. Dufestel, ce sont les grand'mères qui se prêtent le moins à l'observation de la méthode d'allaitement par le lait stérilisé. Les mères l'acceptent assez bien : mais la mauvaise observation des lois de l'allaitement, quel qu'il soit du reste, sont toujours imputables aux grands parents, qui commettent des fautes souvent déplorables, en croyant bien faire. Il en résulte des accidents dont il est parfois difficile de retrouver la cause, les mères étant de bonne foi en niant leurs torts et ayant de leur côté observé les prescriptions du médecin.

(2) M. Dufestel nous a déclaré que depuis qu'on emploie le lait stérilisé, la morbidité infantile a énormément baissé dans son quartier. Il faisait, il y a quelques années, dans les familles, trois fois plus de visites d'enfants qu'il n'en fait actuellement.

G... — Deux enfants. — Alimentation mixte au début, puis artificielle. — Pas d'accidents.

H... — Deux enfants élevés artificiellement sans le moindre accident malgré une coqueluche survenue chez l'un d'eux à 5 mois et qui n'a pas entravé son développement.

Ha... — Un enfant élevé complètement au lait stérilisé, sans accident.

I... — Alimentation mixte : lait stérilisé le jour; sein la nuit. — Pas d'accidents.

Lec... — Trois enfants élevés exclusivement au lait stérilisé. — Jamais d'accident.

Ler... — Une fillette mise au lait stérilisé à 6 mois, après allaitement maternel. Cette enfant était très mal réglée, sans cesse pendue au sein de sa mère. Cette mauvaise habitude continua avec l'allaitement artificiel ; aussi eut-on beaucoup de difficultés au début. Enfin on arriva à faire comprendre à la mère les inconvénients d'une pareille situation et l'on dut exiger un réglage des plus sévères qui fut obtenu. Dès lors tout alla bien et il n'y eut plus d'incident.

Lev... — Enfant nourri par sa mère. Au bout de quelques mois, le lait maternel s'étant tari, l'enfant fut mis au lait stérilisé. C'est un enfant magnifique.

Enfin, voici rapporté brièvement un cas d'intolérance remarquable que M. Dufestel nous a communiqué.

Il s'agit d'un enfant, né à terme, pesant 3,250 grammes à la naissance, et qui fut mis en nourrice au sein.

L'enfant est retiré de nourrice à 6 semaines, *complètement athrepsique,* avec une gastro-entérite très accentuée.

Il est mis aussitôt au lait stérilisé ; mais il présente des vomissements presque continuels, malgré les coupages du lait que l'on tenta, avec de l'eau bouillie, de l'eau de Vichy, de l'eau de Vals, de l'eau de chaux, etc. L'enfant ne digérait que le lait d'une *vacherie* voisine, lait que l'on fit d'abord bouillir, puis que l'on chauffa au bain-marie dans un petit appareil Soxhlet. L'enfant ne digérait du reste pas davantage le lait de *crèmerie.* Il ne put être élevé qu'avec le lait de cette vacherie.

Cette observation est très intéressante en ce qu'elle indique une susceptibilité stomacale toute spéciale et, on peut le dire, absolument exceptionnelle. Il s'agit d'ailleurs d'un athrepsique avancé dont le tube digestif est absolument détraqué. Nous n'avons pu savoir si le lait de la nourrice fut toléré au début ; il est fort à présumer, du reste, que cette femme lui donna une alimentation prématurée qui provoqua cette irritabilité. — Nous ne voulons pas chercher à analyser en détail cette observation. Tout ce que nous en retiendrons c'est qu'elle est curieuse en tant qu'exception, attendu que nous avons rencontré, au dispensaire de Belleville par exemple, des cas nombreux où, précisément chez des athrepsiques ou des enfants dont la fonction gastrique était compromise parfois gravement, le lait stérilisé était la seule alimentation possible pour obtenir le fonctionnement du tube digestif et réparer l'état général.

— *M. le Dr Dufour*, de Fécamp, s'occupe avec passion des questions d'allaitement. C'est un observateur infatigable toujours à la recherche du mieux. Ayant pensé que le lait de vache stérilisé purement et simplement n'était pas le dernier mot, le dernier aboutissant de l'allaitement artificiel, et estimant avec raison que dans la voie du progrès il n'y a pas de limites, il imagina un perfectionnement pratique, dans le sens de l'humanisation du lait, dont nous vous avons déjà parlé en disant que si cette amélioration encore récente n'a pas fait ses preuves suffisamment, elle a du moins donné, entre les mains de M. Dufour, des résultats appréciables. Ces résultats n'étant pas encore publiés à l'époque où il nous les a communiqués l'année dernière, nous avons saisi avec empressement cette occasion de rendre hommage à ses efforts en les présentant ici.

Il s'agit, nous l'avons dit, d'un lait humanisé d'une façon plus simple et moins coûteuse que tous les laits humanisés lancés déjà depuis longtemps par l'industrie avec force réclame et qui n'ont pas donné de résultats identiques et dûment contrôlés, que nous sachions, malgré les tentatives d'Heubner, d'Escherich, de Boissard et d'autres expérimentateurs.

M. Dufour a fondé à Fécamp une œuvre généreuse autant que salutaire qu'il dirige avec assiduité, l'*Œuvre de la Goutte de lait*, dont il veut bien du reste nous résumer l'histoire. C'est dans cette crèche qu'il a fait ses essais et expérimenté successivement les deux méthodes d'allaitement : par le lait stérilisé, puis par le lait maternisé. Il nous écrit :

« Le département de la Seine-Inférieure et, au milieu de lui, Fécamp, a le triste privilège de tenir en France le premier rang pour la mortalité infantile. Dans le département cette mortalité occupe plus de 25 pour 100 des décès généraux. Fécamp, dans les années qui ont précédé 1894 comptait 30 pour 100 des décès généraux pour la population de 0 à 1 an.

« C'est alors que fut créé par moi l'*Œuvre de la Goutte de Lait* dont le but était de venir en aide aux parents des enfants des classes tout à fait pauvres, par une distribution de lait stérilisé. Chaque jour des paniers permettant l'enlèvement à domicile étaient délivrés aux mères pour la somme de 0fr,10 : chaque panier renfermait 10 flacons de lait stérilisé correspondant aux 10 tetées habituelles des enfants en 24 heures. Ce lait était (la première année) donné coupé jusqu'à 4 mois, — puis pur.

« De juillet 1894 à juillet 1895, nous avons élevé 33 enfants. Notre mortalité par entérite a été pendant ces 12 mois de 0. — D'autres causes de maladie, nous avons perdu 4 enfants.

« Ceci nous donnait, en comparant la mortalité infantile de 0 à 1 an à la *Goutte de Lait* et en ville, pendant notre première année d'exercice :

A la GOUTTE DE LAIT. — Nombre d'enfants de juillet 1894 à juillet 1895 : 33

Mortalité pour 100. .	par entérite :	0	pour 100.
	par toutes causes :	12	—

En Ville. — Nombre de naissances de juillet 1894 à juillet 1895 : 400

Mortalité pour 100. .	par entérite :	6	pour 100.
	par toutes causes :	17,75	—

« Cela n'allait pas trop mal.

« La seconde année, tout en continuant de donner du lait stérilisé, j'ai pesé tous les mois les enfants, ce que je n'avais pu faire la première année, au milieu de tous les soucis de l'installation.

« Cet acte a été des plus profitables ; il est impossible de faire bien dans une entreprise comme celle-là, sans pesées. J'ai pris comme bascule et comme courbes, celles du Dr Sutils, de la Chapelle-la-Reine ; je n'ai eu qu'à m'en louer. Son manuel du pesage est des plus intéressants et des plus instructifs.

« Il en est résulté que d'abord mes enfants pauvres ont été mieux tenus. Obligées de les déshabiller tous dans une même salle, les mères ont pu faire des comparaisons entre elles sur la tenue de leurs enfants : leur amour-propre a été piqué et cela a été pour le plus grand bien des petits.

« Ensuite j'ai pu voir que, tout en suivant une courbe régulière, tout en allant bien, tout en ayant un bon état général dans l'ensemble, les enfants se tenaient, pour la plupart, *en dessous* de la courbe moyenne de Sutils.

« C'est ainsi que nous avons élevé 73 enfants cette seconde année : il en est mort 5 d'entérite et 16 de toutes maladies. En ville, pendant cette même période, il en est mort 78 d'entérite et 107 de toutes causes.

« A noter que dans la Seine-Inférieure, l'année 1895 a été particulièrement meurtrière chez les petits enfants, par entérite.

« Voici le tableau des résultats comparés pour notre deuxième année d'exercice :

A la GOUTTE DE LAIT. — Nombre d'enfants : 73

Mortalité pour 100. .	par entérite :	6,8	pour 100.
	par toutes causes :	21,9	—

En Ville. — Nombre de naissances : 429

Mortalité pour 100. .	par entérite :	18,18	pour 100.
	par toutes causes :	24,9	—

« Frappé de ce que nous arrivions difficilement à dépasser la moyenne (1) j'en vins à faire du lait humanisé stérilisé.

« Dès lors, tout changea : les courbes, au lieu de se tenir pour la plupart en dessous de la courbe de Sutils, en arrivèrent à se tenir pour la plupart en dessus de cette moyenne, *absolument comme dans l'allaitement maternel.* Cela je pourrais vous le prouver par un assez grand nombre de

(1) A ce propos, nous voulons retenir cette opinion d'un médecin qui, après avoir abandonné le lait stérilisé (Soxhlet), déclare néanmoins qu'avec ce mode d'allaitement les enfants avaient une courbe régulière, se portaient bien et présentaient un bon état général. S'il a vu ses nourrissons avoir une courbe généralement au-dessous de la moyenne, cela établit une compensation avec l'opinion de certains adversaires du lait stérilisé qui voient les enfants ainsi nourris devenir trop gros, trop supérieurs en poids à ceux du même âge.

Quant à nous, nous avons au contraire constaté — et les résultats, très différents d'origine, que nous apportons, en font foi — que cette courbe était souvent supérieure à la moyenne, ce qui, du reste, ne nous mécontente en rien, puisque ces enfants n'en sont pas moins bien portants. Quant à ceux qui, dans nos observations, présentent une courbe en dessous de la moyenne, la plupart avaient *primitivement* un état général qui les avait mis dans cet état d'infériorité.

Pour en revenir aux résultats de M. Dufour, nous pensons que si la plupart de ses nourrissons restaient en dessous de la moyenne, cela tenait à une alimentation insuffisante due au coupage du lait qu'il préconisait jusqu'à 4 mois. Le lait pur n'eût pas présenté cet inconvénient. Quant au lait maternisé qui lui donna de bien meilleurs résultats, il était affaibli en caséine, mais pas en beurre, comme le lait coupé simplement avec de l'eau.

tracés ; j'en ai d'absolument probants concernant des enfants soumis successivement aux deux régimes : les courbes des pesées, commencées avec l'allaitement au lait stérilisé (coupé jusqu'à 4 mois), ont pris avec le lait maternisé un essor surprenant.

« Entre temps, comme je vous l'ai déjà écrit, je me suis mis à vérifier la loi de Pagliari. J'ai déjà pas mal de mesures. Sa loi est en général exacte, mais pas sur tous les points. Je publierai mes chiffres quand ils seront assez nombreux.

« Ainsi le *lait humanisé* m'a paru avoir une valeur très grande et une supériorité incontestable sur le lait stérilisé pur. Les faits semblent me le prouver chaque jour. Le lait de la vache, destiné à édifier un animal monstrueux, n'est pas plus fait pour l'élevage des enfants que celui de la femme pour un veau ! Il est bien certain que la nature ne les a pas faits identiques, comme l'indiquent d'ailleurs les analyses. Donner du lait pur, c'est surmener le tube digestif de l'enfant ; il y a trop de sels, trop de caséine et de matières protéiques.

« Par l'humanisation, soit centrifuge, soit par mon procédé, ou tel autre que l'on voudra, on devra arriver à mieux, mes courbes le prouvent. (Elles seront publiées dans quelque temps).

« Enfin, au bout de la *troisième année* (1896-1897), nous avions eu 66 pensionnaires et nous obtenions les résultats suivants : 5 enfants morts de maladies quelconques et 2 d'entérite ; tandis qu'en ville, 20 enfants étaient morts pour toutes causes, et 44 d'entérite, sur 420 naissances.

A la GOUTTE DE LAIT. — Nombre d'enfants : 66

Mortalité pour 100. .	par entérite :	3	pour 100.
	par toutes causes :	7,57	—

En Ville. — Nombre de naissances : 420

Mortalité pour 100. .	par entérite :	10,47	pour 100.
	par toutes causes :	4,76	—

« Cette année-là, la mortalité générale a été moindre en ville.

« En résumé, au bout de 3 ans d'existence, bien que notre œuvre soit d'initiative et de ressources privées, la municipalité s'en est préoccupée et voici ce qu'elle a constaté :

La mortalité de 1891 à 1894 a été, pour les enfants de 0 à 1 an, de 30 pour 100 dans les décès totaux ;

La mortalité de 1894 à 1896 a été, pour les enfants de 0 à 1 an, de 19 pour 100 dans les décès totaux.

Cette année (1897), la mortalité gravite autour de 13 pour 100. Nous verrons dans 4 mois le résultat définitif.

« L'administration a constaté, d'autre part, que, créée pour lutter contre la mortalité chez les enfants pauvres de la ville, la *Goutte de Lait* était arrivée à ce résultat que ce n'est plus cette classe qui perd le plus d'enfants, mais la classe aisée et riche, c'est-à-dire à partir de l'ouvrier aisé gagnant largement sa vie.

« C'est dans ces conditions que, pour la *quatrième année,* nous avons admis les riches à venir à la *Goutte de Lait.* Par eux nous assurons l'existence matérielle de la *Goutte de Lait des pauvres,* celle qui doit avant tout se continuer, car ceux-ci n'ont pas les moyens de lutter qu'avec un peu de bonne volonté les premiers peuvent se procurer.

« Nous fonctionnons de la sorte depuis 5 semaines et les choses vont au mieux des désirs des parents. Où nous arrêterons-nous dans notre bénéfice sur la mortalité ? Je l'ignore, mais j'irai aussi loin que possible ! » (*Lettre du 20 août* 1897).

Dans le n° de septembre 1896 de la *Revue des maladies de l'Enfance,* M. Dufour publiait un article sur son mode pratique d'humanisation du lait de vache. Il commençait ainsi :

« Le jour où, pour combattre l'effrayante mortalité des nouveau-nés, on eut l'heureuse idée de stériliser le lait destiné à la nourriture des enfants, en autant de flacons qu'il devait y avoir de prises de lait dans les 24 heures, ce fut un progrès énorme d'accompli ».

Puis il ajoute : « Ce n'était pas assez, non plus que d'observer de grands soins de propreté, de réglementer l'alimentation au double point de vue des intervalles et de la quantité des repas : il restait encore de gros desiderata ». Il fait alors l'historique de l'humanisation avec Charles Marchand en 1874, Vigier un peu plus tard, Vaudin, de Fécamp ; depuis deux ans Gærtner en Autriche : Boissard récemment. « Quoi qu'il en soit, dit-il, ce lait maternisé ou humanisé n'est pas à la portée de tous, car il est *onéreux* et, en province, il serait, en général, d'une préparation difficilement applicable, car elle demande à être faite sur une vaste échelle.

« Convaincu que l'humanisation du lait peut donner de bons résultats, nous avons cherché un *procédé très simple et pratique* pour atteindre ce but. Nous l'avons trouvé, ce nous semble..... ».

Après avoir raconté comment il fut amené à cette innovation en observant les nourrissons de sa crèche, il insiste sur les bons résultats obtenus les premières années avec le lait ordinaire stérilisé, en faisant remarquer qu'il voit à la *Goutte de Lait* « une clientèle voulue d'enfants choisis parmi les plus besogneux, nés dans les plus mauvaises conditions d'hérédité, élevés dans des habitations malsaines à tout point de vue (encombrement, etc.) avec des soins peu intelligents ». C'est du reste ce qui se présente dans toutes les crèches, dispensaires et consultations de nourrissons dont nous rapportons ailleurs les résultats.

Il ajoute : « Même en ce qui concerne les autres maladies que l'entérite, nous voyons encore à ce point de vue nos enfants plus résistants et notre mortalité moindre que dans le reste de la ville où l'ensemble des conditions sociales devrait pourtant donner des conditions meilleures de résistance ».

M. Dufour indique alors sa manière de faire qui diffère légèrement chez les particuliers et à la *Goutte de Lait,* car le procédé de ménage serait difficilement d'une application rapide pour de grandes masses de liquide.

Nous avons vu, en étudiant les procédés de correction du lait de vache, ce qu'est ce procédé de ménage. La technique que nous en rapportons (page 320) est relevée sur la formule imprimée que M. Dufour distribue depuis 1896 et qui est complétée par un tableau qui établit les doses de mélange proportionnées à l'âge des enfants (1er mois : 600 grammes ; — 2e et 3e mois : 720 grammes ; — 4e mois : 800 grammes ; — 5e mois : 900 grammes ; — 6e, 7e et 8e mois : 1020 grammes ; — 9e et 10e mois : 1140 grammes ; — 11e et 12e mois : 1200 grammes.)

Cette formule est complétée par les indications suivantes, en note :

« Ne donner à l'enfant :
« Que du lait pendant un an au moins.
« Pas plus souvent que toutes les 2 heures.
« Pas plus de lait qu'il n'est indiqué sur le tableau, sauf indication du médecin.

« Dans les cas où les pesées de l'enfant n'indiqueraient pas une augmentation suffisante, ajouter 2 cuillerées à café de crème fraîche à la ration quotidienne, ou encore opérer sur une plus grande quantité de lait, afin d'avoir plus de crème ».

Si nous revenons à l'article de la Revue, nous y voyons que l'auteur, après avoir rapporté le *modus faciendi* de son procédé de correction, explique : « En soutirant 1/3 du lait bleu, nous avons diminué les matières protéiques et salées de 1/3 : c'est ce que nous voulions. Mais en même temps le sucre, déjà en état d'infériorité, a été également diminué. Il nous faut donc mettre les choses au point ». C'est pour cela qu'il fait ajouter autant d'eau qu'il a été soustrait de lait bleu et qu'il y fait fondre 35 grammes de lactose par litre. « Cette quantité représente : 20 grammes équivalant à la différence entre les 50 grammes du lait de vache et les 70 grammes du lait de femme, — plus le 1/3 soustrait, soit 15 grammes en chiffres ronds ». 20 + 15 = 35 grammes.

A ce lactose il joint 1 gramme de chlorure de sodium par litre parce que « c'est un élément indispensable à notre organisme et que ne représente pas le lait de vache. »

Mais à la *Goutte de Lait* on procède autrement qu'il a été indiqué plus haut pour les ménages, car « cette manipulation très simple, quand il s'agit d'un ou deux enfants, devient d'une application presque impossible à la *Goutte de Lait* où l'on opère sur une grande masse de liquide devant être préparée dans un laps de temps relativement court ».

Dans ce dernier cas, « le lait est coupé en bloc de 1/3 d'eau et nous ajoutons par litre de liquide de 15 à 20 grammes de crème fraîche que nous nous procurons chaque jour dans d'excellentes conditions : avec cela, 35 grammes de lactose et 1 gramme de chlorure de sodium (1).

---

(1) Nous avons dit ailleurs ce que nous pensions des procédés compliqués de

« L'aliment est le même pour tous les enfants : seules les rations diffèrent suivant les âges ».

M. Dufour termine son article de la Revue par cette phrase, que nous avons inscrite en tête de notre travail, et qui exprime la pensée hautement utilitaire dont il s'est inspiré pour la fondation de son Œuvre :

« La dépopulation de la France s'accroît : le dernier recensement est décourageant. Conservons donc, au moins, les enfants que nous avons, donnons-leur une santé robuste et armons-les pour la lutte contre les maladies ; il y va de notre intérêt national ».

Voyons maintenant l'opinion de quelques médecins de l'étranger à qui nous nous sommes adressé et qui ont bien voulu se prêter à notre enquête.

— En Belgique, *M. le Dr Dhooghe*, de Lierre, a envoyé en 1895, à l'Académie de médecine de Bruxelles, un mémoire remarquable sur la question qui nous occupe. Nous lui avons écrit pour lui demander son opinion sur l'emploi du lait stérilisé et les résultats qu'il en a obtenus.

Il y a 6 ans, nous dit-il, que son attention a été appelée sur le lait stérilisé. Il a même à cette époque fait venir, pour un de ses enfants, un stérilisateur de Timpe (système Escherich), de Magdebourg, appareil qui à cette époque paraissait, selon lui, être le meilleur. Cet élevage, commencé au milieu des grandes chaleurs de l'été, n'a pas été sans quelques péripéties, mais l'enfant a fini par s'en tirer et vit encore.

« Depuis lors, écrit-il, j'ai eu bien des fois l'occasion d'employer le lait stérilisé, entre autres, dans une famille où plusieurs enfants de suite

---

rectification, de correction et de coupage du lait de vache. Nous n'y reviendrons pas. — Dans le cas particulier, nous tenons à signaler pour les grandes villes l'impossibilité de se procurer de la crème fraiche.

étaient morts d'athrepsie et où le lait stérilisé a pu sauver les 2 derniers venus, avec pourtant quelques diarrhées intercurrentes et une insuffisance assez prolongée du développement en poids (1).

« J'ai même réussi, ajoute-t-il, à garder en vie, sans le secours du sein et sans couveuse, un prématuré de 7 mois et demi.

« Dans ma propre famille et dans la clientèle intelligente et soigneuse, j'ai toujours recours au lait stérilisé, là où le lait de la mère est insuffisant et où la nourrice n'est pas acceptée.

« Le prix assez élevé des stérilisateurs est encore un grand obstacle à leur vulgarisation dans la petite bourgeoisie, et la stérilisation des pauvres laisse à désirer.

« D'un autre côté, bien des gens, qui pourraient parfaitement payer un stérilisateur, n'en veulent pas, parce que les *garde-couches* ou les beaux-parents ne connaissent pas la chose et... parce que la sainte routine s'y oppose !

— « Il reste toutefois quelques points obscurs. Faut-il du lait pur ou du lait coupé? — Pendant qu'en France Budin prônait le lait pur, en Allemagne, et surtout en Hollande, on faisait des coupages impossibles. Dans mon mémoire, j'opinais plutôt pour le lait pur ou pour des coupages faibles. Pour le moment, je m'en tiens à la formule de Marfan, c'est-à-dire aux coupages avec de l'eau lactosée à 10 pour 100. »

M. Dooghe estime que le lactose est préférable au sucre ordinaire et nous communique à l'appui de cette opinion l'observation que nous reproduisons ci-dessous :

« Cet enfant prend le sein jusqu'à 2 mois. Comme le poids monte d'une manière insuffisante, je prescris, le 16 mars, l'allaitement mixte avec le lait stérilisé pur. L'accroissement persiste à être insuffisant; aussi, un mois plus tard, le 16 avril, je prescris l'alimentation exclusive au lait stérilisé pur, additionné de sucre blanc.

« Le 16 mai, je continue le lait pur, mais je remplace le sucre ordinaire par le lactose.

« Depuis lors, comme le montre la courbe des pesages, le développement de l'enfant a été des plus satisfaisants ».

(1) M. Dhooge se sert du lait *coupé* et stérilisé à domicile, par conséquent d'origine incertaine et de pureté douteuse. Le coupage explique l'insuffisance du développement.

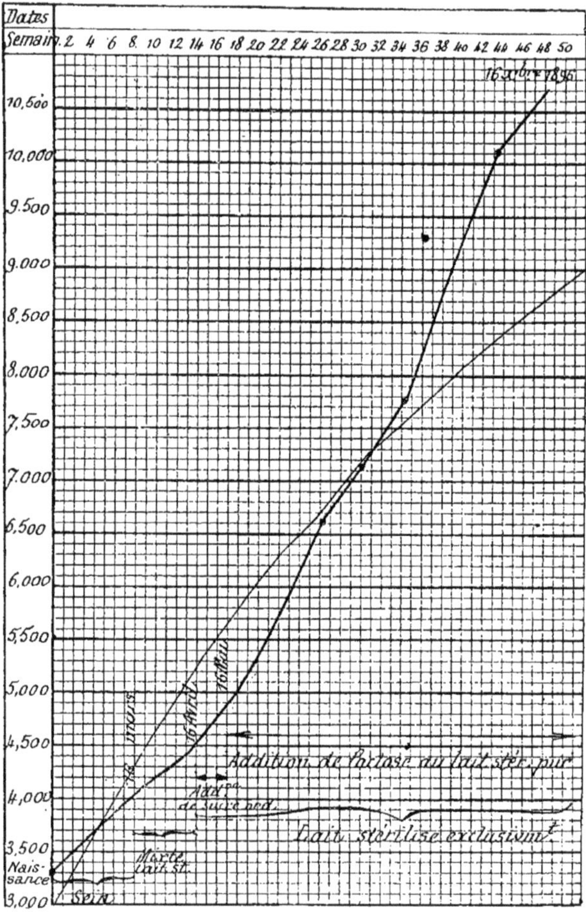

Obs. communiquée par M. Dhooghe, de Lierre (Belgique).
Enfant né le 16 janvier 1896. — Allaitement artificiel au lait stérilisé pur additionné de lactose.

Enfin, M. Dooghe termine en disant : « Le lait stérilisé n'empêche pas non plus, d'une façon complète, le développement d'un léger rachitisme et, dans certains cas, malgré sa supériorité évidente sur les autres systèmes d'élevage artificiel, il ne parvient pas à assurer un développement régulier. Même certains enfants nourris au lait stérilisé tombent en route. Cela tient-il au défaut de soins ? C'est bien possible. Mais je suis toutefois tenté de penser que certaines constitutions demandent absolument le sein d'une nourrice et que, sur certains bébés, la tare héréditaire pèse si lourdement, qu'elle équivaut pour ainsi dire à une condamnation à mort.

« Quoi qu'il en soit, je reste fidèle au lait stérilisé. Et celui qui pourrait fabriquer un bon stérilisateur à bon marché rendrait certainement service aux pauvres gens et à la petite bourgeoisie ». (*Lettre du 8 août* 1897).

— En Amérique, *M. le Pr E.-A. de Schweinitz*, de l'Université de Colombie, nous affirme, dans sa lettre, que son opinion bien arrêtée, fondée sur sa propre expérience, est celle-ci :

L'allaitement des enfants par le lait stérilisé, bien conduit et méthodiquement administré, donne toute satisfaction. En principe général, dit-il, il faut recommander fortement ce système d'allaitement artificiel (*Lettre du 3 septembre* 1897).

— Aux États-Unis encore, *M. le Pr W.-P. Carr*, de Washington, nous adresse un article dans lequel il a fait l'historique de quelques cas de *nutrition défectueuse* par le lait stérilisé, et qu'il rapproche de cas semblables publiés par le Dr Starr, de New-York.

Nous ferons seulement remarquer qu'il est assez naturel qu'il se rencontre quelques cas d'intolérance, comme on en voit du reste pour l'allaitement par le lait de femme, surtout par les nourrices mercenaires. Nous pensons que la plupart de ces *non-réussites* proviennent d'une diététique défectueuse, de défauts dans la stérilisation à domicile ou de l'emploi d'un mauvais lait.

D'ailleurs M. W.-P. Carr nous dit : « Je crois que la mortalité infantile a été très réduite par l'emploi général du lait stérilisé, lequel possède une grande valeur lorsqu'on l'emploie convenablement ».

C'est ainsi qu'il recommande surtout son emploi pendant les mois chauds de l'été, dans les villes ; mais il pense que, pendant le reste de l'année, il est inutile de stériliser le lait, car, à son avis, le lait stérilisé ne serait pas un aliment aussi parfait que le lait cru, celui-ci réussissant mieux à certains enfants. C'est pourquoi il réserve la stérilisation pour l'époque des chaleurs seulement.

En somme, il fait des réserves sur ce mode d'allaitement artificiel, s'appuyant surtout sur ce fait que la stérilisation, comme l'ébullition, comme même la pasteurisation, change la composition intime du lait, de même qu'elle en change l'odeur et le goût. Pour lui ces modifications sont plutôt nuisibles.

Il estime que l'emploi du lait stérilisé pendant les chaleurs n'est qu'un pis-aller auquel il ne se soumet que pour éviter les diarrhées estivales.

C'est là, du reste, un bon point qu'il accorde à la stérilisation. Quant au principe lui-même sur lequel il se fonde pour rejeter cette *précaution* en temps ordinaire, nous savons à quoi nous en tenir sur sa valeur ; aussi n'insisterons-nous pas à cette place.

Toutefois cette lettre montre que, contrairement au dire de quelques optimistes, le principe de la stérilisation est loin encore d'être accepté partout et que tout le monde ne reconnaît pas au lait stérilisé ses effets salutaires. Nous le verrons mieux encore dans un instant.

Il est vrai que M. Carr, qui s'occupait beaucoup de pédiatrie et des questions d'allaitement, ne s'adonne plus, nous dit-il, depuis 1895, qu'à la chirurgie, ayant été *élu* à cette époque *chirurgien* de l'Emergency Hospital de Washington. (*Lettre du* 10 *septembre* 1897).

— D'Autriche, *M. le Pr Th. Escherich*, de Graz, nous écrit

au moment de son départ pour le Congrès de Moscou. Il estime qu'il n'est pas bon de pousser la stérilisation du lait aussi avant qu'on a tendance à le faire et que la stérilisation complète ne vaut pas la propreté méticuleuse du lait qu'on obtient, *après coup*, par la centrifugation, le lait étant ensuite conservé au frais.

Il pense que la stérilisation pratiquée dans la laiterie même est aussi une excellente chose, si l'on se contente pour la réaliser d'un simple jet de vapeur ; à condition toutefois, bien entendu, que le lait soit consommé dans les 24 heures.

Il ajoute qu'il n'a pourtant pas remarqué qu'une exposition du lait à une température de 102° C., pendant une courte durée, ait été préjudiciable à ce liquide.

Il fait en outre observer que le lait stérilisé risque naturellement de s'infecter dans la maison de celui qui le consomme, si la propreté y est douteuse.

Son opinion est que, si l'on veut obtenir de bons résultats parmi la population pauvre, il faut procéder à la stérilisation dans des bouteilles renfermant chacune une tetée, afin d'éviter le transvasement.

Enfin, il termine en disant très justement que la manière d'administrer le lait n'est pas moins importante que la façon de le stériliser : « Si la motricité de l'estomac arrive à être entravée par la présence d'une trop grande abondance de liquide, on ouvre ainsi une porte à l'infection, malgré la stérilisation du lait » (*Lettre du* 10 *août* 1897).

— De Berlin, *M. le Pr O. Heubner* considère la stérilisation du lait comme un mal nécessaire dans les villes. « On ne peut s'en passer, dit-il, car, même dans les villes de moyenne importance dans les faubourgs desquels il existe des étables modèles, il s'écoule un laps de temps encore trop grand entre la *récolte* du lait et sa consommation ».

Il n'est pas très partisan, *pourtant*, de la stérilisation industrielle du lait, car, à son sens, il s'agit alors non plus d'un lait frais, mais d'un aliment conservé et peut-être modifié ; il se peut qu'il ne soit pas bon de nourrir pendant longtemps les enfants avec ce lait.

Son expérience lui fait considérer, comme seul moyen prudent et efficace, la stérilisation à domicile pendant 15 minutes, par le procédé de Soxhlet, à condition qu'on n'emploie qu'un lait *absolument pur* et que l'on prépare ainsi chaque matin la quantité nécessaire aux besoins de la journée. Et encore d'après lui, ne doit-on poursuivre ce mode d'alimentation que pendant peu de temps. (*Lettre d'août* 1897).

— De Prague, *M. le Dr Rudolf Fischl* a bien voulu nous exposer très longuement ses idées sur la question de l'allaitement artificiel des enfants qui a, dit-il, une grande portée sociale.

A Prague, du reste, le médecin a affaire à une population calme et raisonnable dont les enfants sont presque tous élevés au sein au moins pendant la première période, critique, et dans laquelle on n'a que rarement recours au biberon pendant les premières semaines.

M. Fischl attache à ce fait une grande importance, car il lui a été permis d'apprécier, par comparaison, la différence qui existe entre ces mœurs et celles de milieux bien différents.

Il a, en effet, tout particulièrement étudié la question à Munich, ville absolument opposée à Prague, en ce sens qu'on y emploie presque exclusivement l'allaitement artificiel au lait de vache, de la façon du reste la plus irrationnelle (1). « Les

(1) La Bavière et le Wurtemberg sont les pays d'Europe — peut être du monde — où l'allaitement maternel est le moins pratiqué. Ce sont du reste les pays qui fournissent de beaucoup le plus fort contingent à la mortalité des enfants en bas-âge.

enfants nourris au sein dans cette ville sont une rare exception, étant donné d'ailleurs que les femmes y sont physiquement incapables d'allaiter leur progéniture ».

C'est en comparant ces 2 catégories de nourrissons, à Munich d'une part, à Prague d'autre part, qu'il s'aperçut que l'organisme des enfants nourris artificiellement *d'une façon défectueuse* se modifiait avec le temps et s'adaptait au mode d'alimentation qu'on employait. Cette modification, dont on ne peut se rendre compte que par des autopsies, consiste essentiellement dans un *allongement de l'intestin*. « J'ai eu, dit-il, la satisfaction d'apprendre que M. Marfan était arrivé aux mêmes constatations par des voies différentes et sans que nous nous fussions communiqué nos impressions ».

M. Fischl pense que les enfants adaptant ainsi leur organisme à ce mode d'alimentation s'en trouvent moins mal, quand on les amène progressivement et méthodiquement à cela, que si l'on ne prend aucune précaution pour installer un pareil régime.

Il reconnaît du reste que les résultats obtenus par la nouvelle méthode d'aillaitement artificiel se sont bien améliorés, ce progrès portant aussi bien sur la diététique que sur la nature du lait employé.

Mais, à son avis, les chiffres des pesées qui ont servi jusqu'à présent à apprécier les effets de l'allaitement sont une base défectueuse, car ils ne tiennent pas compte des conditions organiques de cette augmentation de poids. Il pense, en effet, que dans l'allaitement artificiel, c'est plutôt la graisse que le tissu musculaire qui donne l'augmentation de poids. Il voudrait donc qu'on tienne compte du progrès du système musculaire comme de ceux de la graisse, et aussi de la formation du sang, « car, dit-il, je ne considère pas comme sain un enfant dont l'augmentation de poids est constante, mais qui est anémique ».

Il pense aussi qu'on manque de données précises sur le

nombre et la nature des selles, ce dont on ne s'est guère préoccupé que dans ces derniers temps, grâce à Czerny.

Il estime que pour étudier avec fruit une pareille question il faut l'approfondir avant de la résoudre, en s'attachant aussi bien à des cas particuliers, à des observations, qu'à des résultats généraux d'ensemble et à des statistiques.

C'est ainsi qu'il considère qu'il est bien différent d'élever artificiellement un enfant né prématurément et un enfant vigoureux venu dans des conditions normales.

Pour lui, il sera bien plus difficile de nourrir au biberon un enfant syphilitique héréditaire ou un enfant né de parents tuberculeux, qu'un enfant sain, venu à terme et né de parents sains et robustes. « Et c'est généralement, dit-il, dans de pareils cas, où l'alimentation devrait sauver l'enfant, que l'on s'aperçoit le mieux de l'infériorité de l'allaitement artificiel (1)! »

M. Fischl continue ainsi le procès de l'*allaitement artificiel*:

« Laissons de côté le spéculation théorique qui nous dit qu'il existe dans le lait de femme une antitoxine qui est perdue pour les enfants nourris artificiellement, et entrons dans d'autres considérations.

« Un fait excessivement trompeur et qui donne souvent lieu à des mécomptes c'est la forte augmentation du poids que l'on observe dans les premiers temps, mais qui est suivie trop vite, hélas! d'un arrêt ou d'une diminution brusque du poids, ou encore d'une diminution faible, mais constante (2).

---

(1) On trouvera dans nos observations précisément tous les cas prévus par M. Fischl et l'on y reconnaitra au contraire que l'allaitement artificiel par le lait stérilisé est une précieuse ressource pour améliorer l'état des nourrissons débiles par tare héréditaire où par affection digestive acquise, souvent pour les sauver. Pour les enfants syphilitiques et tuberculeux, l'allaitement artificiel les soustrait à l'influence physiologique à laquelle ils n'ont été déjà que trop soumis pendant la gestation, et c'est tout bénéfice pour le nourrisson qui suce un lait pur, et pour la mère qui n'a pas besoin des fatigues de l'allaitement, pour épuiser sa santé gravement ébranlée déjà... D'ailleurs, M. Fournier a reconnu que le lait stérilisé fait merveille pour l'allaitement des nourrissons syphilitiques. (Leçon du Pr A. Fournier, in *Presse médicale*, 24 février 1897.)

(2) Un coup d'œil, jeté sur les courbes que nous publions et qui concernent indifféremment tous les nourrissons observés pendant un assez long temps, suffira pour montrer que, en France du moins, avec nos procédés d'allaitement, on n'observe rien de semblable.

« J'y crois voir, tant que l'intestin reste dans son état normal, un fait certainement difficile à expliquer cliniquement, apparemment une fatigue portant sur les appareils de résorption et d'assimilation, lesquels réagissent contre la suralimentation, la surcharge digestive, par un prompt épuisement.

« La leçon qu'on en peut tirer est qu'il faut observer un enfant pendant plusieurs mois avant de conclure sur les bons ou mauvais effets de la méthode d'alimentation artificielle que l'on a employée (1).

« Et si nous prenons même le cas le plus favorable d'augmentation constante du poids, chose qui (j'en parle avec l'autorité de mes constatations personnelles) n'arrive que rarement, quels troubles ne voit-on pas régner dans le développement de l'enfant et combien grands doivent être les soins et la surveillance de la part du médecin! Tantôt, en effet, il faut lutter contre la constipation; tantôt, au contraire, contre une diarrhée naissante; tantôt il faut administrer à l'enfant des antiseptiques internes, afin de combattre la fermentation putride du contenu de l'intestin qui se traduit par la fétidité des selles; tantôt il faut ranimer l'appétit qui souffre en général d'une alimentation artificielle prolongée. — Combien différentes, enfin, sont les conditions du sommeil, l'état des urines, etc., etc.

« Tout cela n'est-il pas bien compréhensible?

« Si nous laissons de côté les chances d'infection par les microbes du lait, c'est-à-dire la question de la stérilisation, et que nous ne considérions que la nature même du lait de vache qui sert à nourrir le nouveau-né, ne voyons-nous pas que ce lait provient d'un animal qui a d'autres conditions d'existence, d'autres maladies que les nôtres et, si nous voulions bien considérer que dans la nature tout a sa raison d'être en toutes choses, ne devons-nous pas, *à priori*, avouer qu'il est bien téméraire et hasardeux de supposer qu'on puisse arriver à déplacer ainsi les lois de la nature et de l'existence par une semblable substitution (2)?

« Il s'agit, selon moi, et on l'oublie trop constamment, non seulement des rapports du pourcentage respectif des composants, albuminoïdes, graisses, sucre et sels, mais de la qualité de ces composants eux-mêmes laquelle, suivant que ceux-ci constituent la sécrétion d'une glande humaine ou d'une glande de vache, est absolument différente : dans le premier cas, les matériaux du lait ont pour fonction de préparer, pendant un an, l'édification d'un futur carnivore: dans le deuxième cas, ils sont destinés à préparer, en

(1) C'est pour cela que nous rapportons surtout des observations de nourrissons observés pendant longtemps.

(2) Il s'agit là de vues théoriques, fort judicieusement présentées. C'est excellent à dire pour encourager *l'allaitement maternel*. Mais les résultats cliniques qu'il faut seulement considérer prouvent que l'allaitement artificiel bien entendu est *supérieur* à l'allaitement mercenaire, tel qu'on le voit ordinairement réalisé.

quelques semaines, l'organisme d'un herbivore qui vient au monde physiquement plus avancé que l'enfant (1).

« Là encore, les différences entre les éléments constituants ne se laissent pas démontrer chimiquement d'une façon définitive; mais il n'en est pas moins vrai que ces différences existent, ce qui est démontré non seulement par les résultats obtenus par l'allaitement artificiel avec le lait non modifié, mais surtout par les médiocres résultats obtenus par les méthodes dites d'*humanisation*, de *maternisation* qui se proposent de rectifier par tel ou tel procédé le lait de vache, de façon à le ramener mathématiquement à la composition du lait de femme, en ce qui concerne le pourcentage des constituants respectifs.

« Et maintenant j'arrive à un côté essentiel de la question auquel on n'attache pas assez d'importance : dans l'allaitement maternel, l'aliment arrive, pour ainsi dire, dépourvu de germes dans la bouche de l'enfant ;

---

(1) Si cette spéculation physiologique — que nous trouvons souvent exprimée par des adversaires irréconciliables de la méthode — était démontrée absolument et devait être acceptée avec toute la rigueur que suppose M. Fischl, pourquoi en limiter ainsi les conséquences ? — Faisons un pas en avant dans cette voie : le lait d'une espèce animale n'est destiné à édifier et à façonner l'organisme que d'un représentant de cette même espèce. La qualité des éléments qui composent ce liquide chargé, lui seul, d'assurer le développement des organes encore rudimentaires, de les modeler — car leur forme est encore imparfaitement déterminée — de les façonner pour leur destination future ; — cette qualité précise des éléments du lait est telle que celui-ci ne peut être utilisé par une autre espèce animale qu'à la condition que le rejeton qui s'en nourrit adapte absolument son organisme, *ses organes*, à cet aliment ; il faut que l'animal qui emprunte le lait d'une espèce étrangère se rapproche des conditions de vie de cette dernière. — Faisons encore un pas en avant : le jeune animal, avec son organisme rudimentaire, malléable, dont la destination fonctionnelle est encore incertaine, s'il se nourrit du lait d'une espèce animale différente, acquiert, de ce fait, un certain nombre des caractères distinctifs de l'espèce dont le lait est tiré ! — On voit d'ici les conséquences d'un transformisme aussi facile. D'abord il faudra dire : telle nourrice, tel enfant (ce serait peut-être un moyen pour obtenir du public qu'il renonce aux nourrices mercenaires) ! Ensuite.. .. Il serait déplacé d'énumérer ici les conséquences de ces adaptations excessives ! On frémit en songeant à ce qu'il adviendrait des derniers représentants d'une race dont les enfants seraient, depuis plusieurs générations, nourris au lait de vache, de brebis ou d'ânesse !

Pour excuser cette digression, nous dirons que nous avons voulu montrer que dans le domaine des théories et des hypothèses on ne saurait imposer de limite à l'imagination que lorsque le bon sens se trouve choqué. Il est donc antiscientifique d'accorder trop de crédit à des idées spéculatives qu'aucune réalité ne vient vérifier et justifier. Ce que nous en disons concerne toutes les théories auxquelles se buttent parfois certains savants de laboratoire, au risque d'arrêter un progrès, d'éteindre une lumière scientifique récemment surgie et qui doit, avant tout, subir l'épreuve de l'expérience, — de la clinique, en médecine..... La flamme bienfaisante réchauffe et ranime celui qui a froid. Qu'importe la composition quantitative et qualitative du foyer qui la produit !

dans l'allaitement artificiel, il a été exposé à une température égale au degré d'ébullition. Croyez-vous que le fait de donner aux enfants de la caséine, du sucre et de la graisse bouillis, ou bien de leur administrer ces substances crues, n'ait aucune importance? » (*V. note* 1, *page suivante*).

« C'est là que je crois précisément avoir découvert la principale cause de la plupart des mécomptes, comme, par exemple, la chétivité, l'anémie, etc., des nourrissons, ainsi que toutes les conditions mauvaises de santé qu'il est inutile que je vous énumère.

« Plus on pousse loin la stérilisation — et les analyses de Flügge nous ont démontré assez clairement l'imperfection des méthodes d'à présent — et plus ce facteur prend d'importance. Malgré cela on ne peut se passer de la chaleur, de la cuisson.

« Si, maintenant, vous voulez que je me résume et que j'explique ma manière de voir, je ne puis vous dire que ceci: Personnellement, je ne crois pas que l'on puisse jamais arriver à la perfection avec l'alimentation artificielle, au point de pouvoir la substituer à l'allaitement au sein et d'en obtenir les mêmes résultats. Je considère les observations faites à ce sujet comme erronées et mauvaises, non seulement à cause de cela, mais parce qu'elles sont un danger pour la génération à venir à laquelle on prépare de cette façon un préjudice physique à une époque de leur vie qui est très importante quant à leur développement (1).

« C'est précisément là que l'allaitement au sein fête son plus grand triomphe et sauve bien des existences, — je veux dire chez les enfants prématurés, chez les nourrissons malades et nés avec une tare héréditaire, avec lesquels on laisse complètement de côté l'allaitement artificiel, ce qui prouve son infériorité (2).

---

(1) Nous pensons, au contraire, que depuis que l'attention a été attirée sur l'alimentation artificielle, les médecins ont été entraînés à se montrer moins indifférents à la façon dont on élève les enfants. Il n'est pas, à notre avis, jusqu'à la difficulté du détail et des précautions de cet allaitement qui n'ait provoqué une heureuse réaction et montré le vice de l'abandon qu'on faisait du soin de l'allaitement aux mères et aux mercenaires ignorantes. Les distributions de lait, les surveillances de nourrissons, les crèches ont eu déjà, et auront bien plus encore dans l'avenir, pour résultat de faire pénétrer peu à peu dans les masses les règles les plus élémentaires et les plus indispensables qui doivent présider à l'allaitement. De cette façon, la routine, les erreurs et les préjugés, peu à peu refoulés dans leurs derniers retranchements, seront vaincus bientôt par la toute-puissance de la science et de la raison.

(2) Nous n'avons jamais eu, pas plus qu'aucun des promoteurs de la stérilisation, l'intention de proclamer la déchéance de l'allaitement au sein et de prêcher la supériorité de l'allaitement artificiel : nous plaçons ce dernier, dans l'ordre du mérite, bien loin derrière celui-là... à la condition qu'il soit *maternel* — et nous nous en expliquerons longuement.

Nous devons dire qu'en France, dans les milieux du moins que nous connaissons, on ne recule pas devant les cas les plus difficiles et que le lait stérilisé sauve

« Le danger que l'allaitement artificiel traine à sa suite ne réside pas seulement dans la propagation des germes de maladie par le lait impur (ce qu'on peut éviter par la stérilisation), mais surtout, et cela ne s'évite que très difficilement, dans un trop grand surmenage des organes d'assimilation et de résorption, fatigue occasionnée par l'absorption des substances modifiées par la cuisson (1), et aussi dans le défaut de ces substances protectrices, ces véritables antitoxines, qui résistent à l'analyse chimique et que l'organisme maternel doit communiquer à celui de l'enfant.

— « En somme, je vois, dans l'allaitement artificiel des nourrissons, un danger social qui ne peut pas être évité par les progrès accomplis dans ses méthodes, attendu que la base sur laquelle on travaille est mauvaise.

« Ceci représente, en résumé, mon opinion que j'ai acquise par ma pratique et mes expériences au cours de nombreuses années ». (*Lettre d'août* 1897).

Cette longue lettre, dont nous ne saurions être trop reconnaissant à son auteur, pour ce qu'elle nous a révélé d'un seul coup l'édifice d'objections et d'accusations les plus minutieuses que l'on peut adresser au lait stérilisé — nous pensons avoir répondu à chacune d'elles aux chapitres où elles trouvaient leur place, — cette lettre nous plaît fort en ce qu'elle est, en somme, un excellent plaidoyer en faveur de l'allaitement maternel. M. Fischl — c'est ce qui ressort en dernière analyse de sa lettre — est un partisan fervent, enthousiaste et convaincu de l'allaitement des enfants par leur mère : nous sommes entièrement de son avis et nous pensons qu'il a parfaitement raison de faire ressortir, peut-être même en s'appuyant sur des vues de l'esprit, l'infériorité absolue de l'allaitement artificiel vis-à-vis de

---

au contraire, s'il est bien donné, des quantités d'enfants dont l'état est parfois désespéré, surtout parmi ceux que *l'on retire de nourrice* en pleine athrepsie. On en trouvera dans cet ouvrage de nombreux exemples.

(1) Nous avons démontré, dans des pages précédentes, que la *cuisson*, le chauffage, modifiait au contraire très utilement l'état du caillot caséeux du lait de vache, ce qui rendait le lait stérilisé beaucoup plus digestible que le lait cru. Le chauffage du lait qui modifie si profondément ses composants est donc très important et absolument nécessaire. Quant à la chétivité, à l'anémie des nourrissons ainsi alimentés, il suffit de faire une visite dans les Dispensaires où nous avons puisé nos observations, pour se convaincre que, chez nous du moins, il n'existe rien de semblable.

l'allaitement maternel. Nous l'affirmerons nous-même plus loin avec énergie.

On peut voir par cette suite de lettres (1), de provenances et d'opinions si diverses, que nous avons tenu à prendre l'avis de tous, aussi bien des adversaires irréconciliables de la méthode générale que de ses partisans, à quelque nuance qu'ils appartiennent. De cette façon, nous avons le sentiment d'avoir scrupuleusement rempli notre tâche, en recherchant tout ce qui pouvait nous éclairer.

Sans doute, il eût été plus facile de ne recueillir que des faits heureux ; mais nous n'aurions pu conclure en toute conscience. Il nous fallait des faits contradictoires, car nous voulions faire la lumière sur la question. Nous nous sommes ainsi entouré de toutes les objections, de tous les reproches, de tous les arguments qu'on a opposés à la stérilisation. Nous les avons pesés et mis en balance avec les avantages qu'on a pu lui reconnaître. Il en est sorti pour nous une opinion bien nette et si, au fur et à mesure que se produisaient à notre connaissance les faits contradictoires, les objections étaient pour nous troubler, nous avons pu, en en étudiant le fond, nous convaincre que les objections ne résistaient pas à une critique sévère, les faits contradictoires à un contrôle minutieux.

C'est ainsi que nous pensons pouvoir expliquer les contradictions par les grandes différences qui existent dans l'application du principe, et c'est pourquoi nous avons voulu, — après avoir examiné la provenance même du lait et sa nature, discuté l'opportunité d'emploi des différents procédés de stérilisation, — examiner également la diététique même de l'allaitement, afin de bien fixer la méthode tout entière.

---

(1) Nous n'avons cité que les correspondances capables d'éclairer la question d'un jour nouveau, original, intéressant ou instructif, quelles que soient, du reste, les opinions exprimées.

CHAPITRE VI

AVANTAGES DU LAIT STÉRILISÉ COMME ALIMENT ET COMME AGENT THÉRAPEUTIQUE. — NOURRISSONS RETARDÉS DANS LEUR CROISSANCE

Avant de passer à l'étude de la diététique et de l'hygiène de l'allaitement artificiel, voyons brièvement ce que nous devons penser des effets cliniques de l'emploi du lait stérilisé chez les nourrissons, d'après tous les résultats, puisés dans les milieux les plus divers, que nous venons de consigner dans cette partie de notre travail.

Nous pensons qu'après cela il sera entendu pour tous que chaque fois qu'un nourrisson est, pour une cause quelconque, privé du sein maternel, le procédé de choix est l'allaitement artificiel au lait stérilisé par quelque méthode que ce soit : lait stérilisé à domicile par l'appareil Soxhlet, à la campagne, dans les petites villes, toutes les fois, en un mot, que la fraîcheur et la pureté du lait seront certaines ; — lait stérilisé industriellement, dans les grands centres et toutes les fois que la provenance du lait ne sera pas absolument garantie.

Comme aliment, à défaut du sein, le lait stérilisé sera le meilleur, capable bien souvent de faire revivre, pour ainsi dire, de malheureux petits athrepsiques, des syphilitiques héréditaires, comme nous en avons vu de nombreux exemples. En outre, nous n'avons pas besoin d'insister sur les avantages considérables que comporte la sécurité attachée à l'emploi de cet aliment, toutes les fois que pour une raison quelconque on sera obligé de recourir à l'allaitement mixte ou même au sevrage brusque du sein.

Souvent en effet, malgré l'ardent désir qui existe chez une mère de nourrir son enfant jusqu'au bout, le lait fourni par ses mamelles devient insuffisant à une période plus ou moins avancée de la lactation. Le lait stérilisé permet alors de fournir l'appoint de la nourriture quotidienne, sans qu'il en résulte le moindre inconvénient pour le nourrisson. Cette alimentation mixte, même instituée dès le début, donne, comme nous l'avons montré par de nombreux exemples, des résultats excellents.

Il en est de même pour le sevrage normal, c'est-à-dire progressif, qui se fera insensiblement et sans que l'enfant en souffre, — comme cela arrive pourtant d'habitude, — en substituant au fur et à mesure une, puis deux, puis trois, etc., prises de lait stérilisé à une, deux, trois tetées au sein. Même si le sevrage s'impose du jour au lendemain, par suite d'une maladie, d'une grossesse de la mère, de la disparition brusque du lait, comme cela arrive assez souvent, on n'aura pas à craindre tous les troubles digestifs plus ou moins graves, en tous cas tenaces, qui accompagnent toujours cette opération si délicate. La substitution, même en été, du lait stérilisé permettra au nourrisson, quelque jeune soit-il, de supporter cette suppression rapide du lait maternel sans qu'aucun préjudice sérieux en résulte pour sa santé.

Mais si le lait stérilisé constitue, en dehors du sein, un aliment de premier ordre pour les nourrissons, il présente encore l'avantage bien appréciable de posséder, vis-à-vis du tube digestif, des propriétés curatives vraiment précieuses.

On n'a qu'à se reporter aux exemples que nous rapportons plus haut pour constater que le lait stérilisé fait souvent cesser en quelques jours la diarrhée et les vomissements, qu'ils soient seulement des symptômes d'affections gastro-intestinales d'origine alimentaire ou qu'ils tiennent, comme cela arrive surtout pour les vomissements, à une susceptibilité spéciale du tube digestif à l'égard de certains aliments, du lait de certaines femmes, parfois même du lait de la mère. Nous en avons cité des cas.

M. Variot l'a montré également : « Chose singulière, certains nourrissons vomissent avec persistance le lait de leur mère et cessent de croître ; j'ai rarement pu démêler les causes de l'altération du lait des mères : quelques-unes venaient d'être réglées, d'autres avaient été battues par leur mari, d'autres étaient dyspeptiques, mais le plus souvent je n'ai pas réussi à fixer la cause de l'intolérance gastrique des nourrissons. Presque toujours ces vomissements, incoercibles jusque-là, sans diarrhée, ont cédé à la substitution du lait stérilisé au lait de la mère. Tantôt les enfants supportaient d'emblée le lait pur, tantôt ils s'accommodaient mieux, dans les premiers temps, de lait stérilisé additionné d'une solution de bicarbonate de soude.

« Les vomissements et la diarrhée persistants, remontant parfois à plusieurs semaines, consécutifs à l'emploi du mauvais lait ou à une alimentation prématurée par les bouillies amylacées, s'arrêtent en général après quelques jours ou une semaine, lorsque les enfants reçoivent le lait stérilisé.

« .... Le plus grand nombre des nourrissons qui fréquentent le Dispensaire de Belleville nous sont apportés en un mauvais état, quelques-uns presque athrepsiques, et le lait stérilisé agit chez eux comme remède, en même temps qu'il est un aliment ».

M. Comby surtout a bien montré l'importance thérapeutique du lait stérilisé dans les diarrhées infantiles qui sont dues presque toujours à la mauvaise qualité du lait consommé par l'enfant ou à une alimentation inopportune. Nous n'insisterons pas sur ce point. Mais, précisément à propos d'un certain nombre de cas de diarrhée, le plus souvent bien légères du reste et jamais vertes, que l'on peut relever dans les observations rapportées plus haut, nous devons une explication, bien que les conditions sociales des familles des nourrissons observés dans les dispensaires rendent peut-être cette explication superflue.

Les enfants nourris au lait stérilisé dans les familles aisées ou par une mère intelligente, soigneuse et attentive, n'ont *jamais de diarrhée* : nous en avons de nombreuses preuves consignées ici, comme nous en avons de nombreux témoignages de la part des médecins qui dirigent l'allaitement de nourrissons dans leur clientèle aisée : MM. Variot, Dufestel, Rodet, Chavane, Lazard, Rousseau-Saint-Philippe, Drapier, etc., nous l'ont dit ou écrit, ou même nous ont communiqué des observations le prouvant surabondamment. Il n'en est malheureusement pas de même dans la clientèle des Dispensaires : les nourrissons ne sont vus que tous les 8 jours et il n'est pas toujours facile de savoir quelles fautes. quelles négligences sont commises, dans un intérieur souvent, le plus souvent, misérable, où l'enfant est fréquemment confié à des *enfants*, à des personnes ignorantes des prescriptions indiquées à la mère elle-même, où la propreté des biberons et des tetines n'est pas toujours bien observée. Pourtant, comme le fait remarquer M. Variot, aucun enfant n'est mort, au Dispensaire de Belleville du moins, de gastro-entérite, parmi ceux élevés au lait stérilisé et les phénomènes d'intoxication gastro-intestinale étaient modérés.

Pour en revenir aux avantages thérapeutiques du lait stérilisé dans les affections du tube digestif, nous pouvons, en plus des observations et des témoignages donnés plus haut, nous en référer à bon nombre de médecins de la France et de l'étranger, pour en mieux affirmer la réalité. Nous le ferons rapidement.

M. Comby a montré quels services le lait stérilisé lui a rendus dans sa clientèle et surtout depuis 1890 dans son Dispensaire de la Villette, chez les enfants élevés artificiellement et particulièrement chez ceux atteints de diarrhée et chez les athrepsiques. « Dans tous les cas, dit-il, où l'alimentation des nouveau-nés est défectueuse, le médecin est vraiment désarmé s'il ne peut corriger cette alimentation. Après avoir souffert pendant 7 ans de cette impuissance, j'ai été trop heureux d'avoir le lait stérilisé. Je l'emploie désormais sur une vaste échelle *en restreignant parallèlement la thérapeutique pharmaceutique* ».

M. Vinay a fait ressortir, en 1891, que, comme agent thérapeutique spécial de toutes les affections digestives, le lait stérilisé n'est point, bien entendu, une panacée et que parfois, dans des cas graves et surtout trop avancés, lorsque l'intolérance pour les aliments est devenue absolue, il peut rester sans effet; mais il le croit supérieur à la plupart des médicaments qu'on administre alors, tout en ayant l'avantage d'être en même temps un aliment préférable à tous les autres.

M. Belluze a montré les bénéfices qu'il avait retirés, à ce point de vue, de l'emploi du lait stérilisé, dans sa crèche depuis 1892.

Mlle Marie Kalopothakès indique, dans sa thèse de 1891, les bons effets observés, à la crèche des *Enfants-Malades*, par l'emploi du lait stérilisé, dans les cas de troubles digestifs plus ou moins graves. Elle a noté que le premier symptôme dont triomphait très vite le lait stérilisé était le vomissement, puis la fétidité de l'haleine et des selles, puis la diarrhée.

M. J. Para, de La Ferté-Alais, a publié, en 1894, les excellents résultats que lui a donnés le lait stérilisé dans des cas d'entérite cholériforme très graves, à la fois pour traiter les enfants malades (avec l'aide de la diète hydrique), et surtout pour assurer le complet rétablissement des enfants, après qu'ils ont été tirés de leur situation périlleuse.

H. Koplik, de New-York, a employé, en 1891, le lait stérilisé chez 134 nourrissons de 7 semaines à 13 mois, pour différentes affections du tube digestif, telles que gastro-entérite aiguë, entéro-colite chronique, entérite aiguë, dyspepsie intestinale, choléra infantile, etc., et cela avec un plein succès. Il a remarqué lui aussi que, parmi les symptômes, le vomissement est celui qui cède le premier dans les cas aigus et chroniques ; puis la mauvaise odeur des selles ; puis la diarrhée.

J.-W. Croitzky, de Kiew, fait ressortir, en 1895, l'importance du lait stérilisé, employé comme aliment, aussi bien que pour son action thérapeutique dans les affections digestives diverses. Après 8 mois d'observation à l'hôpital, il est convaincu de l'efficacité de la stérilisation du lait pour ces différentes destinations.

A.-R. Leeds et E.-P. Davis, en Amérique, considèrent, en 1891, le lait stérilisé comme un excellent remède dans les cas que nous venons de citer.

Enfin tous les résultats obtenus par Debove et par Hayem qui ont reconnu, comme Comby, que le lait stérilisé fait cesser la diarrhée verte, — de Heubner, qui a fait, dans son ressort, baisser de moitié la mortalité des enfants malades, grâce au lait stérilisé, — de tant d'autres enfin qu'il est inutile de citer encore, — tous ces résultats, que les observateurs ont été unanimes à constater, prouvent la réelle efficacité du lait stérilisé employé comme moyen curatif dans les affections digestives du nourrisson.

En effet, le lait stérilisé possède cette ressource précieuse d'être un liquide *aseptique* qui permet au médecin, même s'il est obligé de recourir aux *antiseptiques* du tube digestif, d'entretenir en même temps la nutrition de son petit malade, grâce à cet aliment purifié qui assure au moins l'asepsie du contenu stomacal et intestinal.

A ces avantages du lait stérilisé, comme aliment ordinaire des nourrissons sains et malades, ainsi que comme agent thérapeutique spécial, il convient d'ajouter un autre caractère encore, que M. Variot a été le premier à constater et à noter, et que nous allons essayer d'esquisser à grands traits. Il peut se résumer en cette proposition : l'alimentation par le lait stérilisé semble rétablir, ranimer l'activité assimilatrice des nourrissons retardés dans leur croissance, assurer la régularité de la nutrition et, en quelque sorte, en retenir, en fixer les gains.

Pendant la première enfance, surtout pendant les premiers mois de la vie, l'énergie physiologique de tout l'être est considérable et la multiplication cellulaire qui assure l'édification du corps se fait avec une rapidité singulière. Chaque journée apporte sa contribution d'accroissement, — pour mieux dire, chaque repas.

Un nourrisson est essentiellement *un tube digestif* et, parmi toutes les parties de l'organisme qui fonctionnent avec une intensité si grande, les organes chargés de recevoir, d'élaborer et de répartir les acquisitions alimentaires sont tout particulièrement actifs.

C'est qu'en effet les aliments n'ont pas seulement, comme chez l'adulte, à entretenir la vie; ils sont surtout destinés à assurer le développement progressif et constant de tous les tissus, à fournir sans relâche des matériaux sans cesse employés pour l'accroissement rapide de l'individu. C'est pourquoi, de tous les besoins du nourrisson, l'alimentation est celui qui est de beaucoup le plus essentiel, et l'on comprend que les organes qui lui sont réservés doivent posséder une activité et une régularité fonctionnelles qu'aucun obstacle ne doit gêner. L'intégrité physiologique parfaite de ces organes est indispensable absolument et, à cet âge, le moindre trouble survenant de ce côté retentit immédiatement et gravement sur toutes les autres fonctions. Si l'équilibre digestif est rompu, l'assimilation entravée, la nutrition ne se fait plus, l'organisme reste stationnaire et végète. Si l'estomac et l'intestin souffrent, la vie est suspendue, et comme tout retard, tout arrêt est une perte, que l'existence de l'enfant n'a que faire d'un entretien sans bénéfice, qu'il lui faut des acquisitions continuelles, des gains incessants, — l'individu dépérit.

Tout cela est de constatation banale.

Or, depuis longtemps on avait remarqué que, chez la plupart des nourrissons athrepsiques, c'est-à-dire victimes d'une cachexie alimentaire, digestive ou nutritive, comme aussi chez ceux que des conditions pathologiques quelconques avaient retardés dans leur croissance, les aliments ingérés semblaient n'être plus assimilés qu'en partie, comme par suite d'une sorte de parésie des organes assimilateurs, de façon à assurer seulement à l'organisme une ration nutritive *d'entretien* ; si bien que, quelle que fût la quantité d'aliments ingérés, l'équilibre digestif était rompu et que les bénéfices nutritifs ne paraissaient plus répondre aux acquisitions alimentaires. Dans ces conditions le petit enfant avait, pour ainsi dire, acquis une tare organique spéciale; l'organisme digestif semblait avoir *vieilli* et ne plus fonctionner qu'en vue de l'entretien de la vie, comme chez l'adulte. Il en résultait naturellement que le nourrisson, après avoir végété pendant quelque temps, ne tardait pas à dépérir.

Chez d'autres, moins atteints, moins profondément déséquilibrés au point de vue fonctionnel du tube digestif, cette décroissance n'était pas fatale; elle cessait avec l'activité pathologique des lésions: mais le terrain perdu n'était pas repris. Même s'ils s'accroissaient désormais régulièrement, ils restaient toujours, dans leurs progrès, en dessous de la moyenne de croissance, leur tracé de poids arrivant difficilement, péniblement, dans les cas les plus heureux, à maintenir son parallélisme avec le tracé normal.

Toutefois on n'en voyait pas, bien rarement du moins, après que les lésions et les troubles avaient disparu, regagner le terrain perdu et, par un effort d'assimilisation, tirer de leur alimentation un double profit afin de se replacer dans les conditions d'accroissement que la maladie leur avait fait abandonner.

La perte était d'autant plus irréparable qu'elle était plus précoce et l'on ne connaissait que l'allaitement au sein, très sagement et délicatement conduit, qui fût capable d'assurer parfois cette réparation.

Or, ce qu'aucun autre aliment ne paraît pouvoir facilement réaliser dans ce sens, il semble que le lait stérilisé soit, lui aussi, capable souvent de le faire et d'assurer à l'organisme débilité, *retardé*, la récupération de ses positions antérieures de croissance, de fournir à tous les organes, et notamment aux organes digestifs chargés de l'assimilation, une nouvelle puissance fonctionnelle, d'imprimer enfin à tout l'organisme un essor physiologique qui lui fera retrouver le terrain perdu et le ramènera au taux d'accroissement qu'il possédait avant la maladie.

Nous ne voulons pas rechercher les raisons intimes de cette propriété précieuse du lait stérilisé, ni nous lancer dans une discussion physiologique que nos connaissances risqueraient de n'alimenter que d'une façon bien faible et bien insuffisante. D'ailleurs, nous n'avons pas approfondi la question à ce point de vue très particulier qui ne nous a été signalé que récemment par notre maître, M. Variot. Pourtant, sans rien préjuger du fond des choses, nous ne craignons pas de faire remarquer qu'un rapprochement bien suggestif s'impose dès lors à l'esprit entre la valeur de l'allaitement par le lait stérilisé et celle de l'allaitement au sein, — avec, bien entendu, toutes les réserves physiologiques et morales en faveur de l'*allaitement maternel,* mis à part, — puisque seuls le lait de femme et le lait stérilisé sont capables de conduire à bien l'allaitement le plus délicat, le plus difficile qui se puisse rencontrer. Non seulement ils entretiennent la vie des nourrissons affaiblis et cachectisés de bonne heure, mais encore ils peuvent souvent, l'un et l'autre, lorsqu'ils sont judicieusement employés, faire regagner aux enfants, physiologiquement ou pathologiquement retardés dans leur croissance, ce que la maladie leur a fait perdre de leur développement primitif, ou même le taux normal d'accroissement qu'ils n'avaient jamais présenté. L'impression profonde de l'organisme, qui risquait de peser longtemps et dangereusement sur la croissance de ces nourrissons, semble être effacée par cette alimentation *reconstituante* ; bien plus, ils regagnent le retard physique que des circonstances pathologiques leur avaient infligé.

Pour le constater, en ce qui concerne le lait stérilisé, il suffit d'examiner un certain nombre des courbes tracées plus haut, par exemple dans les graphiques 6, 20, 25, 30, 32, 33, 37, 43, 44, 50, 53, 54, 64, 66, etc. (1), où la tendance vers la normale est plus ou moins accusée, mais où elle se montre incontestablement, dès que l'enfant a été soumis à ce régime salutaire.

---

(1) Voir également, p. 355 et 360, les observations XXXIV et LIX du Dispensaire de Belleville, exemples de croissance retardée que l'allaitement par le lait stérilisé a régularisée.

CINQUIÈME PARTIE

PRATIQUE ET DIRECTION DE L'ALLAITEMENT ARTIFICIEL. — DIÉTÉTIQUE ET HYGIÈNE

CHAPITRE I

NÉCESSITÉ DES RÈGLES DE L'ALLAITEMENT

De minimis non curat prœtor ne saurait s'appliquer, d'une façon générale, à rien de ce qui touche à l'enfant nouveau-né, ni surtout, en particulier, à l'allaitement artificiel, ce mal nécessaire dont il s'agit de sauver les enfants et dont la pratique ne pourra être salutaire qu'à la condition de ne négliger aucun détail, de ne mépriser aucune minutie. Puisque c'est une chose inévitable dans les conditions de l'existence actuelle, il faut la rendre le moins dangereuse possible et M. Landouzy a dit que « l'allaitement artificiel, trop souvent livré au plus grossier empirisme, doit être l'objet des plus vives, des plus pressantes et des plus incessantes préoccupations de l'hygiène publique ».

« L'allaitement artificiel, souvent nécessité sociale, passe au rang de nécessité médicale » (H. Gillet). Mais si les règles de l'alimentation infantile sont aujourd'hui l'objet de travaux scientifiques nombreux et se sont imposées à l'attention et à la sollicitude des médecins, elles n'ont pas encore suffisamment pénétré dans le public, et les praticiens ne savent que trop quelles erreurs se continuent à cet égard, quels écarts de régime se rencontrent dans l'allaitement, et quels troubles graves en résultent pour les nourrissons.

On ne saurait donc trop répéter que l'allaitement artificiel surtout est un art, un art difficile, dont les règles, fondées d'une façon précise par la science, sous le contrôle de l'expérience, ne sont jamais impunément transgressées. Rien ne doit être laissé au hasard ou au caprice dans cette délicate fonction des mères d'élever leurs nourrissons ; chaque détail en doit être réglé minutieusement et la moindre précaution prend, lorsqu'il s'agit de la santé et de la vie des nouveau-nés, un caractère de nécessité. Le médecin ne doit pas seulement être instruit des règles et des principes salutaires de l'hygiène alimentaire et générale de la première enfance, il doit veiller à leur observation dans les familles dont il a la charge et s'efforcer sans relâche à convaincre les mères de l'utilité de ces règles et des dangers qu'il y a, pour les enfants, dans le présent comme dans l'avenir, à ne les pas observer.

Nous avons dit qu'il ne suffit pas, pour réaliser l'allaitement artificiel salutaire des nourrissons, de leur donner un bon lait, de provenance sûre et saine, pur de toute adultération, de toute sophistication, récent et frais, tenu autant que possible depuis la traite à l'abri des souillures et des contagions, auquel on a évité tant qu'on l'a pu l'agitation d'un transport, la chaleur d'une température excessive ; qu'il ne suffit pas, lorsqu'on a réalisé toutes ces conditions, de le soumettre à l'action de la chaleur, dans des conditions données que nous avons précisées, afin d'être assuré de la destruction de tous les germes pouvant provenir, soit d'une bête dont une maladie reste insoupçonnée, soit des ambiances qui ont pu agir sur le lait depuis la traite. Si nous possédons un lait sain, purifié encore par la stérilisation, il faut savoir s'en servir, le manier. Il faut savoir *comment* le donner aux nourrissons pour que ceux-ci tirent de toutes ces précautions un profit complet ; il ne faut pas en effet que le bénéfice de tant de soins excellents soit perdu par le fait de l'usage défectueux que l'on fait d'un bon lait et, à cet égard encore, la minutie la plus grande, les précautions les plus rigoureuses et la persévérance la plus patiente doivent présider à l'administration du lait aux petits enfants, si l'on veut les mettre à l'abri de tous les accidents et s'éviter à soi-même les plus douloureuses déceptions.

Cette énumération des difficultés multiples de l'allaitement artificiel nous fournit l'occasion de déclarer ici que nous n'avons pas entendu, en entreprenant ce travail, faire l'apologie de l'idée de l'allaitement artificiel au détriment de l'allaitement maternel. Au contraire, nous voulons faire bien constater qu'à l'égal de tout ce qui est artificiel du reste, une pareille méthode ne saurait supplanter ni même égaler les procédés de la nature, pas plus qu'elle n'est faite pour contrarier ses desseins. Ce serait aller contre la logique des choses et des faits.

Pour arriver à des résultats à peu près identiques à ceux que fournit seul l'allaitement naturel et logique par le sein maternel, pour aller à l'encontre de cette « revanche » que la nature réserve à ceux qui veulent se détourner de ses voies et mépriser ses dons, il faut se résigner à des précautions multiples, se soumettre à des exigences sévères ; il faut s'attendre à avoir de la peine et prendre son parti d'un véritable esclavage, si l'on tient à éviter une catastrophe.

C'est ainsi que ce lait de bonne source et convenablement stérilisé veut être donné d'une certaine manière, selon certaines règles que l'on n'enfreindra jamais impunément.

Et combien ont-ils trop souvent raison, ces adversaires convaincus du principe lui-même de l'allaitement artificiel, lorsque, confondant d'ailleurs les effets de l'allaitement rationnel avec ceux de l'empirisme et des préjugés, ils vous disent : vous avez pendant quelque temps des résultats bons à première vue, une augmentation de poids satisfaisante, une apparence de santé qui flatte les yeux ; mais cette sécurité n'est que factice et demain, quand vous aurez épuisé les efforts et la puissance de travail de l'organisme, quand celui-ci sera las de réagir, qu'il n'en aura plus le pouvoir, qu'il aura émoussé sa résistance et sa vitalité dans l'effort trop grand que vous lui avez demandé. — vous verrez que votre confiance s'écroulera quand l'enfant commencera à dépérir, à manifester des troubles sérieux du côté de son appareil digestif, à trahir son mal lorsque l'apparence, le *vernis* de santé qui le recouvrait si superficiellement aura disparu ! Et vous seriez bien plus effrayé encore en sachant que si l'on parvient, par des soins appropriés, combien assidus et dévoués, à le sauver, il n'en aura pas moins acquis du fait de votre imprudence, de votre maladresse, une tare qu'il n'avait pas en naissant : son intestin se sera allongé parce que, à l'époque de la vie où les organes sont fragiles et s'adaptent trop bien à une fonction anormale, vous l'aurez façonné par une alimentation qui ne lui était pas destinée, qui n'était pas faite pour son état ; en même temps qu'allongé, son intestin se sera encore dilaté passivement pour les mêmes raisons, parce que vous l'avez surchargé et que, très élastique, il se sera momentanément d'abord distendu pour permettre le passage, puis définitivement : son estomac aura lui aussi augmenté de volume : ses fonctions intimes si délicates ne suffisant plus, l'organe aura d'abord réagi en fournissant tout ce qu'on lui demandait, c'est-à-dire plus qu'il ne pouvait fournir ; mais à ce jeu, un organe si jeune, si rudimentaire s'épuise vite et, en se laissant distendre il s'est lassé de fonctionner, il s'est laissé *forcer*, comme l'intestin... et vous avez créé une dyspepsie, une entérite dont vous ne tarderez pas à retrouver les traces, dans quelques années peut-être, chez le jeune enfant. Et les mamans diront : Il est surprenant que cet enfant ait déjà des maux d'estomac, des digestions laborieuses, qu'il soit si délicat. — Non, ce n'est pas étonnant. Ce qui serait surprenant, c'est que cela ne fût pas, puisque vous avez surmené les organes de votre enfant en le suralimentant quand il tetait ou qu'il prenait le biberon ; puisque vous avez voulu le traiter, dès les premiers mois de son existence, comme si ses organes étaient semblables aux vôtres, en lui donnant à manger prématurément et quelquefois — cela se voit — en le nourrissant comme vous !

Ce sont là en effet les deux grands écueils de l'alimentation des nourrissons, qu'ils soient au sein ou au biberon : la suralimentation et l'alimentation solide prématurée.

Et c'est une idée tellement ancrée dans l'esprit des gens du monde eux-mêmes, que l'on peut voir parfois des médecins qui, pour avoir la paix, pour ne plus être accusés de n'y rien connaître, abandonnant tout espoir de triompher des préjugés entêtés des familles et impuissants à faire entendre la voix de la raison, laissent faire, c'est-à-dire laissent triompher la routine et les idées de bonne femme. On donnera donc à l'enfant « qui vraiment doit souffrir de la faim avec si peu de lait », on lui donnera davantage de lait à chaque repas, et plus souvent ; à cet enfant « qui crie parce qu'il a besoin de prendre », on lui donnera sans le régler, à n'importe quels intervalles, pour apaiser ses cris ; à cet enfant « qui ne profite plus avec du seul lait », on lui donnera à manger des bouillies, du pain trempé dans la sauce, du bouillon *fortifiant*... « Et puis n'a-t-on pas fait ainsi pour le bébé de Mme X. (lequel aura de la dyspepsie plus tard)? — N'a-t-on pas fait de même pour moi? » dit la maman qui a une santé si délicate, parce qu'elle souffre de l'estomac depuis sa jeunesse !

Ceci est le tableau de la lutte quotidienne du médecin, armé de son expérience et de sa science, contre la mère, les grand'-mères surtout, les amies, les connaissances, fortes elles aussi de leur expérience (l'une d'elles a élevé 3 enfants : l'autre a connu quelqu'un qui en a élevé 6 !), de leur ignorance et surtout des préjugés dont leur état de mère les a amenées à faire ample et solide provision, et dont elles tiennent obstinément, méprisant tout progrès, à transmettre fidèlement à leurs enfants et à leurs proches le dépôt traditionnel et malsain !

On connaît la boutade d'Ampère : les femmes sont des éponges à préjugés ! Et en effet, que d'idées fausses et dangereuses ne rencontre-t-on pas chez la plupart d'entre elles à qui sont précisément confiés les nourrissons que, dans leur excès de zèle, elles soignent généralement si mal.

C'est ainsi qu'au sujet de la suralimentation lactée dont nous parlions, il est un préjugé en vertu duquel un enfant qui rend son lait est un enfant qui *se nourrit bien !* — C'est ainsi que beaucoup de parents sont impatients de donner au nourrisson une alimentation prématurée, de le sevrer tôt, parce qu'on admet généralement dans le public qu'un allaitement trop prolongé engendre le rachitisme. Aussi, leur fait-on prendre des bouillies surtout, afin de leur donner de la force dans les membres ! Ces enfants gavés de farine, prématurément, notamment à la campagne, se reconnaissent de suite, comme le fait remarquer M. Variot : l'abdomen est distendu et élargi comme le ventre du batracien et, au niveau de la ligne blanche, existe une véritable *éventration* qui permet d'introduire un ou deux doigts entre les muscles droits. Cette éventration indique que la paroi abdominale a été en quelque sorte forcée par la distension des intestins météorisés ; le météorisme étant en rapport avec une fermentation gazeuse anormale des substances amylacées prématurément ingérées. Les enfants qui ont le *gros ventre*, comme on dit dans le langage populaire, sont fréquemment éventrés.

En effet, on ne nourrit pas un bébé d'amidon et nous verrons que tout s'y oppose. Quant aux aliments solides il est pourtant indubitable que, jusqu'au moment où commencent à paraître les premières dents de l'enfant, la nature ne l'ayant point doté d'un appareil mécanique pour broyer les aliments solides, son tube digestif n'étant pas encore définitivement formé pour les assimiler, le lait doit constituer toute sa nourriture.

Vainement, dit M. Variot, les médecins, les hygiénistes, les philanthropes proclament depuis nombre d'années que le lait est la seule nourriture qui convienne aux jeunes enfants. Cette notion si simple n'a pas encore pénétré dans la classe populaire. Dans les campagnes comme dans les villes, en Bretagne comme à Paris, en Amérique comme en France, les gens du peuple s'obstinent à croire que plus tôt ils feront absorber des aliments solides à leurs enfants, plus vite ceux-ci grandiront. Un enfant de 6 mois qui mange comme ses parents est considéré comme un homme ; en réalité ce n'est qu'un pauvre petit athrepsique dont les jours sont comptés.

M. Ollivier, ému de voir l'énorme morbidité qui atteignait les nouveau-nés, mit en évidence, en 1893, les causes qui provoquent ces troubles graves, souvent mortels : le défaut de réglementation dans l'allaitement, la suralimentation et l'alimenattion prématurée. Il pousse un cri d'alarme et déclare que sur 100 enfants présentés à sa consultation de l'hôpital des Enfants-Malades, il y en a une vingtaine qui sont de petits cadavres desséchés, momifiés déjà, par vice d'alimentation. Après avoir insisté sur l'ignorance des sages-femmes et la lacune de leur enseignement qui a de déplorables conséquences, il cite d'invraisemblables exemples d'alimentation prématurée.

En janvier 1893, un Alsacien amène à sa consultation un enfant de 3 semaines très malade. On demande au père comment cet enfant est nourri : « Comme moi ! » répond-il sans hésiter : pain, pommes de terre, haricots, viande..... à 3 semaines !

Un gendarme de Versailles trouvant que son enfant de 4 mois ne prenait pas volontiers le lait de son biberon substitua à ce liquide de l'eau panée additionnée d'un certain nombre de gouttes d'absinthe ! Et ce père était fier de son enfant, convaincu de l'excellence de sa méthode, et ne voulait pas convenir de son erreur !

Ce sont là des faits incroyables d'ignorance, mais combien ne voit-on pas, dans toutes les classes de la société, de pères adorant leur bébé et qui, impatients de le voir grossir et marcher, s'inquiètent de le voir toujours prendre du lait, rien que du lait. Absents toute la journée du logis, ils veulent jouir le soir de leur enfant et exigent qu'on le tienne à table ; aussitôt celui-ci s'intéresse au repas et témoigne, par des jeux de physionomie et même de voix éloquents, de son désir d'y prendre part. Comment résister? Malgré toutes les protestations de la mère, — quand elle est bien stylée, — on fait une petite concession, on donne un peu de potage, un peu de sauce, un peu de biscuit, pour avoir un sourire, une caresse, une mine amusante du bébé. On en donne si peu! ça ne peut pas faire de mal! Et en effet cela semble ne pas faire de mal. Mais l'habitude est prise: chaque soir on augmente les doses; l'enfant va bien. Un beau jour le père n'y tient plus et déclare qu'il est ridicule de refuser plus longtemps à manger à cet enfant, puisqu'il digère très bien... et l'on donne à manger!

Et ce sont des hommes instruits, cultivés, intelligents qui se rencontrent chaque jour avec de semblables dispositions, qui ne croient pas aux menaces des médecins, les jugeant au moins exagérées. Leur jugement et leur bon sens habituels sont en défaut, par impatience et parce qu'ils ne savent pas exactement ce que sont les dangers dont on parle. Ils plaident auprès de la mère pour l'alimentation solide et, comme la maman ne demande qu'à être convaincue, elle l'est facilement. — Voilà comment les pères se liguent avec les grand'mères contre la santé du bébé que chacun adore!

M. Lop, de Marseille, qui déplore aussi le petit pot, les potages et mixtures innomables que les parents croient nécessaires à la santé des enfants avant 10 mois, l'alimentation solide (pain, poisson, viande) que l'on impose à des organismes de 10 à 15 mois, fait remarquer qu'il ne faut pas accabler les pauvres gens qui soumettent leurs enfants à ces écarts de régime: la misère plaide les circonstances atténuantes; le lait est cher, tandis que, en prenant sur la part de chacun, l'alimentation solide du petit ne coûte rien. Mais comment admettre, dit-il, que dans les milieux aisés et intelligents on suive une pareille pratique, alors que rien ne les y oblige? Et M. Lop rapporte une soixantaine d'observations personnelles de clientèle, réunies en quelques mois, dans lesquelles l'alimentation défectueuse et prématurée était la cause d'affections digestives qui ont donné une mortalité de 50 pour 100 dans ces 60 cas. Ce sont là des hécatombes d'enfants qu'une hygiène bien entendue et une alimentation légère auraient certainement évitées.

Ce qui d'ailleurs trompe souvent les parents et les empêche de tenir compte des conseils du médecin, c'est, comme le fait remarquer M. Marfan, le *rachitisme florissant*, le rachitisme *gras*, par suralimentation et déréglage des tetées. Ces enfants, ceux au sein surtout, deviennent parfois obèses ; mais au bout d'un certain temps, ce rachitisme fait place à la maigreur et il est bon de savoir qu'une cachexie mortelle peut s'établir.

Telle est la genèse des lésions du squelette qui se rencontrent dans le rachitisme : c'est la gastro-entérite issue d'une alimentation défectueuse et les accidents consécutifs existent aussi bien chez les chiens et les porcs mal allaités que chez les enfants au sein et au biberon.

Car il n'y a pas de *Bottle's disease*, de maladie du biberon, et l'athrepsie, cette cachexie gastro-intestinale des nourrissons, pour être plus fréquente chez les enfants nourris artificiellement, se rencontre malheureusement aussi chez les enfants au sein. En effet, ce n'est pas le vase appelé biberon qui est coupable : c'est son contenu et c'est aussi la façon dont on manie le lait maternel ou animal. On peut avoir, nous le savons, un biberon très propre et un lait très pur ; on peut avoir un lait maternel riche et sain ; et les résultats peuvent être très mauvais, si la mère ne possède pas une expérience spéciale et se trouve dans une ignorance absolue des règles de l'allaitement et de l'hygiène infantile. Si ce sont les préjugés qui président à l'allaitement, on peut compter sur un échec. Et c'est cette cause, mille fois incriminée, qui doit être sans cesse dénoncée, puisqu'elle est toujours désastreuse et qu'il faut lui rapporter les insuccès multipliés qui pèsent sur l'allaitement. La preuve s'en trouve, comme le fait remarquer M. Guéniot, dans les chiffres de la statistique de M. Bertillon pour les 46.285 enfants nés et nourris à Paris en 1881. — 10,180 ont succombé, dont 5,202 par athrepsie. Or, sur ces 5,202 athrepsies mortelles, 3,067 ont frappé des nourrissons élevés artificiellement et 2,135 des nourrissons au sein! Que signifie une telle mortalité par athrepsie chez des enfants à la mamelle, sinon : diététique néfaste par influence des préjugés et de l'inexpérience.

On arrive par l'allaitement au biberon, comme par l'allaitement au sein, à élever parfaitement des enfants ; il y faut certes beaucoup plus de soins. Mais si l'hygiène élémentaire est bien observée avec le biberon, l'enfant s'en trouvera infiniment mieux que d'un allaitement au sein absolument déréglé et compliqué d'alimentation prématurée.

Nous pourrions en citer des exemples. En voici un qui porte sur de faibles chiffres, mais qui montre que, quel que soit le mode d'allaitement, s'il est rationnel et conforme à l'hygiène, il sera parfaitement supporté. Le Dr Giberton-Dubreuil rapporte, en 1882, les résultats donnés par sa petite crèche, près de Versailles, qui recevait régulièrement 24 enfants en 16 mois. 5 étaient au sevrage, 6 au sein, 5 à l'alimentation mixte, 8 au biberon exclusif : pas un décès ne frappa ces 24 enfants, alors que les 24 derniers nés de la commune, vivant chez leurs parents, avaient fourni une mortalité de 12 pour 100. Et cela tout simplement parce que l'allaitement était bien dirigé, ses règles bien observées.

C'est ainsi également que, comme le fait remarquer Paillotte, l'alimentation au biberon diffère du tout au tout suivant les personnes qui la dirigent. Tant vaut la personne qui soigne l'enfant, tant vaut l'alimentation au biberon, d'autant plus que, comme nous l'avons fait ressortir, la difficulté est beaucoup plus grande pour l'allaitement artificiel.

Mais dans cette hygiène de l'allaitement au biberon, il n'entre pas que les fautes commises en donnant prématurément des aliments solides, des féculents. Il faut compter aussi, avons-nous dit, avec la surchage alimentaire que toutes les classes de la société ne sont que trop portées à infliger aux enfants du premier âge.

En général on distribue le lait trop largement et trop souvent aux nourrissons ; il en résule une réplétion trop grande et trop répétée de l'estomac. C'est de la barbarie, disent les mères, que de refuser le lait à l'enfant qui crie, qui *demande*, et sans s'inquiéter s'il faut au moins que 2 heures s'écoulent entre chaque repas, on donne du lait quand l'oreille exercée de la mère a compris à la *tonalité* du cri de son enfant, qu'il avait faim ! C'est ainsi que Guéniot cite le cas d'une mère qui *allaitait* copieusement son enfant âgé de *6 jours* et qui complétait le sein par plusieurs biberons de 80 grammes !

Enfants mal réglés au sein ou au biberon, enfants suralimentés, le résultat est le même. Ce sont des enfants *polyphagiques* : la surcharge alimentaire favorisant les fermentations intestinales (1), il résultera, de cet excès d'aliments, de la dyspepsie gastro-intestinale avec vomissements répétés et diarrhée.

Ce dérèglement et cette suralimentation auxquels viendront s'ajouter bientôt l'alimentation vicieuse prématurée, un sevrage brutal et précoce, contribueront à préparer les organes en vue du rachitisme qui ne se fera du reste pas attendre, si l'athrepsie n'a pas achevé son œuvre trop tôt.

Ainsi l'alimentation vicieuse est la cause première et constante de la dyspepsie chronique des nourrissons. Cette alimentation peut être défectueuse de plusieurs façons. Elle peut être de bonne qualité, mais trop abondante, ou au contraire insuffisante, ce qui n'a généralement lieu qu'en cas de coupages

(1) Le Pr Czerny dit que beaucoup de gastro-entérites des nourrissons sont le résultat non pas d'une infection par du lait impur, mais bien d'intoxications dues aux bactéries élaborées dans l'organisme quand le lait, même de bonne qualité et stérilisé, y est introduit en excès. Cette suralimentation lactée, même au sein, produit une hyperacidité stomacale, par suite des substances albuminoïdes plus nombreuses ingérées et qui provoquent la formation d'une grande quantité d'acides.

exagérés, le lait étant trop dilué ; ou bien elle pèche par la qualité : c'est une alimentation non appropriée à l'estomac des nourrisons, composée de substances grossières, indigestes, donnant lieu à de la surdistension des parois stomacales et intestinales, comme avec les matières amylacées ; ou bien c'est le sevrage prématuré. Souvent presque toutes ces causes concourent à la fois à vicier les organes : alors toutes les règles de l'allaitement et de l'hygiène sont violées ; l'allaitement est défectueux en qualité, en quantité, en fréquence. Et tout cela agit d'autant mieux et s'aggrave d'autant plus facilement que le nourrisson est un être fragile, impressionnable et dont les organes, volontiers disposés à être touchés par l'infection, sont très solidaires les uns des autres.

C'est ainsi que le *Vratch* a établi, d'après la statistique de 15,000 cas observés, qu'à l'hôpital des Enfants à Moscou, les diarrhées estivales entraînent un grand nombre *d'affections secondaires du poumon* et que la plus grande mortalité par affections pulmonaires tombe sur le mois d'août.

Kober demande de son côté que l'on n'oublie pas que sur 100 décès d'enfants, il y en a environ 40 qui reconnaissent des affections de l'appareil digestif, et 21 des affections respiratoires. Lui aussi établit la corrélation frappante entre celles-ci et celles-là qui préparent le terrain, pour l'effraction du poumon, en mettant l'organisme tout entier en état d'infériorité défensive contre les germes ambiants. Il a remarqué également que c'est pendant les chaleurs de l'été que les décès d'enfants par affection pulmonaire sont le plus nombreux, comme pour l'appareil digestif.

Ainsi, la gastro-entérite, si elle n'est pas toujours mortelle, le devient *seconduirement,* si l'on peut ainsi dire, et l'enfant, dont le tube digestif souffre, risque fort d'infecter mortellement ses poumons.

Mais elle n'a malheureusement pas toujours besoin d'une affection complice pour emporter le petit être, comme l'établit trop éloquemment le mémoire de M. Monot à l'Académie de médecine, lorsqu'il montre que si le tiers des enfants meurent avant d'avoir atteint un an, cette hécatombe épouvantable reconnaît en grande partie l'hygiène alimentaire déplorable qu'on leur inflige et le peu de soins dont on les entoure en nourrice. — Croirait-on qu'actuellement on rencontre encore à la campagne des femmes qui donnent le *nouet* (1) aux nourrissons ! — D'autre part le coupage du lait doit être largement incriminé, car, confié à la négligence ignorante et stupide de certaines femmes, c'est un moyen presque sûr de perdre le bénéfice de la stérilisation..., quand d'ailleurs, au lieu d'ajouter simplement de l'eau plus ou moins bouillie, les mères, obéissant aux vieux préjugés, ne coupent pas le lait avec de l'eau panée, de l'eau de gruau, des décoctions de mauve, de mouron, de pavots, etc., surchargeant ainsi le lait de mixtures fermentescibles ou fermentées déjà, comme cela se voit chaque jour dans nos faubourgs parisiens.

En somme, plus de la moitié des enfants qui meurent avant un an sont victimes d'une mauvaise alimentation, parce qu'ils ont reçu trop tôt des aliments que leurs faibles organes ne peuvent pas supporter. Il n'est pas de médecin qui ne se soit rendu compte de la morbidité excessive qu'entraîne l'alimentation intempestive et mal réglée des nourrissons ; car, si par hasard l'enfant survit à ces pratiques, sa constitution s'altère profondément pour l'avenir. C'est ainsi que M. Marfan a fait la remarque suivante très intéressante : chez les vertébrés, la longueur du canal intestinal est en rapport avec le régime alimentaire : elle est d'autant plus considérable que les aliments sont moins riches en matières assimilables : ainsi cette longueur est

---

(1) Le *nouet* consiste en une pâte faite de biscotte pilée, sucrée et de lait ou d'eau, renfermée dans un linge en forme de tampon de la grosseur d'une petite noix. On introduit ce tampon dans la bouche de l'enfant qui suce à travers le linge le mélange en question.

beaucoup plus grande chez les herbivores. Or il est remarquable de voir que, chez les nourrissons, l'alimentation défectueuse a justement pour effet d'augmenter la longueur du canal intestinal. — D'autres lésions encore s'établissent qui ne régressent pas toujours — sans compter bien entendu les déformations et les lésions du rachitisme — et qui sont souvent l'origine des dyspepsies et des entérites futures.

Et pourtant, nous avons déjà dit que si l'on veut y apporter des soins et de l'attention, non seulement l'allaitement au sein, normalement, c'est-à-dire physiologiquement conduit, aura pour l'enfant les heureuses conséquences qu'il devrait toujours avoir ; mais encore on peut très bien obtenir des résultats excellents de l'allaitement artificiel. De semblables succès se rencontraient autrefois déjà, avant l'avènement de la stérilisation ; c'étaient des exceptions il est vrai, mais ces exceptions n'étaient pas accidentelles, ce n'étaient pas des *séries* ; elles tenaient tout simplement à ce que certaines personnes étaient assez soigneuses, assez propres, assez intelligentes pour ne donner aux nourrissons que du bon lait, dans des biberons très bien tenus et avec un régime sévèrement ordonné. Nous relevons quelques exemples de ces *matrones-phénomènes*, c'est-à-dire de personnes intelligentes et dévouées, dans la thèse même de Jacob qui fait pourtant avec acharnement le procès de l'allaitement artificiel quel qu'il soit. Lui-même reconnaît qu'il a rencontré dans le Loir-et-Cher une personne qui élevait au biberon son 34e nourrisson, n'en ayant perdu que deux, un du croup et un autre arrivé de Paris dans un état pitoyable. — M. Guéniot cite, entre autres, le cas d'une femme qui éleva *avec succès* avec l'aide du biberon plus de 60 enfants ! Ce haut fait, qui pour l'époque était tout à fait remarquable, est rappelé sur sa tombe au cimetière de Besançon. — Les preuves les plus convaincantes et les plus légitimes des bons effets de l'allaitement artificiel bien conduit sont inscrites dans la précédente partie : nous ne voulons pas y insister.

Mais, que de préjugés à dissiper dans la classe populaire pour arriver à de semblables résultats dans l'alimentation du premier âge ! Comme le fait remarquer M. de Brévans (Congrès de Chimie appliquée, 1896), « si nos savants connaissent à fond les questions relatives à la nutrition et à l'alimentation, *tout le monde* les ignore ou n'en a que des notions très vagues, trop souvent erronées et par cela même dangereuses ». Et c'est surtout en ce qui concerne l'alimentation des enfants que l'on a des idées fausses et redoutables, d'autant plus difficiles à combattre que les gens, pour avoir élevé un ou plusieurs enfants avec plus ou moins de succès, sont convaincus de l'exactitude et de l'excellence de leurs connaissances acquises par une expérience pourtant bien limitée et dont les résultats sont faussés par l'ignorance.

Or, si M. J. Girardin a dit que « la science ne devient tout à fait utile qu'en devenant vulgaire », nous pouvons dire que c'est surtout à la science de l'hygiène et de l'alimentation des enfants qu'il faut appliquer cette réflexion. Il y a dans cette science des notions si simples, si élémentaires qu'elles sont parfaitement accessibles aux masses, dans lesquelles il s'agit de les faire pénétrer comme un coin patiemment et progressivement enfoncé qui devra repousser devant lui peu à peu la routine et l'ignorance. Il faut qu'un préjugé vaincu soit aussitôt remplacé par un précepte sain et raisonnable. Il faut que les mères se convainquent de vérité et de bon sens. L'œuvre de patience et de ténacité est commencée à Paris surtout, dans les consultations, les dispensaires, les distributions de lait et quelques crèches. C'est aux médecins à persévérer dans cette voie, à prendre cette tâche plus à cœur encore, à poursuivre avec acharnement, sans relâche, les préjugés et la routine dans tous les établissements publics où ils ont accès et jusque dans leur derniers et leurs plus forts retranchements, dans les familles *de tradition*. Il faut qu'on puisse répondre aux mères : si vous avez vu 2 enfants ayant pu résister au régime défectueux qu'on leur avait imposé, malgré quelquefois leur répugnance instinctive, je vous en citerai 100 qui se trouvent à merveille du régime sain et prudent qu'on leur a fait facilement accepter. Pour deux que vous avez vu résister à votre régime, moi, sur 10, j'en ai vu 3 en mourir, 4 en rester malades le reste de leur vie... quant aux autres qu'on croyait perdus, je suis intervenu à temps, j'ai institué mon régime et je les ai sauvés contre vous-mêmes, contre votre ignorance et vos traditions, par ma science et ma raison.

Il faut arriver à cela, à la *réforme* des mœurs nourricières. On y arrive déjà lentement, avec peine, dans certaines familles éclairées : chez celles-là on parviendra à imposer les pratiques utiles, lorsqu'on se donnera la peine de leur en *montrer*, de leur en prouver les bons effets. Mais dans la classe populaire, dans les campagnes ! Peut-être faut-il compter pour cela sur les œuvres bienfaisantes des dispensaires et des distributions de lait qui font pénétrer dans la masse les bons principes et qui finissent par intéresser les mères à les respecter : voilà pour les villes. Pour les campagnes, il existe bien des livrets, distribués aux nourrices surveillées et contenant des instructions hygiéniques — pas partout d'ailleurs. Il y a mieux à faire et M. de Brévans, comme M. Ollivier, pense que l'enseignement populaire des lois de l'hygiène doit se faire par la vulgarisation, au moyen du livre de classe, dans l'enseignement primaire et dans l'enseignement secondaire, par les conférences, les cours spéciaux, la distribution de notices aux mères au moment de la déclaration de naissance des enfants à l'Etat-Civil, suivant l'idée de M. Lop.

M. Lop propose deux moyens pour essayer d'enrayer, par la prophylaxie à portée du public, cette effrayante morbidité, cette énorme mortalité. Pour que les préceptes nécessaires pénètrent dans le gros public, que quelques saines idées d'hygiène infantile diffusent dans le peuple, on devrait, d'après lui :

1° Obliger la municipalité à remettre aux parents, qui viennent faire la déclaration de naissance, un petit carnet renfermant les instructions nécessaires et détaillées sur la façon de *nourrir* les enfants jusqu'à 2 ou 3 ans. C'est également ce que demande M. Ollivier;

2° Faire entrer dans le programme des *sages-femmes,* avec l'hygiène de la grossesse, un peu plus d'hygiène infantile qu'elles n'en ont dans leurs études. — En effet M. Lop a eu connaissance très souvent de conseils *surprenants* donnés par des sages-femmes et dont la conséquence avait été des affections très graves des nourrissons. Les sages-femmes sont plus souvent consultées que les médecins sur l'hygiène et l'alimentation des enfants, quand ce n'est pas sur des questions délicates de pathologie.....

Si les sages-femmes *savaient,* il est certain que leurs conseils seraient moins nuisibles et qu'au contraire elles contribueraient puissamment à enrayer la morbidité infantile par défaut d'hygiène et excès de préjugés.

Nous avons voulu retracer ici les règles de l'allaitement en insistant surtout sur les dangers de la suralimentation lactée et de l'alimentation prématurée des nourrissons. La diététique de l'allaitement artificiel n'est autre du reste, en principe, que celle de l'allaitement naturel, mais avec plus de détails, plus de nuances, de soins, de minutie, et quelques points particuliers dans l'observation de ses règles.

En terminant, nous ne dirons que quelques mots sur l'hygiène générale du nouveau-né, car une étude de cette question nous ferait sortir de notre cadre, si vaste déjà.

CHAPITRE II

CE QU'IL FAUT DONNER DE LAIT

Nombre de tetées et quantités de lait. — Ainsi, si l'on a du bon lait, stérilisé convenablement, la précaution essentielle qui reste à prendre, mais combien importante, est de « ne pas donner à l'enfant une quantité de lait supérieure à celle que son estomac peut digérer. Ceci est une affaire de tâtonnements et, si l'on y prend garde, on s'aperçoit bien vite que la plupart des désordres gastro-intestinaux sont dus à un excès de nourriture. Chaque fois que je suis appelé auprès d'un enfant, nourri au lait stérilisé, qui présente quelques troubles digestifs, je me fais indiquer exactement la quantité de lait ingéré par chaque tetée et, presque toujours, je la trouve trop élevée ; il suffit de la ramener à la proportion normale pour faire cesser rapidement tous ces accidents » (Drapier).

Et à ce propos M. Drapier fait remarquer ceci : « Je trouve une preuve de l'assimilation facile de cet aliment dans la comparaison que j'ai faite entre la quantité de lait stérilisé et la quantité de lait coupé nécessaires à la nutrition des enfants. Il est un fait qui avait toujours attiré mon attention depuis longtemps : c'est que les enfants élevés au biberon consomment un volume de lait hors de proportion avec le poids de leur corps. Les enfants de 3 à 4 mois, nourris de cette manière, absorbent en moyenne 1 litre et demi de lait : il n'est pas rare d'en rencontrer qui boivent 2 litres et même 2 litres et quart. Si l'on joint à ce chiffre un volume à peu près égal d'eau de coupage, on est surpris de voir que ces enfants font absorber par leur tube digestif 3 litres et demi à 4 litres de liquide par jour. Il faut avouer que, s'il ne survient aucun trouble dyspeptique avec un tel régime, c'est qu'on a affaire à un estomac d'une tolérance exceptionnelle ; malheureusement il n'en est pas toujours ainsi et, le plus souvent, la dilatation de l'estomac survient avec tout son cortège d'accidents redoutables. Chez les enfants nourris au lait stérilisé, la quantité de liquide absorbée en 24 heures n'atteint jamais un litre à l'âge de 3 mois et l'augmentation de poids est régulière. Que conclure de cette comparaison, sinon que les fonctions de digestion et d'assimilation se font mieux chez les enfants nourris au lait stérilisé que chez ceux qui sont alimentés avec du lait coupé ? »

D'ailleurs, en voulant éviter la suralimentation, il ne faudrait pas tomber dans l'excès contraire et ne pas assez donner. Sauf dans les premières semaines pendant lesquelles il faut suivre exactement les graduations que nous verrons tout à l'heure, il vaudra mieux donner un peu plus que pas assez, en se guidant sur le poids de l'enfant et sur l'état de ses fonctions intestinales.

En effet, un enfant doit toujours être suffisamment nourri, car la *ration d'entretien* ne saurait lui suffire ; il lui faut encore une *ration supplémentaire de croissance*, exigée par son développement. *La ration de l'enfant reste donc inversement proportionnelle à l'âge, puisque la croissance montre une activité d'autant plus grande que l'enfant est plus jeune* (Gillet). C'est ainsi qu'en prenant pour terme de comparaison le besoin journalier en carbone et en azote, on a pu fixer une échelle traduisant la ration nécessaire aux différents âges par rapport à l'unité de poids, le kilogramme. On y voit que : dans la première enfance il faut 0,37^{cgr} d'Az. et 4^{gr},14 de C. : il ne faut plus que 0,13^{cgr} d'Az. et 2^{gr},88 de C. à 10 ans ; et chez l'adulte 0,6^{cgr} d'Az. et 1^{gr},50 de C.

Mais ces considérations ne peuvent faire perdre de vue que l'enfant possède un estomac d'une musculature faible : d'où une tendance à la dilatation, sous l'influence des ingestions trop copieuses. Les régurgitations qui rendent les nourrices si fières constituent en réalité, comme le fait remarquer M. Bézy, le premier stade de l'état pathologique : l'indigestion par trouble fonctionnel.

M. Variot a étudié avec soin quelle devait être la graduation des tetées d'après le développement physiologique de l'estomac des jeunes enfants. Nous tenons à donner ici la substance du très intéressant article qu'il a publié à ce sujet.

Depuis qu'on a reconnu l'importance considérable de l'étude scientifique de l'allaitement artificiel, on s'est plus attaché, dit-il, à déterminer les qualités spéciales du lait destiné au nourrisson que les *quantités* de ce même lait qui doivent évidemment varier pour chaque tetée suivant l'âge de l'enfant et suivant la capacité de son estomac. Une question ne prime pas l'autre, et il faut examiner les deux. Il faut que la graduation des tetées soit en rapport exact avec le développement normal de l'estomac, surtout dans les premiers mois de la vie.

On pourrait dire que l'estomac du nouveau-né, comme celui de l'adulte, est un réservoir musculaire contractile, souple, élastique, et qu'il conviendrait de s'en fier à l'instinct du nourrisson qui cesse de teter lorsqu'il est repu. Mais si cela peut être vrai en partie pour le sein, cela ne l'est jamais pour le biberon. Fleischmann, de Vienne, a montré que la capacité de l'estomac du nourrisson élevé artificiellement est plus grande que chez le nourrisson au sein. M. Variot explique cette particularité parce que l'enfant a plus de facilité à aspirer le lait par la tetine du biberon que par la vigoureuse succion du sein ; il boit plus aisément, plus vite avec le biberon ; il prend davantage en forçant et en dilatant son estomac. Quelques-uns, dit-il, sont fort *raisonnables* : si l'on charge démesurément leur biberon avec 200 grammes de lait à 2 ou 3 mois, ils se contentent de 100 à 120 grammes ; mais beaucoup sont plus gloutons et doivent être rigoureusement réglés. De même qu'on voit des enfants ne quitter le sein que gorgés au point de regurgiter du lait, de même on voit des enfants vigoureux de 2 à 3 mois qui poussent des cris violents lorsqu'ils n'ont pris que 125 ou 150 grammes et qu'on leur retire le biberon. Si l'on voulait satisfaire leur appétit démesuré, on risquerait de leur forcer l'estomac et de déterminer ultérieurement des troubles dyspeptiques et de la diarrhée.

Il faut donc fixer approximativement la capacité physiologique moyenne de l'estomac correspondant aux premiers mois, et charger le biberon en conséquence, sans se préoccuper des désirs immodérés exprimés par les enfants.

Cette évaluation de la capacité gastrique ne saurait être d'une précision mathématique ; pourtant les observateurs sont arrivés à des résultats asssez constants, tels Fleischmann, de Vienne, Emmet Holt, de New-York, Frolowski et Ssnitkin, de Saint-Pétersbourg, Bullantine, Morgan Rotch. Les conclusions concordantes de ces médecins très éloignés peuvent être acceptées comme définitives. Ils y sont arrivé moins par les autopsies, qui ne donnent que des résultats très relatifs à cause des modifications *post mortem* subies par un organe aussi musculaire que l'estomac, qu'en recherchant le poids de la totalité du lait ingéré en 24 heures par des nourrissons normaux, bien portants, au sein : on divise par le nombre des tetées et, en tenant compte de la densité du lait, on obtient la capacité volumétrique de l'estomac.

Morgan Rotch a trouvé :

Enfant de	3 heures,	capacité gastrique	. . .	25 à 30^{cc}
—	4 semaines,	—	. . .	75
—	8 —	—	. . .	96
—	12 —	—	. . .	100
—	16 —	—	. . .	107
—	20 —	—	. . .	108

Avec ces chiffres il faut tenir compte, bien entendu, de l'assertion de Fleischmann qui admet que la capacité gastrique varie avec le *poids* du nourrisson et est assez régulièrement proportionnée à ce poids, et par suite à la *taille* de l'enfant.

Frolowski a pu, d'autre part, à la suite de nombreuses observations, formuler par les proportions suivantes le mode d'accroissement de la capacité gastrique,

1re semaine.	1	12e semaine.	3 1/3
2e —	2 1/2	16e —	3 4/7
8e —	3 1/5	20e —	3 3/5

Holt admet qu'en prenant pour unité la capacité de l'estomac à la naissance, cette capacité augmente de 1 unité par mois pendant les 3 premiers mois et de 1/2 par mois du 3e au 8e mois. Mais tous les auteurs admettent davantage.

C'est en somme, dit M. Variot, surtout dans les premiers mois de la vie qu'il faut s'efforcer le plus de régler les tetées suivant l'accroissement physiologique de l'estomac. C'est la période la plus difficile à traverser dans l'allaitement artificiel surtout. A partir du 2e ou de 3e mois, les forces vitales du nourrisson ont augmenté et les fonctions se sont régularisées — ce qui ne veut pas dire qu'il ne faut plus tenir compte de la capacité gastrique.

Pour éviter de fatiguer et de forcer l'estomac du nouveau-né *pendant les premiers mois,* Ssnitkin a proposé la règle suivante :

Pour adapter les quantités de lait à la capacité gastrique pendant les premiers mois, il faut donner au nourrisson le 1/100e de son propre poids de lait, en augmentant de 1 gramme par tetée chaque jour. Ainsi :

Un enfant qui pèse 4,500 grammes à la naissance recevra 45 gr. de lait par tetée ;
Au bout de 15 jours, il recevra 45 + 15 = 60 grammes ;
Au bout d'un mois, — 45 + 30 = 75 grammes.

M. Variot fait remarquer que ces chiffres sont peut-être un peu faibles, mais qu'en les suivant on ne s'écartera que bien peu des variations de la capacité physiologique de l'estomac des jeunes enfants.

Morgan Rotch conseille de donner:

Pendant la 1re semaine,	toutes les 2 heures	. . . . .	45cc
— 4e —	—	. . . . .	75
— 6e —	toutes les 2 heures 1/2	. . .	90
— 8e —	—	— . . .	100
A 3 mois.	—	— . . .	120
4 —	—	— . . .	135
5 —	toutes les 3 heures	. . . . .	165
6 —	—	. . . . .	175
Du 8e au 12e mois,	—	. . . . .	200

M. Variot accepte ces chiffres pour le *lait pur*, bien que Morgan Rotch se serve de mixtures lactosées. Il ajoute que si dans le cours du 1er mois, certains nourrissons ne semblent pas s'accommoder du lait stérilisé pur, il suffira d'y ajouter un tiers d'eau bouillie et un peu de sucre en poudre, suivant les anciennes coutumes. « A partir du 1er mois, je n'ai jamais vu d'enfants ne pas prospérer lorsqu'ils sont allaités avec le *lait stérilisé pur* ».

M. Variot reproche à M. Marfan de ne pas assez tenir compte de ces variations de la capacité gastrique pour dresser son tableau des quantités de lait à donner au nourrisson. Celui-ci donne les doses suivantes de lait coupé par moitié d'eau lactosée au dixième jusqu'au 5e jour, par tiers jusqu'au 5e mois.

Le 1er jour de la naissance.	10 gr.	par tetée.
2e —	10 à 20	—
3e —	40 à 50	—
4e —	50 à 60	—
Du 5e au 30e jour de la naissance.. .	60 à 75	—
Le 2e mois.	90 à 105	—
etc.		

Il semble préférable à M. Variot, surtout dans les premiers jours de la vie, de suivre la pratique prudente de Ssnitkin et de Morgan Rotch, et d'augmenter très lentement les quantités de lait en se rapprochant, autant que possible, des conditions physiologiques. Il ne faut rien négliger en effet pour ménager les fonctions gastriques de l'enfant surtout soumis à l'allaitement artificiel. Si nous avons un lait purifié, grâce à la stérilisation, il faut aussi savoir le manier et il ne faut pas, sous prétexte que ce lait est inoffensif, surcharger l'estomac des jeunes enfants, mais bien graduer les tetées d'après les conditions volumétriques et fonctionnelles du tube digestif.

M. Variot a pu constater par sa longue expérience, avec le biberon gradué qu'il a fait construire, que les enfants élevés au lait *pur stérilisé*, absorbent ordinairement des quantités de lait moindres que l'on ne peut s'y attendre. Il est accepté par exemple qu'un nourrisson normal de 5 mois prend en moyenne au sein 150 grammes par tetée toutes les 2 heures et demie ou toutes les 3 heures. A cet âge la plupart des nourrissons élevés artificiellement ne prennent que 120 grammes de lait par tetée.

Nous allons rapporter ici, à titre de comparaison, quelques tableaux d'allaitement indiquant le volume alimentaire des nourrissons d'après leur âge.

TABLEAU DE BOUCHUT, D'APRÈS SEGOND

AGE	NOMBRE DE TETÉES par jour	POIDS de chaque tetée	QUANTITÉ TOTALE de lait par jour
1er jour.	9 ou 10	3 gr.	30 gr.
2e —	9 ou 10	15	150
3e —	9 ou 10	40	400
4e —	9 ou 10	55	550
5e au 30e jour. . . .	9	70	630
2e mois.	6 à 7	100	700
3e —	6 à 7	120	840
4e au 9e mois. . . .	6 à 7	140	950
9e mois à 1 an. . .	5 à 6	200	1000

Biedert a calculé la moyenne du volume alimentaire des enfants nourris au sein, d'après les nombreuses données de

Krüger, Camerer, Pfeiffer et Hahner. Il a dressé le tableau suivant qui indique le volume alimentaire pris par jour, ainsi que le nombre des tetées et la quantité de chaque tetée. Les variations individuelles sont représentées entre parenthèses par les deux chiffres d'écarts extrêmes.

TABLEAU DE BIEDERT

AGE	QUANTITÉ DE NOURRITURE PAR JOUR en grammes		REPAS ISOLÉS, EN GRAMMES		
			MOYENNE		Écarts individuels
	Moyenne	Écarts individuels	Nombre de repas	Grammes par repas	
1er jour. . . .	27	(15-38)	2	13	(1-2 × 15-20)
2e — . . .	100	(96-150)	2	20	(4-6 × 16-31)
3e — . . .	198	(192-400)	6	36	(6-8 × 6-91)
4e — . . .	255	(234-550)	6	35	
5e — . . .	359	(290-363)	6	61	
6e — . . .	432	(340-441)	5	73	(5-10 × 15-105)
7e — . . .	491	(350-501)	7	73	
1re semaine. . .	254	(210-349)	5	57	(2-10 × 15-105)
2e — . .	390	(254-509)	6	70	(6-7 × 40-120)
3e — . .	454	(449-522)	6	88	(5-7 × 14-125)
4e — . .	570	(542-661)	7	83	(5-7 × 40-130)
1er mois. . . .	417	(364-510)	6	72	(2-5-10 × 15-130)
2e — . . .	712	(447-899)	7	102	(4-8 × 25-205)
3e — . . .	805	(597-956)	4	115	(5-8 × 10-228)
4e — . . .	874	(614-985)	6	145	(4-7 × 10-250)
5e — . . .	998	(705-1007)	6	166	(4-7 × 35-340)
6e — . . .	949	(720-1080)	5	190	(4-7 × 35-340)
7e — . . .	921	(753-1061)	5	184	(5-6 × 40-430)

Biedert fait remarquer que les enfants au sein n'atteignent pas de longtemps la quantité de nourriture prise par jour par les enfants du même âge nourris au lait de vache. Or, nous savons qu'avec le lait stérilisé cette proposition de Biedert doit être renversée et que les enfants élevés au lait stérilisé prennent une quantité de lait moindre que les enfants au sein.

Voici un autre tableau, construit d'après les chiffres fournis par Bouchaud, Second, Pfeiffer, et modifié par Marfan. C'est un tableau de l'allaitement maternel au sein, mais qui peut servir également, d'après son auteur, à diriger l'allaitement artificiel avec les laits de vache corrigés dans l'industrie.

TABLEAU D'ALLAITEMENT AU SEIN, PAR MARFAN

1er jour. . . .	4 tetées de	8 gr. =	32 gr. en 24 heures.	
2e — . . .	6 —	20	120	—
3e — . . .	7 —	50	350	—
4e — . . .	7 —	60	420	—
1er mois. . . .	7 —	80	560	—
2e — . . .	7 —	90 à 100	700	—
3e — . . .	7 —	100 à 120	840	—
4e et 5e — . . .	7 —	120 à 130	910	—
6e à 9e — . . .	6 —	150 à 170	1020	—

Quant au tableau que M. Marfan a établi pour l'allaitement artificiel avec le lait de vache coupé et additionné de lactose, nous en avons donné (v. p. 525) un extrait du 1er jour au 3e mois. On sait que M. Marfan ne donne le lait pur qu'à partir du 6e mois. Or, nous pensons que le lait pur devra être donné à partir du 1er ou du 2e mois au plus tard.

Laskine, à la suite des recherches que nous avons rapportées, admet les quantités suivantes de lait stérilisé pur. Ce sont des *poids moyens* pour une tetée, calculés d'après la capacité gastrique.

Pendant le 1er mois.	60	gr. par tetée.
— 2e et 3e mois.	70	—
— 4e et 5e —	100	—
— 6e —	120	—
A partir du 7e —	150	—

Comme on le voit, il existe entre les auteurs des divergences parfois assez marquées en ce qui concerne les chiffres. Mais ces différences sont surtout apparentes. En effet, les quantités ne sont pas les mêmes pour l'allaitement au sein et l'allaitement artificiel; elles diffèrent encore entre le lait de vache cru ou bouilli et le lait stérilisé, et selon qu'on coupe le lait ou qu'on le donne pur. Pour le lait stérilisé donné pur, les chiffres qui désignent la quantité totale à donner par jour ne différeraient pas beaucoup; seules les quantités de lait données par tetée pourraient présenter un certain écart, selon le nombre des tetées.

Pour nous, nous l'avons dit, qu'il s'agisse de lait stérilisé industriellement ou dans les familles, ce lait doit être donné pur (sauf généralement pendant les premières semaines), d'abord parce qu'il est très bien supporté, ensuite parce qu'il évite les manipulations toujours dangereuses du coupage.

Bien entendu, si l'on se trouvait en présence d'un de ces cas d'intolérance comme il s'en rencontre exceptionnellement, on se servirait des coupages de M. Marfan ou même des laits rectifiés, dits humanisés, de l'industrie, ou corrigés à domicile d'après le procédé de M. Dufour.

Quant à arrêter définitivement une table graduée fixant les quantités de lait à donner en 24 heures, le nombre des repas, et par conséquent la dose d'aliments qu'il convient d'administrer pour un repas, c'est une chose impossible et il serait imprudent de dresser un tableau invariable pour diriger l'allaitement artificiel de *tous les enfants*.

S'il est vrai que les quantités gravitent autour d'un chiffre correspondant à l'âge de l'enfant, il est vrai aussi, comme nous le savons, que la capacité gastrique varie suivant le poids de l'enfant, sa taille, et qu'il existe des susceptibilités individuelles, des conditions de santé, etc. En réalité les tableaux établis d'après l'âge ne doivent servir que de repères et c'est au médecin, guidé par la courbe des pesées, de modifier les quantités de lait par tâtonnements, selon l'état particulier de l'enfant. Le poids est un facteur très important dans la détermination du volume alimentaire des enfants et à ce point de vue il ne peut exister qu'une moyenne. En effet on ne peut pas davantage dresser un tableau ayant le poids de l'enfant pour base : on voit des athrepsiques de 6 mois ne pesant pas plus qu'un enfant normal de 2 mois : on rencontre souvent des enfants qu'une affection aiguë a amaigris considérablement. Il est clair que ces enfants ne doivent pas recevoir qu'une quantité de lait correspondant à leur poids accidentel et à l'âge d'un enfant de 4 mois plus jeune.

Il faut encore tenir compte de l'état de santé actuel de l'enfant, comme de l'état de son tube digestif, lequel a pu être défavorablement modifié par un régime défectueux antérieur : les fonctions de digestion et d'assimilation réclament alors un dosage particulier qu'il appartient au médecin de déterminer.

Une foule de considérations secondaires viennent s'ajouter à ces facteurs pour faire varier les quantités de lait à donner par tetée et par jour : mais au premier rang se trouve la courbe des pesées que le médecin doit toujours avoir devant les yeux pour diriger le régime alimentaire.

Nous verrons que l'enfant devrait être pesé tous les jours pendant la première semaine, tous les 8 jours au moins pendant les six premiers mois, puis tous les 15 jours. Un tableau graphique disposé à cet effet doit recueillir le chiffre des pesées qui seront ainsi comparées rapidement avec la courbe moyenne de Sutils, qui sert actuellement de repère à la plupart des médecins d'enfants, et qui peut être tracée à l'avance sur le quadrillage.

Pour le coupage, que l'on fait généralement subir au lait stérilisé pendant les premiers jours ou les premières semaines de l'allaitement, voici comment M. Marfan y fait procéder chez le nourrisson qui vient de naître.

« L'enfant qui vient de naître ne manifeste d'appétit que 12 ou 15 heures après la naissance. Il convient de le laisser tranquille pendant la première demi-journée de sa vie ; qu'on ne lui donne ni lait, ni eau de fleurs d'orangers, ni surtout de sirop de chicorée ; qu'on ne lui donne rien, pas même de l'eau pure. Après 12 ou 15 heures, lorsque l'enfant s'est débarrassé du méconium, de l'urine et des glaires, on donnera le premier repas. On fera prendre un mélange d'une cuillerée à café de lait stérilisé et d'une cuillerée à café d'eau lactosée bouillie ; 3 heures après, on présentera un mélange fait avec une cuillerée à dessert de chaque, et ainsi de suite toutes les 3 heures pendant la seconde journée ».

Ensuite, si l'enfant va bien (1), on donnera les jours suivants du lait coupé par moitié ou mieux par tiers seulement d'eau bouillie, si l'enfant le supporte. Et si tout va bien après 15 jours ou 3 semaines, on arrivera à diminuer de plus en plus l'eau du coupage pour ne plus faire prendre que du lait pur.

Dès que l'on donne le lait stérilisé pur, nous conseillons de s'en rapporter d'une façon générale à la table dressée par M. Variot et reproduite sur la bouteille-biberon graduée qu'il a fait construire et qui est distribuée aux nourrissons du Dispensaire de Belleville élevés artificiellement. Bien entendu, l'on aura soin de modifier les quantités suivant les écarts que pourrait présenter le poids de l'enfant et toutes les conditions physiologiques et pathologiques dont nous avons parlé.

Voici la reproduction de cette table-repère qui indique les quantités de lait à donner à chaque tetée, l'espace de temps à observer entre les tetées, le nombre de ces tetées et, en regard, l'âge de l'enfant.

M. Variot nous a fait remarquer que les chiffres de cette table sont des *chiffres maxima*, que l'on ne doit pas dépasser, en dessous desquels on doit généralement se tenir, constamment même pendant les premières semaines, car il est essentiel de ne pas dépasser la mesure de l'estomac si élastique du petit enfant. Cette graduation correspond en réalité à l'allaitement au sein, or nous avons dit que le lait de vache stérilisé doit être donné bien moins abondamment.

---

(1) Bien entendu, on ne s'inquiètera pas de la chute de poids qui se produit pendant les premiers jours, jusqu'à la chute du cordon, et qui est normale.

TABLE DU Dr VARIOT (BIBERON GRADUÉ)

AGE	QUANTITÉ DE LAIT PAR TETÉE	NOMBRE DES PRISES	INTERVALLES DES PRISES
1re semaine. . . .	15 à 30 gr.		
2e — . . .	45 —	9 tetées.	Toutes les 2 heures.
3e — . .	60 —		
4e — . . .	75 —		
6e — . . .	90 —		
9e — . . .	105 —	7 tetées.	Toutes les 2 heures 1/2.
3e mois.	120 —		
4e —	135 —		
5e —	160 —		
7e —	180 —		
9e —	200 —	5 tetées.	Toutes les 3 heures.
12e —	220 —		

Il est préférable en pratique de se guider sur une table indiquant des chiffres *maxima qu'il ne faut pas dépasser,* que de s'en rapporter à une moyenne. En effet, l'on s'aperçoit bien vite à la faible augmentation de poids que l'on ne donne pas assez ; il est plus difficile et plus grave de donner trop, car les inconvénients de la suralimentation ne se révèlent souvent que très tard.

Nous avons vu que les chiffres des auteurs varient beaucoup, mais nous n'avons pas reproduit les tableaux de certains auteurs allemands et autrichiens qui, comme le fait remarquer M. Marfan, donneraient, surtout Escherich (d'après une réclame allemande), 1 litre de lait centrifugé de Gaernter à l'âge de 5 semaines et plus d'un litre à 7 semaines ; ailleurs l'on voit un nourrisson recevoir 2 litres à 6 mois ! Et M. Marfan conclut : « J'engage mes confrères français à ne point s'aventurer à donner ces doses sans surveiller de très près les nourrissons ; avec les enfants *de notre race,* ils pourraient avoir de cruels mécomptes ».

Intervalle des tetées. — Sur ce point les auteurs ne sont guère d'accord qu'en ce qui concerne la nécessité de régler l'allaitement, d'observer des intervalles toujours les mêmes, des heures chaque jour semblables, — qu'il s'agisse du reste du sein ou du biberon : sur cette nécessité, l'accord est absolu.

Et cela, on peut le dire, est aussi bien dans l'intérêt des parents que dans celui de l'enfant. En effet, si c'est pour l'enfant une question de santé, c'est pour les parents affaire de tranquillité. L'enfant qui n'est pas réglé crie à tout instant, suivant son caprice, et ses réclamations sont impérieuses : toute la journée la mère est à ses ordres et ne peut avoir aucune occupation suivie : l'enfant prend quelques gorgées de lait et, satisfait, n'ayant aucun besoin réel, abandonne bien vite le sein ou le biberon pour le réclamer peu de temps après. La nuit, les parents sont éveillés à tout instant par les cris de l'enfant : repos et sommeil insuffisants pour l'un comme pour les autres, — et chacun a pourtant besoin de sommeil.

Mais si l'enfant mal réglé est insupportable pour son entourage, le retentissement que ce défaut de méthode a sur sa santé est autrement grave pour lui. Son tube digestif, ce réactif du bas-âge, fonctionne mal et est troublé à chaque instant.

Rien n'est plus néfaste en effet que ces prises de lait trop rapprochées, alors que l'estomac n'est pas encore débarrassé du dernier repas. L'organe ne se vidant jamais complètement, devient le siège de toutes sortes de fermentations par suite de la stagnation permanente du lait caillé : la digestion se fait mal, et les fonctions intestinales ne tardent pas à être troublées à leur tour. Il en résulte des vomissements et de la diarrhée.

Il faut donc observer une règle sévère dès le début de l'allaitement, grâce à laquelle l'enfant sera gai, ne criera pas à tout propos et ne réclamera sa nourriture qu'aux heures exactes où l'on doit la lui donner. La nuit il ne s'éveillera également que « lorsque la pendule indiquera que l'heure du repas est arrivée ».

Comme le dit très bien M. Marfan, si l'on s'astreint à observer cette règle des intervalles, on n'aura qu'à s'en louer et on évitera ces gastro-entérites dyspeptiques dont l'origine est dans la surcharge stomacale. Qu'on sache bien d'ailleurs qu'il est facile de régler un nourrisson : il suffit de se résigner à l'entendre crier un ou deux jours ou une ou deux nuits et de se montrer pour une fois impitoyable : l'enfant ne souffre pas, on le sait, et pour ces cris sans motif, il n'y a que les oreilles qui peuvent être *déchirées* et non le *cœur*, comme certaines mères faibles le prétendent. Pour quelques cris que nécessite ce *dressage*, du reste rapide, combien n'en évitera-t-on pas dans l'avenir, qui pourraient bien être alors des cris de douleur.....

Rien n'est plus funeste que l'habitude d'alimenter l'enfant pour l'empêcher de crier. Lorsqu'on est bien sûr qu'il ne crie que par caprice et non pour une autre cause, il faut le laisser exercer son larynx et ne lui présenter son repas qu'à l'heure voulue. Au bout de très peu de temps l'habitude en est prise par lui.

Mais quel est l'intervalle à ménager entre les tetées?

La durée du séjour du lait dans l'estomac n'est pas très bien fixée. Unger pense que le temps nécessaire à l'évacuation de l'estomac est plus long chez les enfants nourris artificiellement, mais que l'estomac est toujours vidé au bout de 2 heures. Aussi prendra-t-on cet intervalle de 2 heures comme un minimum et jamais l'on ne donnera rien à l'enfant pendant ce temps ; jamais une tetée ne doit commencer avant que l'estomac soit non seulement complètement vidé, mais encore reposé.

Sans nous arrêter aux prétentions d'Artinieff, qui estime qu'il faut bien 4 heures pour digérer complètement le lait de vache, chez l'enfant (expériences de Biedert et Radenhausen), et que par conséquent il faut donner très régulièrement toutes les 4 heures, jour et nuit, — nous dirons que la plupart des auteurs admettent, comme Bézy, 2 heures d'intervalle entre les tetées pendant les premiers mois, 2 heures et demie vers le 2e mois, 3 heures vers le 6e mois, l'estomac recevant à chaque fois des quantités de plus en plus grandes.

Pourtant, d'après M. Marfan, il ne faut donner le sein ou le biberon que toutes les 3 heures. « La plupart des auteurs, dit-il, indiquent toutes les 2 heures ou toutes les 2 heures et demie : l'expérience m'a appris que, sauf quelques cas exceptionnels, il y a tout avantage à éloigner les tetées plus que ne l'indiquent les classiques ; d'un autre côté les lavages de l'estomac montrent qu'il faut environ 3 heures pour la digestion du lait dans la cavité gastrique du nourrisson. »

Mais nous pensons que cette longue durée ne se rencontre que chez des enfants dyspeptiques dont la digestion est retardée. En effet, la plupart des auteurs indiquent les intervalles successifs de 2, 2 et demie et 3 heures, de plus en plus éloignés à mesure que l'enfant croît et fait des repas plus copieux.

C'est ainsi que procèdent M. Budin, M. Chavane, M. Variot, et jamais il n'a été constaté que cette distance laissée entre les prises de lait soit insuffisante et qu'il en résulte quelque trouble que ce soit. Nous nous en rapporterons donc pour cela au tableau de M. Variot et nous engagerons à donner le biberon toutes les deux heures pendant les 4 premières semaines, toutes les 2 heures et demie jusqu'au 5e mois, et enfin toutes les 3 heures. On voit que ces données coïncident aussi avec celles de M. Bézy.

Nous pensons également qu'une seule tetée par nuit suffit, sauf peut-être pendant les premières semaines. Au 6e mois on doit être arrivé à supprimer complètement la tetée de la nuit.

D'ailleurs on peut se reporter au tableau graphique n° 67 de l'observation d'un enfant élevé dans sa famille par une mère intelligente et dévouée qui a observé méticuleusement toutes les indications imposées par le médecin et a consigné avec soin elle-même les pesées et les épisodes — négatifs du reste — de l'allaitement, sur un registre régulièrement tenu. Les résultats ont été excellents et la mère a été largement récompensée de sa peine et de son attention, par la joie qu'elle a eue de voir son enfant, parfaitement portant, éviter jusqu'au moindre dérangement. Cet enfant, rappelons-le, a été nourri entièrement au lait stérilisé pur à partir du 3e mois (lait stérilisé industriellement).

Voici quels sont les intervalles et les heures des tetées qui furent toujours exactement observés :

Du 1er au 3e mois, 9 tetées, à 4 h., 7 h., 9 h., 11 h., 1 h. 1/2, 4 h., 6 h., 8 h., 11 h.
Du 3e au 6e mois, 7 tetées, à 3 h , 7 h. 1/2, 10 h. 1/2, 1 h., 3 h. 1/2, 6 h. 1/2, 10 h.
A partir du 6e mois, 6 tetées, à 7 h., 10 h., 1 h., 4 h., 6 ou 7 h., 9 h. 1/2.

CHAPITRE III

LE BIBERON

Le biberon! ce mot seul sonne mal à l'oreille; c'est un instrument meurtrier! et en se prononçant ainsi, chacun accuse du même coup contenant et contenu, sans distinction, et souvent aussi quel que soit le contenant.

Pourquoi le biberon est-il nuisible? par son contenu la plupart du temps. Or nous avons vu ce que doit être le lait destiné à l'allaitement artificiel de l'enfant. Mais il ne suffit pas de mettre dans le biberon un liquide alimentaire sain et pur, il faut encore que l'instrument soit en bon état, bien approprié à sa destination et ne contamine pas, n'infecte pas le contenu.

Nous ne ferons pas l'historique, pourtant si intéressant, des divers instruments, que M. Auvard et M. Dufour ont bien étudiés, à l'aide desquels on a fait boire les nourrissons à toutes les époques, pas plus que nous ne passerons en revue les modèles employés dans les divers pays.

Du reste le progrès a fait en ce sens cette chose surprenante de simplifier au lieu de compliquer... ce qui n'est malheureusement pas du goût du public qui accorde encore sa faveur, dans bien des milieux, au *biberon à tube*, cet engin meurtrier que le progrès d'hier avait imaginé pour faciliter la tâche des mères et des nourrices et non pas, nous l'espérons, pour tuer les enfants, ce qui est pourtant la conséquence à peu près assurée de son emploi.

Certains industriels ont en effet employé les ressources si étendues et si dispendieuses de la réclame moderne pour faire adopter les trop fameux biberons à tube qui coûtent plus cher et rapportent à leurs fabricants bien plus que les modèles simples. Comme on tend assez volontiers à notre époque à préférer les choses compliquées, avec l'idée, si souvent fausse, que plus il y a d'organes dans un instrument, plus il approche de la perfection, — cédant à l'obsession de la réclame sous toutes ses formes qui finit par imposer à la vue et à l'ouïe du public le prestige d'un objet tellement recommandé, — l'usage néfaste du biberon à tube de caoutchouc devint bientôt absolument général... et il fut d'un bel appoint aux tables de la mortalité infantile.

En ces dernières années, la notion de propreté, d'asepsie s'imposant de plus en plus aux médecins, ceux-ci comprirent enfin tout ce qu'un pareil instrument offrait de dangers par son nettoyage difficile, impossible. Mais le biberon à tube avait fait son chemin dans le public et s'était imposé si bien qu'actuellement encore on trouve dans les *grandes villes* beaucoup de ces engins meurtriers et que les médecins ont toutes les peines du monde à en faire comprendre les dangers aux mères.

Et pourtant, que de fois n'a-t-on pas mis sous les yeux des intéressés les résultats déplorables de sa pratique. Nous ne voulons pas rapporter ici les faits innombrables qui montrent ses mortels inconvénients. Qu'il nous suffise de rappeler que M. Fauvel, en recherchant les causes de diarrhées survenues il y a quelques années dans les crèches de Paris, eut l'idée d'étudier les biberons et les tetines qu'on y employait. Il trouva qu'ils avaient une odeur fétide provenant surtout de vieux caillots de lait oubliés dans les caoutchoucs. Au milieu de ces grumeaux, les bactéries foisonnaient... et sur 31 biberons pris dans 10 crèches, il y en avait 28 mauvais!

A la suite de cette découverte, l'Académie de médecine, dans sa séance du 17 mai 1881, souhaita de voir cet engin disparaître de l'alimentation infantile. Mais on reconnut la difficulté de l'interdiction, et des jurisconsultes déclarèrent, en 1886, que la liberté du commerce et de l'industrie ne permet pas d'interdire la vente de cet instrument. Tout ce que l'on put faire fut d'en interdire *l'emploi*, par ordre des préfets et encore dans une certaine mesure. C'est ainsi qu'on a décidé que les nourrices qui s'en servent n'ont pas le droit de concourir pour les récompenses! Pourtant une circulaire du service de l'hygiène au Ministère de l'Intérieur fut plus nette et plus explicite, en 1895, surtout en ce qui concerne les nourrices surveillées: on n'y impose pas, comme on l'a dit, le *biberon administratif* obligatoire, car on ne recommande aucune espèce d'instrument plus qu'une autre: on interdit seulement les engins meurtriers et jamais on ne saura trop prendre de mesures contre eux, puisqu'en plein Paris, on rencontre chaque jour, par les rues ou dans les salles de consultation, des mères et des nourrissons avec le susdit biberon à tube.

C'est qu'il est bien commode ce biberon! et les nourrices qui en font usage ne lèvent presque jamais leur nourrisson pour le faire boire. L'instrument est placé entre le berceau et la paillasse, la tetine dans la bouche du bébé qui barbotte à volonté dans son lait jusqu'à ce qu'il s'endorme. De cette façon, à la saleté qui résulte de la difficulté de son nettoyage et de son entretien, le biberon à tube ajoute encore le danger de la suralimentation et de l'allaitement non réglé. Sa *commodité* doit donc le faire condamner. Mais croire que même les mesures administratives prises contre cet appareil auront raison de l'habitude prise, c'est bien peu connaître l'esprit routinier des femmes qui se livrent à l'allaitement mercenaire et l'indolence d'un grand nombre de mères. C'est ainsi que déjà les nourrices, auxquelles le biberon sans tube a été imposé, ont trouvé des procédés pour le transformer en appareil à aspiration continue, afin de n'avoir pas à lever l'enfant au moment de la tetée... et le gavage continue, si l'empoisonnement par le tube de caoutchouc a diminué.

Néanmoins, il faut espérer que, chacun s'en mêlant, l'administration d'une part, les médecins et les sages-femme de l'autre, — les industriels, qu'on ne peut atteindre dans leur industrie, cesseront de fabriquer de semblables instruments dont l'usage s'éteindra ainsi plus sûrement que par les conseils aux femmes mercenaires surtout.

Voilà pour cet engin de mort, le biberon à tube, auquel il faut rapporter la moitié des insuccès de l'allaitement artificiel.

Nous ne dirons pas grand'chose des instruments différents du biberon employés quelquefois, comme le verre, le petit pot, la cuiller, qui n'ont leur indication dans l'allaitement des jeunes nourrissons que dans des cas bien déterminés, c'est-à-dire des exceptions : malformation labiale, linguale ou palatine, faiblesse congénitale ou acquise, ne permettant pas aux enfants de faire l'effort nécessaire pour teter.

Comme le fait justement remarquer M. Marfan, « l'usage du verre a été repoussé pour les enfants âgés de moins d'un an : le nourrisson a de la peine à s'habituer à la déglutition dans la timbale et il avale trop rapidement beaucoup de lait en même temps que beaucoup d'air.

« Pour allaiter à la cuiller il faut beaucoup de temps, de patience et de soin ; cet instrument doit être réservé également aux enfants débiles ou malformés ».

Si M. le Pr Tarnier préférait le verre au biberon, c'était pour les inconvénients graves de ce dernier tel que nous l'avons montré tout à l'heure. Aujourd'hui ce motif n'a plus de valeur.

Le *seul biberon* doit être une bouteille de verre, à col large et de nettoyage intérieur facile, auquel on adapte une tetine en caoutchouc. Si l'on emploie le lait stérilisé en petites bouteilles, ces simples petites fioles suffiront, puisque chacune renferme la quantité de lait qu'on ne doit pas dépasser par tetée.

Si l'on use du lait stérilisé industriellement, cela ne suffit plus et c'est dans ce cas que l'on devra s'attacher aux soins de propreté les plus méticuleux. Nous avons vu que la détermination précise de la quantité à prendre par tetée est capitale ; aussi ne devra-t-on se servir que d'un flacon gradué permettant de doser exactement le liquide : c'est l'avantage que présente le biberon gradué imaginé par M. Variot qui en a fait construire deux modèles, l'un de 150 grammes, l'autre de 250 grammes.

De cette façon, on ne risquera jamais de s'en rapporter au plus ou moins d'appétit de l'enfant et ce sera le meilleur moyen de régler cet appétit.

Comment doit-on procéder avec le lait stérilisé industriellement ?

La bouteille de lait stérilisé sera débouchée et avant tout la mère devra goûter son contenu pour s'assurer qu'il n'a pas de mauvais goût (elle aura refusé bien entendu les bouteilles où la séparation de la matière grasse est exagérée), car on sait que, malgré tous les soins, il peut se glisser, dans le nombre, des bouteilles dont la stérilisation ou le bouchage n'a pas été parfait et dont le lait est avarié.

La bouteille, ayant été au préalable tiédie et agitée pour mélanger le beurre qui aurait pu se réunir à la surface, on versera dans la fiole-biberon graduée la quantité de lait indiquée par le médecin et l'on aura soin de reboucher *immédiatement* et hermétiquement la grande bouteille, afin que le lait ne soit pas au contact de l'atmosphère jusqu'à la prise suivante. Cette bouteille sera mise au frais.

Certains auteurs, comme Henoch, ne voient aucun inconvénient à donner le lait froid, mais nous croyons, comme M. Marfan, qu'il est préférable de faire tiédir le liquide, au moins légèrement, afin de se rapprocher autant que possible des conditions de l'allaitement naturel. Pour cela on plongera la bouteille dans l'eau chaude à 40° ou 50° environ, de façon que le lait se tiédisse en 2 ou 3 minutes.

La tetine, qui coiffe le goulot de la fiole et sert de mamelon artificiel, doit être en caoutchouc sans odeur et sans alliage de soufre, de plomb ou de toute autre substance dangereuse. « Elle est percée à son extrémité d'une ouverture triangulaire analogue à une piqûre de sangsue, constituant une valvule qui s'ouvre par la succion. La pénétration de l'air est assurée par un orifice semblable fixé à la base de la tetine, près du goulot de la fiole ». Plus simplement, on peut la percer de plusieurs coups de pointe de ciseaux ou encore de simples petits trous placés à différentes distances.

On a fait également des bouteilles à deux ouvertures pour que le biberon ait une prise d'air. Ces instruments sont excellents pour ce qu'ils facilitent le nettoyage ; quant à la prise d'air elle n'est pas nécessaire ; dans les intervalles de la succion, l'air rentre par les trous de la tetine (Variot).

L'enfant exerce la succion sur la tetine, comme sur le sein maternel. De cette façon il peut teter et cet acte stimule les contractions péristaltiques et les sécrétions du tube digestif, comme le fait remarquer M. Marfan, d'après Spallanzani et Brown-Séquard : le liquide n'est dégluti que lentement, ce qui en permet une meilleure élaboration : de plus, dernier avantage, dans l'allaitement mixte, grâce à ce biberon, l'enfant ne se déshabituera pas de la succion.

On a reproché à la tetine, ajoute M. Marfan, d'exiger un certain effort de succion et de ne livrer passage au lait que d'une manière assez irrégulière. Aussi M. Constantin-Paul et M. Budin ont-ils imaginé des dispositifs pour y remédier : mais ils n'y sont arrivés qu'en compliquant l'appareil. C'est ainsi que M. Budin a imaginé une tetine spéciale, le galactophore, présentée dans la thèse de Chavane, laquelle tétine assure la succion et la prise d'air nécessaire à la succion par un double tube nickelé. Le biberon de C. Paul et le galactophore de Budin seraient excellents s'ils étaient moins compliqués : le tube à air du galactophore se bouche facilement et son nettoyage est difficile. Enfin, encore une fois, la rentrée de l'air se fait fort bien sans cela par les seuls trous de la tetine.

L'exemple de Fauvel que nous citons plus haut montre avec

quel soin il faut nettoyer biberon et tetine. Encore faut-il que ces pièces s'y prêtent facilement ; c'est pourquoi l'instrument le plus simple est le meilleur, puisqu'il est le plus facile à nettoyer. C'est pour cela surtout qu'il faut rejeter le biberon à tube dont le procès a été fait sans appel possible, comme le dit Marfan : c'est pourquoi les galactophores doivent être également abandonnés. Comme, d'autre part, l'avantage des biberons modernes est encore de forcer la mère à tenir elle-même la bouteille, à rester près de l'enfant pendant qu'il tette et à limiter ainsi la quantité de lait absorbé, nous pouvons dire que tout appareil en verre parfaitement lisse et sans anfractuosités ni rugosités intérieures, à goulot large, d'un nettoyage facile, sans tube de verre, de métal ou de caoutchouc, avec une simple tetine en caoutchouc pouvant se retourner en doigt de gant, — quelle que soit du reste la forme, plate, arrondie ou cylindrique de la bouteille, — sera un bon instrument. Toutefois la préférence sera donnée à la simple fiole graduée à l'extérieur, fiole de pharmacien par exemple, qui permet de mesurer exactement la dose de lait.

Avant d'examiner quels soins de propreté et d'entretien doivent être donnés à la bouteille et à la tetine, il est une double recommandation qui doit être toujours observée. D'abord, que l'enfant ait achevé ou non la quantité de lait qui avait été mise dans la fiole graduée, il ne doit pas teter plus de dix minutes, à moins de circonstances particulières, et, pour aucun motif, jamais le biberon ne doit être laissé aux mains de l'enfant : il doit toujours être tenu par la mère. En effet, l'on voit trop souvent certaines mères qui, au lieu de donner des habitudes à leurs enfants, se laissent imposer celles que ceux-ci prennent *si vite*, et abandonnent par exemple le biberon, même vide, aux mains du bébé qui s'en fait un jouet, barbotte dedans et bientôt s'endort la tetine aux lèvres. Cette mauvaise habitude est nuisible et l'entretien du biberon et de la tetine devient plus difficile.

D'autre part, si l'enfant a laissé du lait dans son biberon, ce lait ne doit *jamais* servir pour la tetée suivante. Le flacon doit être vidé de son contenu.

Le biberon doit être, aussitôt après la tetée, nettoyé à l'eau de savon chaude (Carstens) ou à l'eau chaude chargée de carbonate de soude, brossé ou écouvillonné. La tetine doit être retournée et brossée soigneusement de la même façon. Puis la bouteille, dans laquelle il ne reste aucun trouble, et la tetine parfaitement nette sont plongées rapidement dans l'eau bouillante. Si ce plongeage fait casser quelques flacons et user vite la tetine, il n'en coûte guère pour les remplacer, et l'on s'assure du moins une propreté certaine de ces pièces.

Nous recommanderons de ne jamais nettoyer les flacons avec de la grenaille de plomb, car Uffelmann a cité un cas d'intoxication saturnine chez un enfant dont le biberon était ainsi lavé.

Pendant l'intervalle des tetées le biberon et la tetine, ainsi aseptisés, seront plongés dans l'eau boriquée ou même dans l'eau fraîche, ou encore dans une boîte métallique nickelée et souvent nettoyée à l'eau bouillante.

CHAPITRE IV

SURVEILLANCE ET CONTROLE DE L'ALLAITEMENT. — PESÉES EXAMEN DES MATIÈRES FÉCALES

L'allaitement doit être soigneusement surveillé chez les nourrissons, plus encore chez ceux qui sont nourris artificiellement, et il n'est pas de signe, aussi insignifiant qu'il puisse paraître, qui ne doive solliciter l'attention de ceux qui ont la charge lourde et la responsabilité de cette direction. Le moindre symptôme a sa valeur et, dès que survient quelque chose d'imprévu, il faut s'inquiéter aussitôt de rechercher dans l'alimentation, dans l'hygiène générale si une faute n'a pas été commise, afin d'y remédier au plus vite. En effet, l'on doit savoir que si l'organisme délicat des jeunes nourrissons est facilement impressionné et réagit vite, parfois d'une façon disproportionnée à la cause, il faut aussi parfois bien peu de chose pour rétablir l'équilibre détruit, à condition qu'on n'attende pas que des lésions véritables se soient établies. La caractéristique de la pathologie infantile est la rapidité d'évolution des affections et le retentissement prompt et énergique de celles-ci sur l'état général; mais par contre la thérapeutique et surtout l'hygiène font merveille, parfois avec des ressources insignifiantes en apparence, à la condition qu'elles interviennent au plus tôt.

L'aspect général, le facies, l'état des téguments, la souplesse de l'abdomen, le sommeil, l'appétit, l'agitation ou l'apathie, la somnolence de l'enfant, son plus ou moins de gaieté, les plaintes ou les cris pouvant trahir une souffrance réelle, sa sensibilité au froid, — tout cela en général, et chacun de ces indices en particulier, doit attirer l'attention et peut donner de précieuses indications pour la recherche de symptômes plus précis capables de dévoiler une affection commençante que le plus souvent la rectification d'un détail d'hygiène ou d'alimentation suffira à enrayer. Mais c'est surtout l'examen des selles et des urines et l'observation de la courbe des pesées régulières qui fourniront les renseignements les plus précis sur l'état de la digestion et de la nutrition et qui seront les véritables guides de l'allaitement, en indiquant à la fois si le régime est convenable en qualité et en quantité.

Quand les digestions sont bonnes, les garde-robes sont d'un beau jaune clair, elles ont la consistance d'une bouillie épaisse; elles sont homogènes et inodores surtout chez les enfants au sein. On a comparé avec raison leur aspect à celui des œufs brouillés (Tarnier et Chantreuil).

Leur nombre, chez le nourrisson bien portant, est de 2 à 4 par jour dans les commencements, puis de 1 à 2 plus tard. Elles sont légèrement acides, d'où l'irritation facile de la peau en contact avec elles.

D'après Bouchaud, le poids des fèces évacuées chaque jour est de 80 grammes environ chez un enfant à la mamelle ; d'après Camérer il correspond à 1/1000 du poids du corps et, d'après Uffelmann, a 3 grammes par kilogramme d'enfant. Icard fait remarquer que les selles, plus copieuses chez les enfants allaités artificiellement, correspondent à peu près à 43 grammes par 1000 grammes de lait de vache absorbé.

Les enfants, étant donnée leur alimentation liquide, urinent relativement beaucoup plus que les adultes. La quantité d'urine émise par 24 heures serait de 68gr,5 par kilogramme d'enfant pendant le 1er mois (Parrot et A. Robin), de 90 grammes par kilogramme pendant le 3e mois (Vierordt), de 150 grammes par kilogramme à 5 mois (Camerer), — tandis que chez l'adulte elle n'est que de 20 à 25 grammes par kilogramme du corps en 24 heures.

L'urine des enfants pendant les premiers jours de la vie est colorée (perte de poids), puis elle devient de plus en plus pâle et finit par être presque incolore. Sa réaction est neutre (Parrot et A. Robin).

Les vomissements indiquent que l'enfant prend trop de nourriture, quand il n'a pas de gastro-entérite ; ils se font alors sans effort, ce sont des régurgitations : l'enfant rend le trop plein de son estomac en lait *caillé*. Il faut alors régulariser les repas et diminuer un peu la quantité de lait.

En somme, il est absolument indispensable que les fonctions stomacale et intestinale soient normales et éviter la constipation et surtout la diarrhée si légère soit-elle. Rien n'est plus facile le plus souvent que de combattre victorieusement les différents troubles qui surviennent du côté de l'appareil digestif, si on les prend au début, puisqu'il suffit de régler l'allaitement.

Enfin on s'inquiétera de l'éruption dentaire qui, si elle était trop retardée (1), devrait donner au médecin des indications spéciales, de même que de l'état de la grande fontanelle qui doit commencer à se rétrécir vers 6 ou 7 mois et se fermer entre 15 et 18 mois.

En cas de retard notable de ces deux fonctions, c'est souvent un allaitement défectueux qui doit être incriminé.

Mais le principal moyen de contrôle du succès de l'allaitement, celui qui donne des notions précises et régulières, toujours comparables entre elles, sur les progrès physiques de l'enfant et le profit qu'il tire de son allaitement, c'est la courbe des pesées fréquentes et régulièrement faites qui renseigne très exactement sur l'état de la nutrition.

Il est absolument indispensable de peser fréquemment le nourrisson pour avoir la certitude rigoureuse, mathématique, que l'enfant est bien nourri, qu'il profite bien, ce qui sera indi-

(1) Les premières incisives doivent sortir vers 7 mois.

qué par l'accroissement progressif, régulier et relativement normal de son poids. « La pesée régulière est le meilleur moyen de garantir la vie des nouveau-nés » (Budin).

Tout enfant, nourri au sein ou au biberon, doit être pesé régulièrement : tous les jours pendant les premières semaines, toutes les semaines ensuite jusqu'au sevrage, ou au moins tous les 15 jours à partir de sa première année.

Peu importe, du reste, l'appareil qui doit servir aux pesées, que ce soit un pèse-bébé spécial ou simplement la balance d'un fournisseur : dans ce cas il suffit de peser l'enfant tout habillé, puis, après l'avoir changé, de peser ensuite ses vêtements, pour avoir le poids net en défalquant le second poids du poids total.

M. Marfan donne les indications suivantes :

Le poids moyen à la naissance est de $3^{kgr},250$. Après les 300 grammes au maximum que l'enfant perd de la naissance au moment de la chute du cordon, c'est-à-dire à partir du 4e jour, l'enfant reprend son poids qui redevient égal au poids initial vers le 10e jour environ. Dès lors ce poids augmente régulièrement de 20 à 40 grammes par jour pendant les 5 premiers mois, de 10 à 15 grammes pendant les 7 suivants, de façon qu'à 1 an, le poids est triple de celui de naissance, soit 9 kilogrammes environ.

M. Le Gendre pense, comme Tarnier et Chantreuil, qu'en pratique il suffit de savoir qu'un enfant doit gagner la première année.

Pendant les 4 premiers mois. . . .	30 à 20 gr.	par jour.
Pendant les 4 mois suivants. . . .	20 à 10	—
Pendant les 4 derniers mois. . . .	10 à 5	—

les chiffres les plus bas correspondant toujours à l'âge le plus avancé.

D'après M. Plateau, un enfant pesant à sa naissance 3 kilogrammes à $3^{kgr},500$, devra augmenter d'environ 600 à

700 grammes par mois pendant les 4 premiers mois, puis de 500 à 400 grammes les 4 mois suivants et de 400 à 200 grammes les 4 derniers mois de sa 1re année — tout cela progressivement, bien entendu. En d'autres termes, un enfant de 3 kilogrammes doit gagner 25 grammes par jour pendant le 1er mois, 23 à 22 grammes les 2e et 3e mois, 20 grammes le 4e mois, 18 grammes le 5e mois et ainsi de suite en diminuant de 2 grammes par jour, tous les mois, jusqu'au 24e mois, époque à laquelle il ne devra plus gagner, pendant les 2 derniers mois de sa deuxième année, que de 5 à 6 grammes par jour.

D'après M. Budin, on doit avoir :

Pendant	les 2 premiers mois,	un accroissement de	25 à 30 gr.	par jour en moyenne.
—	3e et 4e mois,	—	20 à 25	—
—	5e et 6e mois,	—	15 à 20	—
—	7e et 8e mois,	—	10 à 15	—
—	4 derniers mois de la 1re année.		5 à 10	—

Au bout du 1er mois, l'enfant a gagné 800 à 900 grammes environ : au bout de la 1re année il pèse de 8 à 9 kilogrammes.

M. Marfan a dressé un tableau qui présente les poids moyens, en chiffres ronds, de 16 nourrissons qu'il a suivis régulièrement. Nous résumons ce tableau. Il s'agit d'enfants tous élevés au sein et qui n'ont pas eu de maladie sérieuse.

AGE	GARÇONS	FILLES	AGE	GARÇONS	FILLES
Naissance. .	3,250 gr.	3,000 gr.	8 mois. . .	7,900 gr.	7,650 gr.
1 mois. . .	3,750	3,500	10 — . .	8,500	8,250
2 — . .	4,500	4,250	1 an. . . .	8,950	8,700
4 — . .	6,000	5,750	2 ans. . .	11,000	11,000
6 — . .	7,150	6,900			

Voici le tableau d'augmentation moyenne quotidienne et mensuelle et de poids effectif moyen du nourrisson pendant les

12 premiers mois, dressé d'après les tables de Bouchaud, Albrecht, Fleischmann, Biedert et Bowditch. Les chiffres représentent des grammes.

AGE	AUGMENTATION QUOTIDIENNE		AUGMENTATION MENSUELLE		POIDS MOYEN EFFECTIF
	Des Auteurs	Fleischmann	Des Auteurs	Bouchaud	Bouchaud
Naissance. .	»	»	»	»	3,250
1er mois. .	30,6	35	918	750	4,000
2e — .	31,0	32	930	700	4,700
3e — .	27,4	28	822	650	5,350
4e — .	22,4	22	672	600	5,950
5e — .	18,0	18	540	550	6,500
6e — .	14,8	14	444	500	7,000
7e — .	12,8	12	384	450	7,450
8e — .	11,4	10	342	400	7,850
9e — .	11,0	10	330	350	8,200
10e — .	8,4	9	252	300	8,500
11e — .	7,4	8	222	250	8,750
12e — .	5,6	6	168	200	8,950

Mais les chiffres de Bouchaud sont un peu faibles et ne tiennent pas compte de la progression décroissante que l'on observe dans l'augmentation du poids des nouveau-nés et qui se ralentit à mesure que l'enfant avance en âge.

D'après l'ensemble des auteurs, un enfant qui pèse 7 livres et demi à la naissance devra peser 15 livres au 5e mois et 22 livres et demi au 12e mois. Dans la seconde année l'augmentation du poids total sera d'environ 5 livres, puis de 4 livres seulement environ chaque année suivante jusqu'à 8 ans (Variot).

Odier adopte la moyenne générale suivante, afin que les chiffres, si importants pour guider dans la pratique, se retiennent facilement:

L'augmentation de poids doit être de 30 gr. par jour en moyenne pendant les 5 1ers mois
— 20 — jusqu'à 8 mois.
— 10 — jusqu'à 1 an.

Mais plus récemment le Dr Sutils, de la Chapelle-la-Reine (Seine-et-Marne), qui depuis longtemps s'occupe particulièrement de cette question, a dressé un tableau de poids moyens des enfants et d'accroissement normal, dont les chiffres font actuellement autorité et d'après lesquels nous avons fixé la courbe normale ou moyenne de repère, indiquée dans nos graphiques d'observations par un tracé fin, pour les 12 premiers mois.

Nous reproduisons ici, tel que l'a publié M. Sutils, en 1889, le tableau d'accroissement en poids pendant les 2 premières années de la vie.

MOIS	POIDS MOYEN	ACCROISSEMENT MOYEN EN POIDS	
		Par Mois	Par Jour
Naissance.	3,000 gr.	»	»
1 mois.	3,750	750 gr.	25 gr.
2 —	4,450	700	23
3 —	5,100	650	22
4 —	5,700	600	20
5 —	6,250	550	18
6 —	6,750	500	17
7 —	7,200	450	15
8 —	7,600	400	13
9 —	8,000	400	13
10 —	8,350	350	12
11 —	8,700	350	12
12 —	9,000	300	10
13 —	9,300	300	10
15 —	9,550	250	8
16 —	9,800	250	8
17 —	10,050	250	8
18 —	10,300	250	8
19 —	10,500	200	6,50
20 —	10,700	200	6,50
21 —	10,900	200	6,50
22 —	11,100	200	6,50
23 —	11,250	150	5
24 —	11,400	150	5

Enfin nous donnons ici la courbe indiquant l'augmentation mensuelle pendant les 2 premières années, d'après les chiffres de M. Sutils.

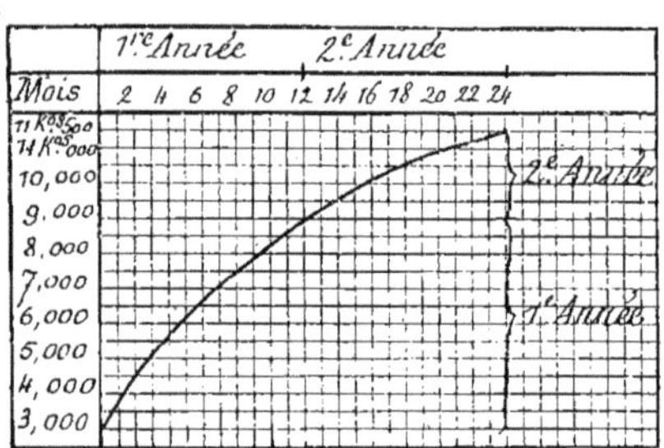

Courbe indiquant l'augmentation mensuelle moyenne des enfants en poids, pendant les 2 premières années (Sutils).

C'est cette pratique des pesées hebdomadaires qui est suivie dans les consultations de nourrissons, les dispensaires et les hôpitaux et qui permet au médecin de se rendre compte rapidement, lorsqu'on lui présente l'enfant avec la fiche où sont inscrites les pesées, si cet enfant se développe régulièrement.

Lorsque le poids ne s'accroît pas suffisamment, le médecin recherche aussitôt s'il n'y a pas une erreur d'allaitement ou une maladie du nourrisson. En interrogeant la mère, il contrôle si la quantité de lait prescrite par tetée n'est pas dépassée ou si elle est atteinte, si les intervalles des prises sont régulières, si le lait est de bonne qualité, s'il a bien été donné pur et non coupé de ces mélanges que, dans le peuple, on impose si volontiers aux enfants, si on n'a pas donné d'autre aliment que le lait. Et l'on trouvera presque toujours une faute ou une erreur commise.

La suralimentation se traduira par un excès d'accroissement en poids, mais l'on y remédiera vite, car bientôt cette faute de diététique aura pour conséquence un arrêt de croissance, dès que le tube digestif aura réagi par l'entérite et la dyspepsie.

Si rien, dans l'allaitement et l'hygiène, n'a pu provoquer un arrêt de croissance, c'est que l'enfant souffre autrement. Au point de vue pathologique, les pesées sont pour le médecin comme un réactif précieux de l'état de santé du nourrisson, si fragile, et dont le poids stationne ou diminue au moindre trouble. C'est ainsi que souvent la courbe des pesées pourra révéler une affection naissante : comme l'a fort bien montré M. Sutils, « tous les accidents de quelque valeur sont marqués par le pesage d'une façon claire, soit au moment où ils se produisent, soit, ce qui est beaucoup plus précieux, *un certain temps à l'avance* ».

« En somme, conclut M. Sutils, le pesage indique tous les accidents que subit l'enfant, le degré de perturbation apporté dans son état, la durée de l'influence perturbatrice ; il *juge* l'alimentation et le traitement d'une maladie en général ».

CHAPITRE V

ALIMENTS AUTRES QUE LE LAIT. — ÉPOQUE A LAQUELLE ON PEUT EN COMMENCER L'USAGE

M. Marfan estime que « jusqu'au 10e mois, le lait doit être la seule nourriture de l'enfant. On peut commencer à donner une bouillie à cet âge, lorsque le nourrisson est sain, ne présente pas de troubles digestifs, et possède au moins 4 incisives. Dans les cas contraires, il vaut mieux attendre jusqu'aux 12e ou 14e mois, et jusque-là on continuera à ne donner que du lait à la dose de 1,000 ou 1,200 grammes par jour ».

Cela doit être la règle primordiale de l'élevage des nourrissons, car rien ne saurait dans le 1er âge remplacer le lait, « ce sang, disait A. Paré, qui monte aux mamelles et se convertit en lait ! » Est-ce que chez les animaux mammifères, l'on ne voit pas les petits, guidés par un merveilleux instinct, rechercher la mamelle de leur mère et se faire du lait une nourriture exclusive durant les premiers temps de leur vie ? Pourquoi vouloir, pour les nourrissons des hommes, transgresser les lois et les précautions de la nature qui a pris soin de ne faire apparaître les dents de l'enfant que très tard au moment seulement où le tube digestif, complètement développé, devient apte à recevoir autre chose que le lait. Il faut se conformer aux indications de la nature prévoyante et suivre ses règles ; tout l'indique, et surtout les inconvénients qu'on éprouve à les mépriser et à n'en pas tenir compte.

Les médecins doivent donc, — nous ne craignons pas de revenir sur ce point, — s'attacher à faire disparaître de l'esprit des mères et des nourrices ce préjugé qui consiste à croire qu'un enfant qui ne prend que du lait doit être faible, pâle, long à mettre ses dents, à marcher, à se développer de toutes façons (1). Si l'idée néfaste qui existait encore il y a peu de temps dans le peuple et qui faisait donner aux nourrissons, aux enfants, du vin pour les rendre plus forts, a sinon disparu (tant de gens prennent eux-mêmes de grandes quantités de vin *pour se fortifier*), du moins se rencontre plus rarement, il n'en reste pas moins que nombre de personnes et des plus intelligentes, des plus instruites, ne se doutent pas de la grossière erreur qu'elles commettent en supposant que les potages épais, les panades, les soupes à la biscotte, le bouillon gras, etc., donnés aux enfants dès les premiers mois, sont utiles à leur croissance et les fortifient. Tous les médecins savent, nous l'avons montré déjà, la résistance qu'ils rencontrent encore dans les familles lorsqu'ils veulent imposer aux nourrissons le régime du lait exclusif jusqu'à 10 mois ou un an. Et ce sont précisément les enfants qui paraissent les plus chétifs que l'on veut le plus tôt bourrer d'aliments, sous prétexte que le lait ne leur donne pas de forces! Tandis que c'est au contraire chez ces enfants chétifs qu'il faut poursuivre le plus longtemps l'allaitement exclusif.

Comme le fait remarquer M. H. Drouet, on ne conçoit pas dans les familles que, si les bouillies données prématurément sont réellement nuisibles, elles n'aient pas dès le début provoqué les troubles digestifs dont on les menace, et l'on se refuse à comprendre qu'avec une nourriture, en apparence plus substantielle que le lait, l'enfant meurt littéralement de faim. Cette relation de cause à effet entre l'alimentation et les acci-

(1) D'après Morache, l'allaitement dure 5 ans en Chine et au Tonkin. Le Dr Le Marc'Hadour dit qu'on voit dans ces pays de grands enfants marchant seuls et parlant déjà bien, pourvus en outre d'un râtelier bien garni, quitter leurs jeux pour venir teter leur mère.

dents est d'autant plus difficile à faire admettre, que souvent l'ingestion de la bouillie calme momentanément les plaintes de l'enfant ; en effet, accablé par une digestion pénible, celui-ci est engourdi pour un temps. Cette particularité n'avait pas échappé aux anciens observateurs à une époque où l'usage des bouillies était bien plus répandu qu'à l'heure actuelle. « C'est, dit Saucerotte, un abus malheureusement trop accrédité de donner aux enfants de la bouillie ; ce sont à coup sûr les nourrices merçenaires qui ont inventé ou du moins qui perpétuent l'usage de cette colle indigeste, parce que, l'estomac de ces malheureux petits êtres une fois gorgé, ils ont moins besoin du sein. *Ces mères empruntées* prétendent faussement que la bouillie apaise les tranchées. Ce qui peut les fortifier dans ce préjugé, c'est que l'estomac des nourrissons, étant rempli de ce mets épais, ceux-ci sont engourdis ; mais lorsque cette espèce de stupeur est passée, ils annoncent par leurs cris le vice de leur digestion ».

Les expériences de Fontès sur de jeunes chiens ont bien montré qu'à aucun nourrisson des mammifères une nourriture autre que le lait ne convient, quelle que soit sa valeur nutritive théorique. La clinique infantile ne le prouve que trop chaque jour et l'on retrouve chez les nourrissons humains les mêmes troubles morbides que chez les petits des animaux alimentés prématurément avec autre chose que du lait : athrepsie d'abord, rachitisme ensuite, — et ceux qui ne meurent pas sont *blesssés* dans leur estomac et dans leur intestin et souffrent toujours de leur blessure. En effet, nous savons que M. Marfan fait remarquer que le *gros ventre flasque* et l'*intestin allongé* sont des lésions susceptibles de rétrocéder quelquefois, il est vrai, mais que, lorsque les *signes* s'effacent à 3 ou 4 ans, on peut se demander s'il y a une parfaite *restitutio ad integrum* et si les conditions normales de la statique abdominale ne sont pas détruites à jamais, préparant la dyspepsie, l'entéroptose et les différentes splanchnoptoses de l'adulte.

Si la conviction du danger de l'alimentation prématurée est

aussi difficile à faire accepter aux parents c'est que malheureusement il existe chez beaucoup d'enfants, parfois pendant fort longtemps, une période de tolérance qui cache le danger aux parents imprudents. Mais plus la résistance aura été longue, plus longtemps le mal aura été dissimulé, plus naturellement il sera profond et plus la réaction générale de l'organisme sera terrible. L'enfant ainsi alimenté, après une période de prospérité apparente et trompeuse, commencera à maigrir et cet amaigrissement, ce dépérissement ira très vite. Bientôt il prendra l'aspect hélas! si connu d'un *petit vieillard* dont la mort viendra promptement terminer les souffrances de la faim ; l'enfant aura beau recevoir une nourriture abondante, la qualité de l'alimentation est telle qu'*il ne se nourrit pas* : c'est l'*athrepsie* de Parrot, le manque de nutrition. Si le nourrisson possède une constitution assez robuste et si les ressources de son organisme sont aidées à temps par une hygiène alimentaire rigoureuse, la mort pourra être évitée, mais la tare du rachitisme viendra toujours rappeler aux parents et leur faire amèrement regretter leur fatale imprudence, leur coupable aveuglement.

Enfin, si la faute d'alimentation a été moins grande, le tube digestif n'en sera pas moins atteint et la gastro-entérite, en affaiblissant l'organisme de l'enfant, l'exposera à toutes sortes de complications et d'affections secondaires : nous l'avons suffisamment montré, la musculature faible de l'estomac et de l'intestin n'est faite que pour digérer le lait. De plus le système nerveux très sensible de l'intestin grêle surmené et malade sera souvent le point de départ de réflexes intenses. « Cherchez toujours, disait Trousseau, la cause des convulsions entre la bouche et l'anus ».

Bien souvent on a essayé de démontrer que certains aliments solides ne pouvaient pas faire de mal aux nourrissons, car leur constitution analytique montrait qu'ils ne renfermaient que des substances utiles à la croissance de l'enfant. Mais pour apprécier la valeur des aliments, il ne suffit pas d'en faire l'analyse et de savoir s'ils contiennent les proportions convenables d'azote, de carbone et d'eau. Bien des choses échappent au chimiste dont le physiologiste et le médecin sont obligés de tenir compte, et la digestibilité est une qualité faite d'éléments trop complexes pour que la chimie puisse en décider complètement.

Comme le dit Drouet, de tous les aliments qui prétendent remplacer le lait, il n'en est aucun qui ne soit à la fois *inutile et nuisible*.

Aussi, il est aujourd'hui généralement admis que les féculents ne doivent pas être administrés avant la dentition, vers l'âge de 8 à 10 mois au moins. Les glandes salivaires et intestinales sont avant cet âge impuissantes à saccharifier par leurs sécrétions les substances amylacées ; ces substances agissent alors dans les voies digestives, comme des corps étrangers, pour irriter la muqueuse, et elles subissent des fermentations nuisibles. C'est ainsi que M. Variot explique l'absence de nutrition, malgré la quantité d'aliments absorbés.

M. Bézy l'a également bien montré dans une de ses cliniques : « Les glandes salivaires ne sécrètent pas une ptyaline suffisamment active avant le 3e mois et ce n'est que vers le 10e ou le 11e mois que le pancréas est capable d'entrer utilement en scène ».

C'est ce qui est généralement admis : les jeunes nourrissons ne peuvent saccharifier l'amidon, pas plus qu'ils ne sont capables d'émulsionner les graisses et de peptonifier d'autres albuminoïdes que la caséine. Les auteurs étaient jusqu'alors unanimes sur ce point. C'est ainsi que Natalis Guillot avait bien précisé comment les féculents ne peuvent être convenablement digérés par les jeunes enfants : il avait vu, à l'autopsie de ceux qui étaient nourris de farineux, l'intestin couvert dans une grande étendue de poudre d'amidon. De plus Sosino a retrouvé pendant les cinq premiers mois, dans les selles des nourrissons, l'amidon non digéré. Mais les recherches physiologiques avaient fixé d'une façon exacte cette impossibilité. La salive et le suc pancréatique, chargés de faire subir aux substances amylacées la transformation de l'amidon insoluble en glycose soluble, ne possèdent pas, chez le nouveau-né, de ptyaline capable de diastaser les féculents; Ritter, Biedert, Schmitt, etc., l'ont bien prouvé ; et le pouvoir saccharifiant ne se montrant que vers le 4e mois reste très faible jusqu'à la fin de la 1re année. Vogel, Schiffer, Zweifel, qui ont trouvé de la ptyaline salivaire dans les premiers mois, ne lui accordent qu'une action extrêmement minime, et à la salive parotidienne seulement qui elle-même ne renferme cette diastase que dans une limite très restreinte. En tous cas, on a montré qu'y en eût-il même en notable quantité, elle ne servirait à rien, puisque le lait ne fait que passer très vite dans la cavité buccale, de même que les bouillies, et qu'il est facile de comprendre que la fonction salivaire ne s'établit bien que lorsque la mastication se fait ; or celle-ci n'est possible qu'avec des dents! Il faut donc, on le voit, attendre que la fonction masticatoire soit prête et complètement organisée, pour donner des féculents : l'éruption des dents en sera le signal.

Malgré toutes ces considérations, Heubner a tenté récemment de ruiner cette assertion des auteurs qui prétendent, depuis une vingtaine d'années, que le nourrisson n'a pas assez de diastase salivaire, ni assez d'amylapsine pancréatique. Il a découvert que, dès leur naissance, les nouveau-nés ont la diastase salivaire nécessaire pour transformer l'amidon en sucre! Mais, comme le fait justement remarquer Marfan, il ne faut pas en conclure que l'on peut nourrir les jeunes enfants avec des farineux. Les enfants mis en expérience par Heubner et Carstens *pendant un ou deux jours* avec une alimentation pareille, sans lait, semblaient bien digérer, mais *ils diminuaient de poids*. Il est probable que si les auteurs avaient poussé l'expérience, la digestion des enfants eût été bientôt troublée.

En outre, Marfan fait le compte suivant : « On ne peut donner au jeune enfant qu'un liquide contenant 5 à 6 pour 100 d'amidon et le nourrisson ne peut absorber plus d'un litre de liquide par jour; donc on ne pourrait faire absorber à l'enfant que 60 grammes d'amidon par jour. Or on ne lui donnerait avec un litre de liquide que 175 calories, alors qu'avec un litre de lait de femme il en reçoit près de 500. Par suite, avec une alimentation surtout féculente, l'enfant dépérirait très vite.

Auerbach appuie les prétentions d'Heubner en faisant remarquer qu'à l'île de Java les nouveau-nés sont nourris au sein et prennent en outre sans inconvénient de grandes quantités de farine de riz (qui est du reste celle que Heubner préconise pour l'alimentation des enfants). Mais nous trouvons d'autre part que M. Le Marc'Hadour fait remarquer qu'au Tonkin, si la mère donne du riz à son enfant à partir de 4 ou 5 mois, en même temps que le sein, c'est après avoir préalablement *mâché elle-même* ce riz cuit, l'avoir insalivé et diastasé complètement. Elle le donne de bouche à bouche, comme les petits pigeons reçoivent la becquée.

De tout cela nous conclurons que l'assertion d'Heubner ne repose sur rien de réel au point de vue physiologique, au point de vue fonctionnel et surtout au point de vue clinique. S'il existe de la ptyaline dans la salive parotidienne des jeunes nourrissons, cette ptyaline n'est pas utilisée et en tous cas elle est insuffisante pour transformer les féculents. Par conséquent les différentes préparations féculentes doivent être totalement bannies de l'élevage des enfants jusqu'à 10 ou 12 mois. Même à partir de ce moment, on devra en être très parcimonieux; on n'emploiera guère les farines qu'en bouillie au lait, se réservant de les approprier à l'état des fonctions intestinales et donnant de préférence la bouillie d'avoine, s'il y a tendance à la constipation, la bouillie au riz, s'il y a tendance à la diarrhée. Comme l'indique M. Marfan, on ajoutera même un peu de sel marin aux aliments des enfants constipés, lientériques ou qui ont peu d'appétit, car le chlorure de sodium stimule l'appétit, excite la sécrétion des glandes et facilite la digestion ; mais on se souviendra qu'à doses un peu élevées cette substance devient facilement purgative. Il sera mieux encore, en cas de constipation, d'ajouter à chaque biberon 0.05 centigrammes de bicarbonate de soude ou de carbonate de magnésie ; si au contraire il y a de la diarrhée très acide, on pourra ajouter une cuillerée à café d'eau de chaux par repas : il est vrai, comme le fait remarquer M. Marfan, que cette préparation a perdu son importance depuis l'emploi du lait stérilisé.

Dans ces cas de troubles légers des fonctions intestinales, on peut, au lieu de farine de riz, donner aux *nourrissons âgés* de la décoction d'orge perlé en coupage du lait, lorsqu'ils ont une diarrhée légère ; s'il s'agit de constipation on emploie assez volontiers la décoction de gruau d'avoine, tant vantée autrefois par Van Swieten comme un aliment de premier ordre. Mais c'est un aliment infidèle qui donne parfois de la diarrhée et des vomissements, — peut-être lorsqu'il est de mauvaise qualité : mais le contrôle est difficile.

Toutefois on peut dire qu'en principe, même chez les nourrissons avancés en âge (bien entendu on ne doit jamais couper le lait des jeunes nourrissons avec aucune préparation semblable), il est toujours préférable de donner le lait pur et d'éviter les décoctions diverses en coupage (gruau, orge, riz, guimauve, eau panée) : elles renferment à vrai dire des mucilages antidiarrhéiques, mais d'autre part, même après les 6 premiers mois, les enfants digèrent mal les amylacés, puisqu'ils ne peuvent saccharifier complètement l'amidon.

Comme le dit M. Variot, dans le peuple surtout, on aime à charger les biberons avec des mixtures artificielles très compliquées, de même qu'on a la déplorable habitude de faire ingérer aux nourrissons de lourdes bouillies amylacées pour les faire grandir. Le résultat, nous l'avons dit, c'est l'athrepsie et le rachitisme.

Il en est de même pour les graisses, qui ne sont pas finement émulsionnées comme dans le lait, puisque les fonctions du pancréas sont à peine développées, bien que la fonction biliaire se fasse activement.

Quant aux substances albuminoïdes, c'est, de toutes, la caséine du lait qui est la plus digestible ; la fibrine et l'albumine de l'œuf sont d'une digestion bien plus difficile, comme l'ont montré Gorup-Besanez, Sweifel, Biedert, etc. Nous ne parlons pas des substances azotées tirées du règne végétal et qui déjà chez l'adulte sont difficiles à transformer en peptone assimilable.

En somme, on le voit, rien n'est contraire aux enseignements de la physiologie comme de vouloir prendre trop tôt à la lettre cette affirmation d'Hippocrate : « les enfants qui mangent durant qu'ils tettent seront sevrés avec moins de peine ». Cela est absolument vrai entre un an et 15 ou 18 mois, puisque comme nous le dirons le sevrage brusque est aujourd'hui exceptionnel.

Jusqu'à 10 mois au moins (8 mois quelquefois) l'alimentation absolument liquide ne doit consister qu'en lait. Puis, à un moment variable, suivant l'état de santé de l'enfant, on commencera à remplacer une tetée entièrement ou en partie par un potage au lait très léger. On doit du reste être extrêmement prudent et observer beaucoup la réaction du tube digestif chez les enfants à qui l'on commence à donner à manger. Au moindre trouble digestif, il faut revenir au lait, allonger les potages, pour tenter patiemment de nouveaux essais jusqu'à ce que le succès vienne indiquer la tolérance et l'accoutumance de l'estomac.

Si l'on commence par les petits potages, ceux-ci doivent toujours être *au lait*, très clairs et être donnés à raison d'un seul par jour, à la place d'une tetée du matin, pendant les 2 premiers mois du régime. Puis une autre tetée sera supprimée et remplacée le soir par un autre potage. En même temps les prises de lait seront espacées beaucoup.

Au début, l'enfant ne prendra que quelques cuillerées à café de bouillie et le repas sera complété par un peu de lait. On ne devra pas insister trop longtemps si l'enfant s'obstine à refuser le potage qu'on lui offre : on devra changer de farine, de forme de potage et choisir entre la farine de froment séchée au four, la farine lactée stérilisée, le racahout (1), l'arrow-root, le sagou, la fécule de pomme de terre, le tapioca, la semoule, le mélange de Husson (2).

A ce moment on peut essayer de mélanger un jaune d'œuf à une des tetées. Certains médecins refusent même l'emploi des farines au 10e mois et n'admettent que le jaune d'œuf. Quant à l'œuf à la coque il doit être pris bien plus tard. Bien entendu les œufs, parfaitement frais, doivent toujours être goûtés, car il peut résulter des troubles graves d'un œuf mauvais.

M. Lop fait prendre à partir de 10 mois un œuf entier par jour, le jaune le matin, le blanc le soir.

Mais certains enfants n'acceptent pas volontiers les œufs ; pourtant on doit persévérer quelque temps, à moins qu'ils ne les supportent pas, car M. Marfan fait remarquer que l'œuf est un excellent aliment, mais que certains enfants ne le digèrent pas avant 2 ou 3 ans.

Aux fécules de pomme de terre, de riz, il est bon d'ajouter du sel et du sucre, ainsi qu'à l'arrow-root, car ces substances sont pauvres en sels et même en azote.

D'après M. Lop, on peut donner à cet âge de la semoule fine, des potages aux féculents, de la purée de légumes secs, toujours discrètement, en tâtant la susceptibilité du tube digestif, et en adoptant la préparation préférée par l'enfant, à raison d'une cuillerée à soupe de farine, par exemple, pour 5 de lait (sauf pour la farine lactée qui se fait avec de l'eau).

---

(1) Le racahout est un mélange de cacao avec plusieurs des fécules citées en même temps.

(2) Le mélange de Husson (de Toul) est composé de farines d'arrow-root, d'avoine, de sagou, de cacao, etc., qu'on délaie dans du lait.

Vers 15 mois, selon le nombre de dents, on peut donner un peu de beurre, de jus de viande, de crème à l'œuf, de biscuit dans du lait, de purée de pommes de terre, un œuf à la coque.

D'après M. Partagas, on ne doit essayer le 1er potage au lait que lorsque les 4 incisives supérieures sont sorties ; quant aux aliments azotés on ne doit les commencer qu'après l'éruption des 4 canines.

Lorsque le nombre de dents est suffisant, les premiers aliments solides à donner sont : le poisson blanc bouilli et les œufs à la coque mi-cuits, ajoutés aux aliments précédents à raison de 3 repas par jour et du lait dans l'intervalle. Du reste même après 18 mois, après le sevrage complet, l'enfant doit encore prendre du lait matin et soir.

Bien entendu, vin, alcool, légumes verts et fruits doivent être complètement proscrits pendant longtemps encore. Le lait doit dominer toute l'alimentation.

Quant à l'alimentation ordinaire elle ne doit être donnée qu'après la poussée complète des dents, c'est-à-dire dans le cours de la 3e année.

Voici des menus indiqués par Marfan pour diriger l'alimentation jusqu'à la fin de la seconde année, pour les enfants sains bien entendu. Ce sont de simples repères :

10 à 12 mois : une bouillie et 5 tetées de 200 grammes. (On peut remplacer par un jaune d'œuf) (Variot).

12 à 15 mois : 2 bouillies plus abondantes et 3 tetées de 200 grammes :

15 à 20 mois :

A 8 heures, bouillie ;

A midi : panade au lait ou soupe au lait à la biscotte ; la moitié d'un œuf à la coque ou un peu de cervelle de mouton. Un peu d'eau bouillie, si l'enfant veut boire. Laisser grignoter une croûte de pain ;

A 4 heures : 200 grammes de lait stérilisé :

A 7 heures 1/2 : soupe au bouillon gras avec pain ou semoule, tapioca, vermicelle; un peu de purée de pommes de terre au lait : eau bouillie ; croûte de pain.

20 mois à 2 ans : augmenter la quantité des aliments précédents ; œuf entier ; crème aux œufs de temps en temps.

A 2 ans : ajouter à un repas un peu de viande (blanc de poulet, noix de côtelette), légumes verts, gâteaux secs, gelée de fruits.

Quant au *sevrage*, nous n'avons pas à en parler ici, après ce que nous avons indiqué. En effet, le sevrage brusque et brutal du sein ou du biberon doit être absolument abandonné.

Il faut que l'enfant soit amené progressivement à s'alimenter par une nourriture complémentaire du lait, comme nous venons de le dire, et en réduisant de plus en plus le nombre des prises de lait, jusqu'à deux seulement en 24 heures, de façon qu'il passe insensiblement de l'allaitement du nourrisson à l'alimentation de la première enfance. Le tube digestif et ses sécrétions s'accoutument lentement à ces fonctions nouvelles et il n'en résulte aucun trouble.

De cette façon le sevrage peut sans inconvénient être très tardif. Comme l'a dit Trousseau, le sevrage ne saurait se faire en consultant l'almanach. L'âge n'y fait rien : le vrai critérium c'est l'état de la dentition de l'enfant (1).

(1) Le douzième mois de la vie des nourrissons est un de ceux où la mortalité infantile est la plus élevée, comme Kober l'a fait remarquer, et il coïncide précisément avec l'âge habituel du sevrage. Les mères savent que le sevrage en été est très dangereux et elles évitent avec raison de choisir cette saison pour sevrer leurs enfants.

CHAPITRE VI

HYGIÈNE

Nous sortirions de notre cadre si nous insistions sur l'hygiène générale de la première enfance et pourtant les soins qu'elle commande font partie des conditions de succès de l'allaitement. Aussi nous voulons en dire ici quelques mots et indiquer à grandes lignes cette *hygiène du milieu* indispensable aux adultes pour se bien porter, mais nécessaire aux petits enfants qui ont besoin d'être trempés solidement au point de vue physique, pour supporter plus tard sans trop de mal les *nuisances* des prisons écolières et en tirer tout le profit intellectuel possible, — grâce à quoi, adolescents, armés corps et âme, ils seront capables d'entrer vaillamment dans la grande lutte de l'existence.

« Les premiers hommes qui assistaient tous les jours à la naissance des petits des animaux auraient dû, à l'exemple de ces derniers, laisser le nouveau-né libre et indépendant de ses mouvements. Il ne paraît pas en avoir été ainsi. Aussi loin que nous remontions par la tradition ou les premiers monuments de l'histoire d'autrefois, nous voyons le nouveau-né entortillé dans des vêtements qui l'immobilisent, presque garotté. Les idées fausses ont dû, dès le début du monde, régler les détails de la naissance de l'enfant et toutes ces mesures rigoureuses prises contre ce petit corps si fragile et si délicat ont dû avoir pour cause la crainte de voir l'enfant devenir contrefait » (Auvard).

Or c'est précisément avec le *maillot* qu'on risque de le rendre contrefait, en voulant lui donner une bonne forme. De nos jours du reste on vient de plus en plus au progrès dans ce sens ; mais dans bien des milieux, il est encore difficile de faire admettre que le maillot traditionnel est un intrument de torture, nuisible et malsain, qui doit disparaître. Tandis que chez la plupart des peuples où la civilisation n'a pas pénétré, les enfants en bas-âge ont la liberté de leurs mouvements, dans beaucoup de nos provinces on ligotte encore les enfants avec une bande (Vaucluse, Corse), afin que les membres soient maintenus dans une parfaite rectitude ! A la campagne on voit les nourrissons avec la tête emprisonnée parfois étroitement dans plusieurs bonnets, — qui mettent la couche de crasse sous-jacente à l'abri des influences extérieures qui risqueraient de la détacher ; — le paysan qui ne quitte pas son chapeau ne laisse pas son enfant tête nue !

Dans les classes aisées des villes on se sert encore du maillot mais heureusement modifié. C'est le maillot à la française : chemise en toile et brassière lacée derrière ; par-dessus l'enfant une couche de toile et un lange sont superposés et fixent les jambes. C'est bien, à condition que rien de tout cela ne soit serré. Il est bien préférable encore d'employer la *couche-culotte* et le maillot anglais, surtout à partir de 3 ou 4 mois : en effet ce vêtement laisse aux membres une grande liberté, mais il exige pendant les premiers mois beaucoup trop de soins.

Nous ne pouvons entrer dans ces détails de vêtement et de couchage. Cependant nous dirons encore que les rideaux des berceaux ne doivent être disposés pendant les premières semaines que pour régler le jour et la lumière qui ne doit pas être vive et donner directement sur le visage de l'enfant. Malgré cela il faut que la chambre soit parfaitement éclairée et qu'elle reçoive autant de lumière que d'air.

Aux tout jeunes enfants il faut du calme et du silence. C'est ce dont ne paraissent pas se douter ces jeunes mères ou ces nourrices qui font sauter brusquement les enfants et jouent à leur faire, pour rire, des peurs bruyantes.

L'enfant ne doit pas être couché sur le dos ; il doit être légèrement relevé sur un côté par une couverture pliée, afin que si des vomissements surviennent, il ne courre pas le risque de s'étouffer.

L'atmosphère de la chambre doit être très pure, l'air fréquemment renouvelé. L'enfant doit être sorti chaque jour, à la condition que le corps soit bien protégé et qu'on évite les changements brusques de température.

Les langes, les draps de lit seront fréquemment changés, surtout chaque fois que l'enfant s'est sali, afin qu'il ne macère pas dans l'humidité et que sa peau excoriée ne devienne pas une porte d'entrée pour les microbes de la suppuration.

L'enfant sera fréquemment baigné, la bouche nettoyée, les ongles coupés, la tête tenue dans un état de propreté absolue au moyen du brossage et du lavage au savon. Il ne faut plus que l'on puisse voir *respecter* ces dermatoses, comme l'impetigo, que tant de gens croient encore favorables à la santé des enfants.

Les bains doivent être quotidiens et de plus en plus frais à mesure que l'enfant avance en âge. Jamais un bain ne doit avoir plus de 32° : l'enfant peut rester de 5 à 10 minutes dans un tel bain. Progressivement on abaissera la température jusqu'à 25° : l'enfant n'y sera laissé que 5 minutes. Au-dessous de cette température, ce ne sera plus qu'une simple lotion, très rapide.

Les bains quotidiens entretiennent et assurent les fonctions cutanées, facilitent la digestion, le fonctionnement de l'intestin et rendent de grands services dans les périodes difficiles d'éruptions dentaires.

De bonne heure on doit laisser les enfants se rouler en liberté et jouer sur un tapis, loin des fenêtres et des portes, à l'abri des heurts, afin que les membres se fortifient par l'exercice et le jeu des muscles.

On devra recourir le plus tard possible aux petites voitures pour les sorties; l'enfant porté sur le bras, alternativement à droite et à gauche, a des mouvements spontanés et communiqués, ne s'endort pas et ne se refroidit pas comme dans l'immobilité berceuse des voitures très suspendues.

L'habillement doit être simple, léger, chaud et propre à la maison, comme à la promenade. A tout âge l'enfant doit avoir pendant le jour la libre disposition de ses membres : pendant la nuit il est enveloppé de flanelle, facile à changer, non serrée, n'entravant pas complètement l'action des muscles des membres, ne gênant pas les fonctions organiques (ventre et poitrine) : l'emmaillotement serré empêche le sommeil.

En somme, et cette simple énumération suffit à montrer ce que doit être cette hygiène des soins et du milieu, corollaire nécessaire de l'hygiène alimentaire qu'elle complète : bonne nourriture, bien dosée, régulièrement donnée, appropriée à l'état physiologique des organes, changements de régime opportuns, d'une part : air, soleil et lumière, logements sains, pas de milieux viciés, mouvements et exercice, propreté méticuleuse, vêtements amples et chauds, d'autre part : — c'est-à-dire, comme l'exprime Kober, tout un *environnement approprié*. Tel est le secret pour abaisser des 2/3 au moins la mortalité infantile. C'est ce que nous répondrons à Dickson qui demande « comment empêcher l'extinction prématurée de la moitié des enfants des hommes ? » — Pour la solution de ce problème il ne faut pas peu de soins, de patience et d'attention. Pourtant si les médecins voulaient bien s'y mettre activement et faire de la propagande pour cette « vertu » (1), exiger partout où il le faut les mesures nécessaires, on ne pourrait plus dire, comme Kober, que cette excessive mortalité infantile est encore considérée comme « l'opprobre de l'art médical ».

(1) « L'hygiène est plus qu'une science, c'est une vertu », avait dit déjà l'auteur de l'*Émile*.

Pour arriver à ce résultat, une des choses les plus essentielles que le médecin doit s'efforcer d'obtenir dans les familles, une des plus difficiles du reste, mais qui renferme à elle seule toutes les conditions de succès de l'allaitement, c'est la nécessité d'une *direction unique, judicieuse et éclairée* des soins de toutes sortes que réclame le nouveau-né. Il ne faut pas que tout le monde s'en mêle dans les familles, et il importe que la personne préposée à ces soins soit nuit et jour instruite des incidents fonctionnels du nourrisson, que ce soit elle, à l'exclusion de toute autre, qui prépare et administre le liquide alimentaire.

Il serait à désirer que ces notions d'*hygiène alimentaire* surtout, et aussi d'hygiène générale des enfants en bas-âge, fussent bien comprises non seulement par les mères, mais encore longuement expliquées et répandues dans le monde des gardeuses d'enfants et des nourrices mercenaires, monde ignorant, imbu de préjugés dangereux ou absurdes, crédule à l'excès pour tout ce qui est superstition nuisible ou coutume stupide (Plateau).

SIXIÈME PARTIE

L'ALLAITEMENT MATERNEL ET LES NOURRICES MERCENAIRES

SI LA MÈRE NE PEUT ALLAITER ELLE-MÊME SON ENFANT, ELLE PEUT L'ÉLEVER PRÈS D'ELLE, AVEC SÉCURITÉ, GRACE A L'EMPLOI JUDICIEUX DE L'ALLAITEMENT ARTIFICIEL SALUTAIRE. — ALLAITEMENT MIXTE. CRÈCHES ET DISTRIBUTIONS DU LAIT.

L'enfant au sein de sa mère. Voilà l'idéal!

Quelle est donc la réalité? — M. Bertillon nous l'apprend : chaque année 18,000 *petits Parisiens* au moins, soit à peu près le tiers des enfants nés à Paris. sont envoyés en nourrice. Et pourtant il n'existe pour le nouveau-né qu'une nourrice naturelle, sa mère, aussi bien pour le lait dont elle le nourrit que pour les soins qu'elle lui prodigue.

« Il y a, disait Brochard. une véritable trilogie maternelle; dans une première période, la mère nourrit son enfant de son sang : dans la deuxième période, de son lait : dans la troisième, de ses soins et de son affection ».

On a fait remarquer avec raison que l'on peut voir des femmes essayer de s'affranchir de cette triple charge tout instinctive pourtant.

Dans notre introduction nous avons fait ressortir déjà combien la natalité avait diminué en France et combien cette faiblesse de notre société allait en s'accentuant. Il y a à cela bien des raisons.

Il se rencontre d'une part des femmes qui évitent la maternité de peur que « la lizeur et polie planure de leur ventre ne vienne à se corrompre, qu'il ne se fendille, s'estende et amplie de la pesanteur du fardeau et du travail de l'enfantement », comme disait dans son curieux traité le docte Laurent Joubert, médecin d'Henri III. Mais celles-là sont l'exception et, si elles se rencontrent dans certains milieux, assez souvent pour qu'on les ait désignées d'un mot, la *femme moderne,* nous ne pouvons les avoir en vue ici : ce ne sont pas des femmes, ce sont des monstres sans entrailles et qui n'ont rien de la sensibilité, de la pitié instinctives, des qualités de cœur et des ressources inépuisables de dévouement qui caractérisent la femme, la mère. Non, ce n'est pas cet objet luxueux, dont le rôle n'a rien de commun avec la conception que chacun a d'une mère, qui doit être pris comme spécimen pour désigner la femme moderne, quoi qu'en puissent dire des écrivains amateurs de paradoxes, spécialistes du mauvais et du laid, dressés par métier en contempteurs des vilenies contemporaines! Et nous ne faisons pas aux femmes modernes l'injure de les confondre avec ces êtres égoïstes, insensibles, qui n'ont de la grâce et du charme que les apparences légères et fragiles, se font gloire de leur indifférence et de leur égoïsme et préfèrent les sensations curieuses et rares aux jouissances banales de la maternité à la portée de tout le monde. Celles-là n'ont pas d'enfants ; la maternité leur est odieuse, elles en ont l'horreur, la terreur, le dégoût. Ce sont des déséquilibrées, des détraquées qui sont lâches devant la souffrance et l'asservissement, pourtant si précieux, que comporte la fonction maternelle, qui en ignorent les pures joies, qui n'en soupçonnent pas la noblesse. L'instinct est tué chez elles. Dans la stérilité et le vide de leur existence il ne saurait du reste y avoir ni lumière ni bonheur, et leur tare porte en elle-même son châtiment.

C'est à cette catégorie spéciale de femmes qu'appartiennent celles qui se dérobent à la troisième charge de la trilogie de

Brochard, celles dont la maternité de hasard n'a été qu'un accident, malgré toutes les précautions prises. La fonction maternelle n'a pas réveillé leur instinct et elles se déchargent sur d'autres des soins du corps, comme de la culture de l'âme de leur enfant grandissant, pour courir à leurs plaisirs.

Mais de pareilles créatures ne se rencontrent qu'à l'état d'exception et ceux qui ont parlé du krach de la femme ont dit un mot, mais n'ont rien exprimé. Il n'existe rien de semblable. Les femmes, les vraies, si elles désertent beaucoup leurs devoirs, n'ont rien de commun avec les êtres rares dont nous venons de parler. Chez les mondaines, comme chez les bourgeoises intéressées, si la maternité est évitée souvent, ce n'est pas parce qu'il leur manque un cœur pour aimer l'enfant qui pourrait venir. Certes, la fécondité n'est plus une vertu depuis longtemps, et aux considérations d'intérêt s'adjoint la volonté de ne pas s'embarrasser de rejetons. On oublie que la vie doit engendrer la vie et que personne n'a le droit de mettre une restriction à cette loi primordiale des êtres à laquelle l'animal perfectionné et compliqué que nous sommes ne doit pas plus échapper que les êtres les plus infimes de la création.

Il est certain qu'aujourd'hui dans beaucoup de classes, on évite non pas l'enfant, mais les enfants. On veut avoir un héritier; deux au plus. Davantage, il en coûte trop; et puis beaucoup sont trop bons parents pour donner un frère à leur fils unique.

L'esprit de dépopulation sévit sur nous, c'est certain, que ce soit dans le monde des femmes subissant la loi mondaine qui rend si difficile la maternité, ou que ce soit dans le monde de l'épargne qui calcule. Tous ceux-là sont rebelles à la reproduction dont le *luxe* ne se rencontre plus guère que chez les artisans qui n'ont aucun patrimoine à partager.

Un moraliste acerbe à l'esprit mordant, E. Bergerat, a dit avec humour que le temps où nous vivons est plutôt « régi par Malthus que par la mère Gigogne ». Et il ajoute :

« L'étalonnage de l'espèce humaine ne le cède plus, pour la réserve, qu'à celui des espèces trop malheureuses ou inutiles, telle que la girafe : c'est la dépopulation croissante des races japhétiques du vieux monde ».

Avec le même esprit caustique, la même verve railleuse, c'est lui qui proposait la création d'une « Société d'encouragement pour l'amélioration, la conservation et la multiplication de la race humaine ! »

D'autres, sérieusement, ont fondé l'*Alliance nationale pour l'accroissement de la population française*, dans le but de rechercher les moyens de stimuler la natalité.

Nous ne songeons pas à faire ici, quelque intérêt qu'il puisse y avoir à cela, le procès de la famille malthusienne qui, des sphères luxueuses de la société et de la bourgeoisie économe, envahit déjà les classes les plus modestes. Nous avons dit déjà quel danger présente cette situation et montré quel péril on peut redouter pour la nation quand on constate que la moyenne d'enfants des familles françaises est tombée à 2,07 (chiffres de 1886), parfois même au-dessous ! Comme tous les Français ne se marient pas et que chaque mariage ne rend ainsi strictement que 2 personnes à la société, c'est-à-dire son propre équivalent, le niveau de la population doit nécessairement baisser.

Mais nous avons dit aussi ce que nous pensions des stimulants de natalité recherchés par d'autres : on ne peut obliger les gens à procréer. Le seul objet que nous puissions avoir en vue ici, c'est la nécessité qu'il y a à rechercher une compensation à cet état de choses dans la réduction de la mortalité.

La France, quoi qu'on fasse, restera un pays de faible natalité. C'est donc par la diminution du nombre des décès plus que par l'augmentation de celui des naissances que notre pays peut aspirer à un taux d'accroissement un peu moins lent, comme le disait du reste M. Levasseur en 1890. Cela s'est réalisé déjà en 1896 : l'on a vu enfin, cette année-là, le chiffre des naissances dépasser celui des décès ; non pas qu'il y ait eu davantage de naissances, mais parce qu'il y eut moins de décès que les années précédentes.

Quoi qu'en pense M. Bertillon, pour relever la France passée au *dernier rang* des nations européennes pour la natalité, le moyen le plus efficace, le plus sûr, le plus *maniable*, pourrions-nous dire, est de tâcher de la placer au dernier rang de la mortalité (1); elle s'y achemine déjà, croyons-nous.

C'est toutefois le seul moyen qui soit à la portée des médecins et des hygiénistes. Mais cette réduction peut difficilement porter sur la mortalité générale. Il est facile au contraire de l'obtenir dans la population infantile, nous n'en voulons pour preuve que les écarts énormes que présentent les statistiques de mortalité infantile, selon que les nouveau-nés sont placés dans telles ou telles conditions.

Ainsi le taux d'accroissement de la population se relèvera si l'on peut diminuer le nombre des décès de nourrissons. Nous, avons suffisamment montré que le secret de cette réduction était dans les procédés d'allaitement employés chez les nouveau-nés et dans la somme des soins et des précautions que l'on observe à leur égard. Cette mortalité a été déjà considérablement réduite; elle doit l'être beaucoup plus, qu'il s'agisse du biberon ou du sein.

Un des moyens les plus capables de la réduire c'est de confier

(1) La preuve en est dans la Hongrie qui est au premier rang de la natalité avec une moyenne de 42,8 pour 1000, mais n'est qu'à l'avant-dernier rang sous le rapport de l'accroissement, parce qu'elle a une mortalité générale considérable: 38,7 pour 1000. Un tel état démographique, dit M. Levasseur, n'est pas enviable. Au contraire, sous ce rapport, la constitution du peuple norwégien est excellente, car, avec une natalité au-dessous de la moyenne, 30,8 pour 1000, il s'élève au premier rang dans l'ordre de l'accroissement parce qu'il a la plus faible mortalité de l'Europe, 16,9 pour 1000. (D'après les chiffres du général Registrar, 1884.)

La France n'a qu'un taux d'accroissement annuel de 2,3 pour 1000 et occupe le dernier rang, tandis que la Hongrie qui la précède immédiatement a déjà un chiffre d'excédent ou d'accroissement de 4,1. La Norwège occupe le 1er rang avec un chiffre d'accroissement de 13,9 ; l'Angleterre le 2e rang avec 13,4 ; l'Allemagne le 3e rang avec 12,3 pour 1000 d'excédent des naissances sur les décès.

l'allaitement des enfants à leur mère, si cela est possible, ou bien de se servir de l'allaitement artificiel salutaire que nous avons présenté, mais en en chargeant les mères elles-mêmes, sous leur contrôle direct et constant.

L'allaitement au sein maternel, nous l'avons dit, c'est l'idéal. Pourquoi donc est il si peu répandu?

A part les détraquées perverties qui n'ont pas d'enfants volontairement ou qui, si elles en ont par accident, sont incapables de les élever, de s'en occuper, parce qu'elles n'ont pas de cœur et qu'aucun appel ne peut être fait chez elles à un sentiment élevé, qu'aucune fibre maternelle ne vibre en elles, — à part celles-là dont il ne saurait être question dans un livre concernant les soins à donner aux bébés, il y a les femmes, les vraies, qui ont des enfants, — en nombre bien limité du reste, parce que l'intérêt le commande, parce que le patrimoine ne doit point être divisé et réparti en trop de portions. Celles-là sont légion dans la société mondaine, comme dans la bourgeoisie grande et petite.

La plupart sont d'excellentes mères, mais l'usage, la mode, toute sorte d'influences complices ont contribué à leur faire oublier que la mère qui a enfanté n'a pas terminé son devoir et qu'il lui reste à accomplir le plus difficile, le plus délicat de sa fonction. Sa maternité n'a rien été qu'un poids porté passivement, une attente sans initiative finie dans une souffrance. Le premier cri de son petit lui indique qu'une vie active commence pour elle où tout ce qu'il y a de tendresse subtile et attentive dans son cœur féminin doit être prodigué sans compter pour l'accomplissement d'une tâche longue, patiente et persévérante, mais tout éclairée de joie et de bonheur.

C'est la vraie maternité active où toute l'initiative doit se déployer, et le premier devoir de la mère à ce moment est d'*utiliser* le lait que la nature prévoyante a mis en ses mamelles, en vue d'une fonction déterminée à laquelle son seul caprice ne doit pas la soustraire. Ce lait destiné à sa progéniture, cet aliment de choix que rien ne remplace complètement, pourquoi le laisser tarir? C'est pourtant une chose d'origine instinctive que l'allaitement et nous pouvons suivre en cela les animaux dans les exemples qu'ils nous donnent. Nous qui leur sommes supérieurs par tout ce qui est notre âme, ne devrions-nous pas nous attacher plus étroitement à l'accomplissement strict des délicates fonctions d'affection et de tendresse, puisque l'instinct chez nous est fortifié par le raisonnement. Les femelles des animaux ne se dérobent pas à l'allaitement : pourquoi les femmes, dont on ne saurait incriminer les sentiments maternels, à qui l'on reproche souvent d'être trop sensibles envers leur progéniture, pourquoi ne tirent-t-elles par parti de cette richesse dont elles disposent seules et que rien ne saurait remplacer?

On se demande vraiment par quelle étrange aberration du sens moral les femmes ont pu arriver à se décharger de ce soin qui complète nécessairement la maternité. Comment leurs idées ont-elles pu être faussées au point de trouver cette désertion naturelle et de s'étonner vraiment quand un médecin les engage à allaiter leur enfant?... Et cela chez les plus pieuses que le précepte pourtant formel de l'Église aurait dû suffire à rappeler au sentiment de leur devoir: *Peccat mater illa quæ prolem sine causâ alteri lactandam trahit.*

Si elles désertent ce devoir, c'est bien certainement sans réflexion, sans apprécier la gravité et toute la portée de leur détermination. C'est cependant contraire à leur dignité et à leur délicatesse que de se décharger de ce rôle, à elles seules réservé, sur une étrangère, ou bien de demander aux animaux un lait qui n'est pas destiné aux nourrissons humains,

Elles sont donc moins délicates que les mères annamites et tonkinoises qui *toutes* allaitent elles-mêmes leurs enfants et qui pour rien au monde ne voudraient que les lèvres de leur petit puissent toucher à un lait d'animal, ce qu'elles considèrent comme une abjection. Les populations de ces pays paraissent fort dégoûtées de nous voir boire du lait et n'en font jamais usage : les Annamites ne savent même pas traire.

Aujourd'hui, comme le fait remarquer Mlle Ida Lévine, dans tout vagon ou voiture publique, on voit un biberon : « La société moderne exige tant de certaines mères, qu'elles adoptent le biberon pour se délivrer de ce qui devrait être leur principal soin, l'allaitement. Il y a 25 ans, les femmes étaient honteuses de montrer un biberon, de montrer qu'elles étaient incapables de nourrir leurs enfants », de même que les jeunes conscrits sont humiliés de n'être pas acceptés comme soldats pour servir leur pays. — La maternité, c'est le patriotisme des femmes!

Et, nous le dirons tout à l'heure, s'il est peu conforme à la délicatesse d'une mère de priver son enfant de son sein et de remplacer ce lait qui n'est destiné qu'à lui seul, par un biberon renfermant le lait d'un animal, il est bien plus immoral encore de faire allaiter l'enfant par une autre femme.

Les mères savent bien pourtant qu'elles doivent être l'appui naturel de leur enfant. Est-ce donc par dégoût des difficultés qu'elles le laissent si souvent, lui si faible, exposé aux pires dangers? Oui, parfois : mais c'est surtout parce que l'Usage l'admet et que nous sommes bien loin, dans notre Société, de la simplicité des mœurs antiques. On a dit avec raison que si Sparte eût été grande et peuplée comme la France, elle fût devenue la maîtresse du monde. Or ce qui faisait sa force, c'était son austérité qui se manisfestait pour les moindres faits et dont les femmes étaient les premières à ne pas se départir.

Non, il n'y a pas de déchéance vraie; il y a des habitudes prises et c'est tout. Mais nous pensons que lorsqu'on a une conception plus logique, plus digne de ce qui doit être, il ne faut pas perdre l'occasion de l'indiquer, de faire sentir ce qu'une habitude même acquise séculairement a de mauvais et d'injuste : il faut s'efforcer de lui faire échec.

Tout cela tient aux mœurs, que certes nous n'avons pas la prétention de réformer. Nous voudrions seulement contribuer à éclairer, après tant d'autres, les femmes qui sont mères et à leur faire entendre une autre voix que toutes celles, intéressées et coupables conseillères, qui leur font oublier leurs devoirs.

Nous savons bien que l'on a dit, à ceux qui tentaient un effort en ce sens, que les résultats de la croisade entreprise par eux, sur la question de l'allaitement par la mère elle-même, étaient des plus problématiques. « Pour que cette réaction se fasse, nous dit-on, il faudrait supprimer la mode et *les coutumes* ; aussi nous restons sceptique à l'endroit d'une victoire possible remportée par les bons combattants qui ont commencé cette levée de boucliers. Ils ont contre eux l'Usage, c'est-à-dire ce qu'il y a au monde de plus tyrannique, de plus difficile à déraciner : ils ont contre eux la couturière, la corsetière, deux reines d'industrie dont les femmes sont les humbles sujettes ; ils ont contre eux l'habitude et la convention ; ils ont contre eux — il faut bien le dire — les hommes, les maris, — les parents, les amies elles-mêmes. Comment voulez-vous que les femmes résistent à tant de sollicitations ?

« Et l'élégance conventionnelle des formes qui impose la ceinture « que dix doigts peuvent enserrer ! » Croyez-vous que, déjà déformées par une lourde maternité, les femmes consentiront à l'épaissir en nourrissant ? tous les hygiénistes du monde viendraient-ils les en détourner en leur montrant que souvent une femme de tempérament fléchissant n'a jamais une aussi florissante santé que lorsqu'elle nourrit, que l'allaitement est un repos salutaire qui les empêche de se fatiguer au dehors et leur impose pour un temps une vie réglée dont elles avaient bien besoin !

« Ames généreuses qui rêvez une croisade universelle contre cette défection des mères, étouffez votre rêve. Les femmes, jeunes et vieilles protestent toutes contre vous ! » — Voilà ce qu'on répond à ceux qui cherchent à réveiller ces sentiments éteints.

Eh bien nous dirons que, si toutes les femmes ne doivent pas être convaincues, il en est un grand nombre qui ne demandent qu'à être éclairées, qu'à connaître exactement ce devoir pour le remplir avec joie. D'ailleurs, au siècle dernier, un homme seul, un philosophe, ne réussit-il pas à triompher par sa parole de l'égarement des mères et à obtenir cette chose merveilleuse que plus une femme n'osait se décharger sur une autre des soins de l'allaitement de son enfant. Ce qu'un homme a pu faire par ses seuls écrits, les médecins, tous les médecins, ne peuvent-ils pas l'obtenir aussi, eux qui ont accès auprès des femmes, qui sont écoutés et en qui l'on se fie? Nous sommes convaincu que ce résultat peut être obtenu, en dépit des obstacles nombreux qui semblent s'y opposer.

Certes les raisons d'hygiène, — qu'il s'agisse du port du corset ou bien des bienfaits personnels que la femme tire de l'allaitement, — ne sauront prévaloir à elles seules. Mais il y a d'autres raisons bien plus fortes à donner aux femmes, d'autres cordes plus sensibles à faire vibrer, si l'on fait appel à l'amour maternel, au dévouement, à la pitié, si l'on sait montrer la grandeur du sacrifice. La source de tendresse et de sensibilité n'est pas tarie en elles ; aussi le médecin ne devra pas faillir à entreprendre cette propagande salutaire : il en sera du reste remercié après un premier essai. Il n'est pas jusqu'à la femme élégante, insoucieuse, coquette, indifférente en apparence, mais préparée déjà par sa grossesse à aimer autre chose que les vains plaisirs du luxe, qui, si elle sait résister aux sollicitations qui la pressent de ne pas nourrir, saura apprécier, aussitôt essayé, ce devoir si doux. Le luxe ne la touchera plus, la toilette la laissera plus indifférente, les soins d'elle-même lui pèseront. Elle n'aura plus aucune joie, aucune satisfaction en dehors de son enfant ; elle pourra se passer du monde et de tout ce qu'il a d'artificiel et de factice. Il lui fallait le mouvement extérieur pour s'étourdir, pour tromper l'ennui de son inaction, puisque rien ne la retenait, ne l'attachait. A présent c'est bien changé : la mère a goûté au charme : elle ne peut plus se séparer de son enfant?

Alors elle comprend de quelles jouissances elle allait se priver volontairement et elle voit que le sacrifice qui l'effrayait n'était qu'une source de satisfactions charmantes. L'insouciance et la frivolité se sont envolées, et la mère est inondée de joie aux différentes manifestations de vie, de progrès dans l'existence de son bébé, lorsqu'elle épie ses rires, ses gestes, les moindres petites grimaces de ce cher petit qui est né d'elle et qui est resté toujours près d'elle, fort, rieur et plein de santé,... qu'elle ne veut plus quitter.

Sans compter tout le profit qu'il y a pour elle-même comme pour tous les siens à cet état de choses: un berceau dans une maison, c'est un monde: c'est l'avenir et chacun s'y attache. Le père est désormais retenu à son foyer par tout ce qu'il y sent de santé et d'espoir; et il est plus vaillant, plus courageux lui-même, puisqu'il y a un but, et il a, à certaines heures, des attendrissements invincibles. Les liens de famille deviennent plus intimes, plus étroits, lorsque la femme se tient dans sa vraie sphère, la maternité complète. La fièvre complexe des devoirs mondains est bien vite oubliée et ne captive plus complètement la femme, ni le mari.

Tout cela n'est-il donc plus senti de nos jours? Ces joies offertes aux mères pour les dédommager des peines de la maternité ne sont-elles donc plus douces à goûter et ne suffisent-elles plus à les payer de ces peines? — On a seulement oublié que tout cela était! — Pourquoi les refuser pourtant, s'en priver légèrement de toutes ces joies que donnent les petits êtres? On l'a dit, c'est une des fêtes humaines, si rares, auxquelles les femmes sont appelées: ces êtres frêles dont on voit peu à peu le cerveau s'éveiller par degrés à l'intelligence, le cœur à l'affection, comme on a vu leurs yeux s'ouvrir à la lumière, à la vie: — et toutes les émotions douces qui en naissent!

Après avoir donné à leurs enfants la vie matérielle du corps par le sang et par le lait, les mères sauront mieux leur donner l'âme et féconder leur cœur et leur jeune cerveau.

Mères dévouées, elles rempliront donc tous leurs devoirs et ne laisseront pas élever leur enfant par une autre, dussent-elles très bien choisir : et elles seront respectées et admirées par tous ceux qui n'oublient pas qu'en la femme il y a d'abord la mère.

Nos pères, moins occupés que nous, accordaient plus d'importance qu'on ne le fait actuellement aux soins donnés aux enfants ; ils considéraient le devoir maternel entier comme obligatoire et *personnel*.

De nos jours même, beaucoup de femmes louent la maternité et les mères qui nourrissent. Pourquoi donc ne mettent-elles pas d'accord leurs actes avec leurs paroles? Serait-ce que, tout en louant au grand jour les femmes qui s'affranchissent des usages obsédants dont elles ne sont que trop captives, on les poursuit de railleries discrètes entre amies? Serait-ce que dans ce monde où l'on reconnaît que la maternité est respectable, une mère soit quand même déconsidérée pour avoir le courage de renoncer au joug de la mode, de s'échapper de ses préjugés, de se libérer des habitudes et des conventions?

Peut-être ; mais ça n'est pas sincère : c'est affaire de respect humain mesquin et sot, peut-être même est-ce envie, jalousie à l'égard de celles qui ont le courage et la volonté d'être indépendantes : on loue, parce que devant une bonne mère on ne peut qu'approuver ; mais on rit entre les mots qui louent, pour se disculper devant sa propre conscience, pour prouver aux autres qu'on n'a pas été privée en déclinant cette charge. On se vante et l'on fait parade d'une sécheresse de cœur qui n'existe pas. Toute mère souffre, au moins un instant, lorsqu'elle se résout à prendre une nourrice : il y a toujours un combat, si court soit-il, entre l'instinct et la coquetterie. Qu'on ne s'y trompe pas, aucun ridicule ne s'attache jamais à la fonction maternelle complète, quelles que soient les apparences. C'est un acte qui entraîne le respect de toutes les femmes-mères, et ce respect, même dissimulé sous des dehors frondeurs, est d'autant plus grand que les autres mères sentent mieux le mérite qu'il y a à l'accomplir.

L'humanité superficielle et prompte en ses jugements ne réfléchit pas à ce qu'il y a de profondeur et de force dans ce rôle instinctif légèrement délaissé. La société moderne, dominée par de fragiles jouissances, néglige les infaillibles félicités naturellement offertes ; on court vers les complications, vers les plaisirs difficiles ; on oublie les sources de joies qu'il est si simple d'atteindre pour une mère et à côté desquelles pèsent peu les vanités décevantes, la richesse inquiète et la plupart des joies humaines.

Il est sain pourtant et réconfortant de remplir toute cette fonction, dans toute sa simplicité primitive, et les mères y trouvent une sérénité douce et tranquille.

Celles qui allaitent elles-mêmes peuvent en effet jouir, sans toutes ses fièvres, de l'existence, quelque luxueuse ou modeste qu'elle leur soit offerte ; elles n'y trouvent pas de rancœurs, pas d'amertume, mais seulement des joies bonnes, des satisfactions simples, mais profondes.

Au lieu de cela, beaucoup de femmes s'imaginent, ou plutôt cherchent à se persuader elles-mêmes qu'elles ont accompli tout leur rôle en donnant le jour à leur bébé, et elles s'indignent fort si on leur demande de l'allaiter, en sacrifiant leurs relations, leurs plaisirs, toutes les exigences futiles de leur vie, qui leur interdisent cette fonction. La coquetterie s'en mêle, car la taille se déforme, la poitrine s'affaisse. Pour tout dire il est mal porté d'allaiter soi-même et beaucoup de femmes ont honte de s'astreindre à cette pratique ridicule, à cette contrainte de tous les instants... quand il existe des nourrices, d'autres mères, qui pour un peu d'argent se chargent de cette vile besogne ! Elles ne réfléchissent pas que ce devrait être pour elles la pire des humiliations que de se reconnaître incapables de nourrir, et que d'autre part, par nonchalance, par inertie, elles passent avec leur conscience une capitulation révoltante : soit qu'elles se séparent de leur enfant pour le livrer au hasard éloigné de soins mercenaires ; soit qu'elles arrachent sa mère à un enfant étranger, pour se décharger sur cette femme des soins qu'elles doivent au leur. C'est un égoïsme féroce ou un monstrueux aveuglement qui les empêche de sentir ce qu'il y a de mauvais dans une pareille conception de leurs devoirs de mères; leur conscience devrait protester avec indignation contre un pareil marché.

La charité mondaine, qui se prodigue en faveur de tant de souffrances offertes au grand jour, ne serait-elle donc qu'une affaire de mode et de bon ton, elle aussi, puisqu'elle semble vouloir obstinément ignorer ce qu'il y a de primitivement charitable à ne pas priver un enfant de sa mère?

D'autres, comme M. Variot, M. Budin, M. Pinard, ont déjà pensé que ce n'était pas œuvre inutile et oiseuse que de réagir, de tâcher de ramener les mères à leurs fonctions naturelles et de leur montrer toute l'immoralité dont elles se rendent si légèrement complices en confiant leur enfant à une mercenaire.

Il y a, nous le verrons, des cas où l'allaitement par le sein maternel est impossible: cela ne saurait plus être aujourd'hui une raison pour accepter une nourrice, puisque nous dirons que dans cette conjoncture, l'allaitement artificiel tel que nous le décrivons sera préférable, puisqu'il permettra aux mères de garder auprès d'elles leur enfant, sans que sa santé courre plus de risques que s'il était confié à une nourrice étrangère.

Le triste métier de la nourrice mercenaire était considéré dans l'antiquité, et non sans raison, comme une véritable prostitution. On réservait à ces femmes, dans la Rome d'avant la décadence, près de la *colonne lactuaire*, un emplacement spécial, marqué presque d'ignominie, sur lequel se tenait un marché permanent où l'on venait choisir et louer les femmes qui trafiquaient de leur lait. Quant aux mères romaines, elles avaient honte de ne pas allaiter elles-mêmes leurs enfants et elles ne se résignaient qu'à contre-cœur à cet abandon. — Rome n'avait pas encore été vaincue!

Il en était de même à Sparte où la loi interdisait d'ailleurs de se servir de nourrices mercenaires.

La décadence de ces fortes nations changea tout cela et il faut arriver jusqu'à la deuxième grande période de notre histoire pour retrouver le sentiment maternel vivace et sain.

Varillas rapporte sur la reine Blanche de Castille une bien jolie anecdote : La reine allaitait elle-même son fils, le futur saint Louis. Un jour qu'elle était souffrante, une dame de la cour qui allaitait elle-même donna le sein au jeune roi ; la reine s'en aperçut et mit aussitôt le doigt dans la gorge de son enfant jusqu'à ce qu'il eût rendu le lait étranger qu'il avait pris ! Et cette mère modèle, cette femme-reine, si douce d'habitude, expliquait : « Je ne puis endurer qu'une autre femme ait droit de me disputer la qualité de mère » (H. Martin).

On a contesté l'authenticité historique de cette anecdote très touchante. Il serait dommage qu'elle ne fût pas vraie.

Du reste, deux siècles plus tard, on semblait avoir déjà oublié la beauté de ce *geste,* ou tout au moins on ne l'appréciait guère, car les femmes faisaient allaiter leurs enfants par des nourrices. Un austère franciscain nous en donne tout crûment les raisons ; « La première pour ce que ce n'est pas la coutume de nourrir ; la seconde pour plus garder leur beauté et frescheté : la tierce pour plus prendre esbatement à leurs maris et c'est incontinence » (Rapporté par A. Franklin dans son étude historique sur l'*Enfant*).

Plus tard, le savant Henri Estienne dit que les femmes qui mettent leur petit en nourrice « font pis que les payens et payennes qui exposent leurs enfants ».

Enfin Laurent Joubert, que nous avons déjà cité, d'après A. Franklin, écrit à ce sujet : « Pensez-vous que la nature oyt donné aux femmes des mamelles pour ornement de leur poictrine et non pour nourrir leurs enfans ? Ne sont-ce pas femmes prodigieuses celles qui travaillent à tarir et estaindre cette très sacrée fontaine du corps, nourrice du genre humain, et mesmement avec danger de leur personne, à cause du retour et de la production du laict ?

« Si ces femmes sçavoyent quel plaisir il y a de nourrir ses enfants, duquel jouyssent leurs nourrices, elles se louëroyent plus tost à nourrir les enfans d'autruy que de quitter les leurs ».

Puis il reproche aux maris de détourner leurs femmes de l'allaitement, parce qu'ils n'aiment pas « ouyr ou endurer le bruit et le tintamare que donnent souvent les enfants » et aussi pour que « les tetins de leurs femmes demeurent plus jolys, qu'ils se plaisent à manier non pas des tetins mols. Il y en a d'autres qui haïssent la senteur du laict au sein de leurs femmes. Les voilà bien délicats ! » Et il ajoute : « Si les bonnes femmes sont bien advisées, elles garderont honnestement leurs marys de ce péché mortel en n'acceptant aucune nourrice ny dans leur maison ny ailleurs, ainsi faisant elles-mêmes ce devoir de nature : et Dieu bénira leur labeur ».

Vers la fin du XVIIIe siècle, l'éloquent plaidoyer que fit J.-J. Rousseau, dans l'*Émile*, en faveur de l'allaitement maternel réussit au point que l'usage des nourrices fut réservé aux femmes malades, absolument incapables de mener à bien l'allaitement de leurs nourrissons. On se demande comment les Œuvres de ce penseur ont pu déterminer sur son temps une action si entraînante, creuser dans les âmes un si profond sillon, répandre, non seulement en France, mais dans les nations voisines, une si puissante influence morale ? (1).

Mais cet heureux retour aux mœurs simples et saines ne tint pas longtemps contre la hâte qu'avaient les mères de se décharger du fardeau de l'allaitement sur des mercenaires.

Depuis cette époque cet usage immoral fut accepté sans

---

(1) Sur une pierre située en face du mausolée de « l'Homme de la Nature », au château d'Ermenonville, un inconnu a gravé des vers, et sa pensée a bien saisi et rendu, sous la forme naïve, le côté éminemment moral et bienfaisant de l'influence du philosophe sur son époque, celui qui restera son plus beau titre de gloire :

« De la mère à l'enfant il rendit les tendresses ;
De l'enfant à la mère il rendit les caresses ! »

grandes protestations. On chercha bien parfois à montrer le danger que cela présentait au point de vue de la santé et de l'existence des nourrissons, mais on se plaça rarement, comme l'avait fait Rousseau, au point de vue élevé de la justice et de l'égalité sociales.

M. Th. Roussel, effrayé de la mortalité des enfants placés en nourrice, se fit le promoteur zélé et actif des mesures d'assistance protectrices des nouveau-nés et ses efforts triomphèrent lorsqu'en 1874 la loi qui porte justement son nom fut votée. Malheureusement cette loi n'est qu'imparfaitement appliquée, on est unanime à le reconnaître, et si elle a déjà contribué à réduire de beaucoup la mortalité infantile des enfants en nourrice, elle est actuellement absolument insuffisante, et d'ailleurs d'une application bien difficile.

Certes les conditions ont bien changé et nous sommes loin aujourd'hui des chiffres de mortalité qu'en 1869 encore le Ministre de l'Intérieur indiquait pour les nourrissons de Paris envoyés à la campagne : à cette date, dans Seine-et-Marne, par exemple, la mortalité des enfants de Paris, de 1 jour à 1 an, était de 76,81 pour 100, tandis que la mortalité des enfants du pays n'était dans le même département, et pour le même âge, que de 19,05 pour 100 ! La mortalité générale des nourrissons de Paris en nourrice était pour toute la France toujours supérieure à 50 pour 100! Pour les enfants assistés confiés, en 1860, au département de la Loire-Inférieure, la mortalité des nourrissons de 1 jour à 1 an fut de 90,50 pour 100 !

De nos jours si les conditions sont un peu changées, elles ne le sont pas énormement si nous en croyons les chiffres donnés par Petit dans sa thèse de 1895. En interrogeant toutes les femmes venant à la salle de travail de la Clinique d'accouchement, on trouva que mille multipares avaient eu ensemble 1,896 enfants : 667 étaient morts dans la première année ; 142 avaient été mis en nourrice au sein, loin de la famille, il en mourut la moitié exactement, soit 50 pour 100 : 362 avaient été mis en nourrice au biberon, à la campagne, 238 moururent, soit 63 pour 100.

Et M. Petit conclut des chiffres qu'il donne : « Un enfant mis en nourrice a 4 fois plus de chances de mourir qu'un enfant qui prend le sein de sa mère et 2 fois plus qu'un autre allaité artificiellement dans sa famille ».

Nous pourrions citer d'autres chiffres à l'infini qui prouvent qu'actuellement encore, et malgré la loi Roussel, ce sont de véritables hécatombes d'enfants qu'il faut déplorer dans les départements d'industrié nourricière surtout. C'est ainsi que M. Lédé montre que dans Seine-et-Oise et dans le Pas-de-Calais, la mortalité des enfants élevés au biberon est respectivement de 28,21 et de 39,31 pour 100 ; pour les enfants au sein ou considérés comme tels en nourrice, elle est de 28,57 pour 100 dans le Pas-de-Calais.

La loi Roussel n'est donc généralement pas appliquée et l'industrie nourricière continue de faire des victimes en tournant cette loi. Les *meneurs* ne sont pas sévèrement surveillés et contrôlés et il faut avoir visité certains bureaux de nourrices de Paris pour savoir à quoi s'en tenir sur ce commerce honteux de lait humain, cette traite des mères.

Le tiers des enfants meurt avant d'avoir un an et les petites victimes sont aussi bien les enfants des Villes envoyés en nourrice (1) que les enfants des nourrices de la province renvoyés au pays, lorsque celles-ci ont trouvé à se placer sur lieu.

Comment en serait-il autrement tant que s'exercera cette industrie que la physiologie condamne et que la morale réprouve?

(1) M. Brochard écrivait à ce propos : « Je ne connais qu'excessivement peu de bonnes nourrices ; j'en connais beaucoup de très mauvaises. Il en est qui font de cela métier depuis 10, 12, 15 ans, qui ont toujours des nourrissons et qui, je crois, n'en ont jamais rendu aux parents, ce qui m'a fait dire bien souvent que je trouvais très bêtes les filles de Paris qui donnent tête baissée dans le Code pénal en tuant leurs enfants, quand elles pourraient éviter le piège que leur tend la loi en les mettant en nourrice... »

« Le nourrisson est un gagne-pain et, lorsqu'il rapporte, il donne de plus beaux bénéfices que l'élevage du porc ». Aussi faut-il voir comment on se moque de l'admirable et généreuse loi Roussel : tous les articles en sont violés, mais surtout le fameux article 8 qui exige qu'aucune femme ne puisse se placer comme nourrice sur lieu, avant que son propre enfant ait au moins 7 mois. Les maires entre autres se prêtent complaisamment, dans les communes dont la principale richesse est constituée par l'*industrie nourricière*, à tromper l'Administration pour ne pas priver les femmes-nourrices, leurs administrées, de leur gagne-pain. Veut-on en savoir le résultat? M. Lédé fit en 1886 la statistique suivante pour les 81,766 nourrices au sein venues de 1879 à 1886 à Paris, parmi lesquelles il y avait 24,100 filles-mères : en ne s'occupant que des filles-mères, l'âge de leur lait était le suivant :

7,801	avaient un lait âgé de	1	mois.
5,853	—	2	—
3,133	—	3	—
1,794	—	4	—
1,275	—	5	—
888	—	6	—
628	—	7	—

Sur 24,100 nourrices sur lieu, 21,873 avaient un enfant de moins de 7 mois.

Quant à la seconde partie de l'article 8, elle exige que si l'enfant n'a pas atteint l'âge de 7 mois, le certificat constate qu'il est allaité par une autre femme surveillée, à moins qu'il ne soit confié à une *parente*. Pour cela encore les certificats font foi et... tournent habilement la loi. C'est ainsi que les enfants des nourrices sont confiés à de soi-disant parentes, afin d'éviter la surveillance prévue par la loi, ces dernières faisant elles-mêmes *métier de parentes* pour une partie des nourrices du village.

Aussi il faut voir quels résultats déplorables donne cet état de choses. Les enfants des nourrices sur lieu meurent en grand nombre dans leur campagne, loin de leur mère qui à la ville ne porte pas toujours (la moitié des nourrices seraient en noir) le deuil de l'enfant. Mais peu leur importe à ces femmes.

Au contraire, cela permettra, aussitôt l'allaitement terminé actuellement à Paris, d'en reprendre un autre, car la nourrice prend soin d'aller faire une promenade dans son pays quelque 10 mois avant le sevrage prévu ; quelquefois même elle se contente de l'occasion qu'elle trouve à Paris ; le père lointain n'y regarde pas de bien près, pourvu que le lait, la source de revenus, ne tarisse pas au sein de sa femme! Et l'industrie se poursuit ainsi, pour le plus grand bénéfice de la nourrice et de sa famille. Elle a eu beaucoup d'enfants. Il lui en reste peu ; mais ce n'est pas pour les collectionner qu'elle faisait des enfants, c'est simplement parce que c'était nécessaire pour entretenir la source des profits.

Et voilà à quelles femmes nos parisiennes élégantes s'adressent pour les suppléer dans leurs délicates fonctions auprès de leurs nouveau-nés. Elle les affublent de costumes plus ou moins rustiques, les enrubannent et les exhibent comme des animaux de luxe, ainsi que le dit M. Variot; elles sont convaincues qu'elles sont d'excellentes mères pour leur enfant et on les surprendrait beaucoup en leur disant qu'elles sont des femmes sans cœur puisqu'elles se rendent les complices, mieux, les provocatrices d'un véritable infanticide à l'égard de l'enfant auquel elles ont ravi sa mère.

M. Variot qui a étudié et approfondi cette question des nourrices a dit sur ce sujet des choses bien justes et bien sincères. Nous voulons citer presque tout un article qu'il a écrit à ce propos dans le numéro du 17 septembre 1896, du *Journal de Clinique et de Thérapeutique infantiles :*

« Si le lait de toutes les nourrices convenait à tous les nourrissons indistinctement, si toutes les femmes qui vendent leur lait avaient pour le nourrisson qu'on leur confie des sentiments maternels, si la sécrétion du lait ne subissait pas des variations et des fluctuations incessantes, si les nourrices mercenaires avaient au moins habituellement une moralité et une conduite convenables dans les familles qui ont besoin de leurs services, nous devrions accepter la nourrice, lorsque la mère doit renoncer à allaiter.

« Mais comment espérer d'une femme qui méconnait le premier de ses devoirs, celui d'allaiter son enfant, qui n'est dominée que par l'appât du gain, comment, dis-je, espérer d'elle qu'elle se comportera comme un bon et fidèle serviteur?

« Bien que nous n'y réfléchissions pas, tant la chose est entrée dans nos mœurs, nous sommes les complices d'une mauvaise action, lorsque nous prenons à gage une femme qui vend son lait pour un enfant plus fortuné que le sien. C'est là un commerce illicite, au point de vue social, que nous tolérons, parce que nous en faisons profiter nos enfants.

« Pour une bonne nourrice, on en trouve dix mauvaises. Les unes ont un lait qui ne convient pas à l'enfant, sans qu'on puisse en déterminer la raison, les autres perdent leur lait soit dès les premières semaines, soit après quelques mois, parce qu'elles sont réglées, ou parce que leur santé périclite, à cause du changement d'habitudes, de climat, de régime, etc.

« Quelques-unes recevant de mauvaises nouvelles de leur enfant élevé à la campagne ont des regrets tardifs, leur lait s'altère et leur nourrisson pâtit ; d'autres ont des maris qui réclament leurs droits ou leur retour à la maison : elles ne consentent à rester qu'en posant leurs conditions ; d'autres ont une mauvaise conduite, des habitudes d'alcoolisme, ou bien un caractère tellement difficile que toute la maison en est troublée.

« Combien voit-on d'enfants élevés par une seule nourrice jusqu'à la période du sevrage ? Ce n'est certes pas la majorité.

« Il n'est pas rare de voir changer trois ou quatre fois les nourrices dans l'espace d'une année et ces changements ont presque toujours lieu au grand détriment du nourrisson. — Il n'est pas indifférent de rappeler surtout pour la classe moyenne, que la nourrice, outre qu'elle est embarrassante, est assez exigeante pour ses gages. Elle se borne à donner son lait, refuse presque toujours de s'occuper dans la maison et reçoit pour ses services depuis 50 jusqu'à 80 francs par mois à Paris. — C'est là un sacrifice d'argent qui peut être lourd pour de jeunes ménages, et je ne doute pas qu'un grand nombre de mères qui ne livrent qu'à regret leur enfant à une nourrice, ne préféreraient l'allaiter au lait stérilisé elles-mêmes, si elles savaient quelle sécurité donne la stérilisation du lait. Elles échapperaient ainsi à la tyrannie de la nourrice et n'auraient pas le chagrin de voir une autre femme donner à leur enfant le lait qu'elles ont été impuissantes à lui fournir.

« Dans une question telle que celle de l'allaitement, le médecin, bon gré, mal gré, se trouve entraîné sur le terrain social et bien que nous n'ayons pas grand espoir de réformer les mœurs, il est de notre devoir de répandre et de vulgariser les progrès scientifiques qui peuvent avoir comme conséquence une réelle amélioration dans le sort des enfants et des mères ».

Voilà ce qu'il faut penser des nourrices sur lieu : difficulté de se procurer une bonne nourrice, ennuis qui se rattachent à sa présence dans la maison où elle entre en despote, où ses exigences et ses caprices ont force de loi, où elle est une source continuelle de tourments et d'inquiétude pour la mère, — mais surtout immoralité et injustice favorisées par les parents qui acceptent cette compromission, cette complicité de provoquer l'abandon d'un enfant par sa mère au profit du leur.

Mais que penser des mères qui envoient leurs bébés en nourrice à la campagne, loin d'elles, avec la garantie que nous savons si factice et si illusoire de la loi de Protection de l'enfance?

Il faudrait pour se rendre compte de ce qu'est exactement la condition des nourrissons de la ville confiés à des nourrices de la campagne, lire tout ce qui a été publié d'intéressant et d'instructif sur ce sujet, par Brochard en 1874, par A. Legendre en 1883, par Courtault en 1894, ainsi que le mémoire de M. Lédé à l'Académie en 1894, tout ce qui a été dit par tant d'autres qui se sont attachés à prouver par des chiffres et des faits que l'institution des nourrices était une cause de mortalité infantile considérable, — que les victimes soient les enfants des nourrices sur lieu ou que ce soient les enfants confiés aux nourrices à distance.

Du reste, en ce qui concerne l'enfant envoyé en nourrice en province, on comprend fort bien qu'il n'aura pas les soins qu'il trouverait auprès de sa mère et nous sommes convaincu que celle-ci ne se résigne qu'à regret à cette séparation.

En effet la nourrice allaite ordinairement son enfant en même temps que le nourrisson payant qui n'a que le *ressuçage* ; si elle manque de lait, c'est le petit étranger qui sera pourvu de lait de vache ou de panade ; la nourrice ne serait pas bonne mère si elle agissait autrement, — elle serait peut-être honnête commerçante !

« Livrer l'enfant à une nourrice qui l'alimente chez elle loin de tout contrôle, c'est le vouer au sevrage prématuré, au rachitisme et trop souvent à la mort », dit J. Simon.

« Toutes ces femmes ont horreur de la surveillance médicale, écrit Brochard. Dans certaines communes les cadavres des *Petits-Paris* pavent les cimetières ! »

D'ailleurs, bon nombre de nourrices ne craignent pas de se livrer à l'élevage d'un ou plusieurs nourrissons, clandestinement le plus souvent, et il en est de ceux-là comme de ceux qui prennent le biberon au lieu du sein que la nourrice ne leur donne pas de peur de compromettre sa santé, ou qu'elle réserve à son propre enfant.

Il est trop facile de comprendre qu'ainsi abandonnées à elles-mêmes, il n'est pas de supercherie dont ne soient coutumières ces femmes grossières. Le résultat en est clair : le tribut que la mort fait peser sur les pauvres petits est lourd, monstrueux.

Mais trop de philantrhopes ont demandé avant nous pitié pour ces petits êtres ; nous ne saurions insister encore après eux, car il est impossible que pour les nourrices à distance du moins, les mères ne reconnaissent pas le danger que courrait l'enfant qu'elles leur confieraient.

Si nous nous plaçons à un point de vue plus général, au point de vue moral, l'institution des nourrices ne saurait résister à l'examen : elle doit disparaître.

Ne comprend-on pas en effet que la seule nourrice chez qui les sentiments maternels subsistent est la nourrice éloignée et que c'est précisément celle chez qui le nourrisson payant court le plus de risques du fait du manque de surveillance.

Quant à la nourrice sur lieu, ses sentiments de femme sont dégradés, car son idéal n'est plus la famille et la maternité, mais le bien-être et le lucre : son but, comme l'a dit M. Monot. « n'est pas, en effet, d'être mère. mais d'être nourrice, d'être *en lait* : faire un enfant n'est que le moyen d'atteindre ce but et d'aller à Paris. Rien de plus démoralisant que cette émigration, rien de plus triste que ces intérieurs où le principal ressort de la famille est brisé. Les maris séparés de leur femme vont au cabaret, se livrent à la débauche, s'abrutissent promptement. La plupart des nourrices qui partent à Paris avec un reste d'honnêteté la perdent. Les trois quarts reviennent enceintes dans leurs maisons, mais pourvu qu'elles apportent en même temps ce qu'elles appellent le *sac*, c'est-à-dire une provision d'écus, leur situation est généralement acceptée par les maris, sans mauvaise humeur ni tapage. On en considère les avantages : la femme est-elle déjà grosse de quelques mois, c'est autant de gagné sur l'intervalle qui sépare deux nourritures : on recommencera plus tôt à gagner de l'argent ! »

Et M. L. Petit, qui rapporte cette citation, ajoute : « L'enfant naît ; à peine la femme est-elle rétablie de ses couches, qu'elle se dispose à partir : son lait sera plus jeune. Qu'importe la saison, qu'importe la faiblesse de l'enfant, elle lui fera faire le voyage de Paris ! L'enfant est-il maigre ; est-il même mort? Une voisine lui prête le sien et la nourrice arrive avec un enfant frais et dodu.

« Et cet enfant doit revenir au village. Ce retour s'opère par une *meneuse* qui, après avoir amené à Paris un convoi de nourrices, repart pour faire de nouvelles recrues. Elle ramène 3 ou 4 de ces petits êtres et leur administre volontiers des boissons narcotiques pour leur procurer un sommeil factice, quelquefois la mort... »

« La mère placée à Paris, l'enfant est un objet secondaire dont la disparition est un avantage ».

La plus navrante, à notre avis, et la plus injuste, parmi l'inégalité des conditions humaines, c'est l'inégalité de condition des enfants des nourrices sur lieu qui sont privés de leur mère au profit d'autres enfants nés dans des familles plus riches. L'injustice et l'inégalité que l'on ne peut bannir de la société sont assez grandes déjà à tous les âges, pour que les *pauvres-nés* ne soient pas privés du droit — qui devrait être inaliénable — qu'ils ont à leur mère, à son lait, à ses soins, ce qui constitue leur seule richesse. Ils sentiront assez tôt les conséquences de la différence des classes pour qu'au moins on les laisse jouir du seul bien qui soit également réparti dans la société.

Nous avons vu ce que deviennent trop souvent ces petits infortunés abandonnés par leur mère qui va vendre à la ville son lait au plus offrant. Les statistiques sont éloquentes.

Quelle sollicitude attentive peut remplacer pour eux la sollicitude maternelle? et que pense donc la mère fortunée lorsqu'elle apprend que le petit de la nourrice est mort là-bas, pendant que son enfant à elle prospère et tette en toute sécurité? Est-ce qu'elle n'éprouve pas, malgré son égoïsme maternel, un sentiment de profonde, de navrante, de douloureuse pitié, une révolte contre elle-même?

L'enfant est la plus faible et la plus innocente de toutes les victimes. Le fait d'abandonner leurs petits est extrêmement rare chez les bêtes; il est constant dans notre humanité, et la femelle dicte son devoir à la femme.

Pour les mères qui ont leur enfant éloigné d'elles, quelle inquiétude doit être la leur, à toute heure, en songeant combien est fragile et délicate la santé, la vie de cette moitié d'elles-mêmes. Que de fois ne doivent-elles pas tressaillir pour un rêve, un pressentiment, une idée obsédante, et frémir de l'impossibilité où elles sont de savoir de suite, de se rendre compte, en se penchant sur le berceau, que cette crainte est sans fondement! Combien elles doivent envier, regretter cette paix délicieuse qui descend dans le cœur d'une mère toujours attentive, toujours en éveil et prête à secourir en cas de besoin, ce chérubin paisiblement endormi tout près d'elle.

Non! la nourrice à distance est contraire à tous les instincts; elle doit disparaître. La nourrice sur lieu, malgré son immoralité, est la seule que conseillent encore actuellement les médecins à cause de la surveillance qu'on peut exercer sur elle de très près. Mais qu'on songe qu'en l'adoptant, on sépare ainsi deux enfants de leur mère!

« En fait, dit M. Marfan, la loi naturelle est violée très souvent, beaucoup trop souvent. L'égoïsme des riches, l'amour du lucre des pauvres, parfois la faiblesse du médecin conspirent pour enlever l'enfant à sa mère, même quand l'allaitement maternel est possible. »

Avant de voir comment on peut arriver à se passer de nourrices mercenaires, examinons les cas où l'allaitement maternel est impossible et exposons, suivant le mot de Marfan, la *casuistique* de l'allaitement.

Il existe malheureusement des femmes qui ne peuvent allaiter leur enfant, soit que, dans la classe ouvrière par exemple, les nécessités de l'existence s'y opposent, soit que la santé de la mère ne le lui permette pas.

En effet, chacun sait que plus la civilisation s'accentue, moins les femmes nourrissent leur progéniture. Dans les grandes villes surtout, bien des mères sont obligées de quitter chaque jour leur foyer pour travailler et gagner leur vie, et la pauvreté et les conditions de la vie créent d'ailleurs parfois chez la femme un état de misère physiologique qui les rend inaptes à nourrir. D'autres, bien portantes, ne peuvent quand même se dévouer pendant le jour à leurs enfants : les filles-mères qui doivent travailler pour leur existence, les femmes seules obligées de s'occuper hors de chez elles, et toutes celles que le commerce, l'administration, le travail manuel absorbent. Le nombre est considérable des femmes qui ne peuvent pas remplir dans toute son étendue leur fonction de nourrice : pour celles-là c'est une nécessité ; et pourtant c'est dans cette classe sociale que l'on rencontre le plus souvent les mères qui se font nourrices de leurs enfants, soit qu'elles leur donnent le sein intégralement quand elles ne sont pas obligées de quitter la maison pour travailler, soit qu'elles leur réservent le sein seulement aux heures où elles regagnent leur logis ; — tandis que les femmes de condition aisée, à qui les nécessités de l'existence n'empêchent pas de s'occuper de leurs enfants, sont celles qui allaitent le moins.

Il y a donc, on le voit, des conditions *économiques* telles que, quoi que nous fassions, nous ne pouvons empêcher actuellement, surtout dans les grands centres où la vie est chère, que le nombre des enfants qui ne peuvent *matériellement* pas être élevés au sein ne soit légion.

Comme dit Legay : « C'est un avantage qu'ont les jeunes animaux sur nos enfants, de pouvoir être nourris avec le lait maternel jusqu'au jour où il leur est possible de trouver leur subsistance dans le monde extérieur. Avec la civilisation, des nécessités sociales ont obligé la plupart des femmes à recourir soit à une nourrice mercenaire. soit à l'allaitement artificiel. »

Enfin d'autres femmes doivent renoncer à allaiter elles-mêmes pour des raisons pathologiques. C'est là d'ailleurs le seul cas d'empêchement qui devrait exister : maladie, faiblesse ou fatigue de la mère. En effet, celle-ci est privée de la faculté de nourrir lorsqu'elle est atteinte d'une maladie sérieuse telle que la phtisie, le cancer, une affection organique du cœur ou du rein, aussi bien que s'il existe une affection de la mamelle d'une certaine durée ou encore une malformation du mamelon impossible à corriger.

Il en est de même dans tous les cas de faiblesse des femmes pour lesquelles l'allaitement peut devenir un danger en les épuisant.

La tuberculose surtout doit être un obstacle absolu, quel qu'en soit le degré. Il n'y a, d'après Stieflel, nulle cause plus propre à faire éclore la tuberculose pulmonaire que l'allaitement.

G. Roche a été très souvent frappé de cette influence sur la marche de la phtisie et Petter avait déjà plusieurs fois appelé l'attention sur ce point. Aussi le médecin doit-il être très prudent lorsqu'il s'agit de conseiller ou non l'allaitement chez des femmes menacées de tuberculose : cette fonction peut faire éclore la maladie jusque-là latente ou accélérer la marche de celle qui ne s'était encore manifestée que par quelques signes incertains. Aussi, Roche pense-t-il que, dans l'intérêt de la mère comme dans celui de l'enfant, on doit interdire l'allaitement chez les femmes ayant des antécédents héréditaires de tuberculose, de même que chez celles qui ne présentent que de légers symptômes sans gravité.

En 1851, Dubreuil, de Bordeaux, avait déjà signalé à l'Académie cette fréquence avec laquelle, chez les femmes prédisposées, la tuberculose éclate ou accélère ses signes.

Bouchardat a montré qu'il en était de même chez les femelles laitières.

Le Pr Moreau déclare également que la femme ne doit pas nourrir si elle a de la tuberculose dans sa famille. Hérard, Jaccoud, Lorain, Grisolle sont du même avis.

R. Blache, J. Simon montrent que les enfants doivent être soustraits à la funeste hérédité qu'ils ont reçue de leur mère, car s'ils prospèrent pendant l'allaitement par une femme tuberculeuse, parce que celle-ci a généralement un lait très abondant, ils dépérissent après le sevrage et ne tardent pas eux-mêmes à présenter les signes de tuberculose.

Ce serait donc aussi nuisible pour l'enfant et pour la mère.

D'autre part, on a souvent remarqué que si, chez la femme bien portante, l'allaitement est plutôt une cause de pléthore et d'engraissement, il est assez fréquent de voir que la femme-nourrice dépérit par épuisement ; il y a *tabes a nimia lactatione,* parfois même sans tuberculisation, comme Morton l'a montré : toutefois, l'on comprend que dans ces conditions l'allaitement peut fort bien être pour les femmes débiles une cause déterminante de tuberculisation, à plus forte raison s'il est prolongé ou double. Cela arrive du reste pour les vaches et les ânesses qui se tuberculisent très souvent, comme la femme, par épuisement.

Ainsi l'allaitement peut non seulement exercer une influence funeste sur la marche de la phtisie ou imprimer une rapide évolution à la tuberculose commençante, mais même, en s'associant à d'autres causes de débilité, privations, chagrins, fatiques, déterminer l'éclosion de la diathèse chez des femmes vigoureuses et sans antécédents héréditaires.

Donc le médecin doit être très réservé dans ces cas délicats de prédispositions, lorsqu'il rencontre une excellente mère, ayant un sentiment très élevé de son devoir qui ne veut se résoudre à remettre son enfant en des mains étrangères, à le priver des mille petits soins d'une mère. L'abondance de lait en ce cas ne doit pas tromper le médecin comme elle trompe la mère.

L'allaitement doit être interdit aux femmes tuberculeuses d'une façon absolue, comme il doit être au moins réduit chez les femmes débiles, lymphatiques, anémiées, de petit tempérament. La pleurésie, la scrofulose, l'épilepsie chez les dégénérées qui ont des troubles vésaniques, les affections du cœur non compensées sont une contre-indication, et aussi le diabète, l'existence d'une coxalgie ancienne, à cause des craintes de tuberculisation que l'on peut avoir en ce cas.

Quant au manque de lait il est rarement complet ; pourtant il est assez fréquent de voir qu'un enfant nourri par sa mère ne profite pas ; la balance montre que sa nutrition est insuffisante.

C'est du reste un des motifs le plus souvent invoqués que le défaut de sécrétion lactée pour soustraire les femmes à l'allaitement. Pinard et ses élèves ont montré que le nombre des femmes bien portantes, à qui cette fonction est interdite par manque de lait, est bien moins considérable qu'on ne le suppose. Il est vrai qu'une femme primipare appartenant à une famille où, depuis plusieurs générations, l'habitude d'allaiter est perdue, éprouve certaines difficultés au début ; mais si elle est saine, surtout si elle est bien dirigée, elle arrivera à les surmonter. Nous verrons précisément comment l'allaitement artificiel aidera la mère vraiment pleine de bon vouloir à triompher de ces premières difficultés.

Le retard de la sécrétion lactée est plus ou moins long ;

Mme Dluska donne comme durée moyenne de la montée laiteuse 3 jours après l'accouchement, et, chez les femmes allaitant pour la première fois, en moyenne 74 heures, parfois 100 à 120 heures après l'accouchement. On ne doit donc pas se hâter de déclarer qu'une femme n'aura pas de lait : il faut savoir attendre.

En réalité, nous ne saurions trop le répéter, il existe peu de femmes saines qui ne puissent, en insistant, arriver à nourrir leur enfant ou au moins à lui donner sur leur sein une partie de sa nourriture. Ce qu'on voit plus fréquemment c'est la sécrétion lactée devenir insuffisante après quelques mois, par suite souvent d'une mauvaise direction, parce que beaucoup de femmes ne donnent qu'un seul sein, ou bien par suite de fatigue, d'affaiblissement chez les femmes épuisées le plus souvent par le travail et une nourriture insuffisante.

« Heureux l'enfant, dit Starr, qui à notre époque de civilisation avancée et au milieu des grandes villes, peut tirer du sein d'une mère robuste un lait abondant et pur qui lui donnera la santé et développera son corps ! »

« Heureuses les mères, dit M. Variot, qui peuvent allaiter leurs enfants ! Elles ont la satisfaction de les voir grandir sous leurs yeux; elles guettent, elles recueillent leur premier sourire: le foyer, animé par le nouveau petit être, offre un charme de plus au père ! Toutes les fois qu'une femme le peut, elle doit nourrir; si elle est jeune, forte, bien constituée et bien conformée, elle a les plus grandes chances de mener à bien cette tâche qu'elle considère comme sacrée. »

Toutes, en effet, devraient comprendre qu'il n'est pas de devoir plus doux à remplir que celui de fournir à leur nouveau-né le lait, son premier aliment.

« La période de la lactation n'est que la continuation de celle de l'enfantement; le rejeton, qui a d'abord puisé dans le sein de sa mère la substance de sa formation et de son développement, emprunte, après la naissance, à la sécrétion des mamelles les matériaux de sa croissance.

« Quel spectacle plus charmant que celui d'une jeune mère allaitant son enfant? Quel lien plus solide et plus naturel entre deux êtres destinés à se chérir?

« D'ailleurs, la nature, qui pourvoit à tout, n'a pas donné les seins à la femme comme un vain ornement..... »

Jacques Guillemeau écrivait du reste : « Le plus expédient serait que l'enfant fût nourri de sa propre mère, plutôt que d'une étrangère, pour ce que le lait, qui n'est que le sang blanchi (duquel il a été fait et nourri neuf mois au ventre de sa mère), lui sera toujours plus familier que celui d'une autre femme. Si la propre mère le peut nourrir, elle sera appelée mère entière, ce qu'elle ne doit refuser..... »

Le lait d'une étrangère, comme le fait entendre le vieil auteur, ne s'adapte pas aussi bien aux besoins de l'enfant et n'est pas susceptible d'une aussi parfaite digestion. « La nature a sans doute établi une relation entre les sucs digestifs du nourrisson et le lait naturel » (Marfan) ; elle a disposé toutes choses en vue de cette adaptation.

C'est pourtant là, nous l'avons dit, une vérité bien méconnue, puisque l'institution des nourrices est admise comme toute naturelle.

La délivrance ne doit pas rompre les liens physiques ou naturels entre la mère et le nouveau-né dont la nature vient de lui confier la charge. Du reste, si l'allaitement maternel doit être hautement encouragé au point de vue moral et aussi au point de vue de la santé de l'enfant, quand la mère a suffisamment de lait pour cela, la mère doit savoir que sa santé et son hygiène à elle se trouveront généralement bien de l'exercice de cette fonction physiologique qui permet le repos de l'utérus et favorise sa régression.

Tout concourt donc à montrer que le nourrisson doit sucer le lait maternel. Le devoir des femmes n'est pas douteux. Du reste rien ne peut suppléer la sollicitude maternelle, remplacer sa vigilance, et les soins incessants que réclame le petit être ne sont jamais bien et complètement donnés que par la mère qui l'allaite elle-même.

Pourquoi est-il donc tellement fréquent de voir que les femmes échappent à ce devoir? Les raisons, nous l'avons dit, en sont multiples, mais elles sont bien différentes du haut en bas de l'échelle sociale.

D'une part, ce sont les mêmes mondaines qui ne comprennent pas qu'elles puissent être les esclaves de leur maternité, que c'est leur rôle moral et qu'elles ne peuvent s'y dérober, se rendre indépendantes, qu'en manquant à tous leurs devoirs. Elles trouvent bien plus simple de faire venir auprès de leur nourrisson une autre femme et cela pour des raisons qui ne sont pas toujours en rapport, tant s'en faut, avec la débilité de leur santé.

C'est ainsi que plus de 5,000 femmes à Paris seulement se font suppléer chaque année pour l'allaitement de leurs enfants par des nourrices sur lieu qui, en abandonnant prématurément leurs enfants dans leurs campagnes, les exposent à une mortalité pouvant s'élever jusqu'à 77 pour 100 (Lagneau). Ces femmes des classes aisées n'ont pas l'habitude d'allaiter; ce n'est pas l'impossibilité physiologique qui les en empêche: ce n'est pas non plus qu'elles soient moins bonnes mères que dans les autres pays ou qu'elles aiment moins leurs enfants; c'est affaire de mode, et lorsqu'elles prennent des nourrices elles ne songent guère que souvent elles signent ainsi un arrêt de mort pour d'autres enfants, malheureuses victimes de l'injustice et de l'inégalité sociales. Pinard a déclaré en 1894 qu'à Paris il ne vient pas une nourrice dont l'enfant ait seulement 6 mois.

La loi Roussel n'est donc pas respectée: tout concourt à favoriser sa violation, et l'impunité est assurée à ceux qui la méprisent. D'ailleurs, on l'a dit, la loi Grammont, protectrice des animaux, est antérieure de près d'un quart de siècle, à la loi protectrice de l'enfance : elle est mise en vigueur avec une activité et un zèle qui ne s'exercent pas souvent pour le respect de la loi Roussel.

« Il est profondément immoral de laisser une partie de la population se sacrifier à une autre, d'autant plus que le choix des mères employées comme nourrices comportait une production d'enfants vigoureux dont la disparition est une perte sensible pour la race et une atteinte de plus à la grande loi de la sélection naturelle » (Legay).

Il faut que le droit des enfants des nourrices soit respecté et que cet être immoral qu'est la nourrice mercenaire ne puisse plus tuer le plus souvent son enfant de 6 semaines en le privant de son lait pour en faire un trafic. Le Pr Pinard l'a dit, une seule solution est normale et humaine et c'est la seule efficace. Il faut faire en sorte que l'enfant ne soit pas séparé de sa mère. C'est le but à atteindre et c'est vers ce but que doivent se concentrer tous nos efforts.

Du reste si nous prenons les enfants de Paris envoyés en nourrice, nous trouvons les mêmes résultats lamentables. « L'industrie des nourrices s'est particulièrement développée dans les départements qui environnent Paris : dans toutes les communes rurales, il se trouve des femmes qui font profession d'élever les petits Parisiens. Comme elles n'ont d'autre but que le lucre, il s'en trouve parmi elles qui, pour augmenter leur salaire, prennent simultanément plusieurs nourrissons dont le bien-être et la santé les touchent médiocrement. C'est là que se voient les *faiseuses d'anges*, ainsi nommées par la foule, parce que tous leurs pupilles, l'un suivant l'autre, s'envolent successivement vers les demeures célestes.

« Résultat : Sur les 20,000 nourrissons que Paris envoie tous les ans en province, 15,000 meurent dans leur première année et, en appliquant proportionellement ce chiffre à toutes les grandes villes, on peut mesurer l'étendue du mal » (Latapie).

En 1892, Lagneau recherchant quelle est la *dîme mortuaire* prélevée de nos jours encore sur les petits parisiens envoyés en nourrice, pendant la première année de leur existence, trouve que 1/3 de ces enfants meurent malgré la protection de la loi Roussel.

D'ailleurs, les nourrices sont bien difficiles à prendre en défaut et les médecins savent quelle lutte il faut soutenir contre l'ignorance, la routine, la stupidité, les préjugés de toute sorte, le mauvais vouloir, les roueries de ces femmes.

C'est ainsi que, pendant les mois d'été de 1898, la mortalité des enfants placés en nourrice a été effroyable : 60 pour 100 sont morts de diarrhée, c'est-à-dire grâce à la mauvaise alimentation.

Et dire que, comme l'a noté M. Lagneau, dans les cent villes de France qui ont plus de 20,000 âmes, près d'un quart des nouveau-nés sont mis en nourrice, c'est-à-dire privés des soins maternels. A Paris, la proportion s'élève à près d'un tiers, et à plus de 3/7 à Lyon. Mais ces proportions énormes sont encore inférieures à la réalité, car beaucoup de mères ne font pas leur déclaration de mise en nourrice.

Si l'on ajoute à cela les enfants laissés dans leurs villages par les nourrices sur lieu (M. Lédé a reconnu que la mortalité de ces enfants avant 5 mois était de 77,97 pour 100), ainsi que les enfants assistés, on voit combien d'enfants sont privés de leur mère dans notre état social fort avancé en civilisation mais fort défectueux, et l'on comprend quelle énorme mortalité doit en résulter.

L'allaitement mercenaire ne doit donc plus exister aujourd'hui qu'à titre d'exception. Toute femme saine doit allaiter son enfant : son lait appartient à ce dernier.

Mais les femmes malades, faibles ou celles dont la sécrétion lactée est insuffisante, qui, trop bonnes mères, s'épuisent dans un allaitement excessif et qui succomberont à la phtisie qui les guette, si on ne les arrête? Mais celles qui sont victimes de notre état social, les ouvrières, les domestiques, les marchandes, les commerçantes, toutes celles qui travaillent presque constamment hors de leur domicile ou dont les occupations sont trop assujettissantes, toutes celles que les exigences réelles ou factices de leur situation obligent à se séparer de leur enfant pour conserver les emplois, les fonctions, les métiers, les places qui les font vivre? Comment ferons-nous pour les empêcher de se séparer de leurs enfants? Suffira-t-il de leur montrer leur devoir comme aux mères mondaines auxquelles nous faisons valoir des considérations de justice et de morale pour essayer de les arracher un instant à l'asservissement de la mode, des conventions mondaines, des usages?

Les mères peu aisées ou pauvres, celles qui sont les esclaves des nécessités actuelles du travail, de la lutte pour la vie, tant que la société ne fera pas d'elles les nourrices payées de leurs propres enfants, comme le réclamait Pinard, comment pourront-elles se donner tout entières pendant de longs mois à ces petits êtres?

Et même parmi ces mondaines dont nous parlions, il en est qui, sans se libérer complètement des exigences du monde, veulent quand même allaiter leur enfant. Mais elles sont souvent de santé délicate et il vaut mieux les détourner d'ajouter les fatigues de l'allaitement aux obligations que leur imposent trop impérieusement leur prétendus devoirs de société.

Enfin toutes celles qui voudraient nourrir et qui ne le peuvent pas parce que des occupations réelles, des considérations économiques graves les arrêtent. Cette situation est trop souvent justifiée et alors, ne pouvant acheter le luxe d'une nourrice sur lieu, elles confient leur petit à une nourrice à distance afin que leur enfant ait du lait de femme.

Beaucoup, pour ne pas se séparer de leur enfant, se résignent au biberon. D'ailleurs le sein d'une nourrice, loin de la famille, n'est guère plus favorable à la santé de l'enfant que le biberon d'une nourrice sèche, puisqu'aussi bien c'est le biberon qui remplace le plus souvent le sein, malgré le marché passé.

Alors la mère gardera son enfant auprès d'elle en ayant recours à l'allaitement artificiel ou à l'allaitement mixte. C'est du reste la solution la plus juste et qui évitera l'alternative également regrettable et funeste au point de vue de la justice : l'enfant abandonné par la nourrice sur lieu ou l'enfant abandonné par sa mère à une nourrice à distance.

On voit qu'en cherchant à perfectionner l'allaitement artificiel, nous ne songeons guère à provoquer l'abandon de l'allaitement maternel, au contraire.

Nous pensons que tous nos efforts doivent tendre à ne pas éloigner la mère de son nourrisson et, si elle ne peut pas donner le sein, à lui permettre au moins de remplir son devoir en soignant et en élevant son petit, car le cœur d'une mère ne se remplace pas, encore moins que le sein : cela est aussi rationnel, et c'est dans l'ordre naturel des choses qu'une mère garde son enfant, qu'elle le conserve à ses soins.

J.-J. Rousseau a dit avec raison : « L'enfant a-t-il moins besoin des soins de sa mère que de sa mamelle? D'autres femmes, des bêtes même, pourront lui donner le lait qu'elle lui refuse : la sollicitude maternelle ne se supplée point ».

N'y a-t-il pas, en effet, quelque chose de barbare, de contre-nature, à arracher à la mère l'enfant qu'elle vient de porter et de nourrir pendant une longue et pénible gestation que la joie seule des jouissances maternelles entrevues lui a fait supporter avec courage et patience? — n'est-il pas cruel pour cette femme qui vient d'être meurtrie et de souffrir en donnant le jour à son petit, de briser, dès que les liens matériels sont rompus, et dès le premier jour, ces autres attaches indissolubles pourtant, celles-là, qui unissent les deux êtres, de séparer ainsi la mère, malgré sa peine et son regret, du jeune enfant auquel elle doit cependant désormais donner tous ses soins, auquel elle doit vouer toute sa sollicitude, prodiguer tout son dévouement et son amour? N'est-il pas inhumain de la priver de ces joies du premier sourire, du premier baiser, des premières caresses, qui peuvent paraître à tout autre de bien peu d'importance, mais que saura apprécier à leur juste valeur le cœur d'une mère vraiment digne de ce nom.

Tous nos siècles de civilisation coupable n'ont pas tellement fortifié l'habitude prise par les mères de se séparer de leur enfant, pour qu'elles ne se refusent, dès qu'on la leur aura montrée, à favoriser cette triste inégalité sociale, injuste et immorale, dangereuse aussi, que comporte l'institution des nourrices, et pour que, dès qu'on leur aura appris à user sagement et avec profit de l'allaitement artificiel, elles n'acceptent avec joie, lorsqu'elles ne pourront disposer de leur lait, de garder près d'elles leur petit, du moment qu'il aura une alimentation saine et que son existence ne sera pas en danger.

Les tares pathologiques, comme les nécessités du travail, ne seront plus désormais, pas plus que les exigences mondaines, des raisons pour séparer les enfants de leur mère, puisque toutes les fois qu'il faudra se résigner, à cause des circonstances, à voir la femme privée de la faculté de nourrir, toutes les fois qu'on ne pourra se soustraire à la nécessité de l'allaitement artificiel, ce dernier sera salutaire et ne compromettra plus la santé ni la vie.

D'ailleurs l'allaitement mixte pourra toujours être substitué à l'allaitement au sein intégral lorsque les mères n'auront pas assez de lait ou seront trop faibles pour réaliser l'allaitement dans toute son étendue, ou même lorsque leurs occupations les tiendront éloignées de leur foyer pendant une partie de la journée.

Quant aux malades qui ne peuvent pas allaiter du tout, le lait sain que nous leur indiquons, en observant la diététique prescrite, leur donnera la consolation d'élever elles-mêmes leur enfant, de le soigner comme elles seules le peuvent, car elles seules ont l'affection, l'instinct il faut le dire, avec le dévouement, la patience, l'attention toujours en éveil, nécessaires pour épargner les dangers aux nourrissons si délicats, si fragiles. Seules les mères ont cela... et non pas les nourrices mercenaires.

De même pour ces malheureuses si nombreuses que le travail et la misère minent et qui n'ont qu'un lait bien pauvre à donner à leur enfant : elles pourront au début se donner la satisfaction de l'allaitement mixte au moins, pour arriver progressivement à l'allaitement artificiel complet devenu nécessaire et qui sera préférable au liquide *stérile* de leur sein.

L'homme n'a pas été créé pour la vie de civilisation farouche qui nous est faite et, depuis bien des siècles sans doute, il s'est éloigné de son origine. Evidemment ceux qui pourraient croire que l'on peut ramener l'humanité tout entière à la vie de l'Eden biblique cultiveraient une absurde chimère, et ce serait folie. Mais n'est-il pas sain et bon de se rapprocher le plus possible de la nature, de la vie simple et de tenter de rétablir les liens de famille qui tendent à se relâcher. Nous pensons que la première condition à remplir pour revenir à cette nécessité naturelle dont le temps nous a fait dévier, c'est de réaliser ce droit de l'enfant à sa mère et de le remettre en honneur.

« Nous venons de nommer un droit qu'aucun code n'a défini, tant il semble que la nature eût pris soin d'en assurer l'exercice et d'y asseoir le premier fondement de la famille. De même que les idées de famille et de mère paraissent des non-sens sans l'idée d'enfant, de même on peut affirmer, comme vérité d'expérience, que la présence de l'enfant constitue seul le foyer domestique, y donne aux actes les directions élevées et y fait naître les sentiments qui mènent au bonheur par l'accomplissement du devoir et du sacrifice » (Roussel).

Ainsi la mère ne sera plus séparée de son petit, grâce à cet admirable progrès réalisé dans l'allaitement artificiel ; les nourrices mercenaires ne seront plus qu'une exception lorsque par hasard un nouveau-né présentera une susceptibilité spéciale empêchant l'allaitement artificiel. Les enfants sacrifiés retrouveront leur nourrice naturelle, leur mère, et l'on ne verra plus un nourrisson fortuné prospérer aux dépens d'un nourrisson pauvre. « L'usage bienfaisant du lait stérilité diminuera cette triste inégalité sociale qui commence de si bonne heure ».

Les jeunes femmes trop faibles, trop nerveuses, qui ont trop peu de lait, mais qui veulent quand même garder leur bébé près d'elles sans pouvoir pécuniairement prendre chez elles une nourrice étrangère, n'auront plus pour cela besoin de s'exposer à ruiner leur santé en s'obstinant à allaiter, tandis que leur enfant s'épuise en vains efforts de succion sur leur mamelle tarie. Si leur lait est seulement insuffisant, elles en donneront à leur enfant au moins pendant les premiers mois, tout en complétant leur sein par le lait stérilisé. De cette façon la femme pourra toujours, si elle ne peut être *mère entière*, être mère à demi, c'est-à-dire que si elle ne donne pas que son lait ou même si elle ne peut pas le donner du tout, elle prodiguera néanmoins elle-même à son nourrisson les soins qu'elle doit à sa faiblesse, à son existence fragile.

Quant aux mères obligées de travailler au dehors pour gagner leur vie, elles réaliseront de même l'allaitement mixte aux heures où elles rentrent au logis. Si leur santé est épuisée par les privations continuelles, elles auront au moins une alimentation saine et réconfortante à donner au petit enfant.

Le grand bienfait du lait stérilisé est en effet de permettre l'allaitement mixte. Toutes les fois qu'un enfant nourri par sa mère n'augmentera pas, il suffira de lui donner par jour quelques prises de lait stérilisé pour que la courbe de poids devienne régulièrement ascendante. Autrefois, une nourrice au sein eût été nécessaire pour remplacer la mère : actuellement, celle-ci peut, en s'aidant, continuer à allaiter. Il en est ainsi aussi bien pour les femmes riches qui ont des obligations mondaines, que pour les femmes pauvres qui sont fatiguées et mal alimentées.

Le lait stérilisé aide encore efficacement les mères qui ont des jumeaux et qui bien rarement peuvent suffire aux besoins de leurs deux enfants.

Dans tous ces cas l'allaitement mixte est pratiqué et les mères continuent à nourrir elles-mêmes, au lieu de confier leur enfant à des femmes étrangères.

Enfin, même si la femme n'a pas de lait du tout ou si sa santé ne lui permet pas d'allaiter, elle pourra mettre tous ses soins dans la bonne surveillance et la bonne direction de l'allaitement artificiel qui remplacera chez elle avantageusement une nourrice.

« Pour ce qui est de l'allaitement maternel, le seul vraiment naturel, écrit M. Variot, tous les philanthropes, les moralistes, les médecins n'ont qu'une voix, cet allaitement idéal pour le nouveau-né est la satisfaction d'un des instincts humains les plus respectables : il doit être non seulement recommandé, mais ordonné par les médecins, toutes les fois qu'il est possible ».

« ..... Les progrès de l'allaitement artificiel n'ont en rien modifié notre opinion sur l'allaitement maternel. Les plus beaux enfants sont ceux qui sont nourris au sein par leur mère, lorsqu'elles sont saines et vigoureuses. Bien plus, même lorsque la santé des mères est délicate, il semble que leur lait ait des vertus nutritives inexplicables, pour leur propre enfant, comme l'a observé Désormeaux, il y a déjà longtemps ; des mères dont le lait est clair, semblant pauvre en principes fixes et surtout en beurre, n'en ont pas moins de beaux nourissons.

« Mais si nous devons toujours respecter, encourager et même ordonner l'allaitement maternel, le lait stérilisé nous donne désormais une assez grande sécurité pour que nous ne suivions plus la même ligne de conduite lorsque nous considérons l'allaitement mercenaire.

« Il y a moins de dix ans, le biberon était regardé, à juste titre, comme un instrument meurtrier et la mortalité des nourissons, ainsi élevés, était tellement effrayante que les parents les moins fortunés ne se résignaient qu'avec chagrin à ne pas donner une nourrice à leur enfant, lorsque la mère était incapable de nourrir.

« Les enfants abandonnés, recueillis par la Ville de Paris, eux-mêmes, étaient nourris au sein en grande majorité, et Parrot, désirant sauver la vie aux syphilitiques héréditaires, avait fait créer une nourricerie d'ânesses à l'hospice des Enfants-Assistés, car l'élevage au biberon ne faisait que des victimes parmi ces petits infortunés qu'on ne pouvait pas confier à des nourrices.

« Aujourd'hui la situation est bien changée ; un enfant élevé soigneusement au lait stérilisé ne nous semble pas courir plus de risques qu'un enfant au sein : les troubles gastro-intestinaux, les diarrhées si redoutables dans les premiers mois de la vie, sont à peu près inconnus depuis la stérilisation du lait. Bien plus, le lait stérilisé est un excellent remède contre les diarrhées plus ou moins graves consécutives à l'ingestion du lait de mauvaise qualité ». « .... Étant donnés les excellents résultats obtenus avec le lait stérilisé dans l'allaitement artificiel, on doit se demander pourquoi l'allaitement mercenaire est encore défendu avec énergie par des hommes dont la compétence et l'autorité sont hors de doute.

« La préférence accordée au lait de femme s'appuie, je crois, sur deux raisons principales :

1° Le lait d'une femelle de la même espèce convient mieux aux rejetons de cette espèce ;

2° La composition du lait de femme est très notablement différente de celle du lait de vache, quant à la quantité relative des principes fixes qui entrent dans sa composition.

« J'admets en principe, je le répète, que le lait de femme convient mieux que tout autre à l'enfant dans la majorité des circonstances. Mais s'il est à peu près sans exemple que le lait d'une mère saine et vigoureuse ne convienne pas à son enfant, il n'est pas rare, par contre, que nous soyons consultés pour des enfants qui ont de bonnes nourrices en apparence, et qui cependant se développent mal.

« J'ai gardé le souvenir de plusieurs enfants auxquels on a dû donner d'autres nourrices, bien que leur lait fût abondant, épais, crémeux et normal, quant à la proportion de lactose, de beurre, de caséine décelée par l'analyse chimique.

« Désormeaux, Jacquemier et bien d'autres ont remarqué que des nourrices, dont l'enfant était très beau, n'étaient pas capables de bien alimenter un autre nourisson. Malgré toutes les probabilités, on n'est donc jamais *absolument sûr* qu'on a mis la main sur une bonne nourrice ».

Et M. Variot cite des exemples observés par lui et qui viennent confirmer cette *condamnation physiologique* des nourrices, même réalisant les perfections morales que nous leur refusons. Puis il continue, après avoir établi les variations considérables des composants du lait de femme :

« Il me paraît donc bien difficile de s'appuyer sur l'analyse chimique, pour proclamer sans conteste la supériorité du lait d'une nourrice sur le lait de vache, étant donnée l'instabilité de la composition du lait de femme.

« N'est-il pas bien probable que les anciens griefs contre le lait de vache, dans l'allaitement artificiel, étaient plutôt imputables au défaut de stérilisation et à la malpropreté des biberons, qu'à la prédominance très légère des substances protéiques de ce lait? M. Budin est d'accord avec moi et avec d'autres pour admettre que le lait de vache stérilisé pur, donné en quantité convenable aux nourrissons, est parfaitement supporté, dans la très grande majorité des cas.

« Le léger excès de caséine de 1/2 à 1 pour 100 dans le lait de vache est-il capable de fatiguer l'estomac et de troubler les fonctions digestives? Cela est peu vraisemblable. L'estomac et le tube digestif d'un nourrisson qui s'adaptent facilement à des laits de femme de divers âge et de diverse composition, ne sont pas moins capables de tolérer le lait de vache un peu plus riche en caséine.

« A l'époque où l'on incriminait l'excès de caséine, on ignorait les dangers de la fermentation microbienne du lait, on ne s'attachait pas à l'antisepsie des biberons, et l'on attribuait à tort à des variations peu importantes dans la proportion des principes fixes du lait, des troubles physiologiques dont nous avons maintenant l'explication. Si le lait, donné dans le biberon autrefois, faisait tant de victimes, ce n'était pas parce qu'il contenait 1/2 à 1 pour 100 de caséine de plus que le lait de femme, c'est parce qu'il n'était pas stérilisé; d'ailleurs, le lait coupé avant la stérilisation n'était guère supérieur au lait pur ».

« ..... Je considère que la question des nourrices est d'ores et déjà posée, en présence des immenses progrès de l'allaitement artificiel par le lait stérilisé.

« Quoi qu'il en soit, il ne me paraît pas prématuré de poser cette conclusion : Lorsqu'une mère, pour une cause quelconque, est dans l'impossibilité d'allaiter son enfant, elle peut tenter, sans crainte, l'allaitement artificiel bien surveillé avec le lait stérilisé. Si l'enfant ne se développe pas régulièrement avec le lait stérilisé, il sera utile de recourir à une nourrice ». (G. Variot, *Journal de clinique et thérapeutique infantile*, 17 septembre 1896).

Les statistiques et les exemples que nous avons rapportés ailleurs confirment pleinement la confiance que M. Variot croyait, déjà à cette époque, pouvoir mettre dans le lait stérilisé. Nous savons que les enfants se développent bien et régulièrement avec cet allaitement artificiel convenablement dirigé. — Nous avons tenu à rapporter cette longue citation où se trouve précisément discutée, avec autorité et très judicieusement, la valeur physiologique respective de l'allaitement artificiel et de l'allaitement mercenaire. Avec tout ce que nous avons dit déjà du principe même de l'institution des nourrices, de son immoralité, de l'injustice qu'elle comporte et des dangers considérables qu'elle fait courir aux nouveau-nés, nous pensons que la question doit se trouver définitivement tranchée en faveur de l'allaitement artificiel scientifiquement et hygiéniquement conduit, lequel sauvegarde le principe souverainement légitime du droit de l'enfant aux soins et à la protection constante de sa mère ; sauvegarde également la santé et la vie du nourrisson sans que cela soit aux dépens de la santé et de la vie d'un autre enfant ; permet enfin, lorsque le sein de la mère ne peut suffire, de concilier l'allaitement maternel naturel avec l'allaitement artificiel en réalisant l'allaitement mixte, et même, lorsque pour une raison quelconque, la mère doit cesser d'allaiter, à une période plus ou moins avancée de la lactation, évite l'encombrement d'une nourrice mercenaire et les inquiétudes qui résultent de sa présence (1).

Telles sont les conséquences précieuses du progrès immense que la stérilisation a permis d'accomplir dans l'allaitement et l'hygiène des nourrissons. Mais, si ce progrès permet de conserver les enfants dans les familles aisées où la mère ne peut allaiter, il permet aussi aux mères peu fortunées et besogneuses, qui quittent leur foyer pour travailler au dehors, d'assurer à leur nourrisson, pendant leur absence, une alimentation saine et profitable, — soit que ces femmes réservent leur sein à leur petit aux heures de jour et de nuit pendant lesquelles elles ne travaillent pas, soit que, trop fatiguées pour assurer à leur

---

(1) L'impératrice actuelle de Russie a donné un noble exemple aux mères. Malgré sa situation particulière et les exigences qu'elle comporte, elle a tenu à allaiter elle-même sa fille, la grande-duchesse Olga. Lorsque le couple impérial a quitté Saint-Pétersbourg pour venir à Paris, en 1896, l'enfant, qui avait 10 mois, a été sevrée et l'allaitement a continué avec le *lait stérilisé*. « Pendant le séjour à Paris de nos illustres hôtes, le lait était stérilisé à domicile sous la surveillance de gouvernante anglaise qui dirige les soins donnés à la jeune princesse. Une petite la provision de ce lait a été emportée lors du voyage pour Châlons et du départ pour Darmstadt ». (*Journal de clinique et thérap. infantiles*, 19 novembre 1896).

enfant même ce minimum de leur lait, elles lui donnent une alimentation absolument artificielle. Là encore le lait stérilisé sauvera bien des existences d'enfants, conservera bien des santés..... Et l'enfant pourra toujours être rapproché de sa mère dont l'affection et les soins lui seront précieux.

C'est ici qu'intervient l'institution des *crèches* et des *distributions de lait*, car deux cas se présentent : ou bien la mère laisse chez elle, pendant son absence du logis, son enfant confié aux soins affectueux d'une parente; — ou bien, ne possédant dans son foyer personne qui pût remplir cet office de confiance, elle dépose pendant la journée son enfant dans une crèche ou une garderie.

Cette question des crèches, « dans un pays comme le nôtre, où la dépopulation est menaçante et où la vie des enfants qui viennent au monde constitue une valeur sociale précieuse », doit être examinée de très près et plus longuement que nous ne saurions le faire ici.

Comme l'a dit M. P. Straus: « ..... La distribution de secours d'allaitement, les maisons de dépôt et d'abandon des enfants, les sociétés privées d'allaitement maternel, les crèches, les pouponnières, etc., ne sont que les parties constituantes d'un vaste organisme qui doit fonctionner en vue de la conservation des enfants ».

« Parmi les questions sociales qui se dressent devant nous, émouvantes ou menaçantes, enveloppees d'ombre ou baignées de lumière, celle de l'enfance malheureuse n'est pas l'une des moins considérables, l'une des moins obscures ».

C'est surtout dans les grandes villes où la misère sévit parmi les populations des faubourgs et où les enfants sont les premières victimes du besoin, de la mauvaise hygiène, de la négligence des parents, qu'il faut organiser cette défense des tout petits, sauvegarder leur santé et les arracher à la mort.

L'œuvre déjà est entreprise : des fondations privées, des établissements publics se sont ouverts dans les quartiers ouvriers et populeux pour fournir aux nourrissons nécessiteux, c'est-à-dire à ceux dont la vie est le plus fragile, des soins et des aliments convenables : pour guider leurs mères, les encourager, les conseiller, les soutenir dans le rôle difficile qui leur échoit, — difficile surtout dans leur condition et dans leur état, — pour défendre leurs rejetons contre les périls innombrables auxquels leurs faibles jours sont exposés.

Mais ce que l'on a fait déjà est peu en regard de ce qu'il reste à faire. En effet, M. Vildermann nous montre ce qu'est actuellement la mortalité des nourrissons élevés à Paris, par suite d'affections gastro-intestinales, c'est-à-dire, par suite d'un allaitement défectueux — le seul point qui doit nous intéresser ici : « Il meurt tous les ans à Paris, dit-il, environ 9,000 enfants de 0 à 1 an. Sur ce nombre, plus des 2/5 meurent de gastro-entérite, plus de la moitié, si l'on y ajoute les décès par débilité congénitale. 5,000 enfants en moyenne, pour la période 1881-1892, meurent tous les ans à Paris faute de nourriture convenable et dont la majorité échapperait à la mort avec une alimentation suffisante et saine ! Et parmi les 4,900 enfants restants, qui meurent de bronchite, convulsions, etc., combien n'en sauverait-on pas s'ils étaient plus résistants, étant mieux nourris ? Car il est évident qu'un enfant bien nourri, ayant son tube digestif en bon état, résistera bien autrement à une maladie aiguë qu'un enfant mal nourri, chétif et débilité par la misère physiologique. Il est incalculable le nombre des enfants qui succombent directement ou indirectement par suite d'une alimentation défectueuse et qu'on sauverait avec un allaitement rationnel et bien conduit ».

Nous n'avons rien à ajouter à cette citation pour montrer combien il importe d'organiser dans les villes les distributions de lait sain, c'est-à-dire de lait stérilisé, et d'en assurer l'emploi dans les établissements publics ou privés qui acceptent la charge de pourvoir, pendant un temps plus ou moins long, à l'alimentation et aux soins des nourrissons. Nous voulons surtout parler des Crèches privées.

Si les crèches peuvent rendre d'immenses services, ainsi que les garderies d'enfants, lorsqu'elles sont honnêtement et intelligeamment organisées, lorsqu'une direction ou une surveillance médicale en assure le fonctionnement hygiénique et bienfaisant, nous devons reconnaître qu'à Paris du moins, dans les établissements privés, il est loin d'en être toujours ainsi.

« Croirait-on, dit M. Lazard, que dans les crèches, le lait fourni aux enfants est du lait acheté au petit bonheur, sous une porte cochère ou dans une laiterie du voisinage. Les administrateurs de ces établissements ne se font sans doute aucune illusion sur les qualités du lait qu'on leur livre, mais ils ne continuent pas moins à en abreuver leur petit monde ».

Aussi, combien voit-on d'enfants allaités par leurs mères, mais confiés aux crèches pendant les heures de travail, présenter des diarrhées plus ou moins graves? Si on obtient de la mère qu'elle les soustraie à cette influence, les enfants guérissent bientôt et retrouvent leur santé; mais aussitôt guéris, la mère, obligée de reprendre son travail, confie de nouveau l'enfant à la crèche en faisant beaucoup de recommandations..... et aussitôt les accidents recommencent et s'aggravent. Combien d'enfants ne meurent-ils pas victimes de leur séjour à la crèche, quand il serait si simple cependant de leur rendre ce séjour profitable en leur donnant convenablement du bon lait stérilisé?

C'est qu'une crèche peut être très utile ou très nuisible, suivant son organisation; il ne suffit pas d'organiser une crèche, de disposer un local, il faut encore veiller à son fonctionnement et ne pas en faire une œuvre dangereuse, ce qui arrive trop souvent. Nous n'avons en vue ici que l'alimentation, mais pourtant nous ne pouvons nous empêcher de faire remarquer combien la plupart de ces établissements sont mal installés au point de vue de l'hygiène et de l'abri des contagions. Combien de fois n'arrive-t-il pas que des crèches, où le service médical n'est pas organisé, sont des foyers d'épidémies, comme le fait remarquer M. Ch. Leroux, et que les malheureux enfants qui y passent en sortent avec quelque grave affection contagieuse? Si le service médical n'y est pas effectif, c'est alors une simple garderie, repas compris, en laquelle il ne peut exister aucune sécurité. S'il devait en être ainsi, il serait à souhaiter que cette institution ne se développe pas, car si « le nombre des crèches va progressant de jour en jour, les dangers qui en résultent suivent la même proportion ». On se réserve de graves mécomptes si on ne modifie pas l'organisation actuelle de la plupart de ces établissements, et les administrateurs, les fondateurs doivent comprendre qu'au point de vue hygiénique général, comme au point de vue alimentaire il y a de grandes réformes à apporter dans le fonctionnement des crèches, des mesures sérieuses à prendre, des sacrifices nécessaires à faire. La question en vaut la peine, puisqu'elle met en jeu la santé et la vie des enfants, au point que certains médecins vont jusqu'à demander la suppression des crèches, à cause de la mortalité excessive qu'elles provoquent.

On sait ce que sont ces crèches, les asiles où l'on recueille les enfants que les mères appartenant à la classe laborieuse doivent placer temporairement en dépôt, pendant qu'elles sont forcées de vaquer à leurs occupations. Elles ont été fondées par des particuliers, des philanthropes, des sociétés de bienfaisance, des municipalités, afin de remplacer ces funestes garderies d'enfants, ces maisons de sevrage dont on signalait depuis longtemps les effets néfastes. Or, comprises comme elles le sont trop souvent, les crèches présentent les mêmes inconvénients ; elles n'offrent sur ces derniers établissements que l'avantage de ne tirer aucun bénéfice de la garde des enfants qui y sont acceptés moyennant une très minime rétribution.

Tous ceux qui se sont occupés de l'œuvre des crèches ont signalé les défauts des unes et des autres, MM. Breuillé, Gauchas, Napias, Marbeau, Lédé, Guyot, Variot, Budin, et tant d'autres, ont montré quelles réformes on devait apporter dans l'installation, le fonctionnement de ces asiles, et dans l'hygiène alimentaire des nourrissons qui y sont déposés.

Il faut lire les remarquables travaux de M. Napias et de M. Gauchas sur l'organisation des crèches pour bien comprendre l'immense portée et les difficultés de cette question. Pour nous qui n'avons en vue que l'allaitement, nous devons reconnaître que la municipalité parisienne du moins a fait déjà un grand effort dans ce sens en introduisant, dans les établissements qu'elle a fondés, l'usage du lait stérilisé. C'est ce qui se fait aussi déjà dans quelques crèches d'organisation privée, comme celles que dirigent MM. Gauchas, Marbeau, Dubrisay, comme la crèche Furtado-Heine, les dispensaires de la société philanthropique, ceux de MM. Ruel, Variot, Comby, les surveillances de nourrissons de MM. Budin et Chavane, etc.

Mais ce qui se fait là devrait se faire partout et dans toutes les crèches l'usage du lait non stérilisé devrait être rigoureusement prohibé. « Bien plus, dit M. Variot, les mères qui ne donnent pas le sein à leur enfant devraient recevoir du lait stérilisé, soit gratuitement, soit moyennant une rémunération modique pour ne pas perdre chez elles le bénéfice de l'alimentation saine que l'enfant recevrait à la crèche ». « Les crèches devront être, dans l'avenir, des centres de distribution de lait stérilisé, et l'on abaissera ainsi grandement la mortalité si élevée dans le premier âge ».

Quant aux *garderies d'enfants* et *maisons de sevrage*, qui ne sont soumises à aucune surveillance réelle (la police seule en est chargée), ce sont pour la plupart des établissements nuisibles. Beaucoup ne sont pas déclarées ; ce sont alors des maisons clandestines dirigées par des matrones qui, pour une rétribution, reçoivent sans aucun contrôle des enfants de tout âge. M. Guyot a mis à nu, dans un mémoire adressé en 1893 à l'Académie, cette véritable plaie. Ce sont des œuvres purement mercenaires ; c'est une industrie, un commerce. Comme le montre M. Guyot, si les enfants affluent de préférence dans ces maisons, c'est qu'ils y sont reçus de meilleure heure, qu'on les y garde plus tard, qu'ils y sont admis dimanches et fêtes et que les gardiennes ne demandent ni acte de naissance, ni papiers. Une autre raison, c'est qu'on y veille moins que dans les crèches à la tenue et à la propreté des enfants et que les mères n'ont qu'à payer : elles n'encourent jamais aucun reproche. — Quelques-unes, paraît-il, sont bien tenues, mais c'est une exception.

Ces établissements n'offrent aucune garantie. Mais il est impossible de les supprimer, car on se demande ce que deviendraient les enfants, étant donnée l'insuffisance du nombre des crèches, si ces garderies n'existaient pas pour recueillir les petits dont les parents travaillent au dehors.

Ces maisons doivent être d'autant plus conservées qu'elles rendraient, si elles étaient bien tenues, d'immenses services. Pour cela il faut les soumettre à un règlement et à un contrôle rigoureux, à la façon des crèches auxquelles une contrainte officielle est imposée, tandis qu'une liberté absolue est laissée jusqu'à présent à cette institution généralement dangereuse des garderies.

Lorsque les garderies seront réglementées et qu'on y imposera, comme dans les crèches, l'usage exclusif du lait stérilisé, elles deviendront des établissements vraiment utiles et bienfaisants que l'on devra vivement encourager. Il faudra alors qu'elles se multiplient, comme nous le demandons également pour les bonnes crèches.

M. Napias a montré qu'il existait à Paris 46 crèches en 1892 avec un total de 1.481 places ; le nombre s'en est un peu accru depuis, et l'on compte actuellement 2.500 places dans les crèches de Paris. C'est beaucoup trop peu.

Dans les départements aussi, des crèches se sont ouvertes et on en compte actuellement 140 en province. L'étranger nous a suivi également dans cette voie et des crèches modèles ont même été installées, à l'instar des crèches françaises, en Chine et au Japon (Courdoux).

Nous le répétons, l'œuvre des crèches bien comprise a une haute portée sociale et philanthropique puisqu'elle permet de rapprocher l'enfant de sa mère, de le soustraire à l'immigration lointaine et dangereuse chez les nourrices de la campagne, puisqu'elle permet l'allaitement mixte et qu'elle conserve l'enfant au foyer familial.

Mais, encore une fois, il faut pour que cette institution porte tous ses fruits, que les mères puissent déposer en mains sûres leur bébé pendant les heures de travail, qu'elles sachent que celui-ci n'y court aucun risque de contagion et qu'on lui donne une alimentation salutaire.

En attendant que les crèches se multiplient et que les garderies d'enfants soient devenues bienfaisantes, il est possible de réaliser l'amélioration de l'allaitement artificiel des nourrissons et aussi de diriger les mères, sans qu'il soit nécessaire pour cela de fonder des établissements coûteux. Nous voulons parler des Consultations et des Surveillances de nourrissons ainsi que des Distributions de lait stérilisé.

C'est, comme nous l'avons dit, M. Budin qui eut le premier l'idée de distribuer du lait stérilisé aux nourrissons du dehors, à la consultation externe de la Charité. Bientôt il régularisait cette institution nouvelle et lui donnait un essor particulier lorsqu'il l'organisait en grand à la Maternité.

Presque en même temps, M. Variot faisait distribuer, dès 1893, du lait stérilisé aux nourrissons fréquentant le Dispensaire de Belleville et il ne tardait pas non plus, en présence des excellents résultats obtenus, à consacrer à cette distribution de lait et à cette surveillance de nourrissons une consultation spéciale. Les mères affluèrent au dispensaire pour y chercher, en même temps que du lait et des soins pour leurs enfants, des conseils pour elles-mêmes et une direction pour leur fonction de mère.

Nous avons vu les résultats donnés par cette œuvre aussi bien au Dispensaire de la rue du Chemin-Vert et à la consultation de la Maternité qu'au Dispensaire de Belleville.

Les bienfaits de cette institution furent bien vite connus et d'autres s'appliquèrent bientôt dans leurs dispensaires ou dans leurs crèches à obtenir par les mêmes moyens de semblables résultats, soit en distribuant du lait stérilisé industriellement, soit en donnant du lait stérilisé en petites bouteilles. C'est ainsi qu'à Paris comme en province, plusieurs médecins de crèches ou de dispensaires adoptèrent la méthode de Soxhlet surtout, pour la stérilisation du lait qu'ils distribuent aux petits nourrissons dont ils ont assumé la charge.

A Paris, M. E. Richard installa, le premier, un service de stérilisation dans la Crèche municipale du Ier Arrondissement ; d'autres ont suivi cet exemple à Paris, comme M. Belluze, et en province, comme M. Dufour à l'œuvre de la Goutte de Lait à Fécamp, comme M. Drapier dans les Vosges, comme quelques autres encore.

Les résultats furent des plus satisfaisants, notamment à Rethel où le Dr Drapier fut un des premiers médecins qui comprirent en province toutes les ressources bienfaisantes que l'on pouvait tirer de la stérilisation du lait : il organisa en 1893 à la crèche Hippolyte Noirét, qu'il dirige avec un si beau dévouement, un service de stérilisation au moyen des appareils de Gentile.

Nous ne reviendrons pas sur les résultats qu'il a obtenus, pas plus que sur le fonctionnement général des dispensaires de Belleville et du Chemin-Vert que nous avons pris comme modèles du genre.

Mais il est un point de détail qui a une grande importance dans l'organisation et le fonctionnement de ces établissements de bienfaisance, c'est la question des dépenses. En effet puisque nous demandons que de toutes parts, en province comme à Paris, les crèches, les dispensaires, les distributions du lait se multiplient, il est évident que ces créations pourront être d'autant plus nombreuses que les frais qu'elles entraîneront seront moins grands. C'est ainsi que les municipalités, les conseils généraux (comme celui de la Seine qui veut organiser des consultations analogues à celle du Chemin-Vert dans tous les quartiers populeux), les sociétés bienfaisantes, les particuliers même, qui tous disposent d'un budget limité, rendront de bien plus grands services si au lieu d'une seule distribution de lait, par exemple, ils peuvent pour le même prix en fonder et en entretenir deux.

Il n'est donc pas indifférent d'examiner l'économie de ces institutions. D'ailleurs, cela rentre dans notre sujet, puisque nous pouvons dire que les frais à la charge de l'œuvre dépendront du mode de stérilisation adopté.

Nous avons dit que le lait stérilisé industriellement et le lait stérilisé à domicile, lorsqu'ils sont de bonne provenance et que la manipulation est bien faite, rendent des services égaux. Il faut donc faire un choix entre les deux méthodes au point de vue économique.

M. Variot a étudié cette question de fort près et nous ne saurions mieux faire que de lui emprunter les arguments dont il s'est servi pour la trancher.

L'expérience déjà longue du dispensaire de Belleville a prouvé qu'on peut distribuer chaque jour du lait stérilisé industriellement pour 80 nourrissons environ (les autres étant nourris au sein), sans nuire en rien aux services médicaux, chirurgicaux et spéciaux installés dans le local pourtant de dimensions modestes, sans avoir besoin de renforcer le personnel extrêmement réduit du dispensaire, c'est-à-dire sans qu'il soit nécessaire d'affecter des locaux particuliers et un personnel spécial à la consultation de nourrissons et à la fourniture du lait, — par conséquent sans aucun frais d'installation.

Chaque matin à Belleville, les mères viennent chercher le lait qui leur est délivré, en bouteilles d'un demi-litre, pour la journée de leur nourrisson : le pharmacien chargé de cette distribution reprend les bouteilles vides, en même temps qu'il délivre les bouteilles pleines. A la consultation du vendredi où ces femmes présentent leur enfant afin que l'on juge de leur accroissement en poids, de leur état de santé et que l'on puisse modifier leur régime s'il y a lieu, on remet aux mères une bouteille graduée, comme nous l'avons dit ailleurs, et on leur donne toutes les indications nécessaires pour conduire à bien l'allaitement. — Du reste, nous avons déjà tracé le mode de fonctionnement de cette œuvre éminemment utile et pratique à la fois.

Comme le fait remarquer M. Variot, le budget très limité du Dispensaire n'a pas permis, dès que la consultation et la distribution ont pris les proportions que l'on sait, de fournir gratuitement aux femmes le lait stérilisé. Seulement, il était essentiel qu'il ne fût pas payé plus cher que le lait de crèmerie qu'elles avaient coutume de donner à leurs enfants. Le lait stérilisé des hôpitaux étant laissé au dispensaire au prix de 30 centimes le litre, au lieu de 60 centimes, prix de vente ordinaire, les familles ouvrières, ne trouvant aucun avantage pécuniaire à acheter du mauvais lait, et reconnaissant que le lait stérilisé convient bien à leurs petits, consentent à se soumettre à la surveillance médicale afin d'avoir le bénéfice d'un lait sain pour leurs petits.

De cette façon, l'hygiène alimentaire des nourrissons du quartier élevés artificiellement est assurée de telle sorte que les moins fortunés puissent en profiter, et le budget de l'établissement de bienfaisance n'est nullement grevé par l'adjonction de ce service.

« Il en serait tout autrement, dit M. Variot, si nous voulions distribuer le lait stérilisé en petites bouteilles avec l'appareil de Soxhlet », comme cela se fait dans les crèches, dispensaires et distributions de Paris où la stérilisation est adoptée, — sauf pourtant dans ceux dirigés par M. Comby et M. Dubrisay qui emploient le lait industriel. « Nous serions obligés de stériliser tous les jours au minimum 40 litres de lait : il faudrait laver et nettoyer 250 petites bouteilles. Une personne serait occupée toute la journée à ces opérations (1) ».

En effet, si nous regardons la consultation de la rue du Chemin-Vert, que nous avons prise comme modèle de distribution du lait en petites bouteilles, nous constatons que le budget de l'œuvre est fort élevé, surtout si l'on considère que 30 enfants seulement suivent la consultation et qu'un certain nombre étant élevés au sein, moins de 30 nourrissons reçoivent du lait. Un local spécial y est affecté à la stérilisation, un autre à la distribution, un autre à l'inspection hebdomadaire des enfants, un autre au lavage des bouteilles. Une surveillante et deux aides pour ce nettoyage et pour l'opération de la stérilisation sont attachées à l'établissement. Il faut manipuler le lait frais qui est apporté chaque matin au dispensaire, ce qui ne peut être confié à tout le monde, pas plus que la stérilisation du lait, le maniement et l'entretien des appareils. Enfin de petits paniers spéciaux sont mis à la disposition des mères qui emportent chaque matin leur provision de petites bouteilles stérilisées et rapportent en échange leurs bouteilles vides.

« En ajoutant au prix de revient du lait, que nous achèterions 30 centimes le litre, les frais nécessités pour la stérilisation, le nettoyage des bouteilles, la casse, nous ne pourrions pas fournir le lait à ce prix », fait remarquer M. Variot.

Il en coûte donc très peu, lorsqu'on sait être simple et pratique, pour répandre à profusion dans la classe populaire un lait excellent en vue de l'allaitement artificiel. Pour cela il est nécessaire de se servir de lait stérilisé industriellement ; il est certain que les grandes compagnies laitières feraient à la ville

(1) Le nombre des nourrissons a doublé à la consultation depuis que M. Variot écrivait ces lignes.

de Paris, à l'œuvre des crèches, aux établissements de bienfaisance, les mêmes conditions qu'à l'Assistance publique. De cette façon les ressources budgétaires pourraient être réparties en une plus grande quantité d'établissements, au centre de chaque quartier, et ce serait pour le plus grand bien de la classe populaire.

D'ailleurs nous avons déjà montré que l'emploi du lait stérilisé industriellement donne beaucoup plus de sécurité dans les grandes villes que la stérilisation du lait frais à domicile dont la provenance est toujours douteuse, qui est transporté à Paris en toute saison, souvent frelaté et stérilisé tardivement : « la stérilisation n'ajoute rien à la qualité du lait ; bien plus, si elle est trop tardive, elle peut ne pas détruire les toxines déjà produites par les ferments nocifs.

« Le lait stérilisé industriellement dans les bouteilles hermétiquement fermées ne peut pas être adultéré ; il se conserve très bien pendant assez longtemps et surtout il est *très maniable.* »

Ainsi cette façon de procéder ne présente qu'avantages, aussi bien au point de vue économique qu'au point de vue hygiénique, et nous pensons que c'est celle qui doit être adoptée dans tous les établissements où du lait est donné aux nourrissons privés du sein complètement ou en partie. Bien plus, nous souhaitons, comme M. Variot, que désormais toute crèche devienne à l'avenir un centre de *distribution de lait* stérilisé, ce qui abaissera considérablement la mortalité si élevée du premier âge : toutes les mères qui ne donnent pas le sein devraient recevoir, dans la classe sociale qui nous occupe, du lait stérilisé, soit gratuitement, soit moyennant une rémunération modique, « pour ne pas perdre chez elles le bénéfice de l'alimentation saine que l'enfant recevrait à la crèche ».

A présent que la stérilisation du lait a reçu son *estampille* officielle, il est nécessaire, afin de sauvegarder la vie des enfants nouveau-nés qui ne peuvent être allaités par leur mère, que les plus grands efforts soient faits pour vulgariser le lait stérilisé, voire même pour l'*imposer*. Et c'est aux pouvoirs publics, avant tout, qu'il appartient de prendre les mesures convenables en vue de tirer profit de « la plus grande découverte qui ait été faite en hygiène infantile ».

Pour que les bienfaits de cette découverte puissent être distribués et répandus sans limites dans la classe populaire, par l'intermédiaire des crèches et des distributions de lait, il faut avoirs recours à la méthode la meilleure et la plus pratique à Paris, c'est-à-dire à la stérilisation industrielle si simplifiée par le mode d'embouteillage. Le procédé de stérilisation du lait par les appareils de Soxhlet est impraticable lorsqu'on a affaire à un très grand nombre de nourrissons, car la distribution du lait deviendrait extrêmement dispendieuse.

« En employant le lait stérilisé industriellement, qui ne le cède en rien, comme qualité, au lait stérilisé en petites bouteilles, nous sommes convaincu, dit M. Variot, d'avoir réalisé un grand progrès et d'avoir beaucoup simplifié le fonctionnement des consultations de nourrissons. Plus de 20,000 litres de lait stérilisé ont été ainsi distribués à moitié prix dans notre dispensaire en 1897. Il ne nous paraît pas douteux que notre exemple sera suivi aussi bien dans les crèches que dans les dispensaires. Pour bien des raisons pratiques, qui n'ont pas leur place ici, la supériorité du lait stérilisé industriellement sur le lait stérilisé en petites bouteilles dans des appareils de Soxhlet, nous a paru inconstestable ».

« Le *point de vue pratique* est entièrement dominant quand il s'agit d'appliquer une découverte telle que celle de la stérilisation du lait, quand on veut distribuer, *en grand*, un aliment sain, *à tous les enfants de la classe populaire qui en ont besoin*. Sans doute, les ressources de la Ville de Paris sont inépuisables et l'on ne refusera jamais des secours qui serviraient à élever les petits enfants, mais encore faut-il s'adresser avec modération à la charité publique.

« Il ne faut pas qu'on puisse dire : « Nous admettons volontiers que l'allaitement artificiel par le lait stérilisé est excellent, mais il coûte trop cher, il n'est pas pratique ».

En somme, toutes les crèches, tous les dispensaires doivent devenir des centres de distribution de lait pour tous les nourrissons qui les fréquentent et à qui le sein de leur mère est refusé absolument ou en partie par les conditions sociales ou physiologiques de ces femmes. Il sera infiniment plus simple et plus pratique d'y distribuer le lait en bouteilles d'un demi-litre, que de faire emporter par les mères des paniers de Soxhlet. Cette destination nouvelle de ces établissements bienfaisants ne leur imposera ni locaux, ni personnel spéciaux et l'on pourra répandre le lait stérilisé pour l'allaitement artificiel dans la classe ouvrière et pauvre, sans grands sacrifices d'argent de la part des caisses de bienfaisance et du budget de la ville de Paris.

Voilà comment, grâce à la stérilisation du lait, il devient désormais possible de favoriser l'allaitement mixte en conservant leur enfant aux mères dont le lait ne peut entièrement suffire à l'allaitement, de faire de l'allaitement artificiel une méthode d'alimentation saine et sans dangers pour les nourrissons que les mères ne peuvent nourrir de leur sein. Voilà comment, grâce à cet immense progrès, se trouve réalisée la conservation d'un grand nombre de fragiles existences confiées désormais aux soins et à l'affection de leurs parents. La mère de situation modeste n'a plus besoin de se séparer de son enfant en l'envoyant en nourrice si elle ne peut l'allaiter, puisqu'elle a la précieuse ressource de pouvoir le nourrir chez elle avec un excellent aliment ; la femme plus riche n'a plus le droit de priver un enfant de sa mère qu'elle appelle chez elle pour nourrir le sien, du moment qu'à défaut de son propre lait, elle peut donner à celui-ci du lait stérilisé en toute sécurité.

Puisqu'il est impossible de faire respecter dans toute son intégrité la grande loi de la nature qui veut qu'un enfant soit nourri par sa mère, qu'au moins celle, non moins impérieuse, qui veut qu'un enfant ne soit pas séparé de la femme qui l'a porté dans son sein, soit autant que possible respectée. C'est encore le lait stérilisé qui permet cela ; nous avons vu par quels moyens et par quels intermédiaires chez les artisans : les *crèches* pour les enfants que leurs parents sont obligés de délaisser pendant le jour pour aller travailler ; les *distributions de lait* pour ceux dont la mère ne travaille pas au dehors.

Malheureusement, si nous voulons ne laisser de côté aucune condition sociale, il nous faut reconnaître qu'*exceptionnellement* certaines femmes peuvent être dans l'impossibilité de garder leurs enfants. C'est triste à constater, mais c'est ainsi. En 1873, le Dr A. Bertrand, de Châlon-sur-Saône, disait déjà : « Pour résoudre la question de l'alimentation du premier âge, il ne suffit pas de répéter à outrance cette phrase banale des moralistes : « La mère doit allaiter son enfant, parce que c'est le vœu de la nature ». Aujourd'hui, on ne peut l'ignorer, l'exercice des fonctions maternelles devient de plus en plus difficile, car, après des obstacles pathologiques qui s'opposent si souvent à la lactation, il y a encore, dans la classe des ouvriers et des gens en service, aussi bien que dans le moyen et petit commerce, des empêchements sociaux dont il faut tenir compte, parce qu'ils sont inhérents au système d'économie domestique propre à notre pays ».

Aux mères de familles *en condition*, servantes ou employées logées, petites commerçantes qui ne peuvent même pas s'absenter de leur magasin pour porter leur enfant dans une crèche, à toutes celles enfin qui, *exceptionnellement* nous le répétons, sont placées économiquement dans des conditions telles que leur enfant ne peut être élevé dans la famille, que reste-t-il, puisqu'elles ne peuvent profiter ni des crèches, ni des distributions de lait ? Ces enfants feront-ils partie de cette désolante conscription du premier âge dont nous avons montré l'immoralité et les dangers? seront-ils emportés par des nourrices, la plupart du temps pour ne pas revenir ? Quelle alternative restera-t-il à ces malheureuses mères ? Nous pensons bien que les irréductibles de l'*allaitement maternel quand même* ne leur imposeront pas de quitter leur place pour donner à leur nourrisson un sein que la misère tarira bientôt. Il faudra bien que ces enfants soient éloignés de leur mère. Mais alors n'y aurait-il pas un moyen d'éviter le danger de la nourrice à distance et de dérober au moins ces petits êtres, victimes innocentes de nos nécessités sociales, à la mort qui les guette généralement, à l'athrepsie ou au rachitisme auxquels ils n'auront en tous cas que bien peu de chances d'échapper ?

Heureusement si ! grâce aux *Pouponnats* destinés précisément à nourrir et à élever sous une direction médicale constante, sous un contrôle administratif sévère, les enfants du premier âge qui ne peuvent l'être dans leur famille.

Il existe un nombre bien restreint encore de ces établissements bienfaisants réalisant tout ce que l'hygiène et l'humanité sont en droit d'en attendre. Mais nous pouvons en citer deux qui sont des modèles du genre et dans lesquels les mères peuvent avoir une entière confiance.

C'est d'une part la *Pouponnière* de Porchefontaine (Versailles) que nous avons été heureux et charmé de visiter. L'honneur de sa fondation et de son merveilleux fonctionnement revient à Mmes G. Charpentier et E. Manuel dont l'active et intelligente philanthropie ne saurait être trop louée et proposée comme exemple à ceux et à celles que des loisirs et une âme généreuse sollicitent vers l'accomplissement du Bien.

C'est d'autre part le *Pouponnat* de Crépy-en-Valois, plus modeste il est vrai, mais dont les résultats ne sont pas moins beaux et bons.

Le mode d'allaitement est complexe dans ces établissements bienfaisants où la charité a sa part, mais qui sont surtout fondés sur le principe de la *solidarité,* comme le fait remarquer M. Millet.

En effet, pour l'élevage des enfants confiés à la Pouponnière, par exemple, l'allaitement au sein par des nourrices est exclusivement adopté pendant les premiers mois de vie des nourrissons ; puis l'allaitement mixte les conduit progressivement à l'allaitement artificiel. L'âge auquel l'allaitement mixte est commencé varie suivant l'état général des nourrissons et aussi suivant l'état de ses voies digestives ; de même la durée de cet allaitement de transition varie pour les mêmes raisons.

Mais les nourrices employées dans ces établissements, toutes parfaitement saines et robustes, bien entendu, ne sont plus ce que sont les femmes mauvaises mères dont nous parlions autrefois. Ces nourrices *ont avec elles leur propre enfant qu'elles ont nourri de leur lait pendant 7 mois au moins à la Pouponnière même* où, pendant ces 7 mois, un nourrisson sevré leur était confié. A partir de 8 mois elles reçoivent un pensionnaire nouveau-né à nourrir au sein et *gardent avec elles* jusqu'à l'âge de deux ans leur propre enfant, élevé dès lors artificiellement au moyen du lait stérilisé et *par elles-mêmes*.

En outre, ces nourrices sont toutes des filles-mères, repoussées généralement de partout, n'ayant à abandonner ni mari, ni famille, ne laissant derrière elles aucun regret quand elles franchissent avec joie la porte d'entrée de cette maison largement hospitalière où on les recueille avec leur petit dont elles ne se sépareront plus. Elles sont heureuses là, y sont parfaitement soignées et nourries, en bon air, et ces misérables abandonnées, découragées au sortir de la maison d'accouchement, retrouvent au milieu de cette jeune vie intense à laquelle elles vont participer activement, toute la lumière qui leur manquait, tout l'espoir qu'elles n'entrevoyaient même pas, toute l'affection qui allait faillir chez elles pour leur enfant ; on comprend qu'elles feront d'excellentes nourrices de leur propre petit comme du nourrisson étranger qui leur sera confié et de l'allaitement duquel elles tireront au bout de 7 mois une provision mensuelle de 30 francs qui, accumulés, leur constitueront à leur sortie un joli pécule.

Comprise comme cela, nous ne trouvons plus rien à reprocher à l'institution des nourrices, puisqu'au lieu d'être une chose immorale et mauvaise, elle devient une œuvre d'une portée philanthropique considérable et double : elle garantit à la fois la santé et la vie aux pauvres petits privés de leur mère ; elle sauve du désespoir et de la misère de malheureuses femmes dont toutes les fautes sont effacées et qui n'ont droit qu'au respect et à la protection, puisqu'elles sont mères.

Les enfants des nourrices bénéficient bien entendu de la gratuité absolue et sortent de là au bout de 2 ans avec un trousseau ; leur mère emporte également un trousseau pour elle et la totalité de ses gages, puisqu'elle n'a eu aucun frais pendant son séjour à la Pouponnière.

Quant aux petits pensionnaires, leurs parents paient pour eux une somme de 40 francs par mois, tout compris, qui sert intégralement de rémunération aux nourrices. Le prix est abaissé à 30 francs, lorsque l'enfant passe du sein à l'allaitement mixte. En outre, des exonérations sont accordées sous forme de bourses et de demi-bourses pour un certain nombre de cas intéressants.

Ces institutions si utiles, si sainement organisées, où la stérilisation du lait est l'objet d'une attention particulière, à l'abri de toutes contagions, exposées à la campagne à une aération excellente, méritent d'être hautement encouragées et aidées par des subventions particulières et publiques afin que le prix de la pension puisse être réduit encore et soit mis à la portée des bourses les plus modestes. C'est bien là du *sauvetage de l'enfance*, de la *solidarité* et de la *charité*.

Au point de vue qui nous intéresse particulièrement ici, ce sont, pour les familles soucieuses de la santé et de la vie des enfants dont elles sont dans l'obligation de se séparer, des asiles où, « par la centralisation des sacrifices d'un certain nombre, on peut élever des bébés, dans des conditions de bien-être et de sécurité que les ressources isolées de chacune d'elles ne pourraient réaliser » (Millet).

Voilà, passées en revue succinctement, les différentes ressources bienfaisantes qui sont offertes aux mères peu aisées ou pauvres pour les aider dans l'accomplissement difficile et compliqué de leur tâche de mère, lorsque leurs moyens ne leur permettent pas d'allaiter intégralement leur nourrisson, lorsque leur santé est un obstacle à l'allaitement, lorsque leurs occupations les éloignent plus ou moins du foyer familial, ou même les obligent parfois à se séparer complètement de leur enfant.

Nous avons donné des exemples d'œuvres et d'institutions bienfaisantes réalisant les meilleurs modes de favoriser l'alimentation saine des nourrissons des villes. Il faut, dans l'intérêt de notre population infantile, c'est-à-dire dans l'intérêt du pays, que les imitateurssoient nombreux et, d'ailleurs, également bien inspirés. « L'utilité de ces fondations est en effet considérable à tous les points de vue, pour le bien qu'elles font directement et pour l'enseignement suggestif qu'elles répandent ».

Puisque physiologiquement et économiquement, il est nécessaire que chaque année 23,000 mères parisiennes renoncent à allaiter leurs nourrissons, empêchons donc que 18,000 enfants soient envoyés en nourrice et que les 5,000 autres ne soient conservés auprès de leur mère que parce qu'un nombre égal de petits pauvres seront abandonnés par leur nourrice naturelle. Que grâce au lait stérilisé tous les nouveau-nés soient conservés dans leurs foyers, y vivent sous la protection de leur mère et puissent y prospérer, soit grâce à l'allaitement mixte ainsi facilité, soit même avec l'allaitement exclusivement artificiel.

Pour cela, venons en aide aux mères peu fortunées, soutenons-les, protégeons-les par une intervention vigilante et opportune. Recueillons leurs enfants, donnons-leur un abri temporaire, soignons-les, nourrissons-les sainement, tandis que les pauvres femmes, astreintes aux dures nécessités de l'existence, sont obligées d'aller travailler hors du logis ; évitons ainsi que les petits êtres, si précieux du reste, soient laissés à l'abandon ou exposés aux pires dangers de la garde des matrones cupides et ignorantes. Telle est la tâche, d'une haute portée sociale, saine et moralisatrice entre toutes, que doit poursuivre l'œuvre des crèches complétée par l'organisation des distributions de lait.

Il n'y aura jamais assez de ces créations salutaires et ce que nous en disons pour Paris s'applique aussi bien à la province, à la campagne même. Que les efforts, si merveilleusement encouragés par les excellents résultats obtenus, ne restent pas isolés. Que partout les maternités, les asiles, les refuges, les crèches, les dispensaires, les consultations, les distributions de lait, les pouponnières se multiplient, avec la garantie indispensable d'un contrôle médical constant, afin que se multiplient aussi les moyens qui permettent à des mères de plus en plus nombreuses de conserver près d'elles leurs nourrissons. Qu'à la place ou en plus des secours en argent donnés aux filles-mères et aux mères indigentes pour en faire les nourrices payées de leurs propres enfants, on leur donne des secours en nature, trousseaux et layettes, qui iront sûrement aux petits ; qu'on leur donne notamment, si le sein est impossible ou insuffisant, du lait stérilisé de bonne qualité, afin que les malheureuses ne soient plus tentées d'acheter à prix réduit du mauvais lait. Que surtout on ne néglige pas de prodiguer aux jeunes mères les conseils hygiéniques pendant l'allaitement, car il est absolument indispensable de développer les connaissances des mères en fait d'hygiène infantile. « Une propagande incessante menée avec ardeur et conviction finit par impressionner les mères les plus récalcitrantes, et l'hygiène infantile est en progrès dans tous les faubourgs qui possèdent des dispensaires d'enfants (Comby) ». A ce seul prix, les bienfaits du lait stérilisé dans l'allaitement artificiel seront acquis, les mesures prises efficaces et les efforts couronnés de succès.

En présence du minime accroissement de notre population, l'État est intéressé au moins autant que les départements et les communes à protéger l'existence des enfants, et il doit, en assumant une part des charges que comportent ces dispositions philanthropiques, aider puissamment les municipalités à augmenter partout le nombre de ces établissements destinés à l'application et à la diffusion des données aujourd'hui acquises à la pratique, en ce qui concerne l'allaitement artificiel sous toutes ses formes. Un intérêt des plus graves, à la fois humanitaire et patriotique, s'attache à la réalisation de toutes ces mesures, en présence de cette énorme mortalité des enfants du peuple privés jusqu'à présent des soins maternels ou ne tirant pas d'eux, par ignorance, par insuffisance des mères et de leurs ressources, tout le bénéfice qu'on est en droit d'en attendre.

Si ce grand mouvement que nous attendons se décide, grâce à l'initiative et à l'activité des sociétés philanthropiques et des administrations diverses, si partout où l'allaitement maternel est impossible, on distribue libéralement et *uniquement* du bon lait, bien stérilisé, et que l'on prenne soin d'enseigner aux mères la diététique et l'hygiène de l'allaitement ; — alors une grande justice sera rétablie à laquelle il y a non seulement un intérêt moral, mais aussi un intérêt général, national, — et la prévision convaincue et enthousiaste de M. Budin sera réalisée :

« Grâce aux travaux récents qui sont la conséquence des découvertes de Pasteur, grâce à la stérilisation du lait, la mortalité des enfants va diminuer considérablement. Tous, pauvres et riches, pourront conserver leurs petits et goûter les douces joies du foyer sans en éprouver les tristesses, et cela au grand bénéfice de la patrie qui a besoin de tous ses enfants, — que dis-je, au grand bénéfice de l'humanité tout entière ! »

Mai 1897-Octobre 1898.

CONCLUSIONS

I. — De tous les remèdes proposés pour enrayer la dépopulation menaçante de la France, un seul est vraiment pratique et effectif, en attendant que les économistes et les législateurs aient trouvé le moyen d'augmenter la natalité ; il consiste à réduire la mortalité. C'est d'ailleurs le seul moyen auquel les médecins puissent attacher leurs efforts, surtout en ce qui concerne les nourrissons qui fournissent aux tables de léthalité le plus fort effectif.

II. — Cette mortalité encore considérable, malgré les lois de protection, peut être réduite de près de moitié.

III. — La plupart des causes de mortalité dans la première enfance ont une commune origine : l'absence des soins et de l'allaitement maternels.

Lorsque ces conditions sont réalisées, la morbidité et la mortalité des nourrissons proviennent d'une hygiène générale mauvaise et surtout d'un régime alimentaire défectueux.

Il faut donc pour entretenir la santé et conserver la vie aux nouveau-nés :

1° Une alimentation convenable.

2° Des soins attentifs et éclairés.

IV. — Toute mère saine et bien portante doit allaiter son

enfant, l'allaitement *naturel* par le sein de la mère étant le seul normal et originellement adapté à l'organisme du nourrisson.

V. — Si des circonstances pathologiques ou des conditions sociales s'opposent à ce qu'une femme allaite son rejeton, elle doit au moins lui consacrer ses soins en le conservant auprès d'elle. Celui-ci peut trouver ailleurs le liquide nécessaire à l'entretien de son existence : rien ne peut suppléer l'attention et la sollicitude d'une mère.

VI. — Un enfant ne doit jamais être allaité aux dépens d'un autre enfant : une mère n'a pas le droit de disposer de son lait ni de ses soins en faveur d'un nourrisson autre que le sien.

Le nouveau-né n'ayant besoin que de lait pour être nourri et d'affection pour être protégé, toute mère, à quelque classe qu'elle appartienne, trouve *en elle-même* cette double ressource, la nature ayant voulu qu'au seuil de la vie les inégalités sociales n'existent pas encore. Il est profondément injuste et immoral d'aller à l'encontre de ces dispositions de la nature prévoyante et de trafiquer d'un bien qui est la propriété inaliénable de l'enfant nouveau-né.

VII. — L'industrie nourricière est une institution contre nature ; lorsqu'elle est exercée, il y a toujours un enfant qui prospère au détriment d'un autre ; il y a toujours un petit être sacrifié.

VIII. — Une femme ne doit pas se séparer de son enfant en l'envoyant en nourrice. Si elle le fait, elle est une mauvaise mère : elle abandonne à une étrangère indifférente les délicates fonctions de tendresse qui n'appartiennent qu'à elle seule ; elle expose son petit, si faible, à tous les dangers de l'éloignement et du défaut de surveillance.

Si la nourrice éloignée donne son sein au petit étranger, en en privant son propre enfant, elle est elle-même une mauvaise mère ; sinon elle est une industrielle malhonnête.

IX. — Une femme assez riche pour attacher à son enfant, dans sa maison, une nourrice mercenaire, une autre mère, se rend complice d'une mauvaise action : elle forfait à sa générosité, à sa pitié, puisque dans l'égoïsme de sa supériorité sociale, elle arrache à un petit être misérable sa nourrice naturelle, le condamnant à en souffrir sûrement, à en mourir probablement.

Quant à la mauvaise mère, à la mercenaire qui accepte ce contrat, c'est un être cupide, dépourvu d'instinct maternel, une femme immorale et digne de mépris, puisqu'étant favorisée physiologiquement et possédant tout ce qu'il faut pour nourrir son petit, elle le prive du lait et des soins qui lui reviennent de droit afin de les vendre au plus offrant. — Qu'on n'attende pas de dévouement et d'affection de la part de cette femme qui abandonne son propre enfant, sachant qu'elle l'expose aux pires dangers.

X. — Ce qui a développé et entretenu l'exercice de la profession des nourrices mercenaires, c'est l'insécurité de l'allaitement artificiel. Si celui-ci devient salutaire, l'industrie nourricière n'a plus de raison d'être.

Pour cela il faut fixer très complètement les conditions que doit remplir l'allaitement artificiel pour être salutaire, c'est-à-dire les conditions d'origine, de récolte, de distribution et de conservation du lait.

XI. — La première condition que doit remplir le lait destiné à l'allaitement artificiel des nourrissons, c'est de provenir d'une femelle laitière saine, ne présentant aucune maladie dont le germe puisse passer dans le lait. La tuberculose représentant à cet égard le principal danger, toutes les vaches dont le lait est destiné à la consommation publique doivent être soumises à l'épreuve de la tuberculine.

Ainsi sera évitée l'*infection directe* du lait par les microbes pathogènes.

XII. — Il faut aussi éviter l'*infection indirecte* du lait, à partir du moment de la traite, soit par des microbes pathogènes souillant accidentellement le lait, soit par les saprophytes qui, en se développant dans ce liquide, y engendrent des transformations chimiques capables de provoquer des troubles gastro-intestinaux très graves chez les nourrissons.

C'est pourquoi la propreté des vaches, des étables, des laiteries, des ustensiles de laiterie, de la *traite* et des trayeurs eux-mêmes, la pureté de l'eau de lavage, doivent être tout particulièrement observées et surveillées.

A partir du moment où le lait est tiré du pis de la vache jusqu'au moment où il arrive à la bouche de l'enfant, il doit être soigneusement tenu à l'abri de tout germe et de toute contagion.

XIII. — Il ne suffit pas que le lait ne soit pas le véhicule de microbes pathogènes venant de la vache et de saprophytes venus accidentellement dans le lait. Il faut encore que ce liquide soit pur et possède des qualités nutritives convenables : d'où la nécessité de surveiller l'alimentation et l'hygiène des vaches laitières et de réprimer énergiquement les fraudes et les sophistications du lait.

XIV. — Si toutes ces conditions ont été remplies, cela pourra suffire pour la consommation publique générale du lait. Cela ne suffira pas pour l'alimentation des nourrissons.

Le lait ne donnera qu'une sécurité relative, trop souvent illusoire. Il peut arriver en effet que, par suite de circonstances accidentelles, quelques-unes des précautions précitées aient été négligées et que le lait renferme des microbes pathogènes ou que des colonies de saprophytes s'y soient développées, malgré tout. Comme il peut suffire d'une seule fois pour provoquer chez le nourrisson des accidents gastro-intestinaux graves, souvent mortels, surtout en été, — il faut toujours s'imposer une dernière précaution, *stériliser* le lait avant de le donner aux enfants.

XV. — Parmi tous les moyens proposés et expérimentés jusqu'à présent, la stérilisation par la chaleur constitue le seul procédé efficace et certain.

XVI. — Ce chauffage doit être réalisé à une température minima de 100°. Aussi la *pasteurisation* ne donne aucune sécurité.

XVII. — L'*ébullition* à l'air libre n'est qu'un pis-aller et ne peut suffire que si le lait est consommé aussitôt après la traite. L'ébullition, telle qu'elle est pratiquée dans les ménages, est rarement complète, d'ailleurs. De plus, le lait bouilli n'est pas toujours supporté par les nourrissons.

XVIII. — La stérilisation à domicile par la méthode de Soxhlet, dans un bain-marie à 100°, et à l'abri de l'air, est un procédé excellent lorsqu'on est à la source du lait ou lorsqu'on fait agir la chaleur sur un liquide dont la fraîcheur et la pureté sont absolument assurées. Elle doit être le procédé de choix à la campagne, dans les petites villes, toutes les fois que le lait ne passe par aucun intermédiaire et est consommé peu de temps après la traite. C'est une stérilisation *relative* qui ne détruit pas tous les saprophytes et qui ne fait que suspendre leur activité pour un temps limité. Un pareil lait doit être consommé dans les 24 heures. Son principal avantage est d'être réparti dans de petites bouteilles, une pour chaque tetée, qu'on ne débouche qu'au moment de s'en servir.

XIX. — La stérilisation industrielle à une température supérieure à 100° est une stérilisation *absolue* qui détruit tous les microbes et toutes les spores, et qui permet de conserver le lait plusieurs jours. Comme elle est faite aussitôt après la traite, dans de grandes exploitations où l'alimentation et l'hygiène des vaches sont particulièrement soignées, elle donne une entière sécurité pour les qualités nutritives du lait et pour sa pureté. C'est le procédé de choix dans les grandes villes où il serait dangereux de se servir d'un lait dont on ignore la provenance, la nature et la date : la stérilisation ne pouvant rendre bon un lait primitivement mauvais.

XX. — Le seul lait *pratique* à employer pour l'allaitement artificiel est le lait de vache. Il s'éloigne sensiblement du lait de femme au point de vue de sa composition, surtout en ce qui concerne la teneur en caséine : mais précisément le surchauffage a la propriété de modifier la caséine sinon en quantité, du moins en qualité, si bien que le lait de vache se rapproche alors du lait de femme et devient beaucoup plus digestible. C'est encore une raison pour ne jamais employer le lait *cru*, même s'il est frais, pur et d'excellente qualité ; il faut toujours le stériliser, ne serait-ce que pour mieux l'adapter au pouvoir digestif de l'estomac du nourrisson.

XXI. — Le lait de vache stérilisé doit être employé *pur* : toute rectification, tout coupage est inutile généralement, dangereux toujours par la complication qu'il apporte dans les manipulations du lait et pour les chances d'infection qu'il offre en conséquence.

Le coupage, surtout s'il est étendu, diminue la valeur nutritive du lait et oblige à donner de plus grandes quantités de liquide, ce qui est toujours un inconvénient à cause de la faible musculature de l'estomac du nourrisson et de sa tendance à la dilatation.

L'expérience clinique prouve d'ailleurs que les nourrissons se trouvent très bien de l'usage du lait stérilisé pur, qu'ils s'accroissent et se développent bien et régulièrement, — tandis que la croissance des petits enfants alimentés au lait coupé ou corrigé est plus faible et plus lente.

Le coupage du lait n'est légitime que pendant les premières semaines et dans les cas exceptionnels d'intolérance du lait pur. En ce cas, il faut employer des coupages très modérés. Il convient même de donner alors la préférence aux laits rectifiés industriellement, lesquels n'exigent aucune manipulation dans le ménage ; seulement, ces laits modifiés présentent l'inconvénient d'être d'un prix trop élevé pour être employés partout.

XXII. — L'expérience du Dispensaire de Belleville, de celui de la rue du Chemin-Vert, de la surveillance de nourrissons à la Maternité, de la Crèche de Rethel, a prouvé que le lait pur, stérilisé industriellement ou à domicile par le procédé de Soxhlet, donne d'excellents résultats pour l'élevage des nourrissons.

XXIII. — La plupart des médecins français et étrangers, auxquels nous nous sommes adressé, et qui emploient cette méthode depuis longtemps déjà dans leur clientèle, dans leurs hôpitaux ou dans leurs crèches, en ont obtenu également d'excellents résultats.

XXIV. — Le lait stérilisé est donc le meilleur *aliment* que l'on puisse donner à un nourrisson élevé artificiellement.

Il jouit en outre de propriétés thérapeutiques électives vis-à-vis des gastro-entérites des petits enfants et constitue un *remède* excellent pour la diarrhée et les vomissements des nourrissons.

Il est même capable de ramener à un taux de développement normal les nouveau-nés dont la croissance a été retardée, notamment dans les premiers mois, et surtout par des troubles gastro-intestinaux provenant d'une alimentation défectueuse.

XXV. — Il ne suffit pas de donner un bon lait, bien stérilisé ; il faut encore savoir le donner. Une bonne diététique, une hygiène convenable de l'allaitement est indispensable pour que le nourrisson tire de cet aliment sain tout le parti possible.

XXVI. — Les règles de l'allaitement doivent être imposées par le médecin à la mère qui en est chargée. Le médecin a la haute direction sur cet allaitement qui ne doit pas être abandonné au caprice et aux préjugés des gens ignorants.

XXVII. — Le nombre et l'intervalle des tetées, ainsi que les quantités de lait à donner chaque fois, doivent être soigneusement déterminés et observés.

XXVIII. — Une asepsie parfaite doit être assurée pour tout ce qui touche au lait, comme à la bouche du nourrisson.

XXIX. — Des pesées pratiquées régulièrement et l'examen fréquent des matières fécales renseignent sur les progrès de l'allaitement, servent de contrôle et facilitent la surveillance et la direction de l'hygiène alimentaire.

XXX. — Aucun aliment autre que le lait ne doit être donné avant 8 ou 10 mois. Le médecin seul doit déterminer, d'après l'apparition des dents et l'état de l'enfant, le moment où il faut commencer d'introduire l'alimentation solide, laquelle doit peu à peu prendre le pas sur l'allaitement, sans brusquerie, par un sevrage lent et progressif du lait.

XXXI. — L'hygiène générale du nourrisson est le corollaire

indispensable et la condition du succès de toutes ces précautions.

XXXII. — Ainsi compris, ainsi pratiqué, l'allaitement artificiel est presque toujours aussi bon que l'allaitement au sein par une nourrice mercenaire : il offre toujours plus de sécurité. Il facilite l'allaitement mixte, chaque fois qu'une mère ne peut pas allaiter intégralement son petit. Toutes les fois que ce sera possible, l'allaitement mixte avec le lait stérilisé devra être accordé au nouveau-né, au moins pendant les premiers mois.

XXXIII. — La mère qui ne peut pas allaiter du tout conservera près d'elle son enfant et se chargera elle-même de son allaitement artificiel.

XXXIV. — Si les exigences sociales nécessitent, pour la mère qui travaille, l'absence de son foyer pendant une partie de la journée, elle fera donner à son enfant l'allaitement artificiel par une personne dévouée et intelligente, ou bien elle placera le nourrisson à la crèche pendant son absence. Si sa santé le lui permet, elle donnera le sein aux heures où elle regagne son foyer et pendant la nuit.

XXXV. — Les crèches doivent donner uniquement du lait stérilisé aux nourrissons qui leur sont confiés. Elles doivent devenir en outre des centres de distribution de lait.

XXXVI. — Pour assurer aux enfants de la population ouvrière et pauvre une bonne alimentation et une hygiène convenable, il faut souhaiter que les dispensaires, les consultations, les crèches distribuent du lait stérilisé et deviennent des *surveillances médicales* des nourrissons où les mères trouveront une direction et des conseils salutaires.

XXXVII. — La distribution de lait stérilisé *industriellement* est la plus pratique et la moins onéreuse.

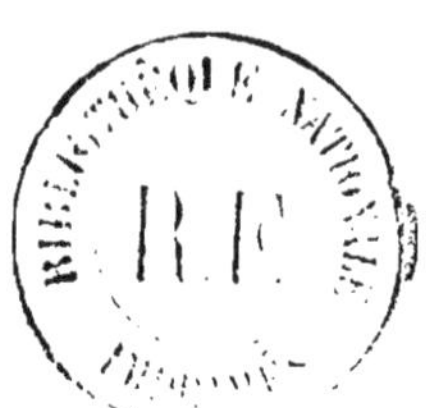

BIBLIOGRAPHIE (1)

ALHL. — Impuretés du lait des halles de Giessen. *Zeitschr. für Hygiene*, vol. XII, 1893.

Annuaire statistique de la ville de Paris, 1893-1894-1895-1896.

ARDOIN. — Infection digestive aiguë chez le jeune enfant. *Journal de méd. et de chir. pratiques*, 1897.

ARTÉMIEFF, de Tiflis. — De l'allaitement des nouveau-nés et de leur alimentation artificielle. *Arch. de Tocologie*, 1887.

ASHLY (H.). — Quelques appareils stérilisateurs du lait pour l'usage domestique. *Lancet*, 1891.

AUVARD et PINGAT. — Hygiène infantile ancienne et moderne. Paris, 1889 (Rongier).

BALLANTYNE (J.-V.). — Physiologie du système digestif de l'enfant. (Traduction du Dr Lazard.) In *Journal de clin. et de thérap. infantiles*, n° 7, 1895.

— Allaitement maternel et mercenaire. (Traduction du Dr Lazard.) In *Journal de clin. et de thérap. infantiles*, n° 10, 1895.

BANG (B.), etc. — Dangers du lait tuberculeux. Congrès pour l'étude de la tuberculose. Paris, 1888.

BARANGER (L.). — Contre-indications et obstacles à l'allaitement maternel. Paris, 1884.

BARDET. — Leçons d'hygiène à l'hôpital de la Pitié (service de M. A. Robin). *Bulletin général de thérap.*, nos 7 et 8, 1897.

BARELLA. — Rapport sur 2 mémoires (Stainforth et Dhooghe) à propos des causes et prophylaxie de la mortalité infantile déterminée en Belgique

(1) Nous n'avons pas voulu donner ici *toute* la bibliographie des questions traitées dans les pages précédentes, mais seulement énumérer les auteurs aux travaux desquels nous avons eu recours et que nous avons consultés.

par les affections des voies digestives. *Bulletin de l'Acad. royale de Belgique*, 1895.

Barthès. — Assistance et protection de l'enfance (*Congrès de Genève*, 1896). *Revue internat. d'Assistance*, octobre-novembre 1896.

Barton (J.-K.). — La valeur du lait stérilisé. *Brit. medic. Journal*, janvier 1897.

Baudoin (F.). — Contribution à l'étude de la contagion par le lait cru et de la prophylaxie par le lait stérilisé. Paris, 1895 (H. Jouve).

Bauzon (J.), de Châlon-sur-Saône. — Utilité des crèches de sevrage. 2e *Congrès d'Assistance*, 1897.

Béchamp (A.). — Le lait (Conférence à la Société de chimie de Paris). In *Revue scientifique* (rose), nos 22 et 24, 1889 (1re série).

— Composition comparée des laits de femme, d'ânesse, de vache et de chèvre. *Bull. de l'Acad. de médecine*. séance du 5 août 1890.

— Composition du lait de vache. *Bull. de l'Acad. de médecine*, séance du 30 janvier 1894.

Bellot. — Étude clinique sur les dangers de la suralimentation chez les enfants. *Poitou médical*, 1893, p. 196.

Belluze. — *Bulletin des crèches*, t. V, p. 193.

Bendix (B.). — La digestibilité du lait stérilisé et du lait non stérilisé. 11e *Congrès internat. de médecine*. Rome, 1894, et *Jahrb. f. Kinderheilk*, 1894 (V. 38, p. 393).

Berlioz. — Note à l'*Acad. de médecine* sur les résultats de l'emploi du lait stérilisé à Grenoble, 1897.

Bertillon (J.). — De l'influence de l'alimentation des jeunes enfants sur leur mortalité à Berlin. *Société de méd. publique*, 24 août 1889.

— La puériculture à bon marché. *Revue d'hygiène*, no 4, 1897 ; et *Revue scientif.*, no 6, 1897.

— Le problème de la dépopulation. *Revue politique et parlementaire*, juin 1897.

Bézy. — La digestion du nourrisson (Clinique infantile). *Archives méd. de Toulouse*, 1897, no 1.

Biedert. — Volume alimentaire des nourrissons. In *Revue des mal. de l'enfance*, 1895.

Blanberg (M.). — Alimentation artificielle des nourrissons. *Arch. für Hygiene*. 1897 (v. XXVII).

Boissard (A.). — Du lait stérilisé : son usage, son emploi, ses dangers. *France médicale*, 1893, no 34.

— De l'alimentation des nouveau-nés par le lait maternisé. *France médicale*, 1895, no 33.

— Hygiène alimentaire de l'enfance. *Obstétrique*. Janvier 1897.

Boissard (A.). — L'alimentation lactée et les nouveau-nés à Paris. *Revue philanthropique*, 1897, n° 4.

Bouchereau. — Convulsions infantiles par alcoolisme de la nourrice. *Gazette des hôp.*, 1891, n° 98.

Bougers (P.). — La diarrhée estivale des nourrissons. *Deutsche med. Wochenschr.*, 1889.

Bourgoin. — Conservation du lait par addition d'acide borique. Conseil de salubrité de la Seine, séance du 16 août 1895.

Bosc (P.). — Le scorbut infantile à Calcutta. *Indian med. Rec. Calcutta*, 1895, p. 350.

Boxall (R.). — Infection du lait. *Lancet*, 1895.

Breuillé. — Rapport sur le fonctionnement des crèches à Paris. In *Journ. de clin. et thérap. infantiles*, 1895, n° 51.

Brochard. — De l'allaitement maternel au point de vue de la mère, de l'enfant et de la société. Lyon, 1874.

Budin (P.). — Conférence sur l'hygiène de l'enfance, faite au Congrès d'hygiène ouvrière. *Annales d'hygiène*, 1892.

— Sur l'allaitement. *Progrès médical*, 1892, n° 23.

— Id. *Progrès médical*, 1893, n° 10.

— Influence de la santé des nourrices sur la santé des nourrissons. *Société obstétricale de France*, avril 1896.

— Rapport à la commission des crèches sur l'alimentation des nourrissons. *Annales d'hygiène*, 1896, et *Obstétrique*, septembre 1896.

— Allaitement des enfants, progrès réalisés. *Revue philanthropique*, 1897, n° 1.

— Troubles survenus chez des nourrices ; retentissement immédiat sur leurs nourrissons. *Journal de clin. et de thérap. infantiles*, 1897, n° 7.

— Femmes en couches et nouveau-nés. Paris, 1897 (O. Doin).

Budin et Chavane. — Note sur l'allaitement des nouveau-nés. *Progrès médical*, 1892.

— — De l'emploi pour les nourrissons du lait stérilisé à 100° au bain-marie. *Académie de méd.*, séance du 25 juillet 1893.

— — Id. *Acad. de méd.*, séance du 17 juillet 1894.

Bulletin de la Société médicale de l'Yonne, 1891.

Campbell (W.-J.). — Avantages et inconvénients du lait stérilisé pour l'alimentation des enfants. *Brit. med. Journ.*, 1896, p. 623.

Carstens. — Sur les erreurs que l'on commet dans l'alimentation des nouveau-nés avec le lait stérilisé (Clin. d'Heubner). *Jahrb. f. Kinderh.*, 1893, p. 144.

Carter (A.-H.). — La stérilisation du lait. *Lancet*, 1895.

Cazeneuve (P.). — Recherches sur la stérilisation du lait et la fermentation lactique. *Bull. de l'Acad. de méd.*, séance du 19 mars 1895.

Charpentier. — Rapport : Statistique de la mortalité infantile pour l'année 1892. *Bull. Acad. de méd.*, séance du 13 novembre 1894.

— Rapport sur les mémoires adressés à la Commission de l'hygiène de l'enfance (Service de l'inspection départementale). Mortalité du 1er âge pour toute la France. *Bull. Acad. de méd.*, séance du 7 novembre 1893.

— Rapport sur les mémoires de M. Guyot (garderies d'enfants) et de M. Lédé (nouveau-nés en nourrice). *Acad. de méd.*, séance du 9 janvier 1894.

— Sur l'emploi du lait stérilisé pour l'allaitement artificiel. *Bull. Acad. de méd.*, séance du 29 décembre 1896.

Chavane (A.). — Du lait stérilisé ; son emploi dans l'alimentation des nouveau-nés. Paris, 1893. (Sociétés d'éditions scientifiques.)

— Des laits stérilisés à l'usage des nourrissons. *Union médicale*, 1893, n° 47.

— Une année de consultation, rue du Chemin-Vert. *Bull. méd. des Vosges*, 1897, n° 43.

Cheadle (W.-B.). — Communication et discussion sur le rachitisme, à la *British med. Associat.* Glasgow, août 1888.

Chéron (P.). — Les dangers du lait et les moyens de les combattre. *Gaz. des hôp.*, 1892, n° 90.

Clanahan (H.-M. Mac). — L'alimentation artificielle des enfants. *Americ. Journ. of Obstetrics*, 1896 (1er semestre).

Clopatt. — Chimisme stomacal chez le nourrisson. *Revue médicale*. Paris, 10 mai 1892.

Coffignon (A.). — L'enfant à Paris. Paris, 1889 (E. Kolb).

Colas (J.). — Projet d'une ferme-nourrice pour l'élevage des enfants du 1er âge. Paris, 1876 (A. Sédille).

Coll y Bofill (D.-J.). — Réglementation de l'allaitement mercenaire à Barcelone. Barcelone, 1890 (J.-B. Balmas Plamas).

Comby (J.). — Dilatation de l'estomac chez les nourrissons. *Société méd. des hôp.*, juin 1897.

— Le lait stérilisé. *Médecine moderne*, 1894, n° 21.

— Le 8e exercice des premiers Dispensaires pour enfants de la Société philanthropique. *Revue des mal. de l'enfance*, 1891.

— Thérapeutique et prophylaxie des maladies des enfants. Paris, 1896 (Rueff).

— Traitement de la diarrhée infantile par le lait stérilisé. *Bull. Soc. méd. des hôp.*, 1890, n° 27.

Combe (E.). — Transmission de la tuberculose par le lait. Hygiène des vacheries, Paris, 1889.

Comité permanent du Congrès de la tuberculose. Instructions rédigées en 1891.

Commission du lait (Conseil municipal de Paris). *Procès-verbaux des séances*, 1897.

Congrès de Protection de l'Enfance. Bordeaux, 1895.

Congrès international d'Hygiène et de Démographie. Paris, 1889. Séance du 5 août.

Deuxième Congrès international de chimie appliquée. Paris, 1896.

Congrès de la tuberculose, 1888-1893.

CONTANT (L.). — Autour du berceau. Paris, 1896 (Maloine).

COURDOUX (V.). — Des moyens de combattre la mortalité des nouveau-nés. *Journ. de clin. et thérap. infantiles*, 1895, n° 19.

COURTAULT (A.). — De la protection des enfants du premier âge. Paris, 1894 (Baillière).

CZERNY. — Gastro-entérite des nourrissons. *Jahrb. f. Kinderh.*, 1897 (février).

DENIGÈS. — Une nouvelle adultération du lait. *Ann. d'hygiène*, 1896.

DEPASSE (A.). — Rapport au Ministre de l'Intérieur sur le service de la protection du 1er âge dans le département de la Seine, en 1894.

DLUSKA (Mme BRONISLAS). — Allaitement maternel. Paris, 1894 (G. Steinheil).

DRAPIER. — De l'emploi du lait stérilisé à Rethel. *Obstétrique*, 1896, n° 5.

— Rapports sur le fonctionnement de la crèche Hippolyte Noiret à Rethel. *Union méd. du Nord-Est*, 1894, n° 3 ; 1895, n° 8 ; 1896, n° 10 ; 1897, n° 10.

DROUET (H.). — Alimentation artificielle des jeunes enfants. Paris, 1892 (Steinheil).

— Valeur comparée du lait stérilisé et du lait bouilli dans l'allaitement artificiel. *Journ. de clin. et thérap. infantiles*, 1894, nos 20, 21, 22.

DROUINEAU (G.). — La crèche Hipp. Noiret à Rethel. *Société de méd.*, séance du 27 décembre 1893.

DUCLAUX. — Le lait (2e édition, avec note sur les microbes du lait). Paris, 1894.

— Les laits stérilisés à étude critique. *Annales de l'Institut Pasteur*, 1895.

— Sur le lait congelé. *Ann. de l'Institut Pasteur*, 1896, n° 7.

DUFOUR (L.). — Un mode pratique d'humanisation du lait de vache. *Rev. des mal. de l'enfance*, septembre 1896.

— Le biberon à travers les âges dans le pays de Caux. *Normandie médicale*, 1897.

ETIENNE (G.). — Mortalité infantile dans les familles des ouvrières de la manufacture des tabacs, à Nancy. Juin 1897.

FINNE (G.). — Le lait stérilisé. *Tidsskr. f. prakt. med.* Kristiania, avril 1886.

FLESCH. — 63e Congrès des médecins naturalistes. Brême, 1890.

FLUGGE. — La stérilisation du lait. *Zeitsch. f. Hygiene*, 1894, XVII.

FOURNIER (A.). — De l'allaitement artificiel des enfants syphilitiques. *Presse méd.*, 1897, n° 16.

FRANKLIN (A.). — La vie privée d'autrefois. L'enfant. Paris, 1896 (Plon et Nourrit).

FRENDENREICH (E. DE). — Les microbes et leur rôle dans la laiterie. Paris, 1894 (Carré et Naud).

GALLAVARDIN. — Conservation du lait en utilisant trois lois de la physique. *Lyon médical*, 1890.

GARBER (F.). — Le scorbut chez les enfants nourris au biberon (*Pediatric*). In *Journ. clin. et thérap. infantiles*, 1896, n° 25.

GARNIER (L.). — Influence de l'alimentation par les drèches sur la composition du lait de vache. *Annales d'Hygiène*, 1894.

GAUBE (J.). — La minéralisation du lait. *Société de biol.*, 29 juin 1895.

GAUCHAS. — Deux ans de fonctionnement d'une crèche. *Revue d'hygiène*, 1897, n° 2.

GAUTRELET (E.). — Recherches physico-chimiques sur les laits alimentaires. *Bull. de la Soc. de méd. pratique*. Paris, 1891.

GAUTREZ (E.). — Étude sur l'hygiène des vacheries et la réglementation du commerce du lait. Paris, 1894 (Stenheil).

GEDEOLST. — Viande et lait d'animaux tuberculeux. *Analyse de la Revue générale des Sc.*, 1896.

GIARRE (C.). — Innocuité de l'allaitement artificiel avec le lait stérilisé. *Riforma medic.* Rome, 1888, p. 1214.

GILLET (H.). — Allaitement artificiel. *Ann. de la Policlinique de Paris*, 1894, n° 9 ; 1895, n° 8 ; 1896, n° 7.

— Régime alimentaire des enfants. *Ann. de la Policlinique*, 1897, n° 1.

GIRARD (A.). — Le lait de nourrice. *Journ. de méd. de Paris*, 1895, n° 34.

GIRARD. — Rapport sur les résultats obtenus par l'examen bactériologique des laits consommés à Paris. *Conseil de salubrité de la Seine*, séance du 18 décembre 1896.

GORINI (C.). — Stérilisation du lait. Bouchage des bouteilles. *Bulletin de l'Assoc. méd. de Lombardie*. Milan, 1895, 3, n° 207.

GRAVIÈRE (V.). — Comparaison entre l'allaitement mercenaire à distance et l'allaitement artificiel. Paris, 1895 (Jouve).

GROSJEAN. — Statistique des nourrissons parisiens dans la circonscription de Montmirail (Marne). *Journ. de clin. et thérap. infantiles*, 1897, n° 5.

GUELLIOT (O.). — La mortalité infantile à Reims et la Société protectrice de l'enfance. *Union méd. du Nord-Est*, 1894, n° 6.

GUÉNIOT. — Allaitement artificiel des nouveau-nés (Mémoire original). *Arch. de Tocologie*, 30 janvier 1886.

HÉRY (L.). — Sur l'allaitement des nouveau-nés. Paris, 1897.

HEUBNER (O). — Du lait de vache comme aliment. *Congrès de Budapest*, septembre 1894.

— Assimilation des féculents par l'intestin des jeunes enfants. *Soc. de méd. de Berlin*, séance du 16 janvier 1895, et *Berlin. klin. Wochens.*, 1895, n° 10.

HOLT (EMMET). — Prophylaxie de la diarrhée estivale des nourrissons. *Soc. de méd. de New-York*, février 1889.

HOULST (F. D'). — Contribution à l'étude du lait (Laboratoire de la ville de Courtrai), 1891.

HUEPPE (F.). — Lait stérilisé et lait amer. *Berlin. klin. Wochens.*, 1891, n° 29.

ICARD (S.). — L'alimentation des nouveau-nés. Paris, 1897.

JACOB (J.-M.). — Les méfaits du biberon. Paris, 1896.

JAVAL. — Sur la dépopulation de la France. *Bull. Acad. de méd.*, 30 septembre 1890.

JEAN (F.). — Le lait à Paris. *Rev. internat. des falsifications*, 1891.

KALOPOTHAKÈS (Mlle M.). — Troubles et lésions gastriques dans la dyspepsie gastro-intestinale chronique des nourrissons. Paris, 1894 (Steinheil).

KEILMANN. — Alimentation des nourrissons sains par le lait de Gärtner. *Jahrb. f. Kinderh.*, 1896, p. 312.

KNÖPFELMACHER. — Communication à la Société impériale de médecine de Vienne sur la digestibilité et la valeur nutritive comparée du lait de vache et du lait de femme, 7 janvier 1898.

KELLER. — Gastro-entérite des nourrissons. *Zahrb. f. Kinderh.*, 1897 (février).

KOBER (G.-M.). — Le lait impur dans la mortalité infantile (Rapport à la Société médicale du district de Colombie, en novembre 1895). In *Journ. of the Americ. medic. Assoc.*, 1895, vol. II.

KOPLIK (H.). — Le lait stérilisé dans les Dispensaires. *New-York med. Journal*, janvier 1891.

— La nutrition des enfants nourris avec le lait cru, bouilli, pasteurisé et stérilisé. *New-York med. Journ.*, 1895 (1er semestre).

LABBÉ (M. et H.). — Du chimisme gastrique chez les nourrissons. *Revue mens. des mal. de l'enf.*, septembre 1897.

LAGNEAU (G.). — Les mères délaissées (Note lue à *l'Acad. des Sciences morales et politiques*), 1892.

— Statistique des enfants privés des soins maternels. *Bull. Ac. de méd.*, séance du 14 janvier 1896.

— Des mesures à prendre pour rendre moins faible l'accroissement de la population de la France. *Bull. Acad. de méd.*, séance du 24 juin 1896.

LANGE. — Les échanges nutritifs chez les nourrissons alimentés avec du lait de vache. *Rev. des mal. de l'enfance*, 1895.

LANGERMANN. — Bactériologie du lait et des farines lactées. *Jahrb. f. Kinderheilk.*, 1893, XXXV.

LANGLOIS (P.). — Le lait. Paris, 1893 (Masson).

LARDIER. — Nourrices et nourrissons de Paris placés en province. *Bull. méd. des Vosges*, 1894.

LASKINE. — De l'allaitement artificiel. *Gazette des hôp.*, 1895, n° 12.

LATAPIE. — La mortalité des enfants du premier âge et la loi Roussel. Paris, 1892 (Soc. d'édit. scientif.)

LAURENT (A.). — Le lait bouilli dans l'allaitement artificiel. *Revue d'hyg.*, 1889, n° 12.

LAZARD (G.). — La question de la stérilisation du lait devant les pouvoirs publics. *Journ. de clin. et de thérap. infantiles*, 1895, n° 42.

— Le lait stérilisé doit-il être donné pur ? *Journ. de clin. et de thérap. infantiles*, 1895, n° 45.

LECLAINCHE (E.). — Fréquence et distribution géographique de la tuberlose des bovidés. *Revue de la tuberculose.* Paris, 1896, p. 301.

LÉDÉ (F.). — Nourrices sur lieu ; mortalité de leurs enfants. *Revue d'hyg.*, 1892, p. 761.

— Nourrices et nourrissons en voyage. *Soc. de méd. publique*, séance du 22 novembre 1893.

— Conditions d'hygiène dans les habitations des nourrices. *Soc. de méd. publique*, séance du 24 avril 1895.

— Assistance et protection de l'enfance (*Congrès de Genève*, 1896). *Revue d'assistance*, octobre-novembre 1896.

LEE (B.). — Faut-il stériliser le lait pour les enfants ? *Journ. of the Am. med. Associat.*, 1895, vol. II.

LEEDS (A.-R.) et DAVIS (E.-P.). — Étude chimique et clinique du lait stérilisé. *Thérap. Gaz.* et *Americ. Journ. of Pharmacie*, 1891.

LEGAY. — Pasteurisation et stérilisation du lait. *Médecine mod.*, 1893, n° 80.

LEGENDRE (A.) — Lettres sur l'industrie nourricière. Paris, 1883 (Germer-Baillière).

LE GENDRE (P.). — Le pesage des enfants. *Revue d'obstétrique*, 1889, n° 17.

— Stérilisation et conservation du lait. *Revue d'obstétrique*, 1891, n° 38.

LE MARC'HADOUR. — L'enfant dans le Haut-Tonkin. *Journ. de clin. et thérap. infantiles*, 1896, n° 39.

LERMUSSEAU. — Contribution à l'étude du lait au point de vue de l'allaitement artificiel des nourrissons. Paris, 1889 (Masson).

LEROUX (C.). — Importance du service médical dans les crèches. *Journ. de clin. et thérap. infantiles*, 1897, n° 40.

LEVASSEUR. — De la population française. Paris, 1890 (Arth. Rousseau).

Lévine (Mlle Ida). — Allaitement artificiel. Paris, 1890.

Limouzin-Lamothe (E.). — Guide du médecin inspecteur de la première enfance. Paris, 1886 (O. Doin).

Lop (P.-A.). — De l'alimentation prématurée ou artificielle des nourrissons, *Arch. de Tocologie*, 1895, n° 9.

Lorcin. — Étude sur la mortalité et la morbidité dans la classe ouvrière à Paris. Paris, 1897.

Lubbert. — Le pouvoir toxique des microbes peptonisants du lait. *Zeits. f. Hygiene und Infant. Krankh.* Bd. XXII, 1896.

Lyon (G.). — Les dangers du lait et le moyen d'y remédier par la stérilisation. *Gazette hebdom.*, 1895, n° 25.

Macphael (And.). — L'alimentation artificielle des enfants. *Brit. med. Journ.*, décembre 1896, vol. II.

Marfan (A.-B.). — Correspondance sur le coupage du lait de vache dans l'allaitement artificiel. *Rev. des mal. de l'enfance*, 1893.

— Le gros ventre des nourrissons dyspeptiques et l'augmentation de longueur de l'intestin. *Rev. des mal. de l'enfance*, 1895.

— De l'allaitement artificiel. Paris, 1896 (G. Steinheil).

— Alimentation des nourrissons malades, débiles ou mal formés. *Revue d'Obstétrique*, 1896, n° 101.

— Étiologie et pathogénie du rachitisme. *Rev. des mal. de l'enfance*, mai 1896.

— Traitement du rachitisme. *Rev. des mal. de l'enfance*, juillet 1896.

— Sur l'athrepsie. *Presse méd.*, 1896, n° 32.

— La gastro-entérite cholériforme des nourrissons. Son traitement. *Presse méd.*, 1896, n° 105.

— Sur une faute dans la stérilisation du lait qui peut être l'origine de diarrhées estivales graves. *Bull. de la Soc. méd. des hôpitaux*, 30 juillet 1896.

Marfan et Apert. — Un cas de tuberculose par ingestion chez une fillette de 16 mois. *Rev. des mal. de l'enfance*, juin 1896.

Marfan et Marot. — Infections secondaires dans la dyspepsie gastro-intestinale chronique des nourrissons. *Rev. des mal. de l'enfance*, août et septembre 1893.

Marjolin. — Résultats de l'application de la loi Roussel. *Bull. Acad. de méd.*, 13 octobre 1891.

Martin (E.). — Les dangers du lait et les grandes exploitations laitières. *Gazette méd. de Paris*, 1894, n° 3.

Meillère (G.). — Stérilisation du lait. *Journ. de clin. et thérap. infantiles*, 1895, n° 17.

Mesnil (O. du). — De l'interdiction de fabriquer et de vendre des biberons à tube. *Ann. d'Hygiène*, 1897, n° 6.

Michel (C.). — Digestion artificielle du lait (Laboratoire de M. Budin). *Obstétrique*, 1896, n° 1.

— Recherches sur la nutrition normale des nouveau-nés (Laboratoire de M. Budin). *Id.*, n° 2.

Michele (P. de). — Recherches sur le pouvoir toxique du lait des femelles tuberculeuses. *La Pediatria*, août 1894.

Millet (E.). — Le Pouponnat de Crépy-en-Valois. *Obstétrique*, janvier 1897.

Morel-Lavallée (A.). — Nourrissons nés de syphilitiques et nourrices. *Journ. clin. et thérap. infant.*, 1894, n° 44.

Napias (H.). — De l'organisation des crèches. 2e *Congrès d'assistance*, 1897.

Nocard. — Revision des conditions générales d'autorisation des vacheries. *Conseil d'hygiène de la Seine*, séance du 19 février 1897.

Northrup et Floyd Crandall. — Scorbut chez les enfants. *New-York med. Journ.*, 26 mai 1894.

Nossoti (J.). — Transmission de la tuberculose de l'animal à l'homme par les voies digestives. *Congrès de l'Association des médecins italiens en 1887*. Pavie, 1888.

Ogilvie (G.). — Une mère saine doit-elle allaiter son enfant atteint de syphilis congénitale ? *(Lancet)*. In *Journ. clin. et thérap. infantiles*, 1896, n° 28.

Ollivier (A.). — Transmissibilité de la tuberculose par le lait de vache. *Bull. Acad. de méd.*, 1891.

— Crèche municipale du 1er arrondissement. *Ann. de la Policlinique*, 1895, n° 2.

— Études d'hygiène publique (4e série). Paris, 1893 (Steinheil).

Paillotte (R.). — Notes sur l'alimentation des nouveau-nés. Paris, 1890 (Steinheil).

Para (J.). — 5 cas d'entérite cholériforme traités avec succès par la diète hydrique et le lait stérilisé. *Rev. des mal. de l'enfance*, 1894, p. 479.

— Stérilisation du lait. *Rev. des mal. de l'enfance*, septembre 1894.

Partagas (P.-S.). — Alimentation des enfants du premier âge. Barcelone, 1889 (Henrich).

Péré. — Coli-bacille du nourrisson. *Société de biol.*, mai 1896.

Petit (L.). — Le droit de l'enfant à sa mère. Paris, 1895 (Steinheil).

Pieragnoli (E.). — L'allaitement mercenaire et l'allaitement maternel. *Giorn. di Societ. florentin. d'igiene*. Firenze, 1889, p. 233.

Pinard (A.). — De la puériculture (Réponse à M. Bertillon). *Rev. scient.*, 1897, n° 5 (2e semestre).

Plateau. — Préparation au sevrage. Paris, 1896 (Asselin et Houzeau).

Plaut (H.-C.). — Influence de la qualité du lait sur le développement des nourrissons à Leipzig. *Zeitschr. f. Hyg. und Infect.-Krank.*, XV, 1893.

POCHON. — Stérilisation et maternisation du lait. *Rev. d'obstétr. et de pédiatrie*, 1896, n° 105.

POIRIER (G.). — Nourrices enceintes. Paris, 1890 (Ollier-Henry).

POMMAGEOT. — L'hygiène des petits enfants. Paris, 1891 (Baillière).

POPPER. — La valeur du lait de Gärtner. *Arch. f. Kinderh.*, 1895, vol. XIX.

PUTEREN (D. VAN). — Valeur des méthodes d'allaitement artificiel pour les enfants. *J. Russkago Obshestva ochram narod. Zdravija*. Saint-Pétersbourg, 1892, p. 429.

RENK. — Les graisses dans le lait stérilisé. *Arch. f. Hygiene*, 1894.

ROBIN (A.). — La santé des vaches laitières et la production du lait à Paris. *Soc. de méd. publique*, séance du 24 juin 1891.

ROCHE (G.). — Influence de l'allaitement sur le développement de la tuberculose. Paris, 1882 (Davy).

RODET (A.). — Sur la stérilisation du lait. *Rev. d'hygiène*, 1895, n° 12.

— Un appareil pour la stérilisation du lait. *Lyon médical*, 1896, n° 11.

— Sur la valeur nutritive du lait stérilisé. *Bull. de la Soc. de biol.*, 1896, n° 19.

ROSKAM. — Accidents toxiques chez les enfants nourris au lait de drèches. *Ann. de la Soc. de méd. et de chir. de Liège*, avril 1895.

ROTCH (T.). — Le lait modifié pour l'allaitement des enfants *(Pediatric)*. In *Journ. clin. et thérap. infantiles*, 1897, n° 17.

ROTHSCHILD (H. DE). — Des laits dits maternisés. *Revue générale des Sciences*, 1897, n° 12.

— Notes sur l'hygiène de l'enfance. Paris, 1897 (Masson).

— Observations sur l'alimentation des nouveau-nés. Paris, 1897 (O. Doin).

ROUGEOT (P.). — Hygiène et allaitement de la première enfance. Paris, 1894 (Maloine).

ROUSSEAU (J.-J.). — *Émile*.

ROUSSEAU-SAINT-PHILIPPE. — Une visite à la ferme de Lancy (Suisse). *Journ. de méd. de Bordeaux*, novembre 1896.

ROUVIER (J.). — Nécessité d'un complément à la loi Roussel. *Congrès d'hygiène*, 1889.

— Le lait. Paris, 1893 (Baillière).

— Hygiène de la première enfance. Paris, 1893 (O. Doin).

SABATIER (A.). — Mortalité des nourrissons avec les nourrices à un seul sein utile. *Lyon médical*, 1891.

SAINT-YVES-MÉNARD. — Des meilleures conditions d'alimentation des enfants du premier âge en dehors de l'allaitement au sein. *Arch. de Tocologie*, 1893, n°s 5 et 6.

SANSON (A.). — L'enrichissement du lait en phosphates. *Bull. de la Soc. de biol.*, 1894, n° 6.

SCHWARTZ (A.). — Avantages du lait de chèvre cru pour les enfants. *Deut. med. Wochenschr.*, octobre 1896.

SÉJOURNET. — De l'athrepsie. *Rev. des mal. de l'enfance*, 1888.

SÉNÈQUE. — Étude comparative de la stérilisation du lait. Paris, 1897 (H. Jouve).

SMESTER. — Quelques mots sur l'alimentation des nourrissons par le lait de vache. *Rev. des mal. de l'enfance*, 1893.

SOXHLET. — Lait et alimentation des nourrissons. *Münch. med. Wochenschr.*, 1886. n°s 24 et 25.

— Lait falsifié et lait infecté. *Münch. med. Wochenschr.*, 1891, n° 31.

STARR (L.). — Le scorbut infantile occasionné par le lait stérilisé. *Amer. Journ. of med Sciences*, 1895, vol. II.

STAPFER. — L'application de la loi Roussel et l'allaitement au biberon dans le Calvados. Paris, 1885 (G. Steinheil).

STEWART (C.-H.). — La stérilisation du lait. *British. med. Journ.*, 1896, vol. II.

STIEFFEL. — De l'allaitement chez les femmes débiles. *Indépendance méd.*, 1895, n° 8.

STRAUSS (P.). — L'enfance malheureuse. Paris, 1896.

— Bulletin. *Revue Philanthropique*, 1897, n° 1.

Sur la stérilisation du lait. *Revue critique. Annales de l'Inst. Pasteur*, 1891.

SUTILS. — Guide pratique du pesage pendant les deux premières années. Paris, 1889 (Steinheil).

SZYDLOWSKY. — Le lab-ferment dans le suc gastrique des nourrissons. *Prag. ü. Wochenschr.*, 1892, n° 32.

TARNIER et CHANTREUIL. — Physiologie et hygiène de la première enfance. Paris, 1882.

TEMESVARY (R.). — La question des nourrices. *Arch. de gynéc. et de tocol.*, 1896. n° 5.

TIEMICH et PAPIEWSKI. — Le lait de Gärtner dans la dyspepsie des nourrissons, p. 372.

Traité des maladies de l'enfance (Grancher, Comby et Marfan). Paris, 1897 (Masson).

TROITZKY (J.-W.), de Kiew. — De l'importance du lait stérilisé comme aliment pour les enfants malades. *Arch. f. Kinderheilk*, 1895.

— Recherches bactériologiques sur le lait stérilisé. *Arch. f. Kinderh.*, 1895, vol. XIX.

UHLIG (R.). — Alimentation des nourrissons malades avec le lait stérilisé. *Jahrb. f. Kinderh.*, 1889, t. XXX.

VALLIN (E.). — Le contrôle de la saleté du lait. *Rev. d'hyg.*, 1896, n° 10.
— L'alcoolisme par l'allaitement. *Bulletin Acad. de méd.*, 20 octobre 1896.

VARIOT (G.). — Le médecin des enfants. Paris, 1892 (G. Boudet).
— Articles sur : Allaitement artificiel. Distributions de lait. Crèches. Question des nourrices. Emploi du lait stérilisé, etc., *passim.* In *Journ. de clin. et thérap. infantiles* : 1893, n° 8 ; 1894, n°s 30, 35, 43, 47, 48, 55 : 1895, n° 34 ; 1896, n°s 7, 12, 26, 33, 38 ; 1897, n°s 8, 38, 39, 50.

VIDAL. — Résultats de la loi Roussel dans le Var. *Progrès méd.*, 1894, n° 31.

VINAY (C.). — Manuel d'asepsie, de stérilisation et de désinfection par la chaleur. Paris, 1890 (Baillière).
— Du lait stérilisé et de sa valeur alimentaire chez les nourrissons. *Annales d'hygiène*, 1891.

WAAGE (P.). — Le lait stérilisé. *Tidsskr. f. prakt. med. Kristiania*, 1887, avril.

WEISS (Mme A.). — La femme, la mère, l'enfant. Paris, 1897 (A. Maloine).

WRIGHT (A.-E.). — Lait décalcifié pour la nourriture des enfants et des malades. *Lancet*, 1893.

TABLE DES MATIÈRES

Pages.

INTRODUCTION. 5

AVANT-PROPOS. 27

PREMIÈRE PARTIE. — **Les dangers du lait.** 35

CHAPITRE PREMIER. — *Origine directe de l'infection : Microbes pathogènes.* 39

Fièvre aphteuse. 40
Péripneumonie. Rage. Charbon. Pyohémie, etc. . . . 41
Tuberculose. 44

CHAP. II. — *Origine indirecte de l'infection.* 65

1° Microbes pathogènes. 67

Fièvre typhoïde. 67
Diphtérie. 69
Choléra. Scarlatine... 70
Tétanos. Microbes de la suppuration, etc. 72

2° Microbes saprogènes. 74

Saprophytes du lactose. 79
Saprophytes de la caséine. 82
Maladies du lait. 86
Laits toxiques.. 89

DEUXIÈME PARTIE. — **Conditions de production et de distribution d'un lait salubre.** 93

CHAPITRE PREMIER. — *L'origine du lait.* 93

CHAP. II. — *Mesures relatives aux femelles laitières.* 104

Choix des vaches laitières : race et dispositions individuelles. 104
Santé des vaches laitières. Mesures prophylactiques. . . 109
Régime des vaches laitières. Alimentation. 118

CHAP. III. — *Hygiène des vacheries.* 138

Bâtiments d'exploitation. 142
Étable. 143
Fumiers, purins. Dépôts de pulpe et de drèche. Approvisionnement d'eau. Latrines. Cour. 146

CHAP. IV. — *Surveillance. Contrôle. Inspection..* 154

CHAP. V. — *Hygiène des vaches. Traite.* 160

Laiterie. 169

CHAP. VI. — *Fraudes.* 173

CHAP. VII. — *Provenance du lait. Approvisionnement des villes. Mesures à prendre.* 196

TROISIÈME PARTIE. — **Conservation du lait par la stérilisation. Discussion. La question de la valeur alimentaire des laits d'animaux. Rectification industrielle du lait de vache. Le coupage du lait.** 209

CHAPITRE PREMIER. — *La stérilisation du lait* 209

1° Conservation du lait. 209

Moyens chimiques et moyens mécaniques. 213
Moyens physiques. 215

2° Ébullition. 221

3° Pasteurisation. 231

4° Stérilisation proprement dite. 239

Origines de la stérilisation du lait. 240
Stérilisation du lait à domicile. 243
Stérilisation absolue du lait. Procédés industriels. . . . 252

CHAP. II. — *Discussion des objections faites à la stérilisation du lait. Comparaison entre le lait stérilisé par la méthode de Soxhlet et le lait stérilisé à haute température.* 260

1° Le lait stérilisé industriellement. 263

2° Le lait pasteurisé. Le lait bouilli. 281

3° Le lait stérilisé à domicile.. 284

Choix d'un procédé de stérilisation. 293

CHAP. III. — *Valeur alimentaire des laits. Rectification industrielle du lait de vache. La question du coupage..* 299

Lait de femme et lait d'animaux. 299
Coupage. 308
Procédés industriels de rectification du lait de vache. . . 314
Critique du principe et de la pratique de la correction du lait. 322

QUATRIÈME PARTIE. — **Résultats cliniques de l'allaitement artificiel des nourrissons par le lait stérilisé. Appréciations des médecins sur cette pratique (Enquête personnelle).** . 341

CHAPITRE PREMIER. — *Au Dispensaire de Belleville :* lait stérilisé industriellement. Statistique et observations 343

CHAP. II. — *Au Dispensaire de la rue du Chemin-Vert :* lait stérilisé par la méthode de Soxhlet. 365

CHAP. III. — *A la Maternité* (Surveillance externe des nourrissons) : lait stérilisé en petites bouteilles. 372

CHAP. IV. — *Observations avec graphiques.* 379

Dispensaire de Belleville. 379
Dispensaire de la rue du Chemin-Vert. 409
Maternité. 427
Observations diverses. 436

CHAP. V. — *Résultats de notre enquête auprès des médecins.* . 443

CHAP. VI. — *Avantages du lait stérilisé comme aliment et comme agent thérapeutique.* Nourrissons retardés dans leur croissance. 494

CINQUIÈME PARTIE. — **Pratique et direction de l'allaitement artificiel. Diététique et hygiène.** 503

CHAPITRE PREMIER. — *Nécessité des règles de l'allaitement.* . . 503

CHAP. II. — *Ce qu'il faut donner de lait.* 521
Nombre de tetées et quantités de lait. 521
Intervalles des tetées. 533

CHAP. III. — *Le biberon.* 537

CHAP. IV. — *Surveillance et contrôle de l'allaitement.* Pesées. Examen des matières fécales. 545

CHAP. V. — *Aliments autres que le lait.* Époque à laquelle on peut en commencer l'usage. 554

CHAP. VI. — *Hygiène.* 566

SIXIÈME PARTIE. — **L'allaitement maternel et les nourrices mercenaires. Si la mère ne peut allaiter elle-même son enfant, elle peut l'élever près d'elle, avec sécurité, grâce à l'emploi judicieux de l'allaitement artificiel salutaire. Allaitement mixte. Crèches et distributions de lait.** 571

CONCLUSIONS. 635

BIBLIOGRAPHIE. 645

CHARTRES. — IMPRIMERIE DURAND, RUE FULBERT.

CHARTRES. — IMPRIMERIE DURAND, RUE FULBERT

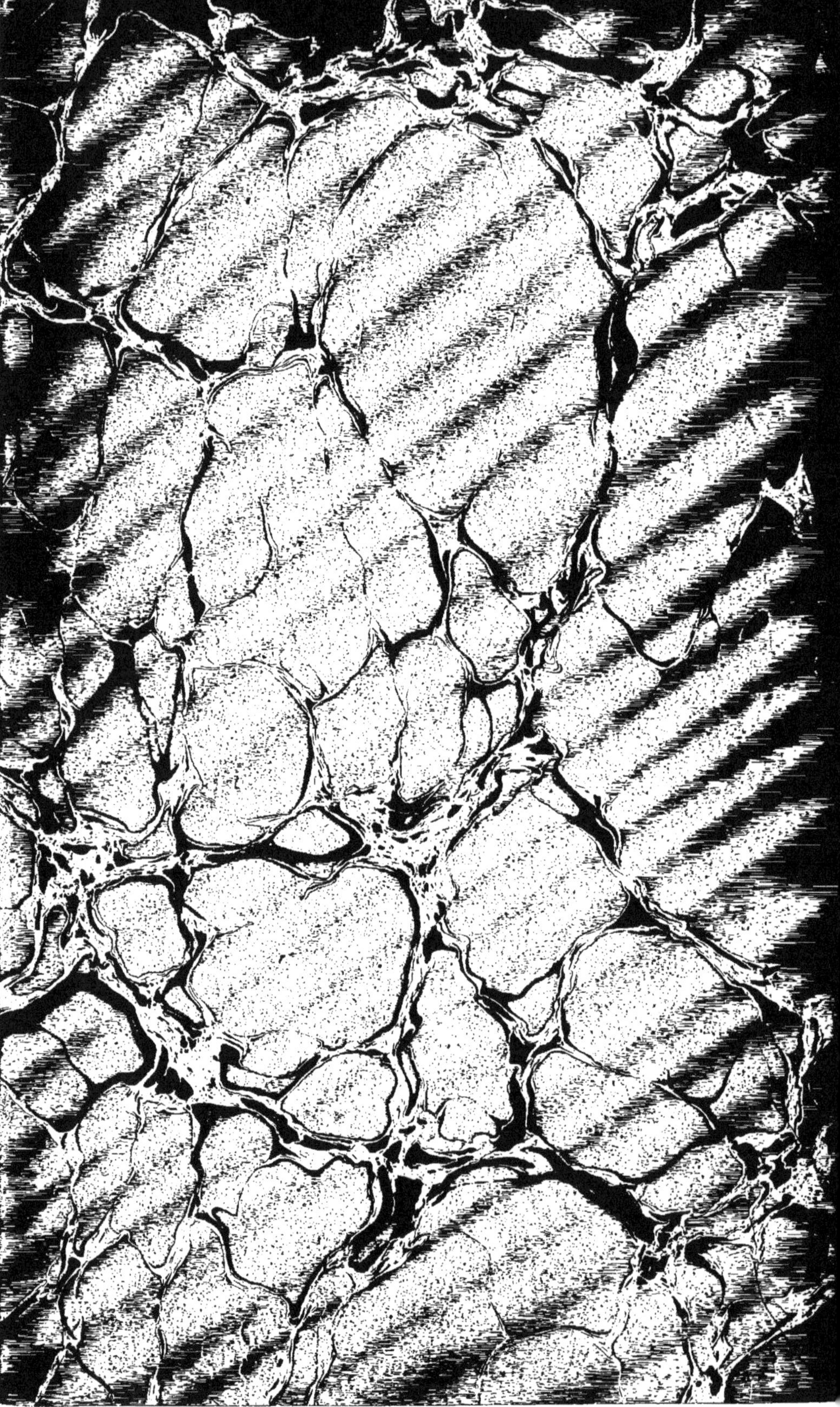

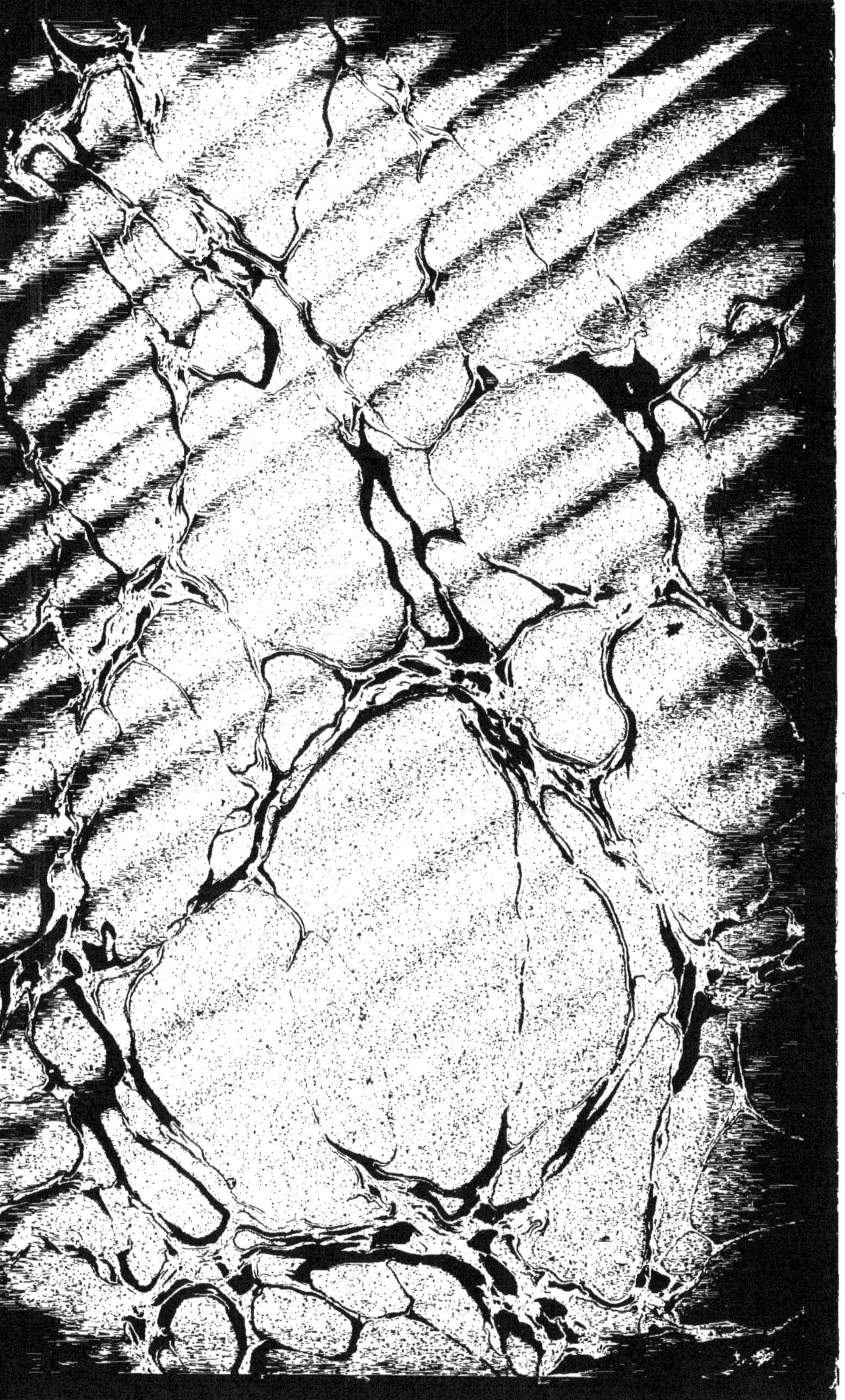

BIBLIOTHEQUE NATIONALE DE FRANCE
3 7531 00209887 0

www.ingramcontent.com/pod-product-compliance
Ingram Content Group UK Ltd.
Pitfield, Milton Keynes, MK11 3LW, UK
UKHW021900260726
13966UKWH00006B/64